尤建良治癌经验集

主编

尤建良
周留勇
耿雨晴

全国百佳图书出版单位

中国中医药出版社

·北京·

图书在版编目（CIP）数据

尤建良治癌经验集 / 尤建良，周留勇，耿雨晴
主编 . -- 北京：中国中医药出版社，2024.8
ISBN 978-7-5132-8805-7

Ⅰ.①尤… Ⅱ.①尤… ②周… ③耿… Ⅲ.①癌—中
医临床—经验—中国—现代 Ⅳ.① R273

中国国家版本馆 CIP 数据核字 (2024) 第 106772 号

中国中医药出版社出版

北京经济技术开发区科创十三街 31 号院二区 8 号楼
邮政编码　100176
传真　010-64405721
保定市中画美凯印刷有限公司印刷
各地新华书店经销

开本 787×1092　1/16　印张 22　字数 449 千字
2024 年 8 月第 1 版　2024 年 8 月第 1 次印刷
书号　ISBN 978 - 7 - 5132 - 8805 - 7

定价　89.00 元
网址　www.cptcm.com

服 务 热 线　010-64405510
购 书 热 线　010-89535836
维 权 打 假　010-64405753

微信服务号　zgzyycbs
微商城网址　https://kdt.im/LIdUGr
官 方 微 博　http://e.weibo.com/cptcm
天猫旗舰店网址　https://zgzyycbs.tmall.com

如有印装质量问题请与本社出版部联系（010-64405510）

《尤建良治癌经验集》
编委会

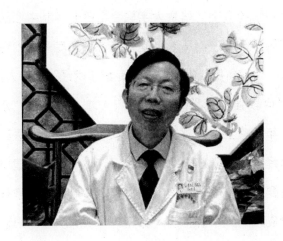

尤建良 主任中医师，江苏省名中医，无锡市名医，无锡市中医肿瘤专业首席医师，江南大学兼职教授，南京中医药大学兼职教授，硕士研究生导师，江苏省"333 工程"高层次人才科学技术带头人，肿瘤科学科带头人，全国老中医药专家学术经验继承工作指导老师，江苏省老中医药专家学术经验继承指导老师，江苏省西学中高级人才研修项目师承导师，中国民族医药学会肿瘤分会常务理事，江苏省中医药学会肿瘤专业委员会副主任委员，无锡市中医药学会肿瘤专业委员会主任委员，中华中医药学会肿瘤分会委员，中国抗癌协会肿瘤传统医学专业委员会委员，世界中医药学会联合会医联体无锡区域专家委员会常务副主任委员，无锡市有突出贡献中青年专家。被授予全国劳动模范、中国好医生、中国好人荣誉称号。

在师承著名肿瘤专家赵景芳学术经验"微调平衡治癌理论"的基础上，创"隧道逆癌疗法"治疗晚期肺癌、胃癌、大肠癌等恶性肿瘤，并积累了丰富的实践经验。擅长运用中医理论及中西医结合方法控制癌症，内服外敷直消肿瘤，抗转移、抗复发。主持、参与国家级、省市级科研课题 10 余项，曾获江苏省中医药局科技进步奖二等奖，江苏省中医药科学技术奖三等奖，无锡市科技进步奖多项。出版《中医微调治癌法》等学术专著 10 部，在省级以上学术刊物发表论文 70 余篇，获得国家发明专利和实用新型专利多项。

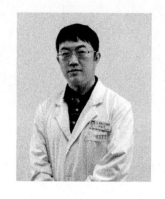

周留勇　主任中医师，南京中医药大学硕士研究生导师。

南京中医药大学与南京大学联合培养七年制中西医结合临床硕士研究生。第七批全国老中医药专家学术经验继承人，江苏省第二批老中医药专家学术经验继承人，无锡市"科教强卫工程"医学重点人才，无锡市"双百"中青年医疗卫生后备拔尖人才。师从全国老中医药专家学术经验继承工作指导老师、江苏省名中医尤建良教授，主要从事恶性肿瘤的中西医结合诊治研究，擅长诊治乳腺癌、消化系统肿瘤、肺癌、甲状腺肿瘤、妇科肿瘤等；先后主持及主要参与省市级课题 10 余项，获得无锡市科技成果进步奖三等奖 1 项，江苏中医药科学技术奖三等奖 1 项；发表 SCI 期刊及省级以上核心期刊论文 26 篇，编著专著 3 部，获得多项实用新型专利。曾获江苏省优秀青年中医药（中西医结合）工作者称号。

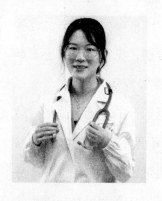

耿雨晴　主治中医师。

南京中医药大学中医内科（肿瘤方向）硕士研究生，师从全国老中医药专家学术经验继承工作指导老师、江苏省名中医尤建良教授。为世界中医药学会联合会肿瘤外治法专业委员会理事。擅长中西医结合诊治中晚期恶性肿瘤。发表核心期刊论文数篇。

用"心"为患者圆梦

我叫尤建良，是无锡市中医院肿瘤科主任。30 多年的行医生涯，使我深深地体会到，要想成为一名合格的医务人员，不但要有丰富的专业知识、过硬的诊疗技能，更要有一颗关爱患者的仁爱之心，这样才能为他们撑起生命的蓝天。古语有云："心不如佛者，不可为医；术不如仙者，不可为医。"医生，这个"健康所系、性命相托"的特殊职业，在被赋予神圣光环的同时也承载着患者沉甸甸的托付。医生干的是人命关天的良心活儿，不敢有半点马虎。正是抱着这种对职业深深的敬畏感，医生才能以满腔的热忱书写人生的大爱情怀和精诚风范。

要做一名人民满意的好医生，关键在于自身的努力：行医要爱岗敬业、甘于奉献、恪守规范；为学要持之以恒、学以致用、自强不息；做人要知行合一、持正不阿、淡泊宁静。医生要用实际行动诠释这份医者的承诺。

做人民满意的好医生，要厚德敬业，以爱倾情

当我叩开医学殿堂的大门，古代著名医家孙思邈的"大医精诚"便一直成为我行医生涯的准则。曾经，我在心中无数次地构想何为"大医"，但从医至今，我已不再刻意地去追求"大医"的表面形式了。我始终铭记着导师给我的赠言："要想在自己的事业上有所建树，首先要培植一颗金子般的爱心。"

"大医"必须具备"精"和"诚"两个要素，既要"业精于勤"，又要有高尚的"好生之德"。

"患者是我们医生的衣食父母。"这句话，告诉我们做医生为什么要感恩的道理。患者尤其是肿瘤患者，是世界上最值得同情的、最需要帮助的人。不仅如此，患者成就了我们的医术和经验，丰富了我们的学识，让我们在临床医疗实践中得以成长。因此，患者就是我们的恩人，面对他们饱含信任和期盼的眼神，我们没有理由不服务于他们、不忠诚于他们，更没有理由怠慢他们、辜负他们。我们要倾尽自己的精力和心血去治疗患者的身体病痛，抚慰患者的心灵创伤。

"医学心悟"，说的是一名医者要成就医学的最高境界，必须要经常用心去体会和领悟。提起肿瘤科，大家自然而然想到的可能是悲哀和死亡。肿瘤患者不同于其他患者，

他们在忍受着身体上的疼痛的同时，亦生活在焦虑和恐惧中。半数以上的肿瘤患者都有不同程度的心理障碍。这种心理障碍并不能通过药物解决，而是要通过我们的温暖言语、温馨服务来解决的。有些久病的患者，因病致贫，或自卑，或抑郁，或焦躁，或厌世，如果我们能充分尊重他们，体恤他们的难处，理解他们的需求，哪怕每天一声安慰和一个微笑，都能起到事半功倍的效果，让他们找回生活的希望。

为了体现以人为本的服务理念，我在病区倡导将服务当作一种文化、一种艺术去营建。我们从人性化角度出发为患者改善病区环境，选择一批憨态可掬的卡通挂件，点缀在每位患者的床头，增添了病房的欢乐氛围，缓解了患者的抑郁情绪。我们还开展了音乐心理疗法，举办"扶正抗癌音乐赏听会"，开设了患者娱乐室，筹建了一个可以展示患者才艺的艺术角，给患者一个展现自己的机会，建立爱心卡，成立康复俱乐部，评选微笑天使……正是这些灿烂的微笑、周到的服务、便捷的措施，让患者在润物无声中品味到了浓浓的关爱，激发了患者好好生活的信心。近年来，我科的声誉不断提高，发展规模和医疗业绩逐年攀升，这些都融入了我们无穷的心血和努力。

平时，我总感到患者在等着我，自己像一块自动手表一样，停不下来。我是医院出专家门诊最多的医生，也是预约挂号每次必被"秒杀"的中医专家。我们中医院的"医患通"服务平台记录了一个情况，平均每分钟有 176 个患者在预约我的门诊，而我一天就只有 50 个号，面对这么多因为挂不到号而苦恼的患者，我不忍心丢下他们。为此，我每周安排了 8 个半天出门诊，平均每天看 80 多个患者，从早上一上班一直看到晚上七八点钟。有时候看得专心了会忘记吃饭，到晚上下班后将中饭、晚饭和夜宵一起解决。30多年来，除了出席学术会议或参加重要活动，我都在医院上班，几乎未休过假；因参加节假日专家门诊，我也未休过一个完整的节日假期。组织上关心我，多次安排疗养度假，我都自愿放弃了。有一次上班途中，因电动车突发故障，我不慎从疾速行驶的电动车上摔了下来，导致髌骨骨折。骨科医生给我上了夹板，并建议休息，我也知道"伤筋动骨一百天"，可一旦歇下来，那么多的患者就可能中断治疗。那时也正值科室人员紧缺、业务工作繁忙之际，于是我就咬咬牙，坚持每天上班，查房时拄着拐杖，门诊时找张小凳子垫着脚，实在疼得受不住了，就用冷毛巾擦把脸，用止痛片来止痛。这样坚持了 3 个月，直至痊愈，我未影响一天的诊疗工作。

我常想，什么是幸福？或许，幸福就是感动别人和被别人感动。在我的门诊，我常常被患者对我的信任和对生命的渴求所感动。我的专家门诊，总是等候着里三层外三层的患者，许多患者为了能挂上号，甚至不惜凌晨三点来医院等候，也常有人是拿着保温瓶、带着餐点来这里候诊的。对此，我感到自己没有理由悠闲和懈怠。就诊时，我始终坚持一个原则，就是有始有终地对待每一位患者，特别是对当天的最后一位患者，我格外精心地为他诊治，因为他已等了很长时间，我要让他感受到他得到的同样是最好、最充满激情的服务。大家都认为我像一台不知疲倦的机器，其实我也知道累。有好几次，我都希望自己大病一场，可以好好地休息一段时间。有人曾多次问我为什么能够长年累月地坚守这份辛劳，而没有丝毫的索取，我淡然笑之，患者愿以生命相托，而我，唯有以爱心相奉。

做人民满意的好医生，要虚怀若谷，淡泊名利

肿瘤患者中有很多因长期患病而经济拮据的，我从不嫌弃他们，而是给他们更多的关心和爱心。我们对患者要满怀感恩之心。医生要拜患者为老师。患者告诉医生的剂量和药物，在临床实践中是最有效的，对患者也是最适合的。正因为这样，我开方用药从来都是从患者的角度来思考，在确保药效的前提下，能用便宜的药决不会用贵重的药。因为"适宜患者的方案才是最好的方案"。面对红包、回扣的诱惑，我丝毫不为所动。我坚信，医生如果贪图蚁利、心思不纯，就永远成不了一名好医生。

日常工作中，我始终将廉洁行医当作自己的座右铭和风向标。有位 60 多岁的肾癌广泛转移患者，远在法国生活居住，国外医院对他的病情已束手无策。当他回到了家乡无锡时，已无法行走。他邀请我上门为他诊治，我用中西医结合方法进行医治，患者的病情出现了奇迹般的好转，慢慢地可以下床走路了。家人几次要重金酬谢，都被我谢绝了。像这样的事例，我遇到无数次，有时我实在退不掉，就上交医院。作为医者，治病救人本是天经地义的事情，我怎么能再有其他的奢求呢？能够延续患者的生命，我已经体验到那种金钱换不来的欣慰和欢乐。时至今日，我所诊治的患者无数，他们之中有的是身份显赫的要人，有的是身价过亿的老板，但更多的是普通百姓，甚至是享受低保的贫困户，但在我眼里他们都是一个身份——患者，从没有过贵贱等级之分。有一位来自宜兴的患者，8 年前因患脑癌成为我的患者，经我中西医的调理施治，病情得到了良好的控制。但患者长期以来与药为伴，基本花尽了家中原就不多的积蓄，因为肿瘤压迫，他的双目视力仅剩光感。妻子离他而去，平时他与读小学的女儿相依为命。但他仍对生命、对健康充满着渴望，我暗暗想，我要全力去为他圆这个梦。他每隔 2～3 个月来无锡开方取药，我总是对他特别关照，为他能省的尽量节省，能免的尽量减免，我还从经济上接济他。有一次我开好方后，悄悄地将一百元钱塞到他手中，陪伴在身边的女儿告诉几乎失明的父亲，他手中攥着我给的钱时，他感动得不知说什么好。在我旁边的实习生动情地说："以前我总以为跟着老师是学医术，今天我知道了还有比医术更宝贵的东西——那就是医道、爱心。"我总想，如果能用我们的爱心温暖患者的心灵，还有什么比这更有价值的呢？

肿瘤科常是一些药商公关的目标。作为一名党员，我始终以悬之于顶的"警戒之剑"和清白廉正的良知，襟怀坦荡地拒之门外。因为我知道，如果要贪图那些小利，永远成不了一名好医生，患者心中自有一把丈量的标尺。

做人民满意的好医生，要笃学慎思，励志而行

用最好的技术造福患者，是我始终如一的心愿。为了让患者找回希望的生命绿洲，我没有理由停止探索钻研的脚步。

"学海无涯苦作舟"，医学更是一门活到老、学到老的专业。当今科技发展如此之迅猛，让我们应接不暇，但要成为一名出色的医生，就必须发扬谦虚、勤奋、钻研的进取精神，博采古今，把握专业发展新动态。作为一名中医，不该忽略的一个方面是，向前辈学。我们是站在前人的肩膀上成长的，前人的学术思想和经验就是成就我今日成功的知识宝库。30多年来，我求学于肿瘤专家赵景芳，在她的"微调平衡治癌理论"指导下，坚持中医特色，开发了一批独特有效的治癌良药妙方，称之为"微调平衡系列药物"，对于减轻患者症状和痛苦、提高生存质量、延长生命、降低癌症的死亡率，都起到重要的作用。

微调一号方：竹叶 10g，生地黄 10g，赤芍 10g，白茅根 30g，玄参 10g，茯苓 10g，茯神 10g，炙远志 10g，煅龙骨 15g，煅牡蛎 30g，百合 10g，甘草 5g。本方多用于心包、小肠、头面部的肿瘤，以及头面部、胸部肿瘤放疗后，多因痰阻、火扰、寒凝、气郁、瘀血等，致心火亢盛、心脉痹阻、痰蒙心神；或由久病伤心、脏气虚弱，导致心血、心阴、心气、心阳亏虚，并夹杂痰阻血瘀。症见心悸、怔忡、心痛、心烦、失眠、多梦、健忘、神昏、神识错乱、脉结代或促、舌痛、舌疮等。

微调二号方：柴胡 6g，郁金 10g，枳壳 10g，陈皮 6g，赤芍 10g，白芍 10g，当归 10g，党参 10g，炒白术 10g，茯苓 10g，茯神 10g。本方多用于肝、胆、乳腺、输卵管、卵巢、眼部、耳部、甲状腺的肿瘤，多由情志所伤，致肝失疏泄，气机郁结，痰湿郁阻，气滞血瘀，痰湿瘀互结，壅阻于相应脏器，日久成肿瘤；或由久病失养、失血等，导致肝血、肝阴不足，并夹有痰湿瘀阻。症见精神抑郁、急躁易怒、胸胁少腹胀痛、眩晕、肢体震颤、手足抽搐、目疾、月经不调、会阴部疼痛、口苦、黄疸、惊悸、胆怯、消化异常等。

微调三号方：党参 10g，猪苓 30g，白术 10g，茯苓 10g，薏苡仁 30g，姜半夏 6g，陈皮 6g，炙枇杷叶 10g，炒谷芽 15g，炒麦芽 15g。本方多用于胃、食管、胰腺、小肠、阑尾、腹膜、结直肠、肌肉、四肢、口唇的肿瘤，多由饮食不节，劳倦、思虑过多，饥饱失常，致脾虚则不化湿，寒湿、湿热内阻，气滞血瘀，气虚则脾不统血，因而出现脾胃虚弱、气血不足、湿瘀内阻。症见腹胀、腹痛、纳少、便溏、浮肿、困重、出血、胃脘胀痛、恶心呕吐、嗳气反酸、呃逆等。

微调四号方：桑白皮 10g，象贝母 10g，炙枇杷叶 10g，光杏仁 10g，制半夏 6g，瓜蒌皮 15g，莱菔子 10g，桔梗 10g。本方多用于肺、咽喉、皮肤等部位的肿瘤，多由外邪

侵袭、内伤情志，致肺失宣降，水、湿、痰内阻，气滞血瘀，痰瘀内阻，湿热内生；或由久病体虚、年老气虚，并夹杂痰湿内阻等。症见咳嗽、咳痰、咯血或痰血、胸闷气急、胸痛喘促、咽喉疼痛、声音嘶哑、鼻塞流涕、水肿等。

微调五号方：山茱萸 10g，山药 10g，生地黄 10g，泽泻 10g，茯苓 10g，牡丹皮 10g，桑寄生 10g，姜半夏 6g，薏苡仁 30g，丹参 10g。本方多用于肾、膀胱、前列腺、子宫、骨、脑、二阴等部位的肿瘤，多因禀赋不足，精气亏损，肾阴、阳、精、气亏损，或夹杂湿热等所致。症见腰膝酸软、耳鸣耳聋、齿摇发脱、女子月经不调、白带异常、非经期出血、呼多吸少、大便异常、尿频、尿急、尿痛、尿闭、尿血等。（赵景芳，尤建良.微调平衡法治癌实录.北京：中国中医药出版社，2019）

这些年，我还与赵老师一起，总结凝练老师的学术思想和临床经验，查阅参考大量国内外资料，编著出版了《精神因素与癌》《中医微调治癌法》等学术著作，以实实在在的成果展现了中医药在治疗肿瘤疾病方面的独特功效。

无论中医还是西医，离开了创新就难以发展。我们肿瘤科得益于"师古而不泥古"的古训，在微调平衡理论基础上，扶正与祛邪并举，内治与外治、辨证与辨病结合，积极运用中医药、化疗、介入、免疫、心理等治疗新手段，开展了"中药直肠灌注疗法""中西医结合综合治疗癌性胸腹水""中西医结合综合开管疗法消除进食梗阻"等新项目，使专科在继承中创新，在创新中发展，在发展中强大。近年来，我用 20 多年独创的"隧道逆癌疗法"，已让来自北京、广州、上海、浙江、安徽、江苏等省（市）甚至东南亚国家的求治者获得了好转、康复。我们研发的"扶正和胃合剂""肃肺合剂""消癥止痛膏""复脉膏"等一批自制制剂和经典验方也在癌症治疗方面创出新路，为很多肿瘤患者带来了福音。我们肿瘤科如今已是国家中医"十二五"重点专科建设单位、省中医示范专科、省中医临床重点专科。此外，一批科研课题、项目也相继结出硕果。我著写的《中医微调治癌法》由人民卫生出版社出版后，又新著出版了 8 部学术专著。

一分耕耘，一分收获。近几年，党和人民给了我许多荣誉，我相继被授予"中国好人""全国劳动模范""江苏省老中医专家学术经验继承指导老师""江苏省用户满意服务明星""江苏省名中医""无锡市名医""无锡市中医肿瘤专业首席医师""无锡市有突出贡献的中青年专家"等称号，为江苏省"333 工程"培养对象，连续三次被评为"无锡市十佳医生"。面对荣誉，我感受更多的是鞭策和动力，我将用一句名言激励自己——"路漫漫其修远兮，吾将上下而求索"，因为还有许多患者期盼着我们能为他们圆一个美好而健康的梦。

尤建良

2024 年 3 月

我的恩师尤建良教授

尤建良教授，南京中医药大学硕士研究生导师，已培养硕士研究生 20 余名。每名学生，他都是精心指导，黄箫娜、龚时夏、张辰岑、袁可淼等早已成为我科的中坚力量。作为一名青年医务人员，我有幸成为尤建良教授的"徒弟"，跟"师"学习十八载，获益匪浅。

幸遇恩师

2003 年 7 月大学毕业后，我来到无锡市中医医院肿瘤科工作，刚到一个陌生的城市、陌生的单位、陌生的科室，与陌生的同事相处，接触的更是身患绝症的患者，难免情绪低落。但我是幸运的，因为就是在这里，我遇到了一生中最重要、对我影响最大的恩师。

那时，尤建良教授没有现在这么忙，还经常值夜班，而我是住院医师。尤建良教授和蔼可亲、平易近人，跟我交流谈心，帮助我解决生活上的困难，更是把在肿瘤科工作、面对身患绝症患者的体验、经验悉数传授于我，使我很快适应了这里的环境，适应了这里的工作。

在大学期间我没有专门学习肿瘤学，刚到肿瘤科工作时，对这个专业还很陌生。尤建良教授便给我详细讲解了肿瘤的相关知识，各种肿瘤相关的化疗方案，甚至细致到某个化疗药物的具体用法、注意事项、不良反应等。在恩师的精心指点下，我很快掌握了本专业的基本知识、基本技能。在此基础上，尤建良教授更是把老师们多年的治疗肿瘤经验——中医微调治癌法，包括"微调一号方""微调二号方""微调三号方""微调四号方""微调五号方"的基本组成、每味药物的剂量调整、适应证、临证加减的技巧，中医内服、外敷治疗肿瘤的方法，各脏器肿瘤的中医临床特征、辨证的基本思路、论治的基本方法、临证的基本技巧，以及继承和发扬著名中医肿瘤专家赵景芳主任医师的治癌经验，总结前人、其他专家学者经验并有所阐发的观点，毫无保留地传授给我，使我对中西医结合治疗恶性肿瘤有了全面而深刻的掌握，为以后的工作打下了坚实的基础。

继从恩师

2005 年 5 月起，我有幸与尤建良教授结对（"师带徒"）成为他的徒弟，更系统地跟其学习肿瘤诊治经验。常侍其旁，亲眼所见，一些被西医宣判"死刑"的肿瘤晚期患者，经过他的精心治疗，症状逐渐好转，生活质量逐步提高，生命延长了一年又一年。一些患者，经过西医手术、放疗、化疗后，出现很多并发症，如贫血、食欲差、呕吐腹泻、失眠等，西医的疗效有限，患者就来找他治疗，经过细致调理，并发症改善了，放、化疗得以继续进行。一些晚期的肿瘤患者，已经卧床不起，进食很少，甚至只能进食少量的水，可是用他的一个简单处方，仅三四味中药，患者的饮食渐增，竟然能下床行走了。这些事实使我坚信中医治疗恶性肿瘤有肯定的疗效，更坚定了系统从师，学习其抗肿瘤经验的决心。

学习上，尤建良教授不断督促我学习中医经典、西医肿瘤相关知识、科研相关知识、英语相关知识等。尤建良教授一有空就指点我，还不断买书送给我，常常是他在书店看到一本好书，就直接买两本，他留一本，给我一本，以此来督促我学习，并交流学习心得。

随着尤建良教授的名声越来越大，他的患者越来越多，常常要工作到夜间八九点以后，可是他仍然坚持不断指导我，有时为了给我一个更好的指导，哪怕是再晚下班，竟然顾不上吃饭，立即去查阅相关资料。面对面指导的时间越来越少，他就经常与我电话联系，谈谈他刚刚看到的一本好书、刚刚学习到的新知识、刚刚了解到的新进展、刚刚萌发出的新想法，等等。这些都促使我不断去学习、再学习。

临床上，尤建良教授常常带我查房、出门诊，不厌其烦地指导我诊治患者；遇到疑难病例，更是反复讨论、斟酌，使我的临床实践能力有了长足的进步。在他的指导下，我也逐步独立地为一些肿瘤患者诊治，有了自己稳定的患者群，并取得了很好的疗效。

科研上，尤建良教授一直指导和带领我进行肿瘤相关课题的研究。在他的指导下，我协助他完成多项科研课题，并顺利通过鉴定。同时，他还一直督促我不断总结经验，积极撰写论文。在他的指导下，自 2005 年以来我已经公开发表论文 20 余篇。

在系统从师学习的过程中，尤建良教授的一种精神、一种能力一直感染着我，那就是他的"大医精诚"。首先，他是"医"。他勤奋学习，孜孜不倦；言语谨慎，行为规范。他通过自己良好的言行，赢得患者的信赖、赞誉。其次，他是"大医"。一个"大"字，使"医"者升华。他时刻以患者为中心，一切为了患者，努力成为"苍生大医"，解决众多肿瘤患者的疾苦。再次，他有"大医之精"。他"精"于高超的医术，一直保持着良好的学习习惯，持之以恒地钻研专业知识，及时了解国内外新进展、新动态，不断开阔视野，总结经验。他一贯保持严谨务实的工作态度，对工作极度负责，对技术精益求精。

最后，他更有"大医之诚"。他"诚"于高尚的品德，对待患者耐心、认真，廉洁行医，助人为乐，拒收"红包""回扣"，拒绝"吃请"。恩师"一切以患者为中心"，"精"于高超的医术，"诚"于高尚的品德，做到了"精""诚"合一。

感谢恩师

在尤建良教授的悉心指导、精心带教下，我也取得了一点点成就，比如在 SCI 期刊发表论文；被评为江苏省第五届优秀青年中医药（中西医结合）工作者；成为无锡市医管中心医学重点人才、无锡市"科教强卫工程"医学重点人才、无锡市首届"双百"中青年医疗卫生后备拔尖人才、南京中医药大学硕士研究生导师等。

一句感谢难以表达老师对我的恩情，唯有更好地学习，取得更大的成就才能不愧对恩师。

一个人可以带动一个科室、一个专业的发展，我的恩师——尤建良教授，正是这样的人。

周留勇

2024 年 3 月

1 学术思想

2 临证经验

3　验　案

075

乳腺癌　//　114

肝　癌　　// 142

胰腺癌　　// 180

食管癌　　// 192

胃　癌　//　208

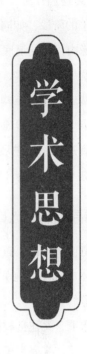

学术思想

"隧道逆癌疗法"理论

"隧道逆癌疗法"是尤建良教授首创的治癌理论。尤建良教授认为，癌症患者与肿瘤做长久斗争的阶段，如同一条延绵的隧道。隧道一般都是由土石作为基底建构而成，而肿瘤生长的缘由便是隧道底部的土石不够牢固紧密，给予了肿瘤萌芽、成长的空间。"隧道逆癌疗法"就是先要摸索、觅求到"隧道"的入口，再对病种、病症进行辨别，然后给予药物，使隧道基底的土石结构得到转换，不再有利于肿瘤因子的滋养、成长，接着通过不断地辨证，一步一步、慢慢地变更微环境以控制肿瘤继续发展，一点一滴地缓解患者的细小症状，最后实现逆转癌症进展趋势的目标。简单地说，"隧道逆癌疗法"的中心思想是打通"隧道"的出入口，逆转"隧道"中的微环境，逆转癌邪长势。

一、探寻"两个入口"

隧道逆癌疗法，首先要做的就是探寻和打开隧道的两个入口。第一个为"打开"中药通往人体内部（细胞）以稳定病情、控制病势的"入口"；第二个是"打开"食物进入人体消化道的"入口"。

临床上，尤建良教授常用柴胡类方来打开第一个"入口"。人体有表里之分，细胞微环境也分表里，半表半里乃邪气外出的必经之路。柴胡类方意在解半表半里之邪，和解少阳，调和营卫，机体营卫调和，内外相通，则邪得以出，正气得以复。因此，柴胡类方可以调和细胞的表里营卫，使处于细胞半表半里的邪气得以外出，打开"细胞入口"。关于第二个"入口"，尤建良教授常用"健脾开胃、消导和降"之法以增进食欲，改善营养吸收。因为患者在放、化疗期间，常常因过度攻邪，损伤脾胃，导致饮食难进。患者缺乏正气化生之源，应用健脾和胃、调补先后天之法，可以恢复患者的脾胃功能及正气，并能健脾化湿，不利于痰湿凝结，预防肿瘤的复发及转移。

临床上，有些医生喜欢用黄芪、人参等药补气，在长期实践中我们发现，这样做反而会加重病情。因为补药壅气，能够堵塞"细胞入口"，使药物无法渗透细胞内，反而成为肿瘤生长的"帮凶"。

二、进入"隧道"

当肿瘤高速增长态势缓解，"治疗"进入隧道，患者开始了漫长的与肿瘤抗争的阶段。在这个阶段，正邪交争，病情多变，尤建良教授主要通过辨证论治，微调平衡，不断地改善患者的细胞微环境：或辨证医治，对患者症状微调平衡；或辨病祛邪，针对邪盛之体施加抗癌药，运用中药调理、饮食调养、心理调适等综合调治手段，通过不断的调节，逐步纠正肿瘤患者的功能性紊乱、生理性紊乱、器质性紊乱，使脏腑功能及阴阳气血平衡和谐，人体潜在的自我复制、自我更新、自我调节的能力获得再现，从而调动机体自身的免疫、康复功能，逆转变异的细胞，由此创造一个不利于肿瘤生长的微环境，达到抗癌及抗转移之目的。一般来说，脾胃气虚者，予以益气健脾；湿毒久蕴者，予以清热利湿；气滞血瘀者，予以活血化瘀；正气不足者，予以扶正培本。由此可见，此阶段是在辨证的基础上再辨病，并结合现代药理研究成果遣方用药，不断纠偏。

三、解决"三个出口"

解决"三个出口"是要打通隧道的三个出口，即"隧道逆癌疗法"的第三阶段。

第一个出口是推动胃肠蠕动功能，通气排毒。人体之气无处不到，我们打通该出口，畅达气机，消除气滞，使人体各脏腑之气的运动调畅，再通过气化作用，摄取精微，排除糟粕，维持新陈代谢的动态平衡。肿瘤患者脾虚日久，失于运化，故常有倦怠短气、食后胀甚等脾虚证候，可用焦麦芽、焦稻芽、莱菔子等消食药配合枳壳、木香、枳实等理气药健脾和中、行气化积消胀。

第二个出口是出汗、通利小便，使机体内水液循环代谢得到调理，阻止癌毒进一步发展，俗称"开鬼门"，即用宣肺治上通下的方法，在主方基础上配以杏仁、豆蔻、橘皮、桔梗、苏叶、枇杷叶等轻浮之品，宣肺而除去下焦壅滞。《九灵山房集》认为，肺属于上焦，膀胱属于下焦，上焦堵塞时下焦也会不通，就像滴水的器皿，定要在上方的孔打开之后，下方之孔内的水才能流出来。肺、脾、肾等脏器主司机体水液平衡，维持水道通调。肺主气，又是"水之上源"，在气道阻塞，肺失肃降，导致他脏气化失司时，会有咳喘逆气、不能平卧、水肿等症状，首当宣肺气，使肺气肃降，以通利水液。肺之升发使体内津液通过代谢，成为汗水分泌出去，同时肺之肃降将脾气注入津液，濡润内脏而形成浊液，再通过肾生成小便，即将机体产生的垃圾带出体外，不滞留在体内。

第三个出口是"洁净府"，通便除积，祛瘀生新，去宛陈莝，祛邪安正，促发新的生机，常以"提壶揭盖法"顺气导滞，开上窍，通下窍，选择苏子降气汤酌情加入莱菔子、枳壳等。

"三步周期疗法"理论

化疗药物克伐人体正气,最易损伤脾胃,导致脾胃虚弱、脾胃失和等。如果事先做好预防工作,就能防患于未然。

中药"三步周期疗法"是在长期采取中西医结合治疗肿瘤的临床实践基础上,通过观察肿瘤化疗发生毒副反应的规律归纳总结而成。该疗法有机切入化疗前、中、后3个阶段,充分体现中医个体化治疗的优势,将"健脾"贯穿始终,能醒脾开胃,健运中焦,增加食欲,改善精神,有效预防和缓解化疗的不良反应。

一、第一步:化疗前益气养阴,扶正固本

药物组成:潞党参10g,猪苓20g,炒白术10g,黄芪20g,麦冬10g,女贞子10g,五味子5g,砂仁3g(后下),薏苡仁20g,炙鸡内金10g,炙甘草3g。

二、第二步:化疗中降逆和胃,醒脾调中

药物组成:旋覆花10g(包煎),干姜3g,丁香6g(后下),炒白术10g,茯苓10g,姜半夏10g,陈皮5g,神曲10g,焦谷芽、焦麦芽各15g,炙甘草6g,大枣20g。

三、第三步:化疗后补气生血,温肾化瘀

药物组成:黄芪30g,黄精30g,当归6g,鸡血藤30g,熟地黄10g,肉桂1.5g(捣),赤芍、白芍各10g,枸杞子10g,女贞子10g,川芎10g,地龙10g,三七10g,补骨脂10g,菟丝子10g,焦稻芽、焦麦芽各15g。

第一步,即化疗前坚持益气养阴、扶正固本,能固密藩篱,巩固后天之本,以提高机体的应激能力,有利于建立有效的免疫防御机制,避免出现太过强烈的消化道反应和血液毒性。即使出现副反应,通过第二步,即在化疗期间及时降逆和胃、醒脾调中,以期控制消化道反应在机体可耐受的范围内。第三步即化疗后给予补气生血、温肾化瘀之剂,配合益气养血药,如黄芪、当归、熟地黄、黄精等,能直接刺激骨髓系统造血,升高血象,配合活血化瘀通络药,如赤芍、鸡血藤、三七、地龙等,在肉桂、补骨脂有温肾作用的中药协同作用下,能促进血液循环、祛瘀生新,同时能减轻化疗药引起的神经毒性。化疗引起的血液毒性常发生在化疗结束1周后,临床可根据具体化疗方案,于治疗后监测血象而调整第三步用药时间。

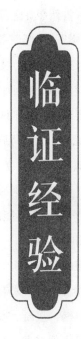

肺　癌

一、辨病辨证特点

中医古籍中并无肺癌的具体病名，仅有与肺癌临床表现相似的疾病散记于"肺积""息贲""咳嗽""劳咳"等病症资料中。例如，《济生方》中记载："息贲之状，在右胁下，大如覆杯，喘息奔溢，是为肺积。"《素问·咳论》说："肺咳之状，咳而喘息有音，甚则唾血；心咳之状，咳则心痛，喉中介介如梗状，甚则咽肿喉痹；肝咳之状，咳则两胁下痛，甚则不可以转，转则两胠下满。"《灵枢·邪气脏腑病形》说："肺脉……微急为肺寒热，怠惰，咳唾血，引腰背胸……"这些论述与肺癌的咳嗽、咯血、胸闷、喘憋、胸痛、乏力等表现相似。《素问·玉机真脏论》言"大骨枯槁，大肉陷下，胸中气满，喘息不便，内痛引肩项，身热，脱肉破䐃"，与肺癌晚期的临床表现颇为相似。明代著名医家张景岳曾言："劳嗽，声哑，声不能出或喘息气促者，此肺脏败也，必死。"此与肺癌压迫喉返神经而出现声音嘶哑相似。

肺癌的基本病机为年高体弱或正气亏虚，脾失健运，肺气不足，加之感受邪毒、情志抑郁、饮食损伤、素有旧疾等因素，使脏腑功能失调，气血津液运行失常。病理因素包括气滞、血瘀、痰凝、湿浊、热毒等。病理性质总属本虚标实，因虚致病，因虚而致实，是一种全身表现属虚、局部表现属实的疾病。初期邪盛而正虚不显，以实证为主；中晚期由于癌瘤耗伤人体气血津液，出现气血亏虚、阴阳两虚的表现。肺癌之本虚以阴虚、气阴两虚多见，标实以气阻、瘀血、痰浊多见。

二、分型辨治经验

1. 痰热蕴肺

主症：咳嗽咳痰，黄白质黏，胸闷便溏。舌质淡，苔黄腻，脉滑。

治法：清热化痰，肃肺止咳。

处方：加味清气化痰汤或微调四号方加减。

2. 肺脾气虚

主症：咳嗽声低，神疲乏力，面白形瘦。舌质淡红，脉细弱。

治法：益气健脾，理气化痰。

处方：参苓白术散加减。

3. 痰瘀互结

主症：咳嗽不畅，胸痛气憋，痰血暗红。舌质暗或有瘀点，脉弦涩。

治法：行气活血，化痰软坚。

处方：二陈汤合失笑散加减。

4. 气阴两虚

主症：咳嗽痰少，气短乏力，自汗盗汗，口干少饮。舌质红或淡，脉细弱。

治法：益气养阴，清肺解毒。

处方：生脉饮加减。

5. 肺阴亏虚

主症：咳嗽无痰或少痰，心烦寐差，低热盗汗。舌红苔黄，脉细数。

治法：养阴清肺。

处方：麦味地黄丸或百合固金汤加减。

加减：纳差考虑脾气虚者，加参苓白术散；瘀血者，加活血化瘀类中药，如莪术、三棱、丹参、桃仁、三七、蒲黄、茜草等，化瘀而不伤正；痰浊者，加化痰散结的瓜蒌、贝母、南星、杏仁、百部、半夏、陈皮、海蛤壳、牡蛎、海浮石、海藻等；气喘考虑肺肾两虚者，加紫河车、紫石英、苏子、麻黄、蜂房、僵蚕等，以宣肺补肾纳气；水肿者，加利水渗湿的葶苈子、猪苓、泽泻、防己等；"癌毒"郁结者，加清热解毒类的猫爪草、红豆杉、蛇六谷、半枝莲、藤梨根、龙葵、蒲公英等。此外，虫类攻毒药如蟾皮、蜈蚣、蜂房、全蝎、土鳖虫等可辨证使用。

三、培土生金法的应用

培土生金也称补脾益肺，是治疗肺脾两虚证的一种治法，通过培补脾（土）使肺（金）受益，用于脾胃虚弱致肺气不足或肺虚久咳，兼见食少便溏、神疲乏力的患者。

中医学对疾病的治疗一向强调整体观念，注意从机体的内部因素着手治疗疾病，既看到整体，也看到局部，并注意把二者有机结合起来。在治法上既注意祛邪，更注意扶正，要求正确处理"正"与"邪"的关系，使祛邪而不伤正，扶正而不留邪。这些原则在治疗肺癌的过程中应当予以遵循。

中医学认为，肺癌的形成主要由于正气不足，脏腑功能失调，邪毒滞于胸中，肺气失宣，痰凝气滞，血脉瘀阻，痰瘀胶结，日久形成肿块。因此，肺癌是因虚而致，因虚致实，全身表现属虚，局部表现属实的病变。扶正祛邪是治疗肺癌的大纲。而气血阴阳之虚，脾土乃枢机，而枢机运转，清热化痰逐瘀等药才能药到病所。因此，培土生金法为扶正祛邪中之君法，能使肺癌患者之"后天之本"得以强固，并从整体、大局上理顺肺癌患者体内的各种"关系失调"，使胃肠的消化吸收功能得以恢复，体内积蓄的废物逐渐得以清除，这样气血自然化生，阴津随之滋润，人体的防御功能就会得到增强，这就是"治病求本"。培土生金法配合化疗可减毒增效，在诸多扶正方法中最易获效，患者最容易接受，而且始终贯穿于中西医结合综合治疗肺癌的全过程。

1. 学术渊源

气是构成和维持人体生命活动的基本物质之一，充斥机体表里上下，分布于五脏则称五脏气。五脏气虚互为因果，之所以认为脾气是五脏气的枢纽，是因为脾为后天之本，李中梓在《医宗必读》中形象生动地阐述了后天之本的重要性，其曰："盖婴儿既生，一日不再食则饥，七日不食，则胃肠涸绝尔。经云：安谷则昌，绝谷则亡。"脾含五脏之气，脾气虚则诸脏之气无源，亦应之而虚，故在治疗五脏气虚病变时当紧抓脾气虚这一中心环节，则治五脏气虚有规可循。

"土爰稼穑"。"爰"，通"曰"；"稼"，即种植谷物；"穑"即收获谷物。"稼穑"，泛指人类种植和收获谷物的农事活动，因而引申为具有生化、承载、受纳等性质或作用的事物，均归属于土。"金曰从革"。"从"，由也，说明金的来源；"革"，即变革，即说明金是通过变革而产生的，因而引申为具有沉降、肃杀、收敛等性质或作用的事物，均归属于金。五行的相互关系，最基本的是相生与相克关系。相生，就是五行中的某一种物质对另一种物质的资生、助长和促进的关系，如木生火、火生土、土生金、金生水、水生木。

脾为五脏生理病理之枢。脾位居中焦，主运化、升清和统血，有经络与胃腑相连，互为表里，生理上二者关系密切，不可分割（如脾升胃降，共奏升降之功），故常脾胃并称。脾胃为水谷之海、气血生化之源，《素问·经脉别论》云："食气入胃，散精于肝，淫气于筋；食气入胃，浊气归心，淫精于脉……脾气散精，上归于肺……"《血证论》亦云："食气入胃，脾经化水，下输于肾。"由此可知，滋养濡润五脏的气血津液皆有赖于脾胃的化生与输布，五脏在生理上密切联系且以脾为中心。《医宗必读》明言："盖脾土主运行，肺金主气化，肾水主五液。凡五气所化之液，悉属于肾；五液所化之气，悉属于肺；转输之脏，以制水生金者，皆属于脾。"充分说明了脾在五脏生理中的枢纽作用。另一方面，脾胃具有升降气机的功能，能升肝肾之阴精、脾胃之清阳，上济心肺；能降肺胃之糟粕浊气，下归六腑以排出体外。脾胃通过其升降作用保证五脏生理功能得以正常发挥，使机体处于"阴平阳秘"的状态。因脾为五脏生理功能中心，心、肺、肝、肾四脏生理活动的基础，其病必波及其余四脏，脾胃之气病则四脏皆受气而病。正如《杂病源流犀烛》所言："盖脾统四脏，脾有病必波及之，四脏有病，亦必待养于脾。故脾胃气充，四脏皆赖煦育；脾气绝，四脏不能自生，凡治四脏者，安可不养脾哉。"脾病则各脏受累而病，脾气虚则五脏俱无气所充而虚，因此，通过对脾的治养可以使其余四脏得安。

脾胃为气血生化之源，具升降气机之功，是心、肺、肝、肾生理活动的基础，脾病可波及其他各脏，故脾气虚则五脏之气皆虚；反之，五脏气虚亦可致脾气虚。在脾气虚的前提下，致肺气虚，则出现脾肺两虚之候；致肝气不足，则气机不疏而见肝郁之证。木郁生火，木火刑金也可出现脾肺两虚证。

脾肺同属太阴，两经密切相连，经气相通，气血相贯。脾肺关系紧密，功能上相互为用，肺主气、司呼吸，脾主运化水谷，二者在气的生成特别是在宗气的生成过程中相互协调，缺一不可。气依靠肺从外界吸入的清气和脾胃化生的水谷精微相合而成。马莳注《灵枢·口问》说："人之谷气入胃，胃得谷气而化之，遂成精微之气，以上注于脾，而行之五脏六腑。"脾肺在气的生成过程中相因互助，故古人言"脾为生气之源，肺为主气之枢"。脾胃气虚，纳运无权，则肺气无源，随之而衰少。脾病日久损伤肺气，必盗母气以自助，子盗母气而致脾气不足，久之则致脾气虚而见纳食不化、腹胀便溏、咳嗽喘促、少气无力等症状。按照"虚则补其母"的治则，运用培土生金之法，健脾胃以益肺气，待脾气充实，健运复职，土旺则金自生，肺虚之候自去。叶天士在《临证指南医案》治咳嗽中述："清养胃阴，使土旺生金，所谓虚则补其母也。"《类证治裁》治肺虚咳嗽重于补脾，处方以六君子汤加山药、五味子之属，就是这个道理。

中医学运用五行的生克乘侮规律解释五脏病变的相互影响关系，利用调整五脏间生克乘侮关系来治病。"虚者补其母"出自《难经·六十九难》，指按五行相生的规律，我脏有病见虚，当责之于母脏之虚，故治疗时须补生我之母脏。其导源于《素问·玉机真脏论》"五脏受气于其所生"。所谓"受气于其所生"，即"母病及子"，为"虚者补其母"的病机依据。可见，"虚者补其母"是按五行相生规律得出的临床治则。

脾益肺（土生金），脾气健运，将饮食精微运输于肺，从而保持肺的功能正常。脾虚精微不升，废浊不降，容易产生痰湿，出现痰多、咳嗽等肺的症状，治疗则需健脾化痰，即"培土生金"的健脾补肺方法，往往取得较好的效果。这一治则从五行学说相生规律中得出后，就一直作为五行学说的一部分指导中医临床，如《太平惠民和剂局方》的参苓白术散即体现培土生金法。

肺癌是一种全身性疾病，但由于形而上学思想的影响，过去西医治疗肺癌多从局部着眼，依靠手术切除或用放射线、化学药物杀灭肿瘤细胞，对于如何调动机体内在的抗病能力来战胜肿瘤，则研究较少。近年来，肿瘤免疫学研究不断发展，对肿瘤与机体的关系有了新的见解。

肺癌来源于患者体内的自身细胞，是人体内环境调节控制失灵和信息传递失误、错乱的结果，癌症患者始终处于变动中的不平衡状态，表现为脏腑功能失调，阴阳气血紊乱，但中焦是枢纽。治疗癌症的最佳方案是不断追踪某一时期癌症患者所处的不平衡状态，找到内在失衡的"枢纽"，然后进行耐心细致的培土生金。通过中药对中焦微调、饮食调养、心理调适等综合性手段，促使患者的身体状况不断得到改善，潜在的自我康复能力获得再现，从而逆转改造肺之变异细胞，使原本是人体正常肺细胞的变异细胞重新恢复正常，"改邪归正"；或者诱导肺癌细胞逐步凋亡，癌瘤逐步萎缩；或者抑制肺癌细胞不再肆意增殖，趋向稳定，从"人、癌对峙，你死我活"的严峻局面，转变为"带瘤生存、和平共处"状态。我们的这条思路，是一条理念全新的思路。我们的着眼点是人，是让人的生命质量尽量好一点，生存一天，就尽可能好好地生活一天；是把康复的希望交给患者，相信人类在自身进化的400多万年中形成的免疫、康复系统有足够强大的能力解决面临的问题。

为了恢复和强化人体潜在的免疫、康复功能，再现人体内在的自我调控平衡机制，我们在长期的临床实践中精心设计，不断完善，逐步形成了一套"培土生金微调理论"。其特点是紧抓中焦，由微入手，用药平和。基本步骤：灵活调节不平衡的"关节点"，在微调后天脾胃的基础上，间接调节肾与气血，最终生金控癌。就像用一把特制的"钥匙"，透过错综复杂的"病理黑箱"，轻轻拨动患者体内的"神秘枢纽——脾土"，渐渐唤醒暂时处于休眠状态或者低落状态的免疫、康复功能，让人体自身的免疫监视系统重整旗鼓，发挥功能，奋力中止肺癌细胞肆无忌惮、无限扩展的疯狂生长，逐步恢复人体内外环境的动态平衡状态，达到肺癌患者各种症状消失、生存质量改善、功能状态提高、生存时间延长，甚至肿瘤逐步萎缩、癌病获得治愈的良好效果。事实证明，人体内蕴藏的抗癌能力是巨大的，只要调动发挥得当，疗效确实令人拍案称奇。这种用药平和、疗效神奇的治癌新法，被称为"培土生金微调理论"。

2. 适应证

肺癌的四大主症为呛咳、咳痰、咯血、胸痛，按照患者主诉辨证用药时，常用清肺化痰、软坚散结、散寒止痛、化瘀止血、以毒攻毒等治法，即便患者有正虚而使用扶正培本法，也必不忘上述肃肺诸法为先，并参入黄芪、人参等扶正之品，而不敢单独使用健脾法则，以信"培土生金"之效。

但在长期肿瘤临床治疗中体会到，中医药治疗晚期肺癌患者可大胆单独使用培土生金法，以充分激发肺癌患者通过调控基因、平衡免疫而实现自我康复的潜能，这样可以最大限度地发挥中医药治疗癌症的特长。当清肺化痰、软坚散结、散寒止痛、化瘀止血、以毒攻毒等治法因过不了中焦吸收一关而无法取效时，若巧妙配合培土生金法扶正祛邪，则中医治病求本、整体观念的优势将得到更好的发挥。应用培土生金法并有选择地结合西医靶向治疗、姑息放化疗、抗菌消炎稀化痰液、镇咳定喘，则能使综合治疗肺癌获得最佳效果。

很多晚期肺癌患者消耗严重或因治疗伤正，难于接受以祛邪为主的方法，如清肺化痰之苦寒、散寒化瘀之温燥、以毒攻毒之败胃。培土生金法是激发肺癌患者自身调控潜能的"入门方"，过不了中焦关，肺金之病无获效的可能。肺癌患者由于受肿瘤毒素的刺激，加之化疗的毒副反应，往往生活质量很差，很多患者处于恶病质状态。可别小看"吃饭不香、消化吸收不良"，这些情况往往影响营养物质的吸收。癌症的治疗目前正在经历一次从"良药苦口"到"良药可口"的转变。化疗加中医培土生金法更注重人本，注重减痛，提高肺癌患者的生活质量。

3. 使用技巧

培土生金要分清甘平、甘温与甘凉。

肺癌晚期多脏器转移，病涉复杂的脏腑气血关系，肺脾同虚，兼涉他脏，寒热虚实参杂，难以用单一过于偏性的药物处理时，可用甘平培土法治病求本，应对晚期复杂证候，加大整体调节效果。如参苓白术散平调中焦枢机，而方中配伍桔梗可达于上焦益肺，故本方在益气健脾的同时兼保肺金。

肺胃阴分不足之人宜用甘凉培土生金法。叶天士在《临证指南医案》中将养胃阴法用于治疗咳嗽、肺痿、咯血虚损、便秘、不食等多种病症。甘凉培土法基本药：北沙参、麦冬、玉竹、石斛、乌梅、五味子、甘草等。乌梅、五味子的剂量不超过5g。常伍食物中药，如粳米、山药、大麦、梨、蜜等，借谷气开胃醒脾，甘平益阴。

仲景之黄芪建中汤治疗肺虚损不足，可谓甘温培土生金法之开端。李东垣谓"脾胃一虚，肺气先绝"，创甘温健脾益气之法，充实了"培土生金"之法的内容。晚期肺癌患者症见咳嗽无力、痰液清稀、声低神疲、纳呆肢困、脘腹冷痛、得温则舒、泄泻完谷不化、四肢不温、腰膝酸冷，乃脾阳不足，阴寒偏盛，当温脾助阳，宜附子理中汤，或用黄芪（人参）、白术、茯苓、陈皮、半夏、桔梗、山药、生薏苡仁等。

四、肃肺合剂治疗肺癌

方药组成：桑白皮、党参、象贝母、炒薏苡仁、制半夏、瓜蒌皮、莱菔子、杏仁、桔梗、炙甘草。

方中桑白皮清肺化痰，泻肺平喘而止咳，因其味甘而能兼顾中焦脾胃及肺；党参补益肺脾，培土生金，共为君药。象贝母清热化痰，散结开郁，助桑白皮肃久蕴之痰热；炒薏苡仁臣党参，愈肺脾之损伤。制半夏燥湿化痰，消痞散结，瓜蒌皮润肺涤痰消积，莱菔子降气和胃，微调中焦枢纽，与止咳平喘润降之杏仁共为佐药。以桔梗宣肺祛痰，载药上浮，以达肺脏；炙甘草调和诸药，共为使药。全方共奏益气健脾、肃肺化痰之效。

五、正确处理扶正与祛邪的关系

中医学认为肺癌是因虚而得，因虚致实，全身属虚，局部属实的病变，可采用单独培土生金法或培土生金法结合清热、化瘀、祛痰、软坚等法获效。晚期肺癌患者体质较差，免疫功能低下，此时单纯化疗，常会出现严重的毒副反应、并发症，可能肿瘤还没消灭，患者的正气已经受到严重损伤。体质垮了，化疗就不能顺利进行下去，不仅失去了化疗本身的意义，甚至还促进肿瘤转移扩散。尤建良教授在以培土生金法治疗肺癌临床实践经验中总结出应用中药"三步周期疗法"，可以减轻化疗的毒副反应，同时可以提高机体的免疫力，增强化疗药物对肺癌的敏感性。只有在祛邪（攻癌）时处处顾护机体的抗癌能力，才能体现治病救人的思想。这一点对于晚期肺癌患者来说，显得尤为重要。

肺脾两虚兼气滞血瘀，往往兼有胸胁胀痛或刺痛，咳嗽气短而不爽或夜间口干明显，舌质有瘀斑或暗紫，脉弦或涩。治疗当在培土生金法的基础上配合行气活血，化瘀解毒。如配合赤芍、莪术、徐长卿、桃仁活血化瘀止痛；鬼箭羽、石见穿、土鳖虫活血消肿抗癌。

肺脾两虚兼痰湿瘀阻，往往兼有咳嗽痰多，气憋胸闷，脘痞纳呆，胸胁疼痛，或胸胁痞块，舌苔厚腻，脉弦滑或兼数。在培土生金法的基础上配合全瓜蒌、冬瓜子、陈皮、法半夏、天南星、苇茎祛湿化痰；桃仁、三七活血化瘀；山慈姑、僵蚕化痰散结，化瘀消肿；海浮石、煅龙骨、煅牡蛎、炮甲片软坚散结。

六、中医治疗肺癌脑转移

1. 下法

"肺与大肠相表里"是一个成熟的中医学理论，将这个理论灵活地运用于临床，对于各种危重症如急性呼吸衰竭、急性呼吸窘迫综合征（ARDS）、重症感染、多器官功能衰竭（MODS）等，可以结合"下法"急救，而且对于肺癌，尤其是肺癌脑转移的疗效尤佳。

肺主气，具有司呼吸、通调水道、主宣发肃降的功能，大肠的功能主司传化，传化功能正常必须依赖于大肠的濡润，才能不过于干燥。肺主宣发是大肠得以濡润的基础，肺气通畅则大肠不致燥气太过而便秘；而肺主肃降则是大肠传导功能的动力，魄门为肺气下通之门户；肺主通调，是大肠主燥气之条件。因此，当肺与大肠发生病变时，两者可互传。如肺气壅塞不降，大肠传化失司，则浊气填塞中焦，临床可见大便干结或不爽、腹胀、纳差等；同样，如便秘、腑气不通，浊气上逆乘于肺，则会加剧肺气之壅塞，临床表现为咳、痰、喘等症状。《灵枢·四时气》曰："腹中常鸣，气上冲胸，喘不能久立，邪在大肠。"因此，肺气壅塞与腑气不通往往相互影响。张景岳在《景岳全书》中论及实喘证时，也认为"阳明气秘而胀满者，可微利之"，"肺与大肠相表里，肺热邪甚而移于大肠"。因此，咳嗽、咳痰、气喘等症状经过"通腑"涤浊后，肺气通畅，则临床症状也得到缓解。中药通里攻下法类似"釜底抽薪"，可达到治疗阳明腑实而防治肺损伤的目的。

脑转移瘤因痰瘀癌毒阻滞于上，壅滞日久必致局部痰火瘀热蕴结。在临床诊疗中常常发现不少脑瘤患者不仅有头晕、头痛、烦躁、呕吐等上焦症状，往往同时伴有口气秽臭、大便不通或大便干结难解、口干欲饮、舌苔黄厚腻等中焦腑气不通、邪热内结等表现。这是上焦癌毒邪热下传中焦所致。对此类患者，治疗上还应配伍通腑泄热、清热解毒类的中药以达通下热毒而泻上焦癌毒之功，即所谓"通下而泻上"，故常在中药汤剂中配用大承气汤。如恶心呕吐、头痛等脑水肿、颅内高压症状明显者，则常选用泽泻、白术、牛膝、益母草、猪苓、冬瓜皮等活血利水药物以减轻脑水肿。而承气汤类方合用活血利水类药物可以明显降低脑瘤患者的颅内压，通过泻大便、利小便可以交通上下，使上焦之癌毒邪热有出路，从而减轻患者的头痛、恶心呕吐等症状，改善脑瘤患者的生活质量。这个作用与西药甘露醇相当。

应用"下法"，当以承气汤类方为首。《神农本草经》认为大黄可荡涤肠胃，攻下泻火，清热解毒，推陈致新，安和五脏。说明大黄善于荡涤胃肠实热和燥结积滞，为苦寒攻下要药，小剂量作用缓和，可促进胃肠蠕动，具有缓泻作用（5～10g）。但对部分因脑瘤压迫导致脑水肿、颅内高压而出现剧烈头痛、头晕、恶心呕吐等肿瘤急症患者，除用大承气汤泻下以减轻颅内高压外，为尽快缓解患者的症状，还应同时给予甘露醇和地塞米松快速静滴，达到短期内减轻颅内水肿及炎症渗出的目的。

2. 补肾法

中医学认为脑转移瘤属髓海病变，乃因脑髓空虚、痰瘀癌毒内侵所致。而各种原因导致肾虚，不能生精上充于脑，是脑髓空虚的根本病因。脑瘤属本虚标实之证，以痰瘀癌毒阻滞脑窍局部为实，以肾虚、脑髓不足为本。脑瘤治疗的始终都应贯穿益肾填精、补脑生髓之法，所谓正盛邪自消，脑髓充足，癌毒何以篡夺停滞于清窍本位？常用药物有桑椹、菟丝子、益智仁、女贞子、补骨脂、淫羊藿、续断、龟甲、枸杞子、山茱萸等。

七、中医药与靶向治疗协同抗癌

在选择治疗晚期肺癌方案时，控制癌症和维持良好的生存质量必须同时考虑。近年来，靶向治疗的新策略已使肿瘤的治疗发生了革命性的变化，吉非替尼就是其中的一个代表药物。靶向治疗与中医药的有机结合成为晚期肺癌治疗的最佳模式。

中医药与靶向治疗的结合方式应该区别于中医药和以化疗为代表的其他西医治疗结合的方式。因为中医药与靶向治疗均属于副作用相对较小的治疗方法，而化疗等杀伤力较大，副作用也较大，所以化疗时中医药的应用以减毒为主，一般反对在进行化疗时再用强力攻杀的中药。

靶向治疗控制症状好，是抑瘤而不是杀瘤，中医药主张治病求本，扶正祛邪，用药灵活，辨证施治，二者结合可协同抗癌。中医药在与靶向治疗协同抗癌时常用的方法为培土生金法，或者将培土生金法结合清热、化瘀、祛痰、软坚等方法。

靶向治疗药吉非替尼常见的副作用是皮疹和皮肤干痒、腹泻、间质性肺炎、药物性肝炎，以及出现神疲乏力、气短、头晕、恶心呕吐、食欲不振等不良反应。中医药的切入可使靶向治疗的副作用和不良反应减轻。

1. 皮疹和皮肤干痒

其特点是颜面、胸背、大腿内侧发生散在的黄豆或米粒大小的红疹，可高出皮面，有时能挤出粉渣样物，初发时尚少，日渐增多，抓破后渗液，久则呈暗红色，痒甚。

中医分型：①肺胃壅热：多见于颜面、前额，严重者可波及眼部，也可发生在胸背部。可兼见尿赤，舌质红，苔薄黄，脉数。②气血郁滞：皮疹久治不愈，颜面等部位的皮疹呈暗红色，痒甚，舌质暗红或有瘀斑，脉沉细涩。③痰瘀结聚：面、背及大腿内侧部之融合皮疹反复发作，经久不消，高出皮面，部分消退而遗留痕迹，舌质淡，苔滑腻，脉濡或滑。

为了不影响中医药与靶向治疗协同抗癌之大局，一般采用外治疗法。若痒甚，可在汤剂中加入凉血祛风之赤芍、地肤子、白鲜皮、蛇床子等，但药味不宜过多。外用成药常用炉甘石洗剂，也可使用药液热敷法：龙胆草、苦参、丹参、白芷、野菊花、金银花、大黄各9g。上药水煎取液，以毛巾或纱布蘸取药液热敷患处，每日2～3次，每次20分钟，适用于肺胃壅热型和气血郁滞型。

2. 腹泻

腹泻的主要病位在肠黏膜和黏膜下层，保留灌肠法能使药物直达病所，吸收更为完善，作用时间延长，因此可按辨证组方原则拟定中药灌肠方，常用白及、五倍子、蒲公英、马齿苋、黄柏、黄连、白花蛇舌草、三七、蒲黄、云南白药等。亦可采用锡类散（成分为珍珠、牛黄、象牙屑、冰片等）灌肠，对轻、中度病变疗效较好。灌肠时注意应保持合理体位；导管插入距离以15～30cm为宜；动作宜轻柔，避免加重肠黏膜损伤。

内服中药辨证分型如下。

（1）湿热内蕴：腹泻反复发作，大便夹带黏液脓血，口苦口臭，里急后重，肛门灼热，脘痞呕恶，小便短赤。舌质红，苔黄腻，脉濡数。方以白头翁汤加味。热毒重加马齿苋、败酱草；便血重加牡丹皮、地榆清热凉血。

（2）脾虚湿困：腹胀，大便稀溏，夹带黏液或少量脓血，脘痞食少，口淡黏腻，肢体倦怠。舌淡胖或边有齿痕，苔薄白腻，脉濡缓。方以参苓白术散加减。若久泻不止，证属中气下陷者，可合用补中益气汤；黏液多者加法半夏；夹瘀滞者加蒲黄、丹参。

（3）肝郁脾虚：腹痛即泻，泻后痛减，大便呈糊状，夹带黏液，胸胁胀闷，嗳气不爽，脘痞纳少，神疲乏力。舌质淡红，苔薄白，脉弦细。方以痛泻要方加味。胸胁、脘腹胀痛者，可加柴胡、枳壳、香附。

（4）肠络瘀阻：泻下黏液带血，色紫暗，或泻下黑便，腹痛拒按，痛有定处，面色晦暗。舌质紫暗或有瘀点，脉弦涩。药用五灵脂、当归、川芎、桃仁、牡丹皮、乌药、延胡索、香附、红花、枳壳。

若脘腹冷痛，腹满时减，得温则舒，泄泻完谷不化，四肢不温。舌淡苔白，脉象沉迟。此乃脾阳不足，阴寒偏盛，当温脾助阳，宜附子理中汤加味。

3. 间质性肺炎

少数患者在服用吉非替尼后出现急性肺炎、间质性肺炎和肺损伤，主要表现为咳嗽、胸痛、咯吐黄痰、气短、发热，严重时出现呼吸困难。宜甘凉培土养阴，润肺清热。常用药物：沙参、玄参、麦冬、天冬、百合、川贝母、黄芩、桑白皮、金荞麦、鱼腥草、重楼、白花蛇舌草、杏仁、桔梗等。出现咯血者，可酌加仙鹤草、白及、花蕊石、三七。如间质性肺炎发热重，咳喘严重，出现呼吸困难时，应当果断配合抗菌消炎、稀化痰液、镇咳定喘、止血等方法，以免耽误病情。

4. 消化道反应与药物性肝炎

症见恶心呕吐、呃逆嗳气、纳呆、腹胀、便秘、舌苔白腻、脉细滑。此乃脾失健运，胃气上逆。治宜健脾和胃理气。常用香砂六君子汤加减。腹胀者，加香附、青皮；腹痛者，加延胡索、川楝子；便秘者，加枳实、火麻仁、肉苁蓉、玄参。

少数患者出现肝区疼痛及肝功能改变，乃邪毒郁肝，疏泄不及。治宜疏肝利胆，清热利湿。常用茵陈蒿汤加减。体虚者，酌加生黄芪、党参。

乳腺癌

一、重视分析病因病机

当今社会，竞争激烈，生活压力大，女性更是要饱受工作及家庭的双重压力，相较于男性，女性对压力的耐受性小，容易出现焦虑紧张等不良情绪，若长期得不到宣泄和调整，则易出现肝气郁结的表现。轻者出现失眠、月经不调、乳腺增生、卵巢囊肿、子宫肌瘤等疾病，重者易致乳腺、卵巢、子宫等器官的恶性肿瘤。乳房为阴阳气血汇集之地，如情志不畅，日久必致肝郁气结，肝脾两伤，气血郁滞，积于乳络，乳房渐生结核。正如朱丹溪所说：乳岩是"忧怒郁闷，朝夕积聚，脾气消阻，肝气横逆"所致。《外科枢要》亦提道："乳岩属肝脾两脏郁怒，气血亏损。"《外科正宗》指出："忧虑伤肝，思虑伤脾，积想在心，所愿不得志者，致经络痞涩，聚结成核。"临床上可以见到很多乳腺癌患者在疾病发现之前大多遭遇了工作不顺或家庭不和的变故，导致出现紧张焦虑的情绪。张景岳认为凡脾胃不足及虚弱失调之人，多有积聚之病。乳腺癌古人多归于"积聚"范畴，认为虚人多患此病。尤其是晚期乳腺癌患者，常因虚致病，又因病致虚，正虚则邪盛，使肿瘤进一步扩散。《医宗必读·积聚篇》亦言："积之所成，正气不足，而后邪气踞之。"邪之所凑，其气必虚，尤建良教授认为脾胃不足，正气内虚是导致乳腺细胞突变形成乳腺癌的内因之一。术后的乳腺癌患者，更是元气亏耗，气血俱虚，常出现乏力消瘦及食欲减退等脾胃虚弱的表现。

　　乳腺癌晚期，出现转移病灶，手术已非所宜，化疗、内分泌治疗及靶向治疗对部分患者仍然能控制病情的进展，或缓解痛苦，提高生存质量，延长生存时间。但患者面临的是一场持久战，如反复化疗等损伤元气，或耐药失效，疾病势必迁延日久。久必及肾，而精血同源、肝肾同源，肝肾不足是乳腺癌晚期患者常见的证型。《素问·上古天真论》提出："女子七岁，肾气盛，齿更发长。二七而天癸至，任脉通，太冲脉盛，月事以时下，故有子。"说明乳房与子宫通过冲任维系而上下相关，乳房的生理、病理直接受冲任二脉的经气盈亏调节。《圣济总录》指出："妇人以冲任为本，若失于将理，冲任不和，阳明经热，或风邪所客，则气壅不散，结聚乳间，或硬或肿，疼痛有核。"因此，乳腺癌后期的患者多有肾气亏虚，冲任失调的表现。

　　总的来说，乳腺癌的基本病机及性质是以脾虚、肾虚为本，肝郁气滞血瘀痰积为标；病位在乳房，与肝、脾、肾有关；病理因素为寒、热、痰、湿、瘀、毒。

二、分型辨治经验

1. 肝郁痰凝

治法：疏肝解郁，化痰散结。

处方：逍遥散，或瓜蒌贝母散，或微调二号方加减。

常用中药：柴胡、当归、白芍、白术、茯苓、生姜、薄荷、炙甘草、瓜蒌、象贝母、香附、郁金、八月札、赤芍、海藻、莪术、露蜂房、山慈姑、生薏苡仁、夏枯草、青皮、王不留行、延胡索、川楝子等。

2. 冲任失调

治法：调摄冲任，行气活血。

处方：青栀四物汤（四物汤加青皮、栀子）加减，或二仙汤合逍遥散加减。

常用中药：青皮、栀子、白芍、当归、熟地黄、川芎、仙茅、淫羊藿、巴戟天、当归、黄柏、知母、赤芍、鹿角片、柴胡、香附、八月札、杜仲、桑寄生、山茱萸、菟丝子等。

3. 热毒蕴结

治法：解毒扶正，化痰散结，或清热解毒，养阴生津。

处方：清瘟败毒饮加减，或五味消毒饮合沙参麦冬汤加减。

常用中药：生石膏、生地黄、水牛角、黄连、栀子、黄芩、知母、连翘、牡丹皮、赤芍、玄参、桔梗、甘草、竹叶、香附、川贝母、生薏苡仁、金银花、蒲公英、野菊花、紫花地丁、紫背天葵、北沙参、玉竹、麦冬、天花粉、扁豆、桑叶、夏枯草、蛇六谷、白花蛇舌草、赤芍、露蜂房、皂角刺、生黄芪、当归、莪术、生甘草、乳香、没药、延胡索、三棱、莪术、石见穿、血余炭、茜草根、仙鹤草等。

4. 气血两虚

治法：补气养血。

处方：人参养荣汤加减，或益气养荣汤加减。

常用中药：香附、贝母、太子参、生黄芪、党参、白术、茯苓、当归、白芍、熟地黄、生薏苡仁、蛇六谷、白花蛇舌草、红枣、生甘草、陈皮、姜半夏、紫苏梗、鸡内金、谷芽、麦芽、生地黄、沙参、麦冬、五味子、山茱萸、女贞子、墨旱莲等。

5. 脾胃虚弱

治法：健脾益气，助运化湿。

处方：六君子汤加减，或微调三号方加减。

常用中药：党参、白术、茯苓、茯神、猪苓、陈皮、半夏、焦谷芽、焦麦芽、山药、薏苡仁等。

6. 肝肾阴虚

治法：滋补肝肾。

处方：一贯煎合杞菊地黄丸加减。

常用中药：麦冬、生地黄、南沙参、北沙参、石斛、玉竹、当归、枸杞子、川楝子、菊花、熟地黄、山茱萸、牡丹皮、山药、茯苓、泽泻。

在上述辨证论治的基础上，可适当配伍有抗肿瘤作用的中药，如山慈姑、斑蝥、蟾皮、红豆杉、蜈蚣、全蝎、壁虎、龙葵、莪术、露蜂房、白花蛇舌草、石见穿、薏苡仁、半枝莲、半边莲、莪术、八月札等。

加减：肝火内盛加牡丹皮、栀子、青皮、黄芩；脾虚纳差加炒白术、鸡内金、陈皮、砂仁；乳房硬块加三棱、莪术、石见穿、漏芦、皂角刺；气血两虚加党参、当归、阿胶、鸡血藤；乳房胀痛加乳香、没药、郁金、延胡索；乳房皮肤溃疡加仙鹤草、紫花地丁、地榆、白及；肝肾受损加熟地黄、杜仲、何首乌、女贞子、菟丝子；骨转移加桑寄生、怀牛膝、补骨脂、杜仲、续断、威灵仙。

三、辨证论治，治病求本

1.肝气郁滞甚者可疏肝理气

不良情绪在乳腺癌的发生发展中起着重要作用。乳腺癌患者在知晓病情后难免会恐惧焦虑，而手术、放疗、化疗及内分泌治疗等针对肿瘤的攻击性治疗更会让患者遭受身心的双重打击，以致患者出现焦虑抑郁等心理问题，出现颈痛、头胀、易怒、易惊、失眠、心慌等症状。因此，乳腺癌早期当以疏肝理气为主。据此常以柴胡、黄芩、香附、炒白术、郁金、枳壳、茯苓、茯神、赤芍、白芍、陈皮、炒当归等药为主组方。柴胡、黄芩、香附疏肝理气，调畅气机；炒当归养血和肝、白芍养阴柔肝，二药补肝体而和肝用，以助条达肝气；炒白术、茯苓、茯神健脾除湿，培土荣木，调心安神，使津运流畅，以杜痰湿内生之源；枳壳、陈皮行气导滞，调运中州，郁金、赤芍化瘀解郁，使气血通畅，归于平衡。全方配伍，疏肝理气，气血津液运行通畅，通过调整脏腑功能的正常运行，平衡阴阳气血的正常布达而激发和调动机体自身的潜能，达到抗癌的目的。

临证加减：肝火偏旺者，加牡丹皮、栀子；乳腺癌复发，痈肿破溃，流脓水者，加皂角刺、木馒头、漏芦以活血消肿、通乳利湿；肝强脾弱而泄泻者，加痛泻要方；痰湿夹热，苔黄腻者，加黄芩、生薏苡仁、鱼腥草等清热化痰利湿；乳房胀痛甚者，加橘核、青皮宽胸理气，以增软坚散结之力。临床常用的八月札（又名预知子）为木通科植物木通、三叶木通、白木通的果实，其功效是疏肝理气、除烦止痛，作为理气类抗肿瘤药，能很好地兼顾辨证与辨病来治疗乳腺癌。

2.脾虚甚者治取中焦

乳腺癌患者经历手术及随之而来的放、化疗后，往往都有乏力、纳差、食后腹胀、欲呕等脾虚的表现，是放、化疗损伤脾胃所致。治当补中益气，调理中焦脾胃功能，最大限度地恢复人体元气，改变机体由手术创伤造成的气血不足的状态，并为后续的治疗做好准备。常用"微调三号方"补脾益气，恢复元气。方中党参、白术补中益气；猪苓、茯苓、薏苡仁健脾利水渗湿；炒麦芽、炒谷芽健脾开胃；姜半夏、陈皮理气健脾，燥湿化痰；枇杷叶降逆和胃。方中不难看出大多为健脾之品，重在调理中焦脾胃，使之恢复平衡状态。脾为后天之本，气血生化之源，调治脾胃不仅可以治疗脾胃本身病变，又适用于其他脏腑的虚损。

李东垣指出："治脾胃即可安五脏。"又说："善治病者，唯在和脾胃。"调理中焦，健脾和胃，既能改善患者的脾胃虚弱，扭转营养不良状况，又能缓解放、化疗引起的乏力、纳差、呕吐等不良反应。放疗引起的口干舌燥，可酌加沙参、麦冬、五味子、黄精等益气养阴之品。放疗后出现口腔溃疡、牙龈肿痛，可加石膏、细辛、生地黄清热泻火之品。化疗导致呕吐甚者，可予左金丸、香砂六君子汤，酌情加旋覆花、代赭石、橘皮、竹茹等增强降逆止呕之力，佐以消导剂如焦山楂、鸡内金、莱菔子等。脾虚泄泻，加炮姜、石榴皮、煨木香、乌梅等温阳固涩止泻之品。

3. 肝肾亏虚，冲任失调者补肝益肾沉潜，调摄冲任

乳腺癌多发于绝经期前后，与冲任失调密切相关。冲任失调则气血失和，月经不行，气滞血瘀，阻于乳络而成乳岩。加之近年来他莫昔芬等内分泌治疗药物广泛运用于乳腺癌的治疗，此类药物在抑制乳腺癌复发转移的同时使女性体内雌、孕激素分泌绝对或相对不足，人为地将患者的"绝经期提前"，导致患者"肾气衰，天癸竭"，冲任失调，虚火旺盛，上扰神魂，故前来求诊的患者中大多出现性情急躁或精神抑郁、面部烘热、汗出、失眠多梦、腰膝酸软、眩晕、骨关节痛等类似围绝经期综合征的表现，有些患者无法承受上述症状，不得不中途放弃内分泌治疗。上述临床表现辨证为阴虚内热证，尤建良教授通过多年丰富的临床经验，总结诊治心得，创制了"益肾沉潜方"。该经验方以"擅补阴者，当于阳中求阴"理论为基础，以滋阴清热、补益肝肾为法，其作用特色：重在滋阴潜阳，补益肝肾，同时兼顾养血健脾，清虚热，以调节肾－天癸－冲任－子宫轴的平衡。

益肾沉潜方的组成：生地黄、知母、仙茅、淫羊藿、黄柏、当归各 10g，巴戟天、生白芍、煅龙骨、麻黄根各 15g，碧桃干、煅牡蛎、漏芦、山慈姑各 30g，茯苓、炒白术、桑寄生、枸杞子各 12g，炙甘草 6g。

方解：生地黄、知母益肾滋阴清热，为君药。仙茅、淫羊藿温肾助阳，以"阳中求阴"；巴戟天、生白芍、当归柔肝养血，调冲任；煅龙骨、煅牡蛎滋阴潜阳；黄柏清虚热，坚肾阴；碧桃干补虚敛汗；麻黄根益气敛汗；漏芦、山慈姑清热解毒、消肿抗癌，为臣药。茯苓、炒白术健脾和胃，桑寄生补肝肾、强腰膝，枸杞子平肝潜阳，为佐药。炙甘草益气和中，调和诸药，为使药。诸药合用，收散清补并进，可使虚热清之、肾虚补之、肝郁散之、脾胃和之，共奏滋阴清热、益肾柔肝、养血健脾、消肿抗癌散坚之功。以此方加减治疗乳腺癌内分泌治疗期服用三苯氧胺（TAM）后出现潮热汗出、失眠多梦、月经紊乱

等不良反应，与 TAM 内分泌治疗联合治疗乳腺癌并预防其复发与转移，可收到较好的临床疗效。

加减：骨蒸潮热、盗汗甚者，重用滋阴清热中药，如鳖甲、地骨皮、知母、牡丹皮、栀子、煅牡蛎等；环磷酰胺等化疗药物引起手指晨僵，选用通经活络之品，如片姜黄、粉葛根、桑枝、地龙、皂角刺等，方选补阳还五汤之类；腰膝酸软较甚，或骨转移者，可重用仙茅、淫羊藿，加补肾壮骨止痛中药，如杜仲、补骨脂、牛膝、延胡索等，并且尤建良教授擅长运用"新五子汤"，即女贞子、枸杞子、五味子、菟丝子、芫蔚子（根据朱丹溪"五子衍宗丸"化裁而来）加减，以益肾补髓壮骨，调补肾阴肾阳；腋下淋巴结肿大，加用清热解毒、软坚散结之品，如蒲公英、夏枯草、天花粉等，方选消瘰丸；头痛眩晕，可选用平补肝肾、活血利湿之剂，如川芎、石菖蒲、天麻、沙苑子等，方选川芎泽泻汤之类。

4. 扶正祛邪，治病求本

乳房所属经脉为足阳明胃经。足阳明胃经乃多气多血之经脉，气机不顺，则血行不畅，日久可化瘀化火。尤其是在疾病中后期，出现乳房破溃糜烂，状若石榴翻花，故临证中常用到半枝莲、白花蛇舌草、蛇莓、蛇六谷、山慈姑、龙葵、石上柏、白英等抗癌解毒中药。山慈姑含有秋水仙碱，能软坚散结、拔毒消肿，同时具有止痛功效，能治乳岩翻花疮、瘰疬结核，与消瘰丸同用，适用于有淋巴结及内脏转移的患者，是中医对抗乳腺癌的首选中药之一。有研究表明，在乳腺癌术后配合使用抗癌中药可以增强放、化疗杀伤肿瘤细胞的效果，从而达到防止复发转移的目的。现代研究表明，这类抗癌中药及其成分是通过抑制肿瘤细胞生长与增殖、血管的形成，诱导肿瘤细胞凋亡，调控肿瘤的信号通路，改善乳腺癌化疗耐药等方面，以起到抗癌的作用。

四、乳腺癌术后淋巴水肿的治疗经验

乳腺癌术后上肢淋巴水肿的发生率为 5%～56%。77% 的乳腺癌患者术后 3 年内发生上肢淋巴水肿，3 年后上肢淋巴水肿的发病率以每年 1% 的幅度增加。乳腺癌术后上肢淋巴水肿通常表现为患肢肿胀、疼痛、活动受限。这些症状严重影响了患者身心健康，降低了患者的生活质量。术后上肢淋巴水肿一旦发生，常反复发作，迁延难愈，治疗上极为困难。

1. 病因病机

乳腺癌术后上肢淋巴水肿属中医学"水肿""脉痹"范畴。手术治疗损伤机体脉络，耗伤人体气血，致使气虚血亏，加之术后放、化疗使元气更伤，气虚不能推动血行，气之帅血功能失常，气血运行不畅，血行迟涩，而化为瘀血。瘀血阻碍气机运行，更加重血亏。气滞血瘀日久，势必影响津液的运行，最终津液滞留，水走皮下，形成了乳腺癌术后上肢淋巴水肿。正如《金匮要略》所云："血不利则为水"。王清任《医林改错》亦言："若元气一亏，经络自然空虚，有空虚之隙，难免其气向一边归并。"因此，气滞血瘀、水湿内停是乳腺癌上肢淋巴水肿发病的主要病因病机。皮下筋脉间水湿停留在中医学中也属于广义"痰饮"中之"溢饮"范畴。癌肿复发为有形实邪，随转移而阻滞经脉与络脉，阻碍气机运行，进而导致血瘀水停，发为水肿。而肿核、瘰疬转移属中医学"痰"之范畴。本病的形成不外乎"虚""瘀""痰湿"三因素。三种病理因素互为因果，相互影响。

2. 临证辨治特色

乳腺癌术后上肢淋巴水肿最常见的病理要素是水湿停滞。人体的水液代谢是一个复杂的生理过程，要通过肺、脾、肾、肝、三焦、膀胱等脏腑的协同作用才能完成。在正常生理情况下，津液的代谢是通过胃的摄入、脾的运化和转输、肺的宣散和肃降、肾的蒸腾气化，以三焦为通道，而输送到全身的。肺为水之上源，主通调水道，肾主一身之水，而脾居中焦，为上下之枢纽，脾能制水，脾健则可利水。脾气健旺，培土生金，肺乃通调水道，肾中精气便可蒸腾气化，主宰人体的津液代谢。所以，乳腺癌术后上肢淋巴水肿之治更要善于发挥中焦的枢纽作用。中医的整体观念认为疾病的发生与发展是正邪相争消长的结果，正虚则邪盛，故培元固本、扶正祛邪应该贯穿治疗的始终。脾胃乃后天之本、气血生化之源，得胃气则生，失胃气则死。脾胃运化水谷精微功能正常则气血充足，正气旺盛，邪不可干。因此，乳腺癌术后上肢淋巴水肿临床用药多平和，少用峻猛苦寒及滋腻之品，意在顾护脾胃之气，喜用炒党参、茯苓、炒白术、山药、焦稻芽、焦麦芽、鸡内金、焦山楂、六神曲等药健脾开胃，并用益气健脾的大枣、甘草调和诸药，旨在避免苦寒之品败胃，以及因疾病或服药引起的胃纳不佳。

皮下筋脉间水湿停留之"溢饮"可遵"痰饮"法则，当予温药和之，以苓桂术甘汤主之。而"痰核""瘰疬"应化痰散结，故应注重虫类药的使用，如僵蚕、蝉蜕、守宫、全蝎、地龙，结合化瘀利湿之品，可治疗溢出渗积停留之水，同时对于肿瘤复发转移导致乳腺癌术后上肢淋巴水肿有消肿解毒散结的作用；更重要的是，虫类搜剔，以动药使血无凝滞，气可宣通，配合苓桂术甘汤达痰核、瘰疬，通导经络，则溢饮消退。此外，临床还常配伍炙鳖甲、山慈姑、浙贝母、夏枯草、玄参化痰软坚散结；红豆杉、龙葵、白英、冬凌草、蛇莓、墓头回、蛇六谷等抗癌解毒。

在临床上常根据引起上肢淋巴水肿的不同病因来辨证论治。主要因手术创伤引起者多属于气血亏虚，脉络瘀阻不通，当以补气活血、通脉利水为治法。据此，常用大剂量的黄芪补气通络，黄芪的用量通常达到30g，这是因为气能生血亦能行血。《素问·至真要大论》

云："诸湿肿满，皆属于脾。"故辅以白术、山药健脾益气，补土以制水；并用赤芍、红花、三七活血化瘀，炙当归、首乌藤、熟地黄、墨旱莲补益阴血，桂枝、桑枝、细辛温经通脉。以上药物都是针对病因来治本，并强调标本兼治，故常用泽兰、土茯苓、泽泻、猪苓等利水渗湿消肿以治标。

化疗药物多属苦寒之品，易伤脾败胃，故因化疗引起的上肢淋巴水肿多辨证为脾胃虚弱或肝郁脾虚。治宜疏肝健脾，利水消肿，临床常用醋柴胡、蒺藜、八月札、枳壳、陈皮疏肝理气，白术、白芍等健脾柔肝，苍术、台乌药健脾燥湿、温运中阳，桂枝通阳化气、温通经络。对于化疗引起的恶心、呕吐，常以枇杷叶、生姜、姜半夏、旋覆花、柿蒂、刀豆子和胃降逆止呕。放疗属热毒，易耗气伤阴，以放疗为主导致的水肿多属气阴两虚，当以益气养阴、清热解毒为要。据此常以沙参、麦冬、黄精等益气养阴；白花蛇舌草、半枝莲、半边莲、石见穿清热解毒抗癌。

对于因肿瘤复发转移导致的上肢淋巴水肿，常以炙鳖甲、山慈姑、浙贝母、夏枯草、玄参化痰软坚散结；龙葵、白英、冬凌草、蛇莓、墓头回、蛇六谷、白花蛇舌草、半枝莲等抗癌解毒。

3. 中西结合，疗效更佳

在临床上常将中医疗法与西药配合用于治疗乳腺癌术后上肢淋巴水肿，意在中西合璧，取长补短，达到最佳疗效。如中药联合利尿药如呋塞米、氢氯噻嗪、螺内酯，可以迅速减轻水肿；联合具有促进淋巴回流、改善动静脉血流、降低静脉压、降低毛细血管通透性等作用的迈之灵、七叶皂苷钠等，能发挥持久的抗水肿作用。

4. 重视辅助治疗

乳腺癌术后患者常做手法按捏及功能锻炼，能够预防术后上肢淋巴水肿的发生与发展，故应常鼓励患者尽早进行锻炼；还可配合艾灸治疗，因艾灸具有温经通络，促进淋巴回流，缓解功能锻炼所引起的疼痛的作用；三棱针点刺放血加拔罐对于乳腺癌上肢淋巴水肿也有一定的疗效。温热气候如夏季，可用泽兰 20g、泽泻 30g、蒲公英 30g、半枝莲 30g、苦参 30g、五倍子 10g、土茯苓 30g 煎汤，湿敷上肢，每日 2 次。同时指导患者注意保护患肢，预防感染，避免患肢受压或持重物，卧床休息时应尽可能抬高患肢，以改善血液、淋巴回流，并适当地进行抬举上肢的运动。

五、重视患者心理健康

乳腺癌患者往往都有不同程度的心理障碍，药物治疗虽然很重要，但心理的疏导也必不可少，开朗乐观积极的心态有利于疾病的康复。对于每一个初诊患者给予细心详尽的讲解，并进行开导，减轻患者的心理负担，给予患者战胜疾病、恢复健康的信心。经常嘱咐患者调整好情绪，保持乐观向上的心态。保持良好的作息习惯，饮食要清淡而富有营养，宜少食多餐，忌食咸鱼、咸肉及辛辣、发物。可以适当锻炼，但不要劳累。及时耐心地解答患者的疑惑，指出化疗及内分泌治疗后的月经来潮与闭经现象，是化疗后的正常反应，不必过分担心。这些必要的指导，增强了患者战胜病魔的信心，体现了心身整体治疗观念，能够帮助患者恢复身心健康。

六、"隧道逆癌疗法"理论在乳腺癌中的运用

如何打开"隧道两个入口"及解决"隧道三个出口"在前文已有叙述，而在进入"隧道"后，乳腺癌的治疗又有哪些特殊方案呢？

总体来说就是在"两轨"中针对人的"两体"进行个体化治疗。"两轨"即治疗癌症的两种路径，其一是针对晚期多处转移的乳腺癌患者，已失去手术、放疗、化疗机会，采用单纯中药治疗，祛邪与扶正并举；其二是对于非晚期乳腺癌患者，在西医手术治疗，放疗、化疗后，内分泌治疗，分子靶向治疗的基础上，可服用中药固本培元，减轻西医治疗的不良反应。"两体"即癌症患者体现的两种状态，其一为癌邪侵犯机体所形成的邪盛体质，治疗时需注意攻邪而不伤本体；其二为人体本身正气所构成的正虚体质，治疗时需谨慎扶正而不助癌邪。

"病体辨病"用药经验：降火消炎用黄芩、石膏、黄连；清热而不苦寒用石见穿、象贝母；益肾沉潜、降火用肉桂、巴戟天；化湿痰用厚朴、苍术；理气宽胸用瓜蒌皮、合欢皮；气缓而胀用乌梅、白芍；解毒散结用夏枯草、蒲公英；补气不助邪用仙鹤草、北沙参。如此，再进一步逆转"隧道中的微环境"，或辨证施治，对患者进行微调平衡；或辨病祛邪，针对邪盛之体施加抗癌药物，由此创造出一个不利于肿瘤生长的微环境。

肝 癌

一、辨病辨证特点

原发性肝癌的发生主要是机体正气虚弱、七情失和、饮食不节，以致邪毒侵袭，脏腑蓄毒，气血乖逆，继而引起气滞、血瘀、痰凝、湿聚、热蕴、毒结，日久不散，而渐生肿瘤。而正虚之中，脾虚至为关键。临床常见胁痛、腹胀、嗳气、纳差、便溏、消瘦乏力、下肢水肿等一系列复杂症状。根据症状与舌脉表现，本病大致分为脾虚肝郁、气滞湿阻、瘀血阻滞证型。三种证型既可单独出现，又有可能并见。本病属本虚标实，其"本"在脾，

在治疗中以辨证辨病为重，且应时时顾及益脾气，结合疏肝，达到扶正消癥的目的。临床强调辨证辨病精确，疏调进退得当，采用健脾益气、调中化积、疏肝理气、调畅气血等治则，同时兼顾消导、利湿、清热、退黄、止痛、养阴、开窍等方法，并与手术、介入、化疗等方法相互切入，辅以心理疏导，以最大限度地控制癥积，减轻患者的痛苦，提高生活质量，延长患者的生命。

二、分型辨治经验

1. 肝郁脾虚

主症：上腹肿块胀闷不适，消瘦乏力，倦怠短气，腹胀纳少，进食后胀甚，口干不喜饮，大便溏数，小便黄短，甚则出现腹水、黄疸、下肢浮肿。舌质胖，舌苔白，脉弦细。

治法：健脾益气，疏肝软坚。

处方：逍遥散合四君子汤加减。

常用中药：党参、白术、茯苓、桃仁、柴胡、当归、白芍、八月札、厚朴、栀子、莪术、生甘草等。

2. 肝胆湿热

主症：头重身困，身目黄染，心烦易怒，发热口渴，口干而苦，胸脘痞闷，胁肋胀痛灼热，腹部胀满，胁下痞块，纳呆呕恶，小便短少黄赤，大便秘结或不爽。舌质红，舌苔黄腻，脉弦数或弦滑。

治法：清热利湿，凉血解毒。

处方：茵陈蒿汤加味。

常用中药：绵茵陈、栀子、大黄、金钱草、猪苓、柴胡、白芍、郁金、川楝子、枳壳、半枝莲、重楼、车前草、泽泻等。

3. 肝热血瘀

主症：上腹肿块石硬，胀顶疼痛拒按，或胸胁疼痛拒按，或胸胁炽痛不适，烦热，口干唇燥，大便干结，小便黄或短赤，甚则肌肤甲错。舌质红或暗红，舌苔白厚，脉弦数或弦滑有力。

治法：清肝凉血，解毒祛瘀。

处方：龙胆泻肝汤合下瘀血汤加减。

常用中药：龙胆、半枝莲、栀子、泽泻、木通、车前子、生地黄、柴胡、桃仁、莪术、大黄、茜草根、牡丹皮、生甘草等。

4. 脾虚湿困

主症：腹大胀满，神疲乏力，身重纳呆，肢重足肿，尿少，口黏不欲饮，时觉恶心，大便溏烂。舌淡，舌边有齿痕，苔厚腻，脉细弦或滑或濡。

治法：健脾益气，利湿解毒。

处方：四君子汤合五皮饮加减。

常用中药：黄芪、党参、白术、茯苓皮、香附、枳壳、陈皮、大腹皮、冬瓜皮、泽泻、薏苡仁、龙葵、桃仁、莪术、半枝莲、甘草等。

5. 肝肾阴虚

主症：臌胀肢肿，蛙腹青筋，四肢柴瘦，短气喘促，唇红口干，纳呆畏食，烦躁不眠，溺短便数，甚或循衣摸床，上下血溢。舌质红绛，舌光无苔，脉细数无力，或脉如雀啄。

治法：清热养阴，软坚散结。

处方：一贯煎加味。

常用中药：生地黄、沙参、麦冬、当归、枸杞子、桑椹、川楝子、赤芍、鳖甲、女贞子、墨旱莲、牡丹皮等。

临床可在辨证论治的基础上，加用 2 ~ 4 味具有明确抗癌作用的中药，如半枝莲、蜈蚣、八月札、穿山甲、重楼、山慈姑、白花蛇舌草、龙葵、肿节风、冬凌草等。

三、审证要点

1. 健脾益气，调中化积

肝癌病位在肝，但与脾关系密切。《难经·七十七难》云："见肝之病，则知肝当传之与脾，故先实其脾气，无令得受肝之邪。"张仲景在《伤寒杂病论》中亦明确指出："夫治未病者，见肝之病，知肝传脾，当先实脾，四季脾旺不受邪，即勿补之。中工不晓相传，见肝之病，不解实脾，唯治肝也。"脾主运化，胃纳水谷，游溢精气，共为后天之本，坐镇中州。在治疗肝癌时从脾论治，强调"治肝先实脾，脾健肝自愈"。即使临床未见脾虚症状，亦应使用益气健脾中药生化气血，以后天促先天，扶正固本，以求养正除积。同时力避滋腻伤中、攻伐伤正，通过调动激活机体自身的免疫力，以增强机体抵抗力，达到控制病情发展、延长生存期、提高生活质量、抗癌转移，甚至治愈肿瘤的目的。用方以六君子汤增益，用药重在扶助正气，调和脾胃，激发潜能，调控癌邪。

2. 疏肝理气，调和气血

肝为将军之官，喜疏泄而恶抑郁。"百病皆生于气也"。肝之为病多为肝失条达，疏泄不利，气机升降失调，而后出现的肝胃不和、血瘀湿聚等也与肝气不疏关系密切。临床上，肝胆疏泄失常，气机不利重在"调"字，而不可用峻猛破气之剂。《素问·至真要大论》谓："疏其血气，令其调达，而致和平"。临床多见肝癌患者气机不利之表现，如胁痛、脘腹胀满、呃逆、脉弦等，多用柴胡、枳壳、香附、广木香等，使气机舒畅而又不至于疏泄太过，不用厚朴、枳实等峻猛之品。然而有形之积既成，临床多见有胁肋刺痛、舌质紫暗、脉涩等，常用活血之品，如三七、延胡索、莪术等，同时少佐生血之仙鹤草、桑椹等，使脉道通利，瘀血去而新血生。方以《景岳全书》柴胡疏肝散或《伤寒论》小柴胡汤配合理气散结、清热解毒、活血化瘀之中药。若疼痛剧烈，可配合三阶梯止痛疗法。

四、综合治疗

手术切除是目前治疗肝癌的首选方法，但术后 5 年生存率不高，故术后巩固治疗是提高生存质量的关键。单纯放、化疗治疗肝癌的疗效不理想，在杀伤肿瘤细胞的同时，也损伤了机体的免疫、造血、消化等系统功能，以肝动脉化疗栓塞为主的介入治疗效果确切，但肝功能损害、骨髓抑制等化疗不良反应，影响了患者中远期生存时间及生存质量。在介入治疗前后口服中药，能有效减轻栓塞后的反应，保护肝功能，保护造血系统功能，拓宽介入治疗的适应证和耐受性，同时对栓塞化疗有增敏减毒作用。临床上我们主张介入化疗前注重益气养阴、扶正固本，使藩篱致密，后天之本得以巩固，就能提高机体的应激能力，建立有效的免疫防御机制，避免出现过于强烈的胃肠道反应（化疗中）和骨髓抑制（化疗后），防患于未然，且可以增强化疗药物对肝癌的敏感性。即使出现反应，在化疗期间及时给予和胃降逆、醒脾调中之剂，就能使化疗引起的胃肠道反应控制在可耐受的Ⅱ级之内。化疗后应注重补气生血，温肾化瘀。化疗前选用黄芪、女贞子、猪苓等提高机体免疫功能，预防胃肠道反应的发生；化疗中选用丁香柿蒂汤、橘皮竹茹汤、香砂六君子汤、香砂养胃丸减轻胃肠道反应；化疗后选用十全大补汤、归脾汤等，并擅用黄芪、补骨脂、菟丝子、鸡血藤等药以补气养血、益肾生髓，治疗化疗引起的骨髓抑制。值得注意的是，健脾消导仍应贯穿于始终，可使患者脾气得醒，中州得运，饮食倍增，精神改善，对化疗的耐受程度提高。

此外，针对不同的肝癌患者和肝癌发展的不同阶段，配合消导、利湿、清热、退黄、止痛、养阴、开窍等治则，处方用药君、臣、佐、使全面周到，可最大限度地提高肝癌的疗效。肝癌表现出消化道症状颇多，常在健脾方药中参用消导药，如焦谷芽、焦麦芽、山楂、神曲、鸡内金、莱菔子等，以助脾胃升清降浊，畅通全身气机；如出现水肿和腹水者，可加用大腹皮、车前子、泽泻、泽兰、桑白皮、葶苈子等；黄疸者可加用茵陈、栀子、郁金、金钱草等；呕血、便血者，加仙鹤草、血余炭、茜草、三七粉、白及等；疼痛加用川楝子、延胡索、全蝎及消癥止痛膏外敷，或针刺肝俞、期门、阳陵泉等穴；属于瘀血者可酌情加用三七、桃仁、赤芍、郁金、土鳖虫、水蛭等；食积化热者，加用连翘、石膏、栀子、黄连等；湿热内蕴者，加用茵陈、黄连、黄柏、龙胆等；阴虚内热者，宜用沙参、麦冬、枸杞子、石斛、生地黄、青蒿、玉竹等养阴清热而不滋腻之品。若热扰神明，毒蒙清窍者，加用水牛角、石菖蒲、远志等醒神开窍药。另外，辨病必须与辨证相结合，在辨证立方的基础上，酌情配伍具有抑制肿瘤作用的中药，如山慈姑、白花蛇舌草、半枝莲、八月札、藤梨根、重楼、夏枯草、平地木、龙胆等。其中，黄疸、腹水、出血、疼痛等还应结合西医手段，才能取得理想的疗效。

五、重视患者的饮食、情志调理

在肝癌的治疗上，注重调畅情志，饮食调摄。七情在肝为怒，暴怒伤肝，肝郁不舒，或肝气暴亢，乘脾犯胃，化源匮乏，使肝体失养，脾胃失和，正气受损，则病势转重。有些患者或嗜食肥甘厚味，或贪食生冷辛辣，均可损伤脾胃，使湿浊内生而加重病情。也有一些患者对病情丧失信心，忧伤过度，劳伤心神，使病情反复加重。临床需常向患者讲解不良情绪对疾病的负面影响，使其保持良好的心态，树立战胜疾病的信心，并要求患者科学饮食，禁烟戒酒，忌食辛辣生冷食物。

六、肝癌腹水的治疗经验

1. 病因病机

根据肝癌腹水的临床表现，其属于中医学"鼓胀""肝水""石水""脉胀"等范畴。《灵枢·水胀》曾如此描述鼓胀："腹胀身皆大，大与肤胀等也，色苍黄，腹筋起，此其候也。"肝癌腹水包含了肝癌和腹水两层意思，故首先当分清肝癌与腹水两者之间的关系。肝癌为病之本，而腹水为症之标，在追究腹水的病因病机时仍需回归肝癌本病上。肝癌的病机总属本虚标实，气滞、血瘀、寒凝、痰湿、热毒为标，肝、脾、肾三脏亏虚为本。脏腑亏虚，外感六淫、情志不遂、饮食不节或不洁、劳逸失度等病因长期作用于机体，日久导致气滞、血瘀、痰湿、热毒蕴结于体内，终成癌症。各种病理因素壅滞体内，可致肝失疏泄、脾失运化、肾失温煦，三焦气化不利，水液代谢失常，积水于腹内，则成腹水。

2. 脾胃为本，分轻重而治

肝癌虽是肝之病，但其本在脾，治疗肝癌腹水始终坚持以脾为本，注重培护后天之本，以留得一分胃气，使患者存有一线生机，再佐以疏肝理气、活血利水、清热解毒、化湿祛痰等法。临床上多在"微调三号方"基础上，酌加疏肝理气、化湿利水药。但如果患者脾胃功能尚可，有时以"微调二号方"为主疏肝健脾，再佐以抗癌利水之品。肝癌腹水切忌妄投峻下逐水剂，否则正气衰败而致难以挽回之地步。肝癌腹水病情复杂，属难治之症，临床常根据病情的轻重缓急而给予不同的治疗方法。

轻症多属于肝癌腹水早期，患者常表现为腹部胀满，按之软，时有全身浮肿，纳呆便溏，小便正常，舌淡苔白腻或水滑，脉弦迟。辨证多属湿困脾土，脾失健运，难以升清，水湿停滞，遂成腹水。治以燥湿运脾为主，辅以解毒抗癌。方以苍牛防己煎合己椒苈黄汤加减。常用中药：炒苍术、防己、川牛膝、白术、花椒、大腹皮、葶苈子、厚朴、茯苓、薏苡仁、夏枯草、白花蛇舌草、白英等。寒饮甚者，可加肉桂、巴戟天、菟丝子、淡干姜等以温化水饮，并重用苍术加强燥湿之力；气虚者，可酌加黄芪、白扁豆、山药等补益脾气，可重用茯苓、薏苡仁等增强脾之健运功能；湿热者，可配以黄柏、黄连、栀子、车前子（草）、茵陈、平地木、金钱草等以清热化湿；如有阴伤，还可加猪苓、女贞子、泽泻、南沙参、北沙参等以养阴利水；气滞者，可加柴胡、陈皮、佛手、八月札、郁金等疏肝理气；腹痛较甚者，可予以延胡索、姜黄、三棱、莪术等理气活血止痛，亦可合用芍药甘草汤柔肝缓急止痛。

重症多属于肝癌中晚期，常伴有肝性脑病或肝肾综合征，病情较危急，患者多有精神萎靡，胸闷气急，心悸，眩晕，小便不利，面色萎黄。此时多因心肾阳虚，水火失济，蒸腾气化乏力，水饮留积，在上则犯于心脑，在下则致膀胱气化无权。治宜温阳化气行水，方用五苓散加减。其中改桂枝为肉桂以增强温阳之功，亦可合用交泰丸加减。常用药有茯苓、猪苓、白术、肉桂、泽泻、黄连、巴戟天、苍术、石菖蒲、远志。水饮甚者，可加仙茅、淫羊藿、薏苡仁、黄芪、防己等加强利水之功，并辅以温阳药；化热者，可合用知柏地黄汤加减以滋阴清热利湿；阴阳两虚者，可加用金匮肾气丸培补先天之本。肝癌腹水重症多危急，当遵循"急者治其标"的原则，患者难以忍受腹水之巨，或出现癃闭，可先抽腹水或导尿以缓解患者之苦，再予辨证施治。

3. 衷中参西，中西医结合

治疗肝癌腹水也要重视西医学的相关研究，衷中参西，通过中西医结合的手段，以期缓解患者痛苦。西医学多认为肝癌腹水主要是因为肝功能受损，白蛋白合成减少，血浆胶体渗透压降低或门静脉高压致细胞内液外流。参考现代药理学相关研究，尤建良教授运用加味柴苓汤以调节机体免疫力，诱导肿瘤细胞凋亡，调节腹膜孔来治疗肝癌腹水。临床自创调气行水方（柴胡 10g，姜半夏 10g，党参 10g，甘草 6g，黄芩 10g，炒白术 15g，桂枝 5g，泽泻 30g，茯苓 30g，猪苓 30g，莪术 15g，泽兰 30g，生姜 10g）并联合化疗药顺铂、

白介素 –2 腹腔注射，通过调气行水，疏利少阳气机，温阳化气行水，祛瘀理气行水，以助化疗药物及生物反应调节剂控制腹水，并能减轻其毒副作用，缓解常见临床症状。经多次实验证实，本方能抑制大肠癌向肝脏的转移，并能抑制肝脏恶性肿瘤的生长，改善患者的生活质量，延长患者的生命。

七、"隧道逆癌疗法"理论在肝癌中的运用

1. 打开"两个入口"

在肝癌的治疗中，应摸索、寻找并打开隧道的"两个入口"，即"隧道逆癌疗法"的第一阶段，常以痛泻要方、小柴胡汤合用。

痛泻要方在《丹溪心法》中有记载："治疗痛泻，炒白术、炒白芍、防风、炒陈皮，久泻加升麻。"其中，炒白术甘温，配合白芍补脾泻木；防风、陈皮味辛香，能疏肝理脾。在肝癌医治初期，予痛泻要方补脾调肝，打开第一个"入口"。肝癌患者常会出现腹部胀痛、疲乏、胃纳不佳、进食减少等系列表现，胃纳不佳则进食后腹部饱胀不适，进而出现恶心、呕吐和腹泻等消化道症状，从而导致饮食、药物进入"人体隧道的入口"关闭，机体无法得到消耗所需的营养，抗癌的力量也大大减弱。有研究指出，白术水煎成分与胃肠推进之间存在兴奋与抑制的双向反应；白芍总苷可以约束副交感神经的反应；陈皮相关因子可以抑制痉挛反应；而防风相关成分可以减少 2,4- 二硝基氯苯引发的过敏，且可以协调胃肠运动。四药组合，可降低血清 5- 羟色胺（5–HT）、P 物质（SP），使脏器的承痛能力升高，肠道内运动肌肉回归于正常的节奏，机体免疫力得到提高，由此稳定病情，控制癌势，打开第二个"入口"。

《伤寒论》第 96 条曰："伤寒五六日，中风，往来寒热，胸胁苦满……小柴胡汤主之。"在治疗肝癌时，生姜与大枣相合，养卫气，和营卫，在保护正气的同时，也抵抗外邪的侵袭，"胃气因和"，通过小柴胡汤调和脾胃，打开第一个"入口"。肝癌患者大部分会有肝区疼痛、发热、出血等临床表现，而且肿瘤标志物指数上升，正常免疫细胞转换为肿瘤巨噬细胞使细胞内外交换的路径不能相通。小柴胡汤调和营卫，疏解少阳，可以打开细胞之"入口"，使药物进入。实验研究也显示，柴胡可以压制肝癌细胞正常增殖，黄芩能通过避免氧自由基损伤来维持肝功能，如此则病情保持稳定状态，癌毒势力得到控制，而第二个"入口"开放。

2. "两体""两轨"个性化治疗

进入"隧道内环境"即"隧道逆癌疗法"的第二阶段后，首先在"两轨"中针对人的"两体"进行个体化治疗。

两体：其一对于癌邪侵犯机体所形成的邪盛体质，治疗时需注意攻邪而不伤本体。邪

气亢盛，正气尚未薄弱，两者之间激烈抗争，患者体力状况良好，抗病能力强，症状不甚明显，偶有腹部闷胀、食欲不振等相关表现。临床以"微调二号方"为基础方，以疏肝解郁，健脾和营，肝脾同调，配合龙葵、茵陈、冬凌草等抗癌药清热解毒抑瘤。其二对于癌症患者的正虚体质，治疗时需谨慎扶正不助癌邪。正气不足，气血、津液与经络、脏腑的生理功能减弱，患者的体力状况差，抗病能力低下，有疼痛、消瘦、发热、出血等典型症状，多数伴有恶病质状况。临床则用"微调三号方"为主方化裁，以健脾补中渗湿，扶正抗癌，配合乌药、枳实、大腹皮、玫瑰花等理气疏肝解郁，化痰消滞。同时，依据辨证论治，微微调节平衡，改善其他症状。对于夜寐不安者用龙骨、珍珠母镇静安神；对于口疮者常予石膏、细辛泻火；情志不畅者常予佛手、绿萼梅等疏肝。

　　两轨：其一是针对癌症晚期多处转移的患者，手术、放疗、化疗已无价值，采用单纯中药治疗，祛邪与扶正并举。该路径以邪气盛为主要矛盾，而正气虚衰不甚或正气虚甚不耐攻伐，常用"微调二号方"化裁以攻补兼施。如正气虚衰不甚，尚耐攻伐，当以先祛邪后扶正，即先用陈皮、乌药、香附、枳壳等疏肝理气抗癌药攻伐癌毒，再辅以山药、党参、麦冬、枸杞子等健脾补中药以补充正气。如正气虚甚不耐攻伐，当先扶正后祛邪，必先用白术、白芍、山药、党参等补虚健脾药，待正气能耐受攻伐时再续以黄芩、半枝莲、栀子、龙葵等抗癌解毒药进攻癌毒，防止在治疗过程中因正气极度衰弱而发生意外。其二是对于非晚期癌症患者，可在采用西医手术治疗和放疗、化疗的同时或之后，服用中药固本培元，减轻西医治疗的不良反应。该路径以正气不足为主要矛盾，而邪气亦不太甚，用"微调三号方"保护正气，用白术、山药、党参、巴戟天等补肾健脾药扶正，加强抗邪防病功能，则正气旺盛，邪气自除。如未扶正就妄以夏枯草、藤梨根、石上柏等清热解毒抗癌药施以攻伐，就会造成正气愈伤、病情愈重的不良后果。此时是正邪交争最激烈的时刻，当务之急则是稳定正邪之平衡，当以辨证施治为要，慢慢地调节肿瘤生长的微环境。一般来说，脾虚者予以补气健脾；湿毒久蕴予以利湿解毒；正气不足者，予以扶正。同时结合辨病，常选择两种广谱抗癌中药如夏枯草、半枝莲，配以针对肝癌的抗癌药如莪术、重楼；再针对癌灶原发病位及转移灶，增加相对的抗癌药，如伴有直肠占位多用蒲公英、藤梨根，伴有结肠转移多用生薏苡仁、猫人参，伴有胰腺转移用蛇六谷、鸡内金，伴有食管转移则用山慈姑、冬凌草、旋覆花等。

　　如此，再进一步逆转"隧道"中的微环境，或辨证论治，对患者症状微调平衡，或辨病祛邪，针对邪盛之体施加抗癌药。运用中药调理、饮食调养、心理调适等综合调治手段，通过不断地调节，逐步纠正肿瘤患者的功能性紊乱、生理性紊乱、器质性紊乱，使脏腑功能及阴阳气血平衡，人体潜在的自我复制、自我更新、自我调节的能力获得再现，从而调动机体自身的免疫、康复功能，以逆转变异的细胞，使其"改邪归正"，由此创造出一个不利于肿瘤生长的微环境，达到抗癌及抗转移之目的。

胆系肿瘤

胆道系统恶性肿瘤（简称胆系肿瘤）一般分为胆囊癌、胆管癌和壶腹周围癌，其中以胆囊癌和胆管癌最为常见。胆囊癌发病率居消化道恶性肿瘤第 5 位，占胆道系统恶性肿瘤的首位。胆管癌的诊治局面与胆囊癌相似，预后极差。和其他消化道恶性肿瘤相比，胆系肿瘤化疗的开展并不晚，但由于其特殊生物学行为，胆囊癌与胆管癌对化疗均不敏感，迄今为止仍缺少行之有效的化疗方案。中医药用于胆系肿瘤的治疗，可以起到稳定肿瘤，缓解症状，减轻化疗毒性，提高生活质量，延长患者生命的作用。

一、先肝缓急，后脾治本

中医典籍虽无胆系肿瘤的名称，但属"积聚""胁痛""黄疸"及"腹痛"等范畴。中医学认为胆道附于肝，与肝相为表里。凡气血郁积胆腑，湿热互结中焦，必影响肝的疏泄和胆的中清、通降。尤建良教授治疗胆系肿瘤的经验是胆病以肝求之，先通过辨证论治控制痛、胀、疸、热，随即回归健脾和胃，坚持微调平衡，达到人癌和平共处，最终抑瘤消积的目的。肝郁脾虚气滞，瘀热互结胆经，郁滞成积，积久克土，必损及后天之本，使脾失健运，胃失和降，故晚期胆系肿瘤患者内在失衡的"关节点"在于中焦。在解决由肝而发的首要病痛后，要把精力集中在调理中焦上，此时当采用"微调平衡法"，只有微微调控后天脾胃之枢纽，以后天促先天，调气以调瘀，同时力避滋腻伤中、攻伐伤正，通过调动机体自身的免疫、康复功能，控制病情的发展，才能延长生存期，提高生活质量，最终达到抗癌转移，甚至治愈肿瘤的目的。"微调平衡法"的基本方为"微调三号方"，可以扶助正气，调和脾胃，微调平衡，激发潜能，调控岩邪，并可减轻手术、放疗、化疗后的不良反应。

二、利胆退黄，消瘤散结

胆系肿瘤造成胆道梗阻出现黄疸，常伴有上腹部疼痛、肿块胀满、发热、口苦、纳差、厌油腻、大便呈陶土色等症状，同时出现胆管炎引起的一系列症状。运用中医药治疗胆系肿瘤为目前十分有效的方法。晚期胆系肿瘤性黄疸使用利胆退黄常法时，当始终不忘消瘤散结。方以《伤寒论》茵陈蒿汤配合化瘀软坚散结、解毒消积之片姜黄、炙鸡内金、龙葵、藤梨根、徐长卿等，调节机体免疫功能中药如大剂量猪苓（30～60g）。同时还要辨证解决患者的当前矛盾，用柴胡、延胡索、白芍、郁金疏肝柔肝、行气止痛，黄芩、虎杖、车前子清利湿热、泻火解毒、除湿退黄，青黛、野菊花、山慈姑、三七粉化瘀解毒消肿；伴发热者加马鞭草、地骨皮退热；恶心欲吐者加姜半夏降逆止呕；纳食少者加山楂、神曲健胃消食。疾病后期热去湿留，湿从寒化，兼有血瘀症状，甚则出现腹水，则属于阴黄，当温阳化湿，选茵陈术附汤，同时加化瘀药如片姜黄、三棱、莪术等。治疗本病还当始终不忘调理后天脾胃才能药中肯綮，扶正固本才能达到标本兼治的目的。

三、降逆化饮，补消并举

晚期胆系肿瘤行姑息性手术时常发现肝门及胰头转移、腹腔广泛转移，术后常出现呃逆呕吐，胸、腹腔积液，治疗十分棘手。中医学认为"关格""鼓胀"必邪实与正虚并见，胆气横逆，肺胃之气不降，饮停湿泛，则呃逆不止，痰多胸痞，腹部胀痛难忍。治疗先以葶苈大枣泻肺汤合三子养亲汤降逆化饮，兼以健脾疏肝。葶苈大枣泻肺汤中之葶苈子通闭泄满，配合大枣取其缓中补脾而不伤正气。该方降胆胃之气横逆尤佳，尚有降逆利水、通调水道之意，是治疗"鼓胀"的良方，与三子养亲汤合用则消胀除满，消胸腹水之作用非他方能比。获效后中病即止，去掉泻肺伤正的葶苈子等，从而进入激活自身康复系统、自主兴奋调控的下一阶段。治疗的第二阶段，一方面有脾胃亏虚之形体消瘦、纳呆神疲，另一方面仍然存在邪结于腹中的实象。治疗重在恢复机体后天之本，拟在健脾的基础上疏肝利胆、化瘀祛湿消积，以"微调三号方"健脾益气固本，白芍柔肝，柴胡、延胡索、大腹皮、枳壳疏肝理气，鸡内金、桂枝、三七、片姜黄活血化瘀消积，茯苓皮、泽泻、大腹皮淡渗利湿，石见穿、鬼箭羽、八月札清热解毒抗癌。诸药合用，使正气得充、积聚得控而腹水自消。

四、"三步周期疗法"理论在胆系肿瘤中的应用

胆系肿瘤分为原发性和继发转移性肿瘤，原发性胆囊癌、胆管癌与壶腹周围癌对化学治疗均不敏感，迄今为止仍缺少行之有效的化疗方案，以 5-FU 为主联合化疗的缓解率为 23%，以新药吉西他滨为主的全身化疗方案对胆系肿瘤似乎并不优于最佳支持治疗，部分患者可能造成生活质量低下。继发性胆系肿瘤如来源于十二指肠、胰腺者则不一定选择化疗。若胆道壶腹部肿块和胰头肝门肿瘤融合成团无法分清何者原发，化疗仍为可选择之方法，以争取一线希望。若两个周期化疗无效果，应果断放弃，改用中医药为主治疗。令人恐惧的化疗反应通过配合中医药治疗可得到明显减轻。中药"三步周期疗法"可以减轻化疗的毒副反应，同时能够提高机体的免疫力，增强化疗药对晚期胆系肿瘤的敏感性。中药"三步周期疗法"即化疗前益气养阴，扶正培本；化疗中降逆和胃，醒脾调中；化疗后补气生血，温肾化瘀。中药"三步周期疗法"以健脾消导贯穿于始终，药后常可使患者脾气得醒，中州得运，饮食倍增，精神改善，对化疗的耐受性提高。

胰腺癌

"伏梁"是胰腺癌的对应中医病名，为我国人口死亡率高的十大恶性肿瘤之一，是一种早期表现隐匿、缺乏特异性、发病迅速、预后不良的消化系统恶性肿瘤，被称为癌症之"王中王"。胰腺癌对放疗、化疗均不敏感，中医药治疗本病在控制肿瘤发展、延长生存期、缓解症状、提高生活质量方面确有疗效。

一、微调中焦，激发自我潜能

中医学认为，胰腺癌的发生、发展与后天失养、饮食失调、七情郁结导致机体免疫监控功能失调、基因突变密切相关。胰腺癌之正虚以中焦脾胃功能失调为其关键。脾虚则木郁，土虚则生湿，湿郁化热，气滞血瘀，痰瘀湿热相搏结而成本病。患癌之后气虚而郁，胆汁排泄受阻，以致出现阴阳气血逆乱的复杂局面。气机阻遏，则见腹痛；阻滞胆道，胆汁外溢而成黄疸；久病耗气伤正，更伤脾胃。因此，既然本病内在失衡的"关节点"在于中焦，理当集中精力调理中焦，只有微微调控后天脾胃之枢纽，以后天促先天，调气以调瘀，同时力避滋腻伤中、攻伐伤正，通过调动机体自身的免疫、康复功能控制病情发展，才能延长患者的生存期，提高生活质量，最终达到抗癌转移，甚至治愈本病的目的。

尤建良教授根据以上原理创制了"调脾抑胰方"治疗晚期胰腺癌，在临床上取得了较好效果。有研究以此方治疗晚期胰腺癌患者42例，治疗后生存半年至1年者17例，生存达2年者20例，生存达2年以上者5例，其中最长者已生存5.5年，平均生存期为1年4个月。本方能明显减轻胰腺癌腹痛、腹胀、黄疸、食欲不振等症状，有效率达92%，明显提高了患者的生活质量，延长了患者的生命。

调脾抑胰方以健脾调中立意，理气化湿，和降消积，可治疗胰腺癌腹痛、腹胀、黄疸、食欲不振等。其基本药物组成：潞党参、炒白术、紫苏梗、枳实、全瓜蒌各10g，茯苓、茯神、姜半夏各12g，陈皮6g，怀山药15g，薏苡仁、焦稻芽、焦麦芽各20g，猪苓、徐长卿、八月札各30g，炙甘草6g。

根据患者不同情况辨证加减：腹胀者，加大腹皮、佛手片；腹痛剧烈者，加醋柴胡、延胡索；脾虚食欲亢进者，加黄芪建中汤；恶心呕吐者，加姜竹茹、旋覆花、代赭石；伴黄疸、肿块压迫胆总管严重者，加山慈姑、虎杖、青黛、野菊花、茵陈、栀子、制大黄；大便秘结者，加重全瓜蒌的用量，另加决明子、生大黄；伴腹水者，加冬瓜皮、车前子、商陆、甘遂。

二、理气止痛，提高生活质量

胰腺癌的疼痛是肿瘤科医生所面临的最棘手的问题。肝主疏泄，擅协助脾的运化功能，脾主运化，气机通畅，有助于肝气的疏泄；脾失健运，气滞于中，湿阻于内，会影响肝气的疏泄，肝失疏泄，气机郁滞，不通则痛，故胰腺癌患者往往有腹胀、上腹部隐痛或中等程度的疼痛。其痛乃七情郁结、饮食失调，久之肝脾受损，脏腑违和，脾运受阻，湿热内蕴，瘀毒内结所致，其治当在健脾为主的基础上，毋忘疏肝理气，以减轻癌痛。用药应加大疏肝理气的力度。方以《景岳全书》柴胡疏肝散或《伤寒论》小柴胡汤配合理气散结、清热解毒之抗肿瘤的中药如八月札、枸橘、徐长卿、枳壳、香附等。气滞易成瘀，常加用活血化瘀抗肿瘤的药物，如三棱、莪术、鬼箭羽等。若疼痛剧烈，可配合三阶梯止痛法；出现黄疸，则先辨其阴阳，阳黄者用茵陈蒿汤化裁，阴黄者用茵陈术附汤化裁；胃肠道出血加白及、三七、茜草根、仙鹤草等，并减少中药的剂量，可用粉剂、颗粒剂以减少胃肠道负担；气虚加党参、白术、黄芪等；汗多者加玉屏风散、碧桃干、麻黄根、煅龙骨、煅牡蛎等；阴虚加鳖甲、知母、地骨皮等；胃中反酸加黄连、吴茱萸、煅龙骨、煅牡蛎等。

中药的用量亦随症状的不同而灵活运用，轻痛者用延胡索 20g，重痛者用至 40g。栀子的常用量为 10g，大便干结难下宜生用，大便质稀宜炒焦用，若用于清热，用量可至 20g。黄芩治疗吐酸可用至 10g，治疗低热可用至 20g，治疗高热可用至 30g。黄芪用于补脾胃，则用 10 ~ 15g，用于补气生血，则用 30 ~ 50g。

三、化癥退黄，外敷辅佐内服

中医学从整体出发，认为胰腺癌的发生、发展，主要是由于正气虚损、阴阳失衡、脏腑功能失调，留滞客邪，致使气滞血瘀、痰凝毒聚，相互胶结而成肿瘤。治疗应根据疾病的不同阶段，或攻或补，或攻补兼施。但正气虚弱，脏腑失调是发病的内在条件，正所谓"邪之所凑，其气必虚"，即使已有热毒之象，也不能用大苦大寒之品内服，否则必伤先后天之本，尤其伤及中焦脾胃，从而错失了以自身免疫力抵御邪气浸淫之良机。而若以内服益气健脾、扶正固本之方剂治病求本，加以外用解毒化瘀、消癥散结之剂，就能内外相得益彰。孙思邈在《备急千金要方》、王焘在《外台秘要》中已明确提出肿瘤的治疗要内外兼治。

中药敷贴是中医外治法的一种，在消癥化积方面起着重要作用，临床多用芳香走窜、气味浓烈的药物及穿透性强的矿物类药物加介质配制而成。消癥止痛膏是纯中药镇痛外敷剂，乃无锡市中医医院自制制剂，用于治疗不同程度的癌性疼痛，镇痛起效时间快，持续时间长。它采用透皮给药的方式，将药物之气味透过皮肤以至肌肉腠理而直达经络，传入脏腑，调节脏腑气血阴阳，起到全身的治疗作用。消癥止痛膏外敷，靶向性强，攻邪不伤正，避免了体虚不耐峻攻的问题，保护了人体潜在的免疫力。消癥止痛膏由中药阿魏、木鳖子、生大黄、冰片按一定比例配制而成。阿魏疏通经络，辛香走窜，渗透力极强，能减轻痛觉神经受到的刺激，现代药理研究显示该药有消炎、增强免疫力之功；大黄与木鳖子相伍能荡涤邪气，软坚散结；配以冰片清热消肿，香窜作引，能更好地发挥全方的止痛作用。冰片的用量取决于疼痛的程度与肿瘤范围的大小，一般一次用量 5～10g，最大用量可至 20g。消癥止痛膏的止痛效果显著，且无不良反应。

四、"三步周期疗法"理论在胰腺癌中的应用

胰腺紧靠后腹膜，位置深，故胰腺癌的早期无明显症状，很难早期诊断，多数患者就诊时已近晚期，失去了手术切除的机会。以往化疗治疗胰腺癌的效果令人悲观，因其对化疗药物不甚敏感，不少药物的近期疗效低于 10%，而健择的问世提高了晚期胰腺癌的生存率，提高了患者的生活质量，减轻了患者的痛苦，其 1 年生存率为 18%。用联合化疗治疗胰腺癌，近期疗效比单一化疗药物治疗的效果好，但对生存期延长并不理想。且不管是单药或联合化疗，均有不同程度的化疗不良反应，主要表现为骨髓抑制、胃肠道反应，以及影响心、肝、肾的功能。中医学认为，化疗不良反应是因化疗药物损伤人体气血、精津，损伤五脏六腑功能所致。中医药不仅可以减轻和改善这些不良反应，同时有增效的作用。

尤建良教授在长期中西医结合治疗胰腺癌的临床实践中，主张以中药"三步周期疗法"减轻化疗的不良反应，同时可以提高机体的免疫力，增强化疗药物对胰腺癌的敏感性，提高患者的生活质量，延长生存期。化疗药物为阴毒之邪，最易损伤脾胃，耗伤人体阳气，如果能防患于未然，化疗前益气培土、补阴敛阳，使藩篱致密，后天之本巩固，就能提高机体的应激能力，建立有效的免疫防御机制，避免出现过于强烈的胃肠反应和骨髓抑制。即使出现反应，在化疗期及时给予和胃降逆、醒脾调中之剂，就能使化疗引起的消化道反应控制在可耐受的 II 级之内。中药"三步周期疗法"以健脾消导贯穿始终，用药后常可使患者脾气得醒，中州得运，饮食倍增，精神改善，对化疗的耐受性提高。

为发挥中医药之长，减轻化疗的胃肠道反应，常用健脾益气、和胃降逆的中药如党参、白术、山药、木香、砂仁、焦三仙、法半夏、陈皮等，方剂选用香砂六君子汤、香砂养胃丸之类。对骨髓抑制引起的白细胞下降、血小板下降或红细胞减少，中医学认为是伤及脾肾，或损伤气血所致，多用补气养血、益肾生髓之中药，如黄芪、人参、熟地黄、阿胶、枸杞子、女贞子、鸡血藤、当归、菟丝子、补骨脂之类，方剂则选用十全大补汤、归脾汤等。

食管癌

一、辨病辨证特点

　　食管癌在古代中医典籍中称"噎膈""反胃"等，陈修园《医学实在易》谓："膈食证，水可下，食物难入。"吴昆《医方考》曰："噎膈者，有物噎塞，妨碍饮食之名。"两者均阐明了噎膈具有吞咽食物哽咽不顺的特点。追其病因，不外乎内外二因。外者责之外邪、饮食；内者责之正虚、情志。外感寒邪，寒湿之邪留滞食管、胃脘，胃失通降，或素体阳气虚弱，推动无力，气血运行缓滞，水饮、痰瘀自生，聚而成毒，可使食管狭窄。饮食不节，过食肥甘燥热，脾胃受损，胃肠积热，久则津亏阴伤；或常食粗糙、霉变之属，损伤食管、胃脘，均可致病。年老正虚，肾阴渐亏，精血不足，不能濡养咽嗌，阴损及阳，脾胃失于温煦，气不化津，津液干涸失濡，可发为本病。忧思伤脾、恼怒伤肝，肝脾气结，血液运行不畅，瘀血阻滞食管、胃脘，而成噎膈。脾胃虚弱为本病病机之根本，寒饮、顽痰、瘀血、逆气相互胶结为本病主要病理因素，病久津亏阴伤，甚则气虚阳微。脏腑失和，气血阴阳失调，致使饮食哽噎不顺，膈塞难下或食入复出。

二、分型辨治经验

　　恶性肿瘤多以正虚为本，邪实为标，治当扶正固本，在微调后天脾胃的基础上，通过平衡阴阳气血而调动机体自身的免疫、康复功能，达到强壮体质、祛除癌邪的目标。食管癌病位本就在中焦脾胃，故以"微调三号方"为基础方，微微调控人体不平衡的关键点——后天枢纽脾胃，而补先天肾气，健脾以化湿，理气以调血，濡营卫、达四末，脾胃健而纳谷香，化源足而正气复，最终达到调控岩邪的目的。此方贯穿食管癌治疗的始终，并结合辨证分型施治。

1. 寒毒饮泛

　　主症：吞咽梗涩，不思饮食，食入难化，甚则食入即吐，胃脘冷痛，口不渴，或口渴而不能饮水，喜饮热汤。舌淡紫，苔白滑，脉弦紧。

　　治法：温阳散寒，化气行水。

　　处方：苓桂术甘汤或肾气丸加减。

　　常用中药：茯苓、淡干姜、桂枝、炒白术、姜半夏、生姜、肉桂、附子、吴茱萸、厚朴、炒薏苡仁、山药等。

治疗本病多选用干姜、肉桂、桂枝、吴茱萸等温性药物，有辛热亦有甘温，辛则能散能行，热则开寒凝冷闭，使瘀散气行。另外，温阳药物相当于食管平滑肌舒张剂，在一定程度上能缓解患者症状。肉桂、桂枝治疗噎膈的功效可能与桂皮油能解除食管、胃肠平滑肌痉挛有关。临床上又常用土茯苓，《本草品汇精要》早有记载，土茯苓可"散肿毒"，《医林纂要》载其可以治"恶疮、毒疮"，故常用之以增除湿解毒抗癌之效。

2. 逆气痰结

主症：饮食梗阻，胸脘痞闷或伴疼痛，随情绪变化而加重，嗳气呃逆，呕吐痰涎，大便秘结。舌质红，苔薄腻，脉弦滑。

治法：化痰降逆，开郁顺气。

处方：旋覆代赭汤合越鞠丸加减。

常用中药：旋覆花、代赭石、龙骨、煅牡蛎、姜半夏、制香附、炒苍术、六神曲、焦稻芽、焦麦芽、生姜、大枣、炙甘草等。

嗳气呃逆明显者，根据其寒热不同属性，寒呃加用丁香柿蒂汤，热呃则选用橘皮竹茹汤加减；痰涎蒙窍则噙化以青黛、硼砂、冰片、硇砂、沉香制成的经验方"开导散"；气逆者选莱菔子、紫苏梗、蒺藜等。

3. 瘀血内积

主症：吞咽梗阻难下，胸膈疼痛，固定不移，面色晦暗，形体羸瘦，肌肤甲错，甚则呕血、便血。舌紫暗少津，脉细涩。

治法：行瘀破积，滋阴养血。

处方：膈下逐瘀汤加减。

常用中药：赤芍、牡丹皮、三棱、莪术、片姜黄、水蛭、当归、川芎、五灵脂、川芎、熟地黄等。

若患者有出血倾向或已呕血、便血，则应少用活血破血药物，加用止血药茜草根、茜草根炭、生地黄炭、蒲黄炭、三七等。炭类中药系把植物药存性烧制成炭剂。炭为黑色，黑为肾之本色，肾为水脏，血为心之色，心为火脏，故有血见黑即止之说，以肾水制心火。大凡炭类止血药，均具有固涩收敛之性，故常选用之。其用量宜大，用至 20 ～ 30g。

4. 阴虚津亏

主症：吞咽梗塞而痛，食入复出，胃脘灼热，五心烦热，口干形瘦，小便短赤，大便干结。舌质光红少津，脉细数。

治法：益胃生津，养阴清热。

处方：益胃汤合六味地黄汤加减。

常用中药：麦冬、玄参、北沙参、生地黄、玉竹、炒牡丹皮、青蒿、龟甲、鳖甲、炒山药、山茱萸、乌梅、土茯苓等。《神农本草经》称乌梅"去青黑痣，年深不愈"；《本草纲目》称其可治"噎膈"。《本草品汇精要》认为土茯苓可"散肿毒"，《医林纂要》载其可以治"恶疮，毒疮"。故处方中常加用二药，以养阴解毒抗癌。

三、用药选方特色

食管癌是由于各种病理因素长期作用于机体，最终导致癌毒内生，故在治疗过程中，尤建良教授常用解毒抗癌类中药，虫草并举。植物类药包括威灵仙、石见穿、急性子、半枝莲、猫人参、白花蛇舌草、藤梨根、山慈姑、红豆杉等，其中尤喜用威灵仙、红豆杉、石见穿。威灵仙，别名"能消"，李时珍谓之"威，言其性猛也；灵，言其功神也"，故取其能消善走之性，收效迅捷。现代药理研究表明，威灵仙还具有抗肿瘤，使食管蠕动节律增强、频率增加，从而松弛食管平滑肌的作用。现代研究证明，红豆杉提取物紫杉醇具有独特的抗肿瘤机制和显著的抑制肿瘤作用，并已有文献报道其是治疗食管癌的有效单药。石见穿取其清热解毒、散结消肿又不败胃之功，药理研究表明，该药具有从多方面抑制肿瘤细胞生长的作用。

临床上，尤建良教授又常选用虫类药搜络剔邪、散结逐瘀。叶天士云："借虫蚁血中搜逐，以攻通邪结。"针对食管癌特性，尤建良教授自组散剂：全蝎20g，守宫20g，蜈蚣20g，研末蜂蜜调服，每次1g，早晚各1次。并嘱患者服药后翻身数次，使散剂进入消化道后能滞留在黏膜上，延长其发挥治疗作用的时间。

对于梗阻严重的患者，尤建良教授常选用自制开导散治疗，屡获奇效。药物组成：青黛30g，硼砂30g，硇砂20g，冰片5g，沉香5g。研末和匀，每次1g，用质稠蜂蜜调匀噙化缓下。青黛、硼砂、硇砂、冰片均有清热解毒、化瘀散结的功用，青黛的有效成分对动物移植性肿瘤有中等强度的抑制作用，硼砂则对皮肤黏膜有收敛保护作用。诸药合用，在抗癌的同时能缓解食管梗阻。

胃　癌

一、辨病辨证特点

胃癌在中医古代文献记载中属于"胃反""噎膈""胃脘痛""伏梁"等范畴。肿瘤一旦形成，病邪随血流、经络播散，可侵害全身多个组织器官，进一步耗伤正气，邪愈盛，正愈耗，终致气血阴津匮乏，毒瘀蕴结愈盛，病邪难以遏制，甚至危及生命。中医学认为，正气不足、六淫侵袭、饮食不洁、忧思伤脾，浊痰内生，气滞痰凝则血行阻滞，形成瘀血。浊痰、瘀血互阻互结，加之内外之因侵袭，血分蕴毒化热，与痰瘀毒热不散，在人体正虚之际壅积结聚而成肿瘤。胃癌的基本病机是正气虚损，邪气内实。正气虚是指脾胃虚弱，故扶正治疗的重点是健脾和胃。邪气实主要是指痰瘀内结和毒热蕴结，故祛痰化瘀、清热解毒亦是本病的重要治疗法则，常需要相互兼顾。

二、分型辨治经验

1. 肝胃不和

治法：疏肝和胃，降逆止痛。

处方：柴胡、郁金、枳壳、旋覆花、代赭石、半夏、玫瑰花、杭白芍、白屈菜、焦三仙、甘草。

此证系肝郁气滞，肝失条达疏泄，乘侮脾胃，使脾胃功能失司，胃气上逆所致。柴胡、郁金、玫瑰花可疏肝理气；枳壳、旋覆花、代赭石、半夏降气平逆止呕；杭白芍、甘草柔肝和中；焦三仙健脾消导；白屈菜止痛缓中。同时可另选用抗癌中药。

2. 脾胃虚寒

此型辨证要点是虚寒的表现，如胃脘喜按就温、喜喝热饮、面色㿠白、肢凉便溏、脉沉细等。

治法：温中散寒，健脾和胃。

处方：人参、党参、白术、茯苓、半夏、高良姜、荜茇、娑罗子、陈皮、甘草、生黄芪、豆蔻等。

方用六君子汤健脾益气；高良姜、荜茇温中散寒；生黄芪益气温阳，娑罗子、豆蔻行气温胃止痛。同时可另选用性温的抗癌中药。

3. 瘀毒内阻

此型辨证要点为有血瘀毒热表现，疼痛明显、痛有定处而拒按、口干思冷饮、脉弦滑数等。

治法：解毒祛瘀，清热养阴。

处方：生蒲黄、五灵脂、蛇蜕、血余炭、仙鹤草、露蜂房、延胡索、白屈菜、陈棕炭、玉竹、藕节等。

蛇蜕、露蜂房解毒祛瘀；生蒲黄、五灵脂、延胡索、白屈菜活血化瘀止痛；血余炭、陈棕炭、仙鹤草止血生新；玉竹、藕节养益胃阴。同时可另选其他抗癌中药。

4. 气血双亏

此型大多为胃癌晚期，久病有恶病质及重度贫血，耗血伤气，后天化源不足，气血化生无源，故气血双亏，久之脾肾阳气亦虚。

治法：大补气血，健脾补肾。

处方：黄芪、人参、党参、白术、茯苓、黄精、甘草、当归、熟地黄、杭白芍、阿胶、紫河车、陈皮、麦芽、稻芽、砂仁、鸡内金、淫羊藿。

黄芪、人参、党参、白术、茯苓、黄精、甘草健脾益气；当归、熟地黄、杭白芍、阿胶滋阴补血；紫河车大补元气，补肾填精；陈皮、麦芽、稻芽、砂仁、鸡内金醒脾开胃助消化；淫羊藿补肾温阳。

临床辨证加减：呕吐加半夏、生姜、竹茹、威灵仙、旋覆花、代赭石、藿香、佩兰等；口干加石斛、麦冬、天花粉、沙参等；胃痛加延胡索、香附、白屈菜、降香、五灵脂、乌头、荜茇、娑罗子等；便干加火麻仁、郁李仁、大黄、芒硝、瓜蒌、羊蹄根、虎杖等；便溏加儿茶、老鹳草、石榴皮、苍术、扁豆、白术、山药、茯苓、罂粟壳等；呕血、便血等加血余炭、棕榈炭、柿叶、白及、仙鹤草、大黄、乌贼骨粉等，亦可用云南白药 2g 加安络血 4mL 内服；腹胀加枳壳、厚朴、莱菔子、焦槟榔、大腹皮、沉香粉等。

胃癌常用的抗癌中药：半枝莲、白花蛇舌草、山豆根、重楼、蜀羊泉、龙葵、蛇莓、香茶菜、冬凌草、肿节风、喜树果、珍珠菜、藤梨根、狼毒、蛇毒、石蒜、干蟾皮、土茯苓、菝葜、蜂房、生半夏、生南星、乌头、大蒜、生薏苡仁、白屈菜、虎杖等。

三、从"四不和"辨证治疗

1. 肝胃不和

常见表现：胃脘肿块，胀满疼痛，牵及两胁，情志不舒则疼痛加剧，胃脘与食管部位烧灼感，嗳气反酸，泛吐苦水，呃逆频频，心烦易怒。舌淡红，苔薄白或薄黄，脉弦略数。

本型常见于胃癌毕Ⅰ式手术后，胃容量减少及失去幽门括约肌的约束控制；或毕Ⅱ式手术后，胆汁反流入胃与食物混合，出现嗳气呃逆，泛吐苦水；贲门癌贲门切除后多见反流性食管炎，引起烧心感及吞酸吐酸；胃癌造成胃张力低、胃蠕动弱、消化功能减退。

治法：疏肝和胃。

处方：柴胡疏肝散加减。

柴胡疏肝散出自《景岳全书》，方用柴胡为君，疏肝解郁；臣药香附理气、川芎活血以止胁痛；佐以陈皮理气和胃，白芍柔肝缓急，甘草调和药性。柴胡常用量为 3 ～ 9g，对于胃癌兼有发热者可加量，低热者用15g，高热者用30g以加强解热之功；胃脘烧灼者，加焦栀子、浙贝母；呕吐苦水者，加牡丹皮炭、黄芩；呕吐酸水者，加煅瓦楞子、乌贼骨、白及；肝胃不和，日久肝郁化火，偏有热象者，可选《丹溪心法》之左金丸加减；肝郁化火伤阴，或放、化疗期间火毒内攻，或阴虚火旺而致胃阴耗伤，胃失濡润和降，症见嘈杂似饥、口干欲饮、舌红少津者，可选《景岳全书》之玉女煎加减。

2. 脾胃不和

常见表现：胃脘痞满不适，或隐隐作痛，食后不化，朝食暮吐，暮食朝吐，面色淡白，形寒怕冷，全身困倦疼胀，四肢清冷，肌肤凉润。舌淡，苔白或有齿痕，脉细缓。

此型常见于皮革样胃，胃蠕动困难；胃大部切除术后，残胃张力减弱；胃癌吻合口复发后，吻合口狭窄。

治法：健脾和胃，调和营卫。

处方：半夏泻心汤或桂枝汤加减。

对于脾胃不和引起寒热互结心下所致的痞满，方用半夏泻心汤加减，寒温并用，辛开苦降，消补兼施，乃调和中焦之良方。方中重用半夏化湿和中；干姜温胃化饮，不仅能增强半夏和胃降逆、辛开散结之功，又能解半夏之毒；黄芩、黄连苦降泄热；党参补虚安中；佐以大枣养胃；甘草调和药性，共奏扶正祛邪之功。另可加入白术、茯苓、苍术、麦芽等以运脾和胃；厚朴、莱菔子、枳实等以行气降气；若出现大便干结者，当使腑气通畅。

对于由脾胃不和引起营卫不和而致畏风怕冷、肌肤不荣者，选用桂枝汤加减刚柔相济，内调脾胃，振奋中焦，外调营卫，荣润肌肤，实为强壮剂、抗疲劳剂、体质改善剂、神经安定剂，或里虚里寒，中焦化源不足，潜在之虚的调节剂。

白芍一般用量为10g，桂枝常用剂量为3～10g，根据营虚卫弱之偏颇，调整方中用量。偏于卫弱见恶寒明显，增加桂枝、甘草用量；偏于营弱见汗多脉细，增加白芍、甘草用量。方中白芍剂量加大至30～50g，则润肠通便之力凸显，治疗胃癌便秘无复秘之虞。

3. 脾肾不和

常见表现：形体消瘦，面色苍白，腰膝酸软，胃脘不适，纳差乏力，肢体水肿，头晕耳鸣，潮热盗汗。舌质淡红或胖大，边有齿印，苔薄白，脉沉细弱。

此型常见于胃癌化疗后，骨髓造血功能受到抑制；或胃癌引起上消化道大出血急症；胃十二指肠吻合术后，吻合口黏膜水肿；胃癌晚期，吸收障碍，血浆蛋白低下，肢体浮肿或胸腹腔积液；胃癌或术后致肾上腺皮质功能低下，合并自主神经功能紊乱。

治法：健脾益气，益肾化精。

处方：大补元煎加减。

大补元煎出自《景岳全书》。张景岳曾称此方为"救本培元第一要方"。方用人参、山药、黄芪健脾益气；熟地黄、杜仲、枸杞子、山茱萸补肾填精；肉苁蓉、巴戟天温肾助阳。生血乏源、失血过多之血虚明显者，可加当归、女贞子、枸杞子；蛋白低下引起的水肿明显者，可重用黄芪，加防己、茯苓、泽泻。尤建良教授特别强调黄芪在此的妙用，现代研究表明，黄芪可有效减少蛋白丢失，促进水钠排泄，调节机体免疫功能，促进骨髓造血。对于虚甚者，黄芪大补元气以治本，用量可达 50g，补脾胃则用量为 10～15g，补气生血则用量为 30～50g；兼虚者则配伍养阴药，如生地黄、北沙参、麦冬等；兼有热毒炽盛者则配伍清热解毒药，如黄连、栀子等。此外，此证型当巧用补骨脂，取其补肾助阳、温中止泻之功，且可有效抑制血管内皮分裂转移，具有高效杀瘤的作用，并能促进粒细胞生长，有效减少放、化疗的毒副作用。

4. 肠胃不和

常见表现：脘腹疼痛，或胀痛或刺痛，甚则绞痛，得嗳气、矢气后痛胀可缓解，肠鸣辘辘，泄泻，或大便不爽。舌紫，苔薄腻，脉濡或紧。

此型常见于胃全切术后，食物未经脾胃化为食糜，即进入肠道；胃癌侵犯腹腔或胃癌术后引起消化道与系膜粘连；胃癌引起胃肠自主神经功能紊乱，肠蠕动减弱；食入之物不能及时排空，引起肠道菌群失调或腐生菌生长。

治法：调理肠胃，行气化湿，兼清瘀热。

处方：痛泻要方加减。

痛泻要方用出自《丹溪心法》，一般认为该方针对肝旺脾虚。方用白术既补气健脾以杜湿生之源，又燥湿利水以除湿之标；白芍养肝柔肝以泻肝之实、抑肝之用，术、芍相配以培土抑木、补脾柔肝、调和肝脾以治本；陈皮既行气和胃以消胀痛，又芳香化湿以醒肠胃；防风散肝疏脾，升清阳以止泻。该方针对"肝旺脾虚为本，气滞湿阻为标"之肠胃不和证，尤建良教授特别强调方中防风祛风胜湿、行气消胀之功；白芍补中抑肝、防止肝木克脾之效。久泻不愈、体倦乏力者，加党参、升麻、炮姜以健脾益气、升阳止泻；食欲不振、消化不良者，加山楂、神曲；久泻脾虚及肾者，加补骨脂、肉豆蔻等；兼有湿郁化热（相当肠壁水肿、菌群失调所致感染）者，当用生黄芩、黄连以清热利湿。

四、胃癌转移的中医治疗

1. 肝转移

主症：右胁部不适或疼痛，或腹胀痛，或腹大如鼓，身黄目黄，足肿，或低热盗汗，纳呆。舌暗或有瘀斑，脉弦。

治法：疏肝健脾，化瘀止痛。

外方：柴胡 15g，白芍 15g，太子参 15g，茯苓 15g，白术 12g，郁金 15g，丹参 20g，泽兰 12g，绵茵陈 30g，白花蛇舌草 30～60g，蜈蚣 5 条，鳖甲 20g（先煎），莪术 12g。

2. 肺转移

主症：咳嗽，胸痛或胸部不适，或血痰，或气促。舌淡或暗红，或有瘀斑，苔薄白，脉弦或细。

治法：宣肺止咳，化痰散结。

处方：丹参 15g，桑叶 15g，北杏仁 15g，象贝母 15g，天冬 15g，麦冬 20g，北沙参 20g，生南星 60g，蜈蚣 5 条，重楼 20g，皂角刺 20g，白花蛇舌草 30g。

3. 骨转移

主症：躯体或四肢等处骨骼疼痛，或伴有活动障碍，甚至出现截瘫。舌暗或瘀斑，脉细或涩。

治法：补肾壮骨，活血止痛。

处方：补骨脂 15g，杜仲 15g，威灵仙 15g，桑寄生 15g，三七末 10g（冲服），蜈蚣 5 条，骨碎补 10g。

其中，骨碎补生于海拔 500～1400 米的山谷、溪流旁岩石上或附生于树干上。功效为补肾疗虚、活血续伤，治疗肾虚腰痛、脚弱、耳鸣、耳聋、牙痛、跌扑闪挫或金疮损伤筋骨、腹泻。骨碎补味苦，性温，无毒，《本草新编》言其："入骨，用之以补接伤碎最神，疗风血积疼、破血有功，止血亦效。同补血药用之尤良，其功用真有不可思议之妙，同补肾药用之，可以固齿；同失血药用之，可以填窍，不止祛风接骨独有奇功也。"

4. 恶性腹盆腔积液

本症以肝、脾、肾三脏虚损为本，气滞血瘀，水湿逗留为标，虚实互见，宜标本同治，临床上有以下几种证型。

（1）气滞水湿：症见腹部胀满，胀而不坚，胁下痞胀或疼痛，小便涩少，大便多干结，嗳气、矢气则腹胀暂时减轻，食欲减退，乏力。舌苔薄白或白腻，脉弦。治宜疏肝理气，利湿消肿。方用柴胡 10g，枳壳 5g，制香附 9g，广郁金 9g，八月札 20g，车前子 10g（包煎），泽泻 9g，猪苓 10g，茯苓皮 12g，白术 10g。

（2）脾虚水湿：症见腹部胀满，小便涩少，纳食减退，食则胃胀，大便溏薄，日行数次，倦怠乏力，气少懒言，下肢水肿。舌苔薄白，舌质淡红，边有齿印。治宜健脾利湿。方用党参 3g，炒白术 12g，茯苓 12g，炙黄芪 20g，制半夏 9g，泽泻 9g，猪苓 9g，半边莲 30g，车前子 10g（包煎），砂仁 6g（后下），广木香 9g。

（3）脾肾阳虚：症见腹部胀满，入晚尤甚，小便涩少，纳差乏力，肢冷浮肿，大便溏薄，腰酸头晕，面色萎黄或苍白。舌胖色淡，苔少，脉沉细无力。治宜健脾温肾，利湿消肿。药用熟附子6g，党参20g，白术10g，干姜6g，淫羊藿15g，茯苓皮20g，泽泻9g，半边莲30g，车前子9g（包煎），猪苓10g。

（4）肝肾阴虚：症见腹部胀满，入晚尤甚，小便涩少，形体消瘦，手脚心热，午后低热，口干唇燥，腰酸头晕，大便多干结。舌红绛少津，苔少或无苔，脉细弦数。治宜滋阴利湿。药用知母10g，黄柏6g，生地黄12g，山茱萸10g，山药10g，茯苓12g，泽泻9g，牡丹皮30g，炙鳖甲9g。

（5）气阴两虚：症见腹部胀满，小便涩少，形体消瘦，午后潮热，恶风，自汗盗汗，食少胃胀，便溏，易感冒。舌红，少苔，脉沉细无力。治宜益气养阴，利湿消肿。药用太子参12g，白术9g，炙黄芪30g，天冬9g，麦冬9g，生地黄12g，五味子9g，猪苓9g，茯苓12g，广陈皮9g，大腹皮9g，半边莲20g，泽泻9g，车前子10g（包煎）。

除上述扶正利水外，宜加赤芍6g、丹参10g、莪术9g、水蛭6g、三棱6g、水红花子10g等活血化瘀药，也可加用西药利尿剂以加强利水之功。

其中，八月札味甘，性寒，为木通科植物木通、三叶木通、白木通的干燥成熟果实；功效为疏肝理气，活血止痛，除烦利尿；治疗肝胃气痛，胃热食呆，烦渴，赤白痢疾，腰痛，胁痛，疝气，痛经，子宫下垂。八月札不香不燥，理气不伤气，养脾胃而不伤胃，同时还是理气药，可以治疗痛经，遇到肝气郁结，需要疏肝理气者，首选八月札。八月札除了理气散结消肿以外，还能利尿通淋，治疗淋证，若患者肝气郁结兼有小便不爽，则用八月札治疗更为精妙。八月札（15～30g）治尿路结石的疗效优于木通。

五、注重"癌毒""药毒"的辨治

1. 祛邪抗癌，消肿散结

《医宗必读·反胃噎膈》对噎膈的病因进行了分析，认为："大抵气血亏损，复因悲思忧患，则脾气受伤，血液耗尽，郁气生痰，痰则塞而不通，气则上而不下，妨碍通路，饮食难进，噎塞所由成也。"《医书十二种》指出："噎膈之症，必有瘀也。"由此可见，痰、气、瘀是胃癌发生发展的重要病理因素。胃癌的病因复杂，多因宿疾未愈，耗伤正气，或年老体衰，脾胃虚弱，复受六淫邪毒、饮食失调、情志内伤等因素，致使脾胃受损，升降失常，水湿内停于胃，继而为痰，痰湿困阻气机，气血运行不畅，气滞则血瘀，痰、气、瘀交结为患，发为本病。胃癌成病乃是正虚不固，内外合邪所致，为本虚标实之病。病邪的侵袭是胃癌发生的重要原因，包括各种致病因素及其病理产物，具体为六淫、气、痰、瘀、疫疠之邪等。在治疗肿瘤的经验中，尤建良教授常灵活运用活血化瘀法、清热解毒法、化痰散结法等祛邪抗癌之法。王清任《医林改错》最早运用活血化瘀法治疗诸病，指出"结块者，必有形之血"，为后世运用活血化瘀法治疗癌症奠定了理论基础。现代研究表明，活血化瘀药具有诱发胃癌细胞凋亡、抗转移作用。临床常用的活血化瘀药物为三七、赤芍、丹参、当归、川芎、三棱、莪术、桃仁、红花等。胃癌的发病及发展过程中，邪毒留着，可郁久化热，邪热熬灼，遂凝结成痰。古人早有"顽痰生百病"之说，故胃癌亦与"痰滞作祟"相关。胃癌的治疗中常使用清热解毒、化痰散结之品，取其祛邪之功。常用药有藤梨根、石见穿、铁树叶、白花蛇舌草、半枝莲、蒲公英、木馒头等。有研究发现，本类药物有不同程度的抑杀肿瘤细胞及控制肿瘤周围炎症、抗感染等作用。

2. 中西医结合，增效减毒

晚期胃癌的表现错综复杂，单纯运用中医或者西医治疗均无法应对疾病的复杂性，故尤建良教授主张采用中西医结合的综合治疗方法。实践证明，对晚期胃癌患者实施有中医药参与的综合治疗是提高疗效的最好途径，中医药结合化学药物或分子靶向药物治疗晚期胃癌，往往可以提高药物疗效，增加机体对药物的敏感性，稳定或缩小病灶，减轻毒副反应，延长生命。中医学认为，凡对人体有害的物质均为毒，药物对机体产生损害并引起不良反应，则称为药毒。药毒之邪走窜无形、变化多端，乃风性使然。风为百病之长，善行数变，游溢肌肤则可见皮肤瘙痒、皮疹、脱屑；毒邪入里则可化热，或迫血妄行，离经之血蓄积，血行不畅，血不循经而外溢，则可出现牙龈出血、便血等消化道出血症状，泛溢肌肤则可见皮下瘀斑、瘀点，或煎熬津液，肾阴不足，肝阴失养，阴虚无以制阳，致使阴虚于下，阳亢于上，出现血压升高。在临证中，风淫者，常用消风散疏风养血，消疹止痒。药效学研究已证实，消风散具有抗过敏、止痒、调节淋巴细胞功能和抑制炎性细胞因子活性的作用。瘀滞者，用桃红四物汤加三七养血活血，化瘀生新。晚期患者，气虚无力推动血液，易成瘀滞，故在化瘀的同时兼顾补血生新。对于瘀甚者，可酌情加入虫类药，有入络搜邪、逐瘀软坚之效，常用土鳖虫、守宫、穿山甲、僵蚕。阳亢者，用天麻钩藤饮加夏枯草、蒺藜平肝息风，补益肝肾，同时配以血管紧张素转化酶抑制剂（ACEI）或血管紧张素受体拮抗剂（ARB）类降压药。临床运用中发现天麻钩藤饮与降压药联合降压，效果显著。

六、扶正和胃合剂治疗胃癌

方药组成：党参、猪苓、炒白术、茯苓、茯神、枇杷叶、制半夏、薏苡仁、谷芽、麦芽、生甘草。

方中党参益气固本，增强机体免疫力；猪苓育阴利湿，激发潜能；茯神安神，以主调控，休眠岩邪；薏苡仁、谷芽、麦芽养胃醒中；炒白术、茯苓、制半夏健脾化湿；枇杷叶降气畅中；生甘草调和众药。诸药合用，扶助正气，调和脾胃，微调平衡，激发潜能，调控岩邪，并可减轻手术、放、化疗后的不良反应，并可激活自身康复系统，使其处于最佳运行状态。

大肠癌

一、辨病辨证特点

大肠癌属于中医学"肠覃""锁肛痔""便血""下痢""滞下"等范畴。一般认为，本病的发生是由于脾肾不足，或饮食不节，或忧思抑郁，或久泻久痢，致使湿热蕴结，下注浸淫肠道，引起局部气血运行不畅，湿毒瘀滞凝结而成。尤建良教授认为，脾虚气滞是本病的发病关键。"大肠者，传道之官，变化出焉。"大肠的生理功能与脾密切相关，脾以升为健，脾气升清不息，水谷精微得以濡养全身，糟粕方能得以下行。肠腑以通为用则依赖于脾气的推动运化和升清降浊。脾虚失运，水谷精微输布失常，气血生化乏源，脏腑失养，则正气难复；脾虚易痰湿积聚，湿毒内生，久而化热，邪毒湿热蕴结，下注浸淫肠道，局部气血运行不畅，湿毒瘀滞凝结而成肿块。

二、分型辨治经验

1. 湿热下注

主症：腹部疼痛，大便带血，味臭秽，或里急后重，肛门灼热，恶心，胸闷，或小便淋沥涩痛，甚或不通，或伴有发热。舌质红，苔黄腻，脉滑数。

治法：清热利湿，散结消积。

处方：葛根黄芩黄连汤加减。葛根20g，黄芩10g，黄连5g，黄柏10g，秦艽20g，泽泻20g，苍术15g，当归10g，槟榔15g，木香10g，白头翁20g，白花蛇舌草20g，白术15g，生甘草10g。

加减：大便下血较多者加三七、炒蒲黄、茜草；腹胀，大便不通，加芒硝、厚朴；若身热不退，口气热臭，加生石膏、连翘、蒲公英；若泻下脓血较多则用白头翁汤化裁；若以湿为主，热象不甚者，则用平胃散合二陈汤加减；若属热壅邪结，大便不通，矢气不转，腹胀疼痛者，则可用大承气汤以泻下通便，荡涤实邪。

2. 瘀毒内结

主症：腹块质硬、拒按，腹痛阵作，痛如锥刺刀绞，泻下脓血，色紫暗，量或多或少，或里急后重，或有发热。舌质紫或有瘀斑，脉涩滞或细数。

治法：化瘀散结，清解毒邪。

处方：大黄牡丹汤合膈下逐瘀汤加减。大黄 10g，桃仁 10g，芒硝 10g，牡丹皮 15g，赤芍 15g，延胡索 20g，当归 15g，川芎 10g，红花 10g，香附 15g，甘草 10g，枳壳 10g，蜂房 15g。

加减：若疼痛较甚者，加全蝎、土鳖虫、僵蚕；刺痛如割者，加炮山甲、五灵脂、莪术；腹块巨大、质硬如石者，加山慈菇、重楼、象贝母；若属便血日久，血瘀而又血虚者，加桃红四物汤。

3. 肝胃阴虚

主症：腹痛隐隐，大便秘结，烦乱不宁，或食少呕吐，食入腹胀，口干口苦，或渴而不欲饮，喜凉恶热，大便偏干。舌质红而干，脉弦涩。

治法：清肝益胃，养阴生津。

处方：百合地黄汤合麦门冬汤加减。百合 20g，生地黄 15g，麦冬 15g，太子参 30g，清半夏 5g，生甘草 10g，粳米 20g，大枣 3 枚，白芍 15g，五味子 10g，当归 10g，酸枣仁 15g。

加减：虚热时作，口渴欲饮者，加知母、银柴胡、青蒿；便干或便中带血者，加火麻仁、郁李仁、大黄、玄参；若属阴虚生火，气逆不顺者，则可用丹栀逍遥散合沙参麦冬汤加减。

4. 气血亏虚

主症：面色、唇甲苍白无华，心悸头晕，倦怠乏力，卧床懒动，精神疲惫，或下腹积块，腹痛隐隐而作、绵绵不止，脱肛下坠，或大便泄泻。舌质淡白，脉细弱无力。

治法：益气养血，佐以攻邪。

处方：薯蓣丸加减。山药 30g，党参 20g，茯苓 15g，白术 15g，炙甘草 10g，当归 10g，白芍 10g，川芎 10g，熟地黄 10g，木香 10g，莲子 15g，芡实 20g，神曲 10g，大枣 5 枚。

加减：若疼痛难以入眠者，加酸枣仁、合欢皮、远志。若见中气下陷，加柴胡、葛根、升麻、人参。若脾肾两亏，神疲无力者，可用十全大补汤、人参养荣汤化裁。以脾虚气弱，中土呆滞为主者，则用香砂六君子汤。脾胃虚衰，中气下陷者，用补中益气汤。

5. 脾肾阳虚

主症：面色萎黄，腰酸膝软，畏寒肢冷，腹痛绵绵，喜按喜温，五更泄泻或污浊频出无禁。舌淡，苔薄白，脉沉细无力。

治法：温补脾肾，益气固涩。

处方：理中丸合附子粳米汤加减。人参10g，白术15g，干姜10g，炙甘草10g，桂枝15g，制附子10g，山药20g，茯苓15g，粳米20g，枳壳10g，小茴香10g。

加减：腹痛隐隐，时时而作者，加诃子、罂粟壳、白芍、延胡索；阳虚肢冷，畏寒困倦者，加炮姜、锁阳、菟丝子；阳虚水泛，下肢按之凹陷不起者，加茯苓皮、桂枝、猪苓；阳虚气弱，便溏不固者，用真人养脏汤加减。

本病在辨证论治的基础上，可以加用具有明确抗癌作用的中药，如白花蛇舌草、半枝莲、半边莲、漏芦、藤梨根、红藤、蛇六谷、苦参、红豆杉、马齿苋、败酱草、白英、龙葵、土茯苓等。

三、守中调气为主要治则

肿瘤来源于患者体内的自身细胞，是人体内环境调节控制失灵和信息传递失误、错乱的结果，癌症患者始终处于变动中的不平衡状态，表现为脏腑功能失调，阴阳气血紊乱，但中焦是枢纽。既然本病内在失衡的"关节点"在于脾虚气滞，理当集中精力于守中调气。人身之气，贵在通调。气失通畅则不能化津，而成痰凝；气为血帅，气行则血行，气失流通则不能行血，气滞日久必有血瘀，气滞痰凝、血瘀蕴久可积成肿块。临床上则以辨证为基础，根据不同表现，灵活应用。

1.补气健脾法

本法主要应用于大肠癌患者症见胸脘痞闷、四肢乏力、形体消瘦、面色萎黄、舌苔白腻、脉象细缓。"微调三号方"为微调平衡理论之基本方。此方不用攻下重药，以微入手，用药平和，量少而精，在微调后天脾胃的基础上，间接调节肾与气血，通过平衡阴阳气血而调动机体自身的免疫、康复功能，达到控制大肠癌的目的。尤建良教授在临床诊疗过程中将本法贯穿应用于大肠癌治疗的全过程中，并与中医辨证论治相结合。

若患者气短乏力，则可加黄芪，一般用量为15g，乏力严重者可加倍使用，但同时要辅以理气药，如陈皮、枳壳、枳实等，以防壅塞气机。若患者出现不思饮食、大便溏泻等脾虚湿盛症状时，则加入白扁豆、莲子、山药等健脾止泻之品。

2.疏肝理气法

本法主要应用于大肠癌患者症见腹部胀满、胸胁作痛或胸乳作胀，乃肝气郁滞所致。常用药物有防风、柴胡、香附、郁金、陈皮、乌药、川楝子、延胡索、佛手片等。其中防风味辛甘，性微温，归膀胱、肝、脾经，可泻肝实脾、胜湿止泻，对大肠癌肠鸣腹痛泄泻者疗效颇佳。对于癌性疼痛者，用药应加大疏肝理气之品，中下腹部疼痛者，方用金铃子散，延胡索用量一般为15g，疼痛严重者可用30～50g。气滞易成瘀，故常加用活血化瘀抗肿瘤中药，如三棱、莪术、鬼箭羽等。

3. 升降气机法

气机升降是人体脏腑功能和生命活动的基本形式之一。升和降这对矛盾的对立统一运动，维持着机体正常的生命活动，故《素问·六微旨大论》指出："非出入，则无以生长壮老已；非升降，则无以生长化收藏。"若患者久病脾胃气虚，清阳下陷，出现眼睑下垂、久泻脱肛、便溏等中气下陷的症状，则用升麻、黄芪、柴胡等升提中气，方以补中益气汤加减。若患者出现嗳气频频、呃逆等胃气上逆的症状，常用淡干姜、炙枇杷叶、紫苏梗、旋覆花等降气宽中之品。

四、临证用药特色

1. 适时应用通腑攻下法

由于肿瘤生物学特性和肠道静脉回流的解剖学特点，大肠癌患者易发生肝转移。在确诊时已有 20% ～ 40% 的患者发生肝转移，病情危重者可出现腹水。临床常用己椒苈黄汤合五苓散加减。己椒苈黄汤有通利小便、分消水饮之效。方中防己宣透肺气，通调水道，下利水湿；葶苈子泻肺下行；椒目利水逐饮；大黄软坚决壅，逐水从大便而去，并有破血消癥之效。五苓散具有化气利水、健脾祛湿的功效。茯苓、猪苓、泽泻甘淡渗泄水饮；桂枝温阳化气，助膀胱之气腾化；白术健脾培土，土旺而阴水有制。花椒常用量为 3g，小便不利者可加量至 6g。二方合用，利水之效倍增，且顾护胃气，以防逐水伤及脾胃。

2. 清热解毒不宜过分寒凉

现代药理研究证实，抗肿瘤的活性物质以清热解毒类药含量为多，消化道肿瘤者，可加藤梨根、白花蛇舌草、半枝莲、半边莲、石上柏、石见穿等。清热解毒药大多为苦寒之品，攻下太过易苦寒败胃，损伤胃阳，使腐熟功能减弱，食纳减退；胃病及脾，脾失运化，痰湿积聚，阻碍气血运行，气滞血瘀则肿块复发或他处转移。因此，临证之时尚需配伍温中散寒之品，以振奋中阳，如干姜、吴茱萸、苍术、肉豆蔻等。

五、中药联合化疗增效减毒

目前，化疗是大肠癌术后的主要治疗手段，能减少大肠癌的复发和转移，但化疗可引起胃肠道功能紊乱、骨髓抑制、神经毒性等不良反应。尤建良教授认为化疗药物为阴毒之邪，最易损伤脾胃，耗伤人体阳气，故化疗时配合中医益气健脾和胃法治疗，可以巩固后天之本，提高机体的应激能力，建立有效的免疫防御机制，避免出现过于强烈的胃肠道反应、骨髓抑制和神经毒性。

在临床上，为减轻化疗胃肠道反应，常用健脾益气、和胃降逆中药，如党参、白术、姜半夏、陈皮、木香、茯苓、竹茹等，方以四君子汤加减。若出现骨髓抑制引起的白细胞下降、血小板下降或红细胞减少，中医学认为是伤及脾肾或气血所致，常选用补气养血、填精益髓之品，常用药物如当归、白芍、熟地黄、川芎、黄芪、鸡血藤等，方以八珍汤加减。若使用铂类药物化疗后出现四肢末梢神经感觉异常或障碍、手臂疼痛、痉挛性腿痛等，遇冷刺激后诱发或症状加重，中医学认为是久病不复，气的生化不足，气血运行不畅，气滞血瘀所致，常选用黄芪、桂枝、芍药，方从黄芪桂枝五物汤加减。

六、大肠癌肠梗阻的治疗经验

1. 辨"通"与"不通"

肠梗阻属中医学"关格"范畴，"关者下不得出也，格者上不得入也"，"关格者，忽然而来，乃暴病也，大便秘结，渴饮水浆，少顷即吐，又饮又吐，唇燥，眼珠微红，自病起粒米不思，滴水不得下胃，饮一杯吐出半杯者"。本病的病位主要在肠，属腑。六腑以通为顺，传化水谷，泻而不藏，实而不能满，不通则痛，治当以通为用。但临证之时，应当辨"通"与"不通"，密切关注梗阻程度的动态变化。

若晚期大肠癌患者合并不完全性肠梗阻，多由术后脏腑脉络受阻，血脉凝滞，气机壅塞不通，升降违和而致，治宜攻下通里，行气止痛，活血化瘀，常应用加味厚朴三物汤（由大黄、厚朴、枳实、莱菔子、芒硝、蒲公英、败酱草等组成）。方中重用大黄苦寒泻下，攻积逐瘀，去宛陈莝，荡涤肠胃；厚朴宽中下气，消胀除满；枳实破气止痛，消痞散结；莱菔子下气导滞，消痞除满，助腑气通降；芒硝咸寒泻下，软坚消燥；蒲公英、败酱草清热解毒。诸药配伍，共奏行气导滞除满、消痞化瘀散结、清热解毒之功。

晚期大肠癌患者合并完全性肠梗阻，多因腹膜及肠腔的肿瘤组织严重粘连所致，由此出现腹胀痛、恶心、呕吐，严重的电解质紊乱、酸碱平衡失调、感染、恶病质、肠绞痛等症状。临床常应用加味大承气汤（由大黄、芒硝、枳实、厚朴、赤石脂、白芍、藤梨根、半枝莲等组成）。方中大黄、芒硝攻积导滞；枳实、厚朴行气散结，消痞除满；赤石脂活血理气，促进肠蠕动；白芍缓急解痉止痛；藤梨根、半枝莲清热解毒，抗肿瘤。诸药配伍，攻补兼施，扶正祛邪，活血化瘀，清热解毒。

2. "和解"与"通降"并举

和法源于张仲景之《伤寒论》，立法之意在于和解少阳、阳明，攻下实邪。尤建良教授临床效其法，用于治疗晚期大肠癌合并肠梗阻。

晚期大肠癌患者肠腑气血阻滞，传导障碍，清浊不分，积于肠内，则肠腑气机不畅，里气壅实，升降失常，故痛、吐、胀、闭，俨然邪入阳明，化燥成实。常以大柴胡汤化裁（柴胡、黄芩、法半夏、生姜、枳实、厚朴、芒硝、大黄、当归、白芍、木香等），和解与通下并举。柴胡、黄芩和解少阳之邪；法半夏、生姜和胃降逆止呕；因实邪壅滞，心下急迫，故用枳实、厚朴、芒硝、大黄以泄下热结而釜底抽薪，急下存阴；当归、白芍益阴和营，缓急止痛；木香行气止痛。本方寓小柴胡汤与承气汤之意，小柴胡汤和解表里，但里实已成，故去人参、甘草，以防补中敛邪；又因邪实壅滞，故用承气汤中大黄、枳实，攻下热结；白芍敛阴和营，缓急止痛。诸药合用，内泻热结，和解表里。方中承气汤易于理解，有解除平滑肌痉挛、促进肠蠕动和肠道排空的作用。小柴胡汤具有调节神经功能紊乱、缓解紧张情绪、松弛解痉的作用，还具有调节神经体液的功能。小柴胡汤治标，承气汤治本，治法上标本兼顾，和解阳明，内泻热结，调整了整体与局部的关系。尤建良教授强调和法为治疗本病的一大妙法，结合临床灵活化裁，往往可收桴鼓之效。

3. "疏""利"之活用

若因大肠癌复发致肠梗阻时，肿瘤组织压迫肠壁，血运出现障碍，进一步发展而致血栓形成，肠壁失去活力。此时应当运用活血化瘀之品，但又要考虑到此时肠壁变薄、缺血，恐活血化瘀之品使用不当，有肠管破溃穿孔之虞，故提倡以"疏"来通，即以疏通气机为主，佐以活血化瘀。"气为血之帅"，气行则血行，气机调畅，则血行通利。

常用基本方：生大黄12～30g（后下），芒硝15～30g，川厚朴12～30g，枳壳12～30g，三七10～20g，生蒲黄10g，桃仁9g，郁金12g，杏仁15g，火麻仁30g，炒莱菔子30g，大腹皮12g，蒲公英30g，败酱草15g。方中生大黄、芒硝重用为君，攻下去闭；川厚朴、枳壳重用为臣，理气导滞；三七、生蒲黄活血化瘀止血，蒲黄生用，化瘀止血之力较熟蒲黄强，且无收涩之弊；桃仁、郁金活血化瘀，以祛瘀结；佐以杏仁、火麻仁润肠通便；炒莱菔子、大腹皮理气消胀；蒲公英、败酱草清热解毒，以祛热结。全方共奏理气攻下、活血化瘀、清热解毒之效。临证之时若闭积明显，在使用本方基础上辨证施治，生大黄用量可酌情逐渐增至90g，或加芦荟1～3g加强攻下；腹痛明显则加木香10g，延胡索10～30g；热势重则加黄芩30g，黄连6～10g，红藤30g；瘀血重则加茜草根30g，五灵脂10g，川芎5～10g；年老者，多有气津不足之本，气虚者初用参芪，剂量宜小，因其虚实夹杂，且早期以实证为主，后逐渐增加剂量，常用黄芪10～30g，党参5～15g；津伤者可合用增液汤，即生地黄30g，玄参30g，麦冬30g。

己椒苈黄丸出自《金匮要略》，"腹满，口舌干燥，此肠间有水气，己椒苈黄丸主之"。此方是张仲景为"痰饮病""水走肠间，沥沥有声"而设，临床上，尤建良教授常将利水法灵活运用于肠梗阻的治疗中。

考虑到大肠癌手术需要彻底切除病灶并进行淋巴结清扫，手术时间长，创面较大，肠管暴露时间长，操作复杂，术后腹膜炎，腹腔积血、积液或坏死组织等异物的刺激容易引起肠壁的炎性反应，包括充血、水肿、纤维蛋白渗出和肠管粘连，导致肠麻痹、粘连和不通，形成梗阻。此时为一派"肠间有水气"之象，遂以己椒苈黄丸化裁：防己 10～20g，川椒 3～10g，葶苈子 10～30g，车前子 10g，泽泻 20g，大黄 10～30g，枳实 10g，厚朴 10g，郁李仁 30g，茯苓 15g，薏苡仁 30g，白术 10g，白花蛇舌草 30g，败酱草 30g，大枣 15g。方中防己降泄，善走下行，《神农本草经》谓其"利大小便"；椒目利水消胀，《唐本草》言椒目"主水，腹胀满，利小便"；车前子、泽泻利水渗湿，诸药相伍，能引痰饮水气从前阴而出，此即后世"治湿不利小便非其治也"之意；葶苈子入肺经，苦降辛散，泻肺平喘，利水消肿，开启上焦，通利水道；大黄荡涤胃肠，有推墙倒壁之功，引水邪从后阴而出。枳实、厚朴行气散结，消痞除满；郁李仁润肠通便，利水消肿，研究表明具有润滑性缓泻作用，并有抗炎、镇痛等作用；茯苓、白术、薏苡仁燥湿健脾，淡渗利湿，以绝"生痰之源"；白花蛇舌草清热解毒，利尿，同时具有调节机体免疫力、抑制肿瘤生长的功能；败酱草清郁热，减轻肠道水肿；大枣甘温益气，并能缓和药性。诸药配伍，即利水与通便药物同用，前后分消，水饮邪气从二便而解。痰饮去则大肠恢复传导化物之功能，腑气得通，如此诸症皆解。改丸为汤，频频服之，则其效更速。

4. "上下"分治，"内外"兼顾

治疗大肠癌可灵活运用多种给药方式。若患者出现不完全性肠梗阻时，患者可以冲服少量中药颗粒剂或胃管内缓慢注入中药煎剂，从"上"而治。若患者出现完全性肠梗阻时，可以中药浓煎后通过肛滴给药或保留灌肠的方式，从"下"而治，使药直达病所。此法具有不被胃酸破坏及部分药物有效成分不经过肝脏的代谢，减轻药物对肝脏的毒性作用，并有吸收率高、药效发挥快的作用特点；若患者出现时通时阻时，可"上下"并用，减轻患者的痛苦，提高生活质量。

对于肠梗阻的治疗不单纯局限于内服中药，也可应用外治法。常将消癥止痛膏（阿魏、五倍子、生大黄、冰片）贴敷于腹部。方中将阿魏作为主药，疏通经络，辛香走窜，渗透作用极强，通常能直达病所，直接减轻痛觉神经所受到的刺激。现代药理研究认为，阿魏有抗炎、抗过敏、抗肿瘤、增强免疫力之功效；五倍子、大黄荡涤邪气，软坚散结；再配以冰片清热消肿，香窜作引，且其有效成分 β-榄香烯有一定的抗肿瘤作用。

七、"隧道逆癌疗法"理论在大肠癌肝转移中的运用

1. 探寻"两个入口"

在治疗大肠癌肝转移时，临床常用柴胡桂枝汤打开"两个入口"。柴胡桂枝汤即小柴胡汤及桂枝汤的合方，在《伤寒论》第 205 条中提道："发汗多，亡阳谵语者不可下，与柴胡桂枝汤和其营卫，以通津液后，自愈。"《伤寒论》第 225 条云："伤寒六七日，发热微恶寒，支节烦疼，微呕，心下支结，外证未去者，柴胡桂枝汤主之。"半表半里乃邪气外出必经之路，柴胡桂枝汤意在解半表半里之邪，和解少阳，调和营卫，机体营卫调和，内外相通，则邪得以出，正气得以复。在治疗大肠癌肝转移时，柴胡桂枝汤中的桂枝汤还有调和脾胃之功，因桂枝汤中有建中汤之意，通过柴胡桂枝汤调和脾胃，打开第一个"入口"。人体有营卫，细胞微环境也有营卫，同理，柴胡桂枝汤调和细胞的营卫，使处于"细胞半表半里"的淫邪得以外出，打开了第二个"细胞入口"。

大肠癌肝转移患者，体内肿瘤细胞高速生长，患者大多会出现发热、肠梗阻、腹痛、肝区疼痛等症状，肿瘤指标升高，正常的免疫细胞变成了肿瘤性巨噬细胞，加上细胞因子、肿瘤释放的毒素，这些物质堵塞了细胞内外交换的孔道，成为转移的帮凶，反过来抑制了正常细胞。用柴胡桂枝汤解肌发表，调和营卫，和解少阳，使得细胞内外相通，药物得以通过细胞上的"入口"进入细胞内以发挥药效。现代药理学研究也证实，柴胡提取物体外能抑制人肝癌细胞线粒体的代谢和细胞有丝分裂，柴胡皂苷可逆转人肝细胞多药耐药性；黄芩能通过抗氧自由基损伤保护肝功能；人参皂苷 Rg3 可诱导肿瘤细胞凋亡，抑制肿瘤细胞黏附和浸润，并可抑制新生血管的形成；半夏多糖、半夏生物碱、胡芦巴碱等均对肿瘤细胞有抑制作用。

另外，在柴胡桂枝汤打开细胞"入口"的同时，对癌症造成的疼痛、出血、梗阻、恶病质应采取相应的最佳支持疗法。

此外，桂枝性味辛、甘、温，有动血之嫌，出血者在运用柴胡桂枝汤的同时，加入蒲黄、茜草根、三七以化瘀止血，同时结合五倍子外用以收涩止血，如此则相得益彰，"入口"打开而不动血，开合有度，收放有节。另外，桂枝易致口干、咽干，故口干者用柴胡桂枝汤时，常予竹茹、玄参之类。

2. 进入隧道后

当诸如发热、肠梗阻、便下脓血、腹痛、肝区疼痛等提示肿瘤高速增长态势的症状缓解后，治疗就进入了"隧道"，开始了漫长的与肿瘤抗争的阶段。在这个阶段，病情处于正邪交争状态，病情变化多，尤建良教授主要通过辨证论治，微调平衡，不断地改善患者的

"两个微"，即肿瘤生长的微环境和患者的细微症状，以使隧道通畅，最终逆转肿瘤生长的土壤，患者与肿瘤和谐相处。一般来说，脾胃气虚者，予益气健脾；湿毒久蕴者，予清热利湿；气滞血瘀者，予活血化瘀；正气不足者，予扶正培本。在辨证的基础上再辨病，并结合现代药理研究成果不断纠偏。

肾　癌

一、辨病辨证特点

肾癌属于中医学"血尿""腰痛""癥积""肾岩"等范畴。肾癌之"尿血、腰痛、包块"三联征及相关体征亦早有载录。《素问·四时刺逆从论》载"少阴……涩则病积溲血"；《素问·气厥论》载"胞移热于膀胱，则癃，溺血"；《素问·脉要精微论》载"腰者，肾之府，转摇不能，肾将惫矣"。《金匮要略》载"热在下焦者，则尿血"；"肾着之病……腰以下冷痛，腰重如带五千钱"。《医学入门》载"溺血以心热移于小肠"。《类证治裁》载"溺血与血淋异，痛为血淋，不痛为溺血，痛属火甚，不痛属虚"。《丹溪心法》载"腰痛主湿热，肾虚，瘀血，挫闪，有痰积"。本病的初始阶段，邪气亢盛明显，故以湿热、气滞、血瘀、痰凝为主，中晚期则以脾肾气血、阴阳亏虚为主要矛盾。本病与肾、膀胱、脾、肝等关系密切。腰为肾之府，肾与膀胱互为表里；肾主水，脾主水湿之运化。实证多为湿热、气滞、血瘀、痰凝等；虚证为肾阴虚、肾阳虚、脾肾两虚。本病之病机为本虚标实，脾肾两虚为本，痰瘀夹热为标。

二、分型辨治经验

健脾益肾是治疗肾癌的主要方法之一，但在肾癌的病理变化过程中，气滞、血瘀、痰凝、热毒胶结于肾，亦是不容忽视的致病因素，故在不同的病理阶段应辨证论治，灵活运用活血化瘀、清热解毒等法。

1. 湿热蕴结

主症：经常无痛溺血，间歇发作，迁延数月，腰背酸痛，腰腹肿块，时有低热或身困倦怠，纳食不佳。舌质淡红，苔白腻而中黄，脉滑数或细数。

治法：清热利湿，解毒化瘀。

处方：龙蛇羊泉汤、清利解毒汤加减。

常用中药：白英、龙葵、蛇莓、半枝莲、瞿麦、黄柏、延胡索、土茯苓、白茅根、仙鹤草、猪苓、茯苓、滑石、萹蓄、薏苡仁、甘草梢、白术等。

2. 瘀血内阻

主症：面色晦暗，腰部或上腹部包块增大，腰痛较剧，痛处固定。舌边尖有斑点，舌质紫暗，脉细涩或结代。

治法：活血化瘀，散结止痛。

处方：桃红四物汤加减。

常用中药：大黄、水蛭、莪术、土鳖虫、生地黄、红参、黄芪、甲珠、赤芍。

3. 阴虚瘀结

主症：血尿频发，腰部钝痛，腰腹肿块日渐增大，口干舌燥，大便秘结，虚烦失眠，五心烦热。舌质淡红或暗紫，苔光剥或花剥，脉细数或细弦。

治法：滋阴补肾，化瘀散结。

处方：左归丸、二冬滋阴散结汤加减。

常用中药：麦冬、天冬、沙参、石斛、知母、枸杞子、太子参、黄精、女贞子、大蓟、小蓟、仙鹤草、白英、猪苓、白术、赤芍、绞股蓝、西洋参。

4. 正虚留邪

主症：腰酸腿软，体弱无力，精神不振，偶有低热，或有血尿；面色苍白，纳食不振。舌质淡红或淡白，苔薄白或白腻，脉软无力或细数。

治法：健脾益肾，扶正祛邪。

处方：六君子汤加减。

常用中药：党参、白术、茯苓、甘草、枸杞子、太子参、熟地黄、黄芪、麦冬、仙鹤草、半枝莲、大蓟、小蓟、猪苓、海金砂、瞿麦。

5. 正衰邪实

主症：疲倦乏力，自汗盗汗，面色无华，血尿时作，腰痛腹胀，形体消瘦，动则气急，有时咳嗽，伴有低热，口干不欲饮。舌淡红或红赤，有暗紫瘀斑，脉细弱或虚大而数。

治法：双补气血，扶正抑癌。

处方：八珍汤加减。

常用中药：生黄芪、太子参、党参、茯苓、白术、甘草、麦冬、天冬、生地黄、当归、川芎、熟地黄、枸杞子、女贞子、黄精、金银花、仙鹤草、绞股蓝。

6. 肾阳虚衰

主症：面色㿠白无华，腰腹部包块增大明显，腰痛腰酸，尿血不多，四肢不温，大便溏，小便清长。舌质淡，苔薄，脉沉细。

治法：温阳补肾，攻瘀抗癌。

处方：附桂八味丸加味。

常用中药：肉桂、附片、熟地黄、山药、山茱萸、茯苓、淫羊藿、三七粉、人参、丹参、巴戟天。

三、临证加减

常用于肾癌的抗癌中药：白英、蛇莓、龙葵、草河车、半枝莲、半边莲、商陆、苦参、木通、黄柏、大黄、黄芩、土茯苓、海金沙、猪殃殃、鸭跖草、莪术、干蟾、斑蝥（慎用）、猪苓、瞿麦、萹蓄等。

针对血尿处方：仙鹤草、焦杜仲、补骨脂、生地黄、白茅根、焦地榆、知母、黄柏、干荷叶、山慈菇、料姜石，适用于肾癌初起，反复尿血患者；白茅根、生地黄、黄药子、生薏苡仁、半枝莲、半边莲、小蓟、猪苓、全蝎、露蜂房、仙鹤草、山豆根、煅瓦楞子，适用于肾癌反复血尿，腰部有肿块的患者；大蓟、小蓟、五灵脂、生蒲黄、三七、郁金、露蜂房、全蝎、延胡索、猪苓、白芍、薏苡仁、龙葵、料姜石，适用肾癌大量血尿、腰腹肿块明显疼痛、消瘦、贫血患者。

针对腰痛、骨痛处方：瘀血腰痛、骨痛，治疗宜活血化瘀、理气止痛，方选身痛逐瘀汤；兼有风湿者，加独活、桑寄生补肾祛风胜湿；兼有肾虚者，加杜仲、续断、熟地黄等补肾壮筋骨。肾虚腰痛，偏阳虚者，宜温补肾阳，益髓强腰，以右归丸加减；偏阴虚者，宜滋补肾阴，以左归丸加减；兼见气短乏力、食少便溏或肾脏下垂者，以补中益气汤化裁健脾益气，升举清阳。

四、自拟益肾消结方治肾癌

1. 组成

生地黄 10g，炒白术 10g，山茱萸 10g，茯苓 10g，山药 10g，泽泻 10g，生薏苡仁 15g，姜半夏 10g，三七 5g，桑寄生 10g，茯神 10g，半枝莲 15g，炙甘草 3g。

2. 方解

生地黄，既可益肾养阴而清泄伏热，又可凉血止血；炒白术健脾和中，燥湿利水，共为君药。山茱萸助生地黄滋补肝肾，秘涩精气；茯苓助白术健脾和中，加强白术利水渗湿之功，祛邪而不猛烈，扶正而不峻补，亦可宁心安神，两者同为臣药。臣药以后天充养先天，君臣相佐，达共补先后天之效。山药健脾补虚，涩精固肾；又以泽泻、薏苡仁助茯苓以利湿泄浊，亦可抗癌消癥；益以半夏化痰祛湿，消痞散结，兼顾脾气而不伤先天；三七活血止血，消肿散结，祛瘀生新而不伤正；桑寄生益肾壮腰，补益先天；茯神健脾补中，宁心安神；半枝莲清热消肿散结，俱为佐药。炙甘草调和诸药，为使药。全方合用，共奏益肾泄浊、消肿散结之功。本方特色之处在于，补肾不忘健脾；先后天同补，激发潜能；虽有癥积，不用攻下药、以毒攻毒药，以扶助正气而去宛陈莝；在益肾泄浊、消肿散积的基础上始终不忘顾护其内在失衡之中焦枢纽，微微调控，以达到控制肿瘤、带瘤生存的目的。

3. 联合白介素 -2 和 $\alpha_2 b$- 干扰素治疗Ⅲ、Ⅳ期肾癌

Ⅲ、Ⅳ期肾癌患者多伴乏力纳差、体重下降及不同程度的疼痛，加上肿瘤的过度消耗，代谢异常，甚至会出现恶病质，患者的营养状况逐渐恶化，生命质量严重下降，多属肾脾同虚，瘀热互结。而生物反应调节剂的不良反应限制了治疗药物的剂量、强度和进程。因此，研究对生物反应调节剂有减毒作用的中药复方，是提高肾癌治疗效果的重要途径。生物反应调节剂作为致敏因素也可产生邪热，侵害机体，致使脏腑、气血损伤，尤其是肾精受损、脾胃失调，导致肾虚髓亏精耗，脾胃运化受损，气血生化无源。若肾精亏损，则骨髓不充，髓虚则精血不能复生。若脾气虚弱，则水谷不化，气血和肾精的化源不足，全身失养，虚损衰竭皆至。脏腑虚损会加重血瘀，形成因虚致瘀，瘀毒互结，由瘀致虚的恶性循环。因此，发挥中医辨证论治的优势，从肾癌患者生物治疗后出现脏腑、气血损伤，尤其是脾胃失调、肾精受损并伴有血瘀的病机出发，应用中药益肾消结方可提高生物治疗效价，减轻毒性，真正起到减毒增效的良好作用，对肾癌患者顺利完成治疗及延长生存期、提高患者生活质量都有重要意义。

经临床试验证实，中药益肾消结方联合白细胞介素 –2（IL–2）和重组人干扰素 $\alpha_2 b$（IFN–$\alpha_2 b$）治疗Ⅲ、Ⅳ期肾癌，能够缓解患者临床症状和体征，提高患者细胞免疫功能，改善身体状况，提高生活质量。

膀胱癌

一、辨病辨证特点

膀胱癌属于中医学"溺血""血淋""癃闭"等范畴。中医学认为，脾肾亏虚，湿热瘀毒积聚于膀胱是膀胱癌的主要病因病机，脾肾亏虚可因先天禀赋不足，也可因后天感受六

淫之邪或饮食、劳倦、情志等所伤。脾虚水湿不运，日久生热，湿热郁结，气机不畅，气滞血瘀；肾虚气化不利，水湿不化，湿浊不排，瘀积成毒，湿热瘀毒下注或蕴结于膀胱，则成膀胱癌。膀胱癌的病位在膀胱，与脾、肾、三焦气化功能密切相关。其病机属本虚标实，虚证多因肾气亏虚，不能摄血，或气血双亏，血无所统，则发尿血；实证多因气化不利，郁积成毒，湿毒化热下注膀胱。实证多为疾病早期，在血尿的同时可以伴见尿急、尿痛等邪实的表现；虚证主要见于晚期，尿血多无疼痛，常因虚致实，形成癃闭。

二、分型辨治经验

1. 湿热下注

主症：血尿，伴尿频、尿急、尿痛，腰背酸痛，下肢浮肿，或腹满纳呆，或心烦口渴，夜寐不安。舌苔黄腻，脉滑数或弦数。

治法：清热利湿，凉血止血。

处方：八正散加减。生大黄 10g，车前子 30g，萹蓄 15g，木通 10g，滑石 20g，瞿麦 20g，生薏苡仁 30g，生侧柏叶 15g，栀子 12g，甘草梢 60g，生地黄 20g，小蓟 15g，土茯苓 15g，蒲公英 30g。

加减：尿血重或伴有血块者，加三七 10g，白茅根 20g，仙鹤草 20g；腹满纳呆重者，加枳壳 15g，鸡内金 20g。

2. 瘀毒蕴结

主症：血尿，尿中可见血块，或尿恶臭带腐肉，排尿困难或闭塞不通，少腹坠胀疼痛。舌质暗有瘀点、瘀斑，脉沉细。

治法：清热解毒，通淋散结。

处方：抵当汤合五苓散加减。水蛭 5g，桃仁 9g，大黄 15g，虻虫 5g，猪苓 10g，泽泻 15g，白术 10g，茯苓 10g，桂枝 6g。

加减：热重者，加大青叶、蒲公英各 30g；尿液混浊者，加瞿麦 15g，萆薢 15g，萹蓄 12g；大便干者，加生大黄 12g，芒硝 6g；疼痛重者，加延胡索 20g，泽兰 15g；伴乏力、消瘦、纳呆者，加黄芪 30g，白术 15g，当归 15g。

湿热、瘀毒合并者，可用龙蛇羊泉汤：龙葵 30g，蛇莓 15g，土茯苓 30g，灯心草 30g，白英 30g，海金沙 9g，苦参 15g，白茅根 30g。

3. 肾气亏虚

主症：血尿，呈间歇性、无痛性，伴腰膝酸软、倦怠乏力，消瘦。舌淡红，苔薄白，脉沉细无力。

治法：补肾益气，温阳止血。

处方：金匮肾气丸加减。熟地黄15g，山药30g，山茱萸12g，茯苓12g，牡丹皮12g，泽泻15g，血余炭20g，仙鹤草30g，制附子3g，肉桂3g。

加减：伴气血虚弱者，加党参10g，黄芪25g，白术12g；阴虚重者，加女贞子30g，墨旱莲30g，枸杞子30g；阴虚有热者，去制附子、肉桂。

4.阴虚火旺

主症：尿血时久，尿血色淡红，神疲，腰酸，五心烦热，形体消瘦，盗汗。舌苔薄黄，舌质红绛，脉细数。

治法：滋阴降火，凉血解毒。

处方：知柏地黄丸加减。知母10g，黄柏12g，生地黄30g，牡丹皮10g，山茱萸10g，山药15g，熟地黄20g，墨旱莲10g，大蓟、小蓟各15g，炙龟甲10g，牛膝12g，菟丝子15g，土茯苓30g。

加减：尿血加三七、茜草、仙鹤草化瘀止血；便秘者，加火麻仁、郁李仁润肠通便；心悸失眠者，加酸枣仁、柏子仁、五味子养心安神。

前列腺癌

一、自拟温肾散结方治前列腺癌

温肾散结方以加味肾气丸、四君子汤为基础加减，由熟地黄、山药、山茱萸、茯苓、牡丹皮、炒白术、炒白芍、炒党参、桑寄生、杜仲、片姜黄、桂枝、乌药、高良姜、红豆杉、陈皮、炙甘草组成，共奏温肾健脾、散结消肿之功。方中熟地黄为君，可温肾滋阴。臣以山茱萸补肝肾、涩精气，山药健脾气、固肾精，二药与熟地黄相配，补肾填髓之功显著；桂枝温肾助阳，鼓舞肾气；白术主入脾胃经，可益气健脾；白芍可奏养阴敛血、柔肝止痛之效，《本草从新》言党参"补中益气，和脾胃，除烦渴，中气微虚，用以调补，甚为平安"，可见其补脾益气、补血生津之效；高良姜辛散温通，散寒止痛；乌药可行气止痛、温肾散寒；姜黄与桂枝、乌药、高良姜配伍，以达温阳散寒之功，又可理气散结，以奏抗癌防变之效。佐以茯苓健脾益气，渗利水湿；牡丹皮降相火而制虚阳浮动；陈皮助白术健脾，兼行气、燥湿之能；《神农本草经》言杜仲"主腰脊痛，补中益精气，坚筋骨，强志，除阴下痒湿，小便余沥"，《本草求真》言"桑寄生，号为补肾补血要剂，缘肾主骨，发主血，苦入肾，肾得补则筋骨有力"，二药相配，可补肾强筋骨；红豆杉温肾通经，利尿消肿，具消肿抗癌之功。炙甘草味甘，与苦酸之白芍相合，酸甘养阴，舒挛急之筋脉，缓急止痛，与辛味之姜黄、乌药、桂枝、高良姜相合，辛甘养阳，温散寒邪，并具补脾益气、调和诸药之效，为使药。纵观全方，非峻补元阳，乃阴中求阳，微微生火，鼓舞肾气，即"少火生气"之意，且全方补中有泻，补而不滞；在温补先后天之本的同时配伍消肿散结、抗肿瘤之品，扶正与祛邪并重，在减轻症状、提高生活质量的同时尽可能控制肿瘤的发展，临床疗效显著。

二、随证（症）加减

前列腺癌分型多样，尤建良教授将其主要分为膀胱湿热证、瘀热互结证、肝肾阴虚证、脾肾阳虚证 4 种证型。而临床上受疾病转归、治疗手段及生活环境等影响，其证型、症状常有变化，故需在辨证的同时要"辨症"。如对脾肾阳虚者，尤建良教授即以温肾散结方为基础方，随证（症）加减。

畏寒尤甚、四肢厥冷，甚则暑热之季仍感寒凉：属肾阳衰微，仅以少火生气之法恐难以缓解症状，尤建良教授常以附子 5g、肉桂 3g 治疗，意在补火助阳、引火归原，待症状缓解，则去除两药；亦可酌加仙茅、淫羊藿、巴戟天以温肾阳，同时伍黄柏、知母以防虚火浮越。

小便清长量多、不固，甚则遗尿、遗精：为肾失固摄，去茯苓，入金樱子、芡实（水陆二仙丹）、五味子（亦可用五倍子，对于兼有尿血者尤为适宜）；若同时出现流涎多唾，可伍益智仁以暖肾缩尿、温脾摄唾。

小便短少，甚则癃闭不通、水肿：属脾失健运，肾失蒸化，影响肺之通调，以致水液代谢失常，去山茱萸、山药，初予薏苡仁 30g，猪苓 10～15g，配合茯苓以渗利水湿；若见效不著可改猪苓 30g，加用泽泻 20g，车前子 15～30g，以增利尿消肿之功；若痰饮不去，水寒射肺，肺失宣降，而见胸中胀满、喘咳痰鸣者，属痰饮阻肺，予葶苈子 30g，大枣 15g，以泻肺祛痰、利水平喘。

腹泻：尤建良教授喜用石榴皮，各类腹泻中均可酌情加减，剂量可随病情变化从 10g 加至 30g；感胃脘冷痛加炮姜 5g；兼见痞满、吞酸、口苦，辨证为肝火犯胃，加用吴茱萸 1.5g，黄连 1.5g（吞酸、口苦重者可加至 6g）；若为黎明腹泻，泻后痛减者，予煨肉豆蔻、五味子、补骨脂以补火生土、涩肠止泻；部分患者诉欲腹泻而无便出、小腹坠胀感，盖脾气主升，脾虚则升提无力，而出现内脏下垂感，证属中气下陷，可加黄芪、升麻、醋柴胡以升提中气。

便秘：便秘不甚或兼感胸闷者，属气机阻滞，加枳壳 10g；兼有明显腹痛腹胀者，可予枳实、大腹皮、煨木香；疗效欠佳则加芦荟 3g，火麻仁 10～20g；大便秘结与小便清长并见，证属肾虚津亏者，加当归、肉苁蓉、升麻、枳壳、泽泻温肾益精，润肠通便；便秘较重予制大黄，便秘尤甚，数日未下予生大黄（因大黄泻下之力峻猛，尤建良教授在临床中多单独开立，剂量从 3 ～ 10g 逐步加量，并嘱患者根据自身实际情况酌情增减，大便正常即止）。

疼痛：患者多出现腰膝冷痛，用片姜黄、桂枝、乌药、高良姜，可温经通脉、散寒止痛，临床上可酌情加用延胡索 10 ～ 30g；以小腹或少腹疼痛为主者，予延胡索、失笑散、川芎以行气化瘀、通络止痛；若见头晕头痛，呈刺痛感，兼见舌有瘀点，脉涩，证属气滞血瘀，可予天麻、地龙、僵蚕、夏枯草；若头晕头痛兼见胸膈痞闷，舌苔白腻，脉滑，多为脾虚痰聚，可予姜半夏、天麻、橘红、瓜蒌皮等。

汗出：尤建良教授多用麻黄根、浮小麦以固表止汗；若患者自汗，乏力，易感冒，此为阳气亏虚，卫表不固，加用黄芪、防风；若患者出现夜间潮热、盗汗，多为阳损及阴，证属阴阳两虚、阴阳失调，予生地黄、黄柏、知母、肉桂、巴戟天等以滋肾阴，当归益气养血；兼口渴者，予麦冬、玄参滋阴生津，口渴较甚者可酌加北沙参、干芦根、天花粉；汗出较甚或兼有小便频多者，倍用黄芪。

出血：脾主统血，脾虚则见出血，予仙鹤草、茜草根、茜草根炭、生地黄炭、蒲黄炭、三七等。大凡炭类止血药，炒制后均具有固涩收敛之性，故常选用之，且用量宜大，用至 20 ～ 30g。

卵巢癌

一、辨病辨证特点

中医学认为，卵巢癌的病因病机主要是寒温失节、饮食不调、内伤七情，导致脏腑功能失调，气血不和。《素问·举痛论》云："怒则气上，喜则气缓，悲则气消，恐则气下……惊则气乱……思则气结。"所以，精神情绪的过度兴奋和抑制，都会影响全身气血、脏腑功能，其中包括现代所说的神经系统。这说明七情变化在肿瘤的病因中占有重要地位。明代医学家李梴在《医学入门》中提出："郁结伤脾，肌肉消薄，而成肉瘤。"与癥瘕、积聚同病异名。癥与积，有形可征，坚硬不移，痛有定处。瘕与聚，聚散无常，推之可移，痛无定处。长期的忧郁恼怒必致肝气郁结，气郁则经络运行不畅，血行受阻，气滞血瘀，日久不解，凝结于少腹部而发本病。朱丹溪提出肿瘤的发生与痰有关："痰之为物，随气升降，无处不至……凡有块者，多为痰也。"饮食不节，或寒温不调，或思虑劳倦过度，均可导致脾运功能失职，水湿不化，聚而生痰，痰湿流注于下焦，任脉不畅，日久生积，发为本病。由于情志抑郁，郁而化火；或感受外来热毒之邪，热毒夹气、夹血，久之气、血、瘀、毒、热等蕴结冲任而发生本病。张景岳说："脾气不足，虚弱失调之人，多有积聚之病。"即久病或素体脏腑气血虚弱，气血瘀滞，为肿瘤的发病原因之一。《诸病源候论》指出："若积引岁月，人皆柴瘦，腹转大，遂致死。"这和晚期卵巢癌患者的恶病质、腹水、肿块及预后极为相似。总之，卵巢癌类似中医学的"癥瘕""积聚"，临床可按"癥"或"积"辨证治疗。卵巢癌的发生与冲任及脏腑气血功能失调有关，其病位在卵巢。临床有虚证、实证之分。虚证有脏腑气血亏虚；实证有气滞血瘀、痰湿凝滞、湿热郁毒。

卵巢恶性肿瘤的治疗，宜采取综合治疗，尤其是中、晚期卵巢恶性肿瘤则应根据病情及身体状况，采取以中医药为主的综合治疗方案。临床实践证实，有中药参与的治疗方案，其疗效相对较好，尤其是晚期卵巢癌患者。《医宗金鉴·妇科心法要诀》云："凡治诸癥积，宜先审身形之强弱，病势之缓急而治之。如人虚，则气血虚弱，不任攻伐，病势虽盛，当先扶正，而后治其病；若形证俱实，宜先攻其病也。"实证以清热解毒、活血化瘀、涤痰软坚为主；虚证则根据体质的不同随症加减；病久则往往虚实夹杂，治疗也当扶正祛邪兼顾。

二、分型辨治经验

1. 气滞血瘀

主症：少腹包块，坚硬固定，腹胀痛或刺痛，夜晚痛甚，面色无华，肌肤甲错，形体消瘦。舌质紫暗有瘀斑、瘀点，脉细涩或弦细。

治法：行气活血，软坚消癥。

处方：蓬莪术散加减。当归、枳壳、桃仁、鳖甲各 15g，桂心、三棱、木香、柴胡、琥珀各 10g，生大黄、赤芍各 9g，槟榔 3～4 片，莪术 12g。

方中以莪术、三棱、鳖甲为主药，破积通瘀；枳壳、槟榔、桂心、木香等理气以助通瘀之功；大黄破结通下，赤芍、当归养血活血；柴胡和中。加桃仁、琥珀助活血化瘀之力。

加减：腹胀痛重者，加川楝子 10g，延胡索 20g，水红花子 15g；血虚阴伤者，加三七 9g，党参 15g，何首乌 20g，熟地黄 15g；腹胀、腹大如鼓者，加大腹皮 12g，川楝子 9g，车前草 20g。

2. 痰湿凝聚

主症：少腹胀满膨隆，或可触及包块，口渴少饮，面虚浮肿，身倦无力，溲黄便干。舌质暗淡或红，舌苔白腻，脉滑。

治法：健脾利湿，化痰软坚。

处方：导痰汤加减。党参 20g，茯苓、枳壳、三棱、莪术各 15g，陈皮、胆南星各 10g，生半夏 9g，苍术 12g，香附 6g，生姜 3 片。

以二陈汤健脾利湿化痰，加香附、生姜温中理气化痰，三棱、莪术活血化瘀以助软坚散结。诸药合用，以达健脾利湿、化痰软坚之功。

加减：少腹包块坚硬者，加鳖甲 15g，穿山甲 15g，乳香 6g，没药 6g，山慈姑 10g，夏枯草 15g；身倦乏力重者，加白术 15g，黄芪 15g；大便干硬秘结者，加生大黄 10g，麻子仁 15g，白芍 15g。

3. 湿热毒结

主症：身重困倦，腹胀满有块，少腹疼痛较剧，口干苦不欲饮，大便干燥，尿黄灼热，五色带下。舌质暗，苔厚腻或黄腻，脉弦滑或滑数。

治法：清热利湿，解毒散结。

处方：自拟除湿解毒散结汤。败酱草、鳖甲、川楝子各 15g，龙葵 10g，车前草、瞿麦、黄芩各 12g，白花蛇舌草、半枝莲、蒲公英各 20g，大腹皮 12g。

方中以败酱草、白花蛇舌草、半枝莲、龙葵、黄芩、蒲公英等清热解毒，为主药；车前草、瞿麦、大腹皮等利湿以助解毒，为辅，佐以鳖甲、川楝子等软坚散结行气。上药共用，有清热利湿、解毒散结的作用。

加减：毒热盛者，加金银花、半边莲各 15g，白花蛇舌草、蒲公英各加至 30g；腹水者，加茯苓 20g，猪苓 25g，泽泻 15g。

4. 气血亏虚

主症：腹痛绵绵，或有少腹包块，伴消瘦乏力，面白神倦，心悸气短，动则汗出，纳呆，口干不多饮。舌质淡红，脉沉细弱、虚大无根。

治法：补气养血，滋补肝肾。

处方：人参养荣汤加减。人参、川芎、白术各 15g，黄芪、白芍各 20g，熟地黄、陈皮、五味子、茯苓、远志各 10g，甘草 5g，大枣 30g。

方中以人参为主药，辅以白术、黄芪、熟地黄、大枣等养营血、泽气津、滋养肝肾，佐川芎、白芍、五味子、茯苓、陈皮等调肝健脾，甘草为使，调和诸药。

加减：食少纳呆者，加焦山楂 15g，焦麦芽 15g；阴道出血不止者，减川芎，加三七 15g，阿胶 15g。

三、单味中药治疗

1. 人参

味甘、微苦，性平，归肺、脾、心、肾经。功能大补元气，补脾益肺，生津止渴，安神益智。《本草要略》谓人参能"通经活血"；《本草纲目》谓人参"治男妇一切虚证，发热自汗，眩晕头痛……小便频数淋沥，劳倦内伤，中风中暑，痿痹，吐血，嗽血，下血，血淋，血崩，胎前产后诸病"；《本草从新》谓人参"大补元气，生阴血，亦泻虚火"；《本草再新》谓人参"聪耳明目，固精滋水"。现代研究发现，人参皂苷对卵巢癌细胞有影响。有实验研究表明，人参皂苷 Rh2 或人参皂苷 Rg3 显示出与肿瘤转移有关的生物反应调节剂的作用。含有 Rh2 和 Rg3 成分的红参，具有增强卵巢癌患者 NK 细胞活性的作用，临床应用时，可取人参 3 ～ 30g，入汤剂煎服，或研末冲服。

2. 鸦胆子

味苦，性寒，有小毒，归大肠、肝经。功能清热，解毒，杀虫，截疟，腐蚀赘疣。《生草药性备要》谓鸦胆子能"凉血，去脾家疮，理跌打"；《本草求原》谓其"能腐肉，止积痢"；《岭南采药录》谓其"治冷痢，久泻，去皮肤恶毒，又能杀虫"；《医学衷中参西录》谓其"为凉血解毒之要药，善治热性赤痢，二便因热下血，最能清血分之热及肠中之热，防腐生肌，诚有奇效"；《抗癌本草》谓其"治直肠癌、食管癌、外耳道皮肤鳞状上皮癌、大肠癌、子宫颈癌"。现代研究发现，鸦胆子对卵巢癌细胞有杀灭作用。鸦胆子提取出 9 种具有抑癌活性的苦木内酯类单体，其含有的另一类抑癌成分为不饱和脂肪酸，特别是油酸、亚油酸，能强烈抑制癌细胞对氧的摄取，致细胞死亡，同时脂肪酸具有的表面活性对癌细胞有毒性作用，当脂肪酸含量很高时，可导致细胞膜的破裂。在体外实验条件下，测定鸦胆子油乳剂对人卵巢癌细胞株 CAOV3 的毒性作用，结果表明，作用 24 小时，其毒性作用与各种化疗药相比无显著差异，而持续作用 72 小时后，除与表阿霉素作用相近外，超过另外 3 种化疗药物对细胞的毒性作用，其差异显著，提示鸦胆子油乳剂对于卵巢癌有较好的治疗作用。临床应用时，去壳取仁 10 ～ 30 粒，入胶囊吞服或捣碎外用，不入汤剂。脾胃虚弱、呕吐者禁服。

3. 贯众

味苦、涩，性微寒，有小毒，归肝、胃经。功能清热解毒，凉血止血，杀虫。《名医别录》谓贯众能"去寸白，破癥瘕，除头风，止金疮"；《玉楸药解》谓其"止血行瘀，破积杀虫，收敛营血，消化瘀蒸，治吐衄崩带、积聚疝癖，杀寸白诸虫"；《本草从新》谓其

"泄热解毒，祛瘀生新"。现代研究发现，贯众粗提取物对卵巢癌有效，其有效成分可能为"绵马素"等。临床应用时，可取贯众 5～15g，入汤剂，或入丸、散。

4. 苦参

味苦，性寒，归心、肺、肾、大肠经。功能清热燥湿，祛风杀虫。《神农本草经》谓其能"主心腹结气，癥瘕积聚，黄疸，溺有余沥，逐水，除痈肿，补中，明目止泪"。现代研究发现，苦参总碱、苦参碱、氧化苦参碱及槐根碱等，对小鼠肉瘤、宫颈癌等有一定的抑制作用。临床应用苦参提取物治疗妇科盆腔肿瘤取得一定疗效。临床应用时，可取苦参 5～10g，入汤剂，或入丸、散剂。脾胃虚寒者禁服；反藜芦。

5. 桑寄生

味苦、甘，性平，归肝、肾经。功能补肝肾，强筋骨，祛风湿，安胎。《本草正》谓其"主女子血热崩中胎漏，固中安胎及产后血热诸疾，去风热湿痹，腰膝疼痛"。现代研究发现，桑寄生抗癌的主要成分为桑寄生毒肽 A3，对子宫体癌、卵巢癌等有效。临床应用时，可取桑寄生 10～15g，入汤剂，或入丸、散剂。

四、中药外敷治疗卵巢癌

卵巢癌晚期多出现少腹疼痛，肿瘤浸润输尿管时出现腰痛；骨转移时出现相应部位的疼痛。中药外敷，有效成分可透皮吸收，通过腠理、脉络，深达脏腑，调节阴阳，有扶正祛邪的作用。

1. 薏苡附子败酱散

生薏苡仁 30g～60g，熟附子 5g～10g，败酱草 15g～30g。加水煎 2 次，分 3 次将药液温服，药渣加青葱、食盐各 30g，加酒炒热，乘热布包，外敷患处，其上加热水袋，使药气透入腹内。每次熨 1 小时，每日 2 次。本法适用于各种卵巢良、恶性肿瘤。

2. 独角莲

鲜独角莲（去皮）捣成糊状，敷于肿瘤部位，上盖玻璃纸，包扎固定。24 小时更换 1 次（用干独角莲研细末，温水调敷亦可）。本法适用于各种卵巢良性、恶性肿瘤。

3. 阿魏膏或水红花膏

取药适量，外敷包块局部。不论病之初期或久积，配合内治法，均有助于消癥散瘀。本法适用于卵巢恶性肿瘤。

五、急症和兼症的治疗

1. 腹水

中医药辨证治疗恶性腹水有一定疗效。因卵巢癌腹腔内广泛浸润或压迫所致的恶性腹水，多是邪毒内蕴，气滞湿阻，或湿热蕴结，水湿内停所致，与肝、脾、肾三脏功能失调有直接关系。

（1）气滞湿阻：治以理气活血、除湿消满，方选柴胡疏肝散合平胃散加减。

（2）湿热蕴结：治以清热利湿、攻下逐水，方选中满分消丸合舟车丸加减。

血瘀重者，加丹参、红花、牡丹皮、穿山甲等；兼脾虚者，加党参、白术、茯苓等；兼肾虚者，加茯苓、附子、人参等。

2. 排尿困难

卵巢癌晚期压迫尿路所致的排尿困难，类似中医古籍中的"转胞"，与肺、脾、肾三脏功能障碍所致的"癃闭"不同。治以行瘀散结、通利水道为要，方选大黄䗪虫丸加减。久病气血亏虚者，酌加黄芪、人参等；小便不通，小腹胀痛难忍者，酌加麝香少许吞服。

六、重视日常调摄

中医学认为，疾病的药物治疗固然重要，但平素与病后的调养更加重要。《素问·上古天真论》曰："乃问于天师曰：余闻上古之人，春秋皆度百岁，而动作不衰，今时之人，年半百而动作皆衰者，时世异耶？人将失之耶？岐伯对曰：上古之人，其知道者，法于阴阳，和于术数，食饮有节，起居有常，不妄作劳，故能形与神俱，而尽终其天年，度百岁乃去。"又曰："夫上古圣人之教下也，皆谓之虚邪贼风，避之有时，恬淡虚无，真气从之，精神内守，病安从来。"以上的论述可以看出，平素注重精神调养、适当的运动和锻炼、注意饮食起居等，可延年祛病。

1. 生活起居调摄

起居有时，进行适当的体育锻炼。保持会阴区，特别是尿道口的清洁，预防感染。

2. 饮食调理

卵巢癌接受治疗期间或治疗后的饮食调理非常重要。丰富的营养可促进身体康复，色、香、味俱佳可刺激食欲。注意不可偏食或不食。如有需要，可将每日的2～3餐改为少食多餐，多食用新鲜的蔬菜、水果、杂粮等，不食用变质的食物。条件允许的可进行药膳调摄，有利于疾病的治疗。常用的药膳配方如下。

（1）葵花托盘 2 只，枸杞子 30 粒，核桃肉 10 枚，猪肉 30g，调料适量。诸味洗净，猪肉切片；将枸杞子、核桃肉、猪肉片摆放于葵花托盘上，加调料，入蒸锅蒸熟。每日 1 次，连汤食用。本方适用于卵巢癌伴腰膝酸软者。

（2）乌贼白果：乌贼肉 60g，白果 10 枚，调料适量。两味洗净，入锅中，加水适量，煮至肉烂，加调料调味即成。每日 1 次，连汤服用。本方适用于卵巢癌体虚者。

（3）铁树叶红枣汤：铁树叶 200g，红枣 10 枚。两味洗净入锅中，加水适量，煎煮取汁。每日 1 剂，分 3 次服，30 日为 1 个疗程。本方适用于卵巢癌伴出血者。

（4）蜗牛汤：蜗牛 50 只，瘦猪肉 100g，调料适量。瘦猪肉洗净切片，蜗牛洗净。两味入锅中，加水适量煮熟，加调料调味即成。本方适用于卵巢癌久病虚热者。

（5）益母草煮鸡蛋：益母草 50g，鸡蛋 2 枚。益母草洗净切段，与鸡蛋加水同煮，鸡蛋熟后去壳取蛋再煮片刻即成。每日 1 剂，吃蛋饮汤。本方适用于卵巢癌伴血虚者。

3. 情志调摄

向患者讲解清楚，卵巢癌经过积极的治疗，以及患者积极地配合治疗，是可以获得长期生存的。鼓励患者树立战胜癌症的信心，建立未来生活的目标。使患者相信，良好的心态可以帮助克服精神上的压力与纠结，从精神到身体做好战胜癌症、完成目标的准备。

恶性黑色素瘤

恶性黑色素瘤是临床较少见的恶性肿瘤，但其发病有迅速上升之势。该病以中老年人多见，易发生局部扩展、淋巴转移及血行转移。手术治疗效果虽好，但复发率高，化疗有一定疗效，但生存期短。

一、健脾入门，赢得先机

恶性黑色素瘤易复发转移，常见纳差形瘦、黑痣连珠、黑疽溃烂恶臭。医师若急于求成，采用直接攻下、破瘀消癥之法，常导致病情急剧恶化，患者的身体根本无法承受，而简单按照内科的辨证施治则缺乏治疗重心。有胃气则生，无胃气则死，恶性黑色素瘤的特点是发展神速，如不按照肿瘤专科的观念进行思考，不重视胃气，所施之药根本无法获效。如果采用先健脾的方法，使患者产生明显的饥饿感，此时体内的免疫细胞、吞噬细胞也处于饥饿备战状态，只要注意适度的饮食营养配合，即可进入第二阶段的正治期。

入门的健脾期需要多少时间呢？以患者获得明显的饥饿感为准。常用的香砂六君子汤、保和丸均可达到开胃醒脾的效果，山楂、神曲、木香需大胆加量，因恶性黑色素瘤乃阴疽之病，不必过虑香燥伤阴。尤建良教授常用自拟"微调三号方"入门，以赢得治疗本病的最佳时机。

二、阳和温肾，治病求本

传统治疗恶性黑色素瘤，多主张辨证施治，常将其分为气血两虚型、脾肾阳虚型、肝肾阴虚型、湿热下注型、毒邪壅盛型、瘀血内结型等证型来制定治疗方案，并有少量病例小结或个案报道。经过多年的临床实践，我们发现，治疗本病当紧抓阴寒之关键，下温肾重剂，同时注意以补肾阴药之腻来制温药之燥，实现"善补阳者当于阴中求阳，善补阴者当于阳中求阴"之妙，同时兼以化瘀解毒、利湿散结。阳和汤乃治疗恶性黑色素瘤之首选，并常获奇效。阳和汤具有温通和阳作用，主治一切阴疽。阴疽者，以局部漫肿、色白或黑、酸痛为特征，常兼见全身虚寒表现。治之宜温阳补血，散寒通滞。在原方基础上按实际情况出入，尤其在方中增附子益温肾之力，重用熟地黄制附子过燥，补而不腻又温补营血。鹿角胶性温，为血肉有情之品，生精补髓，养血助阳，强壮筋骨，为辅。姜炭、肉桂破阴和阳，温经通脉。麻黄、白芥子通阳散滞而消痰结，合用能使血气宣通，且又使熟地黄、鹿角胶补而不腻，于是补养之用，寓有温通之义。甘草生用者，解脓毒而调诸药。本方用于阴疽恶性黑色素瘤之症，犹如离照当空，阴霾自散，可化阴凝而使阳和。

三、内服外治，相得益彰

恶性黑色素瘤正虚阴寒于内，即使恶疮在外已化脓感染，有典型热毒之象，也不能用大苦之品内服，否则必伤先后天之本，尤其伤及中焦脾胃，从而错失以自身免疫力抵御病邪之良机。若能以内服健脾温肾制剂，治病求本，以苦寒生大黄、龙胆外用杀毒，苦参、苍术燥湿，五倍子、枯矾收敛溃疡，蛇床子、白鲜皮止痒，就能内外相得益彰。

外治法治疗恶性黑色素瘤是中医传统方法之一。中医学认为，外用药物将药物之气味透过皮肤以至肌肉、腠理而直达经络，传入脏腑，调节脏腑气血阴阳，从而治愈疾病。早期恶性黑色素瘤病位在表；外敷方便易行，药物可以直接作用于局部而取得较好疗效。对于局部肿瘤溃烂，感染或广泛皮下转移的病灶，用外治法亦有较好的疗效。恶性黑色素瘤出现恶性癌性溃疡为疾病发展过程中的常见症状，局部见瘤体破溃，渗血或渗液，常因感染而有恶臭的脓性或血性分泌物，可用生大黄、苦参、龙胆、蛇床子、败酱草、蒲公英、白鲜皮、五倍子等中药煎水浸泡患处，每日 1 ～ 2 次；或用清热解毒消肿的鲜品金银花叶、野菊花叶、芙蓉花叶或蒲公英等捣烂，外敷或用其汁敷患处；亦可用鸦胆子研粉外敷于病灶，可起到解毒消疮、收敛癌肿溃疡之作用。

四、"三步周期疗法"理论在恶性黑色素瘤中的应用

目前，恶性黑色素瘤的早期手术无疑是有效的方法，但复发率高；干扰素等免疫治疗疗效不肯定。虽然现已踏入免疫治疗时代，但免疫治疗费用昂贵，相当一部分患者无法承担。当我们已认识到本病的全身性转移倾向时，切不可因化疗的副作用而忽视作为全身性治疗方法之一的化疗之价值。而令人恐惧的化疗反应，通过配合中医药治疗可得到明显减轻。临床化疗剂量不宜过大，且强调化疗的敏感性，若第一、第二次化疗无效，即应果断放弃，改用中医药治疗。

在长期中西医结合治疗恶性黑色素瘤的临床实践中，尤建良教授总结的中药"三步周期疗法"可以减轻化疗的毒副反应，同时可以提高机体的免疫力，增强化疗药对恶性黑色素瘤的敏感性。

化疗前益气养阴，扶正培本：药用潞党参、天冬、麦冬各 10g，五味子 6g，黄芪、猪苓各 20g，女贞子、炒白术各 10g，砂仁 3g，薏苡仁 20g，鸡内金 10g，炙甘草 3g。每日 1 剂，每剂浓煎 2 次，分 2 次服。

化疗中降逆和胃，醒脾调中：药用陈皮、竹茹、旋覆花各 10g，代赭石 30g（先煎），丁香 6g，干姜 3g，姜半夏 12g，枳壳、茯苓各 10g，焦稻芽、焦麦芽各 15g。每日 1 剂，每剂浓煎 2 次，分 4 次服。

化疗后补气生血，温肾化瘀：药用肉桂 1.5g（捣），熟地黄 10g，黄芪、黄精各 30g，当归 6g，川芎、赤芍、白芍、女贞子、枸杞子、菟丝子、补骨脂各 10g，鸡血藤 30g，焦稻芽、焦麦芽各 15g。每日 1 剂，每剂浓煎 2 次，分 2 次服。化疗药物为阴毒之邪，最易耗伤人体阳气，如果能防患于未然，化疗前益气培土，补阴敛阳，使藩篱致密，后天之本巩固，就能提高机体的应激能力，建立有效的免疫防御机制，避免出现过于强烈的胃肠反应（化疗中）和骨髓抑制（化疗后）。即使出现反应，在化疗期及时给予和胃降逆、醒脾调中的方剂，就能使化疗引起的消化道反应控制在可耐受的 II 级之内。

恶性淋巴瘤

一、辨病辨证特点

淋巴瘤属于中医学"石疽""恶核""失荣""痰核"等范畴，其病因古人多有记载。《诸病源候论》曰："恶核者，肉里忽有核，累累如梅李，小如豆粒……此风邪挟毒而成。""恶核者，是风热毒气，与血气相搏结成核，生颈边，又遇风寒所折，遂不消不溃。"

中医学认为，恶性淋巴瘤与外邪侵袭、七情内伤、正气内虚有关。早期则以痰凝结滞为基本病理。痰为水液所聚或邪热烁津而成。若思忧悲伤，气郁化火，或饮食不节，使脾失健运；若邪毒内陷，热毒灼盛，均可导致津液输布失常，痰浊内生。痰浊内蕴，阻闭经络，气血涩滞，痰凝血瘀，相互胶结，渐积肿核，遂发本病。"痰之为物，随气升降，无处不到"，或留着肌肤，走窜筋骨，或内陷脏腑，故累及范围广。本病以痰、虚、毒、瘀等杂合而致，多数起病缓慢，虚实错杂。

淋巴瘤多见寒凝气滞证，表现为于颈项、腰胯或腿股间多生肿块，状如桃李，皮色如常，坚硬如石，逐渐增大，难消难溃，溃则难敛。若向内溃烂，多成逆证；亦有化脓而转为阳证者，较易痊愈。

二、分型辨治经验

淋巴瘤常见的中医证型，多为两种或多种证候要素组成的复合证候，可分为气虚、阴虚、血虚、痰湿、血瘀、气滞6种。目前中医治疗淋巴瘤，主要在减轻内科治疗和放疗后的不良反应，改善食欲、体力及免疫低下等方面发挥辅助治疗的作用，对于终末期患者起到支持治疗的作用。

1. 寒痰凝滞

主症：颈项、耳下、腋下肿核，不痛不痒，皮色不变，坚硬如石，难消难溃，不伴发热，或形寒怕冷，神倦乏力，面苍少华，小便清利。舌质略淡，舌苔白微腻，脉沉细。

治法：温阳化痰，软坚散结。

处方：阳和汤合消瘰丸加减。

常用中药：熟地黄、麻黄、白芥子、肉桂、炮姜、生甘草、鹿角胶、皂角刺、制南星、玄参、土贝母、牡蛎。

加减：兼气虚不足加党参、黄芪；阴寒重加附子；若肿块大而坚硬可重用生牡蛎，酌加昆布、海藻、夏枯草；咳痰量多加瓜蒌、海蛤粉；兼肝气郁滞，胁肋满闷加青皮、香附、陈皮；肝火上炎见目赤口苦者，可加菊花、夏枯草；久病肝肾亏虚加女贞子、桑椹子、枸杞子、菟丝子。

2. 毒瘀互结

主症：颈项或体表肿核硬实累累，推之不移，隐隐作痛，质硬，伴见形体消瘦，面色暗黑，皮肤枯黄，舌质暗红，苔多厚腻、乏津，脉弦涩；或见两胁积聚（肝脾肿大），胸闷气促，发热恶寒，口干苦，大便干结，消瘦，乏力，舌绛，苔黄、舌下青筋，脉滑数；或见肿块增大，融合成块，皮肤转红，肤温升高，疼痛固定，全身可有发热，或肝脾肿大，舌质紫暗或有瘀斑，苔黄，脉弦数。

治法：化痰解毒，祛瘀散结。

处方：西黄丸或小金丹加减。

常用中药：牛黄、板蓝根、马勃、薄荷、蒲公英、瓜蒌、玄参、苦桔梗、生地黄、赤芍、草河车、郁金、蜂房；或白胶香、草乌、五灵脂、地龙、制木鳖、制没药、制乳香、当归身、麝香、陈墨。

加减：如热毒明显，可用解毒清热方（段凤舞方）：蛇六谷、天葵子、黄药子、红木香、七叶一枝花；痰毒互结也可选用江南白花汤（刘嘉湘方）：望江南、白花蛇舌草、夏枯草、海藻、牡蛎、野菊花、白茅根、紫丹参、全瓜蒌、昆布、山药、桃仁、南沙参、王不留行、蜂房。痰瘀互结，可选用化痰祛瘀方（施今墨方）：川贝母、炒牡丹皮、象贝母、炒丹参、山慈姑、炮甲珠、海藻、昆布、川郁金、忍冬藤、小蓟、桃仁、杏仁、牛蒡子、皂角刺、桔梗、酒玄参、夏枯草、三七末。

3. 气滞痰凝

主症：胸闷不舒，两胁作胀，颈、腋及腹股沟等处肿核累累，可有皮下硬结，消瘦乏力。舌质淡红，舌苔白，或舌有瘀点，脉沉滑。

治法：疏肝解郁，化痰散结。

处方：海藻玉壶汤或半夏厚朴汤加减。

常用中药：海藻、昆布、贝母、半夏、青皮、陈皮、当归、川芎、连翘、甘草；或半夏、厚朴、茯苓、生姜、苏叶。

加减：若气郁较甚者，可酌加香附、郁金助行气解郁之功；胁肋疼痛者，酌加川楝子、延胡索以疏肝理气止痛；咽痛者，酌加玄参、桔梗以解毒散结、宣肺利咽。

4. 阴虚火旺

主症：颈项肿核，质地坚硬，或腹内结块，形体消瘦，头晕目眩，耳鸣，身体烘热，五心烦热，心烦易怒，口咽干燥，两胁疼痛，腰膝酸软，遗精失眠，夜寐盗汗。舌红或绛，苔薄或少苔，脉细数。

治法：滋阴降火。

处方：知柏地黄丸加减。

加减：午后低热者，加青蒿、鳖甲、地骨皮等；出血明显者，可加仙鹤草、三七等；盗汗甚者，加牡蛎、浮小麦等；癥块明显者，加用鳖甲、牡蛎等。

白血病

白血病是一种造血系统的恶性肿瘤，根据癌细胞相应的发育阶段，可分为急性白血病和慢性白血病两类。在中医学文献中尽管难以找到白血病这一名词，但在"热痨""温病""血证"等病症中均有详细的记载和论述。

正气不足，先天已有胎毒，而后瘟毒，邪毒侵袭，由表入里，致脏腑受邪，骨髓受损，正虚邪实，耗气伤阴，气血亏损，是急性白血病的动态病理过程。

机体内在功能失调是慢性白血病的内在发病基础，情志抑郁是重要的继发因素，外感邪毒是外在必然条件。其发病关键在于机体内在功能失调，导致邪毒入侵，累及骨髓，毒瘀相聚，损伤气血。

一、临证心法

尤建良教授认为白血病的致病原因乃气血不足，感受瘟毒之邪。这与西医学中的自体免疫功能低下或遗传基因缺陷，使致病因素在体内发病很相似。白血病的病机主要是五脏虚劳，精血失守，虚邪贼风入血伤髓。脏腑虚衰，精血内夺为本，邪气内乘为标。白血病起病时，多出现外感热邪的症状如发热、怕冷、口腔及咽喉糜烂，若热毒蕴久，犯及营血，迫血妄行，可见出血。至于慢性白血病的肝脾肿大则属中医学的"癥瘕""积聚"范畴，浅表淋巴结肿大者又可以"痰核"论之。及至白血病晚期，多呈现气血大亏、正气虚损的状态。中医药辨证治疗白血病的报道虽然逐渐增多，但证型很不统一，众说纷纭，实际上阳虚、阴虚、瘀血、痰热、瘟毒常常相互兼夹，相互转化。由于本病发展迅速，病情险恶，因此治疗原则应遵循急则治其标，缓则治其本，标本兼治。

病急者当清瘟解毒，常用清营汤、犀角地黄汤加减，常用药如犀角、牡丹皮、玄参、生地黄、栀子等；若临床表现以发热为主者，主要是正气虚弱，邪毒内侵，蕴毒化热所致，临床上可加用羊蹄根、墓头回、青黛、白花蛇舌草等。其中羊蹄根败毒抗癌，清热消炎，凉血止血，是治疗各种白血病的首选药物，且用量较大；墓头回清热祛瘀，止血，相关实验结果表明，对急性粒细胞白血病细胞有明显抑制作用，并有促进正常细胞增殖作用；青黛中的有效成分靛玉红有明显抑制白血病细胞生长的作用；白花蛇舌草清热解毒，药理实验表明，对白血病细胞有抑制作用。若以出血为主者，主要是阴虚内热，毒热火炽，迫血妄行，或血瘀使新血不得归经所致，临床上可加用收敛止血药、祛瘀止血药，常用药如仙鹤草、血余炭、白茅根、藕节、地榆炭等。如上焦出血者用牛膝、降香引血下行；下焦出血者用升麻、柴胡升提中气。

病缓者予扶正固本，用八珍汤、扶正和胃方等出入，常用药如党参、麦冬、五味子、白术、茯苓、熟地黄、当归、白芍、女贞子等。

慢性白血病患者肝、脾、浅表淋巴结肿大，按"癥积""痰核"治之，以三棱、莪术、牡丹皮、丹参活血化瘀；牡蛎、昆布、海藻化痰软坚散结；全瓜蒌、僵蚕、山慈姑等化痰解毒消肿。还可以选用以长春花、蟾蜍、菝葜、雄黄等为主的单方、验方。

如因肝经实火导致的头痛面赤、胸胁胀痛、便秘尿赤等，可用当归芦荟丸清热泄肝，攻下行滞；口腔、咽喉糜烂者可予六神丸清热解毒，消肿止痛。

二、案例分析

1. 病案一

王某，男，4岁。患儿于1988年4月初出现发热头痛，全身紫斑，体温波动在37.9～39.3℃，至某院行骨髓检查确诊为急性粒细胞性白血病。

初诊（1988年5月22日）：患儿形体消瘦，面色苍白，精神萎靡，表情淡漠，懒言声低，身有瘀紫斑，发热不恶寒，五心烦热，口干不欲饮，大便调，小便黄。舌红绛，脉细数。查血象：血红蛋白（Hb）64g/L，红细胞（RBC）2.15×10^9/L，白细胞（WBC）2.7×10^9/L，中性粒细胞（N）21%，幼稚细胞60%，血小板（PLT）33×10^9/L。辨证属血分热毒，伤营动血，先予清解血分，凉血止血。药用水牛角片10g，生地黄30g，玄参12g，当归10g，牡丹皮、丹参各15g，黄连6g，赤芍、龙胆各12g，羊蹄根、白茅根各30g。14剂，日服1剂，每日两煎。

复诊（1988年8月30日）：上方化裁共服3个月，配合三尖杉酯碱为主的HOAP方案多程化疗。化疗期未出现明显毒副反应，临床症状完全消失，复查骨髓提示白血病得到完全缓解；外周血象示Hb 112g/L，WBC 4.2×10^9/L，N68%，幼稚细胞0%，PLT 100×10^9/L。此后长期服用"扶正和胃合剂"扶正固本，间断服用清热解毒之方剂。

经随访，患儿存活2年。

按：本例系急性淋巴细胞白血病，临床表现以发热、贫血、出血为主，是由热毒炽盛，迫血妄行，瘀血内结，新血不得归经所致。尤建良教授先以犀角地黄汤为主方随证加减。方中犀角用水牛角片代替。随方加羊蹄根败毒抗癌；黄连、龙胆泻火解毒；白茅根清热凉血止血；玄参黑色入肾，肾主骨生髓，与当归、丹合用，滋阴养血生髓以固本。后期以"扶正和胃合剂"间断配合清热解毒之方剂以健脾益气，养阴解毒，补益虚损之气阴，祛瘀以生新，诸症有所好转。

2. 病案二

韩某，女，70 岁，退休工人。患者半年来经常头昏乏力，腹部胀闷，2020 年 7 月于当地医院检查发现白细胞异常增多、全身淋巴结肿大，转至无锡市第四人民医院经骨髓穿刺证实为慢性淋巴细胞白血病。患者未予西医治疗，寻求中医治疗。

初诊（2020 年 7 月 22 日）：患者面色萎黄，精神疲惫，腰酸软无力，时或头晕目眩，健忘，周身关节疼痛，经常胁腹胀满，按之更甚，食纳欠佳，口干欲饮，心烦意躁，入睡困难。舌红，苔少，脉细数。查体：全身皮肤无出血性瘀点、瘀斑，双侧腹股沟可触及黄豆大小淋巴结数枚；巩膜无黄染；肝肋下未及；脾肋下 20cm，质硬，触痛。

辨证属气阴两虚，心肾不交，肝肾不足，痰凝气结血瘀。予益气养阴清热、清心滋肝补肾、软坚消癥散结法主之。

处方：黄芪 20g，炒白术 10g，防风 10g，肉桂 3g，黄连 3g，焦栀子 10g，玄参 10g，生地黄 10g，桑寄生 10g，巴戟天 10g，怀牛膝 10g，山茱萸 10g，天麻 10g，姜半夏 10g，醋鳖甲 10g，夏枯草 10g，薏苡仁 30g，赤芍 10g，牡丹皮 10g，威灵仙 10g，徐长卿 10g，鬼箭羽 10g，天葵子 15g，山慈姑 5g，红豆杉 5g。14 剂，2 日 1 剂，每日 2 次煎服。

复诊（2020 年 9 月 3 日）：服上方 14 剂后，自觉疲劳感明显缓解，胁腹部胀闷感日渐缓解，关节疼痛及口干缓解，夜寐渐安，胃纳尚欠佳。既见疗效，增减再进。查外周血象（2020 年 9 月 2 日）示白细胞 22.29×10^9/L，淋巴细胞比例 77.9%，单核细胞比例 2.8%，淋巴细胞绝对值 17.4×10^9/L；查异常白细胞（2020 年 9 月 2 日）示异常淋巴细胞 25%。

处方：原方去徐长卿、威灵仙，加神曲 10g，羊蹄根 30g。续服 14 剂，2 日 1 剂，每日 2 次煎服。

复诊（2020 年 10 月 27 日）：上方服用 1 个多月后复查外周血象（2020 年 10 月 26 日）示白细胞 17.52×10^9/L，淋巴细胞比例 18.3%，单核细胞比例 44.6%，淋巴细胞绝对值 3.2×10^9/L。患者诸症均见好转，Karnofsky 评分为 100 分。

处方：原方去羊蹄根，续服 14 剂。

至 2021 年 4 月，患者病情稳定，未见反复。

按：本例确诊为慢性淋巴细胞白血病，纵观脉症，属气阴两虚，肝肾不足，心肾不交，痰凝气结血瘀交结而成的癥积。患者面色萎黄，精神疲惫，腰酸软无力，头晕目眩，健忘失眠，为心肾不交，肝肾不足，血失生化，清阳不升之故；周身关节疼痛乃气滞血瘀，肝肾不足，不得濡养筋骨；脾肿大为气滞痰凝瘀血交结而成。尤建良教授以滋肝补肾为本、养阴清热祛除病因、软坚消癥散结除标为治疗原则，攻逐祛邪而不伤正，实为治疗顽癥痼疾的良策。

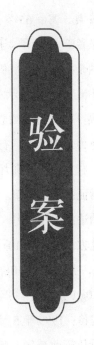

验案

肺　癌

验案 1：左肺癌术后脑转移

安某，男，65 岁。初诊日期：1999 年 3 月 25 日。

患者于 1998 年 4 月在无锡市肺科医院行左下肺腺鳞混合癌手术，术后用 "MEP" 方案化疗两个疗程，病情仍逐渐加重。1999 年 3 月，患者出现右侧肢体活动不利、头昏头痛、言语不清。CT 检查示左侧脑转移癌左侧脑室受压。予以住院治疗。诊断为左肺癌术后，脑转移癌。现症见右侧肢体活动不利，头昏头痛，言语不清，干咳无痰，纳差，大便干结，神疲乏力。舌质红、有瘀斑，苔薄白，脉细无力。查体：左胸背见手术瘢痕，左肺呼吸音减弱，右上、下肢肌力 1 级。

辨证：气阴两虚，痰瘀阻络。

治法：益气养阴，化痰通络。

处方：生地黄 10g，党参 10g，麦冬 10g，茯苓 10g，猪苓 30g，僵蚕 10g，谷芽、麦芽各 10g，炙枇杷叶 10g，泽泻 10g，姜半夏 6g，陈皮 6g，赤芍 10g，桑枝 10g，山慈姑 6g，鳖甲 10g（先煎）。

复诊：1999 年 5 月 18 日。服药后症状渐减，于 1999 年 5 月 14 日进行 CT 检查示左侧脑室受压较前减轻。此后以原方略有加减进行治疗，患者右侧肢体活动改善，肌力渐增，头昏头痛缓解，咳嗽缓解，纳食增加，病情稳定，生存质量逐渐提高。守方持续治疗，患者生存 4 年余。

验案 2：右肺中叶中央型肺癌伴右肝转移

肖某，男，69 岁。初诊日期：1994 年 2 月。

1993 年 7 月，患者因咯血、胸痛，经当地医院 CT 检查、病理检查，明确诊断为右肺中叶中央型肺癌，并有右肝转移。查体见肝大，肋下 2cm，质硬。立即行介入治疗 2 次，右肺中叶肿块减小而不消，约 3cm×4cm，右肝肿块依然存在，并伴有右肋疼痛。现症见咳嗽、胸痛，咯血，肝区不适，胃脘胀满。舌暗红，苔黄腻，脉弦滑。

辨证：土壅木郁，木火刑金，痰热蕴肺。

治法：培土生金，肃肺化痰。

处方：潞党参 15g，炒白术 10g，陈皮 10g，姜半夏 15g，茯苓 10g，焦山楂 30g，炙枇杷叶 10g，桔梗 10g，桑白皮 10g，桑叶 10g，生麦芽 30g，白芍 10g，黄芩 10g，平地木

30g，郁金 6g，天南星 10g，莱菔子 10g，炙甘草 3g。

后随症微调加减，患者诸症减轻，Karnofsky 评分为 90 分。

验案 3：肺癌无法手术

荣某，男，76 岁。初诊日期：2005 年 9 月 13 日。

2005 年 8 月，患者因咯血、左胸痛，经无锡市中医院、无锡市第五人民医院行 X 线胸片、CT 检查，诊断为左上肺癌，立即在无锡市第五人民医院进行手术治疗，手术中发现肿瘤侵犯纵隔、肺门淋巴结，并与大血管粘连，无法切除，故关闭胸腔。术后，患者出现左侧胸腔积液、发热不止、咳嗽、胸痛，间有咯血。舌苔黄腻，脉弦滑。

辨证：湿热蕴结，肺脾气虚。

治法：清热利湿退热，补肺健脾。

处方：柴胡 15g，桑白皮 20g，桑叶 10g，黄芩 20g，平地木 30g，天南星 10g，葶苈子 10g，炙枇杷叶 10g，桔梗 10g，潞党参 15g，炒白术 10g，陈皮 10g，姜半夏 15g，茯苓 10g，大枣 10 枚。

复诊：2005 年 10 月 15 日。热退，胸水消失，舌苔黄腻消退，咳嗽、胸痛依旧，食欲下降，形体消瘦。开始服用吉非替尼 250mg/d。前方加莱菔子 10g，焦谷芽 10g，焦山楂 10g，神曲 10g，木香 5g。

复诊：2005 年 11 月 13 日。咳嗽、胸痛消失，食欲大增，体重增加，生活起居如常。微调加减以开胃醒脾。

后来患者出现过度饥饿感，故将焦山楂、木香减半，加入黄芪、桂枝、白芍以恢复常人食欲。使用吉非替尼期间出现面、背及两大腿内侧部相互融合的暗红色皮疹，遂外用炉甘石洗剂，以及用口服中药药液热敷，每日 2～3 次，每次 20 分钟，皮疹明显减少。

2006 年 2 月 9 日复查胸部 X 线片示左上肺肿块消失，左肺野清晰，无胸水。患者生活完全自理，Karnofsky 评分为 100 分。

验案 4：肺癌术后化疗不耐受

姜某，男，58 岁。初诊日期：1990 年 8 月。

1990 年 2 月 19 日，患者因咳嗽就诊，检查发现左上肺有 3cm×3cm×4cm 肿块，即行左肺上叶切除术，经病理检查诊断为黏液性腺癌。因患者对化疗反应较大，故化疗 4 次后即中止，一直在我院进行中医药治疗。患者术后仍感胸闷、气急，时有咳嗽，痰稠而多、色黄。舌红，苔薄白腻，脉细滑数。

辨证：肺热壅盛。

治法：清热肃肺。

处方：桑白皮 10g，桔梗 6g，平地木 30g，白花蛇舌草 30g，姜竹茹 6g，炙枇杷叶 10g，陈皮 6g，海浮石 30g，象贝母 10g，杏仁 10g，甘草 3g。

复诊：1991 年 12 月。咳嗽减轻，气急、痰多均有好转，苔转薄白。转肃肺止咳之法。

处方：桑白皮 10g，苦杏仁 10g，桔梗 6g，姜半夏 10g，象贝母 10g，炙枇杷叶 10g，莱菔子 10g，瓜蒌皮 10g，潞党参 10g。

复诊：1992 年 3 月。咳嗽等症基本消除，改拟扶正固本之法。

处方：炙黄芪 30g，女贞子 10g，潞党参 10g，炒白术 10g，茯苓、茯神各 10g，炒薏苡仁 10g，山药 20g，姜半夏 10g，陈皮 6g，猪苓 30g，金荞麦 30g，鱼腥草 30g。

患者逐步康复，Karnofsky 评分为 100 分，肿瘤未复发转移，存活超过 12 年。

验案 5：肺癌化疗伴不良反应

蒋某，女，68 岁。初诊日期：1992 年 3 月。

1991 年 5 月，患者出现咳嗽、左胸隐痛，1992 年 1 月又出现吐血症状，量较多，伴胸闷气短。X 线胸片检查示中等量积液，抽液后发现左肺下叶有 6cm×6cm 肿块。1992 年 2 月 20 日行支气管纤维镜检查、病理检查，确诊为左肺下叶腺癌。经 3 次抽胸水后，积液增长迅速，出现大量胸水。1992 年 3 月，患者到我院住院，以 MFP 方案化疗 3 周期（丝裂霉素 18mg，顺铂 270mg，5- 氟尿嘧啶 7.5g），配合中药防治化疗毒副反应。

辨证：气阴两虚。

治法：益气养阴，扶正培本。

处方：潞党参 10g，天冬 10g，麦冬 10g，五味子 6g，黄芪 20g，猪苓 20g，女贞子 10g，炒白术 10g，砂仁 3g，薏苡仁 20g，鸡内金 10g，炙甘草 3g。

复诊：1992 年 6 月。咳嗽较以前减轻，时有胸闷。

处方：橘皮 10g，竹茹 10g，旋覆花 10g，代赭石 30g（先煎），丁香 6g，干姜 3g，姜半夏 12g，枳壳 10g，茯苓 10g，焦稻芽 15g，炒麦芽 15g。

复诊：1992 年 7 月。咳嗽好转，无咯血，无气喘。

处方：肉桂 1.5g（捣），熟地黄 10g，黄芪 30g，黄精 30g，当归 6g，川芎 10g，赤芍 10g，白芍 10g，女贞子 10g，枸杞子 10g，菟丝子 10g，补骨脂 10g，鸡血藤 30g，焦稻芽 15g，炒麦芽 15g。

1992 年 8 月患者复查 X 线胸片，提示胸水完全消失，遗留左侧胸膜增厚，疗效达到完全缓解。现患者咯血、气喘、胸痛诸症完全消失。

患者虽然接受较大剂量的化疗，但在整个连续治疗过程中，呕吐不足 2 次，无腹泻及口腔溃疡，Hb > 100g/L，WBC > 4×10^9/L，PLT > 80×10^9/L。化疗结束后复查血常规：Hb 104g/L，WBC 5×10^9/L，PLT 105×10^9/L；肝肾功能指标亦在正常范围内。

验案 6：肺癌未手术伴化疗不耐受

徐某，女，71 岁。初诊日期：1998 年 10 月。

1 年多以前，患者因发现右锁骨上淋巴结肿大，经 X 线摄片、穿刺检查等确诊为肺癌，右锁骨上淋巴结转移。患者未行手术治疗，仅进行 1 次化疗，因无效而停止。患者来诊时咳嗽阵作，少痰，时夹血丝，胃纳欠佳，夜寐欠安，稍有低热，二便尚调。舌质淡红，苔薄黄，脉细。

辨证：肺热壅盛，血热妄行。

治法：清热肃肺止血。

处方：桑白皮 10g，光杏仁 10g，桔梗 6g，象贝母 10g，瓜蒌皮 10g，薏苡仁 30g，仙鹤草 30g，炒蒲黄 10g。

复诊：1998 年 11 月。服药两周后，咳嗽、咯血丝好转，故转健脾和胃微调法治之。

后来患者一直辨证微调平衡治疗，锁骨上淋巴结未见增大，Karnofsky 评分为 80 分。治疗至 2008 年，患者因心脏病死亡。

验案 7：肺癌胸水

赵某，女，50 岁。初诊日期：2014 年 12 月 4 日。

患者有肺癌病史，于 2014 年 11 月 29 日在无锡市第四人民医院复查 CT 提示左肺恶性肿瘤治疗后，左侧胸膜转移伴少量胸腔积液；肝及双肾小囊肿。盆腔 CT 检查未见明显转移灶。实验室检查：癌胚抗原（CEA）3.85ng/mL，糖类抗原 125（CA12-5）72.12U/mL，糖类抗原 724（CA72-4）10.78U/mL。现症见气喘，咳嗽，咯白黏痰，胸闷，纳眠可，二便调，饮水则口干，头晕，潮热汗出。舌红，半边少苔，脉弦。

辨证：痰热蕴肺。

治法：清肺化痰，宣肺平喘。

处方：桑白皮 10g，杏仁 5g，桔梗 5g，姜半夏 5g，象贝母 10g，莱菔子 10g，瓜蒌皮 10g，炒党参 10g，苏子 10g，白芥子 10g，射干 10g，炙甘草 6g，玄参 10g，巴戟天 10g，鱼腥草 10g，夏枯草 10g，僵蚕 10g，炙麻黄 3g，黛蛤散 10g（包煎），麦冬 10g，黄芩 20g，葶苈子 10g，石膏 30g（先煎）。

复诊：2014 年 12 月 13 日。患者口服易瑞沙和红豆杉胶囊，配合中药治疗，于 12 月 12 日复查 CEA 4.14ng/mL，CA12-5 90.50U/mL，CA72-4 39.59U/mL。

处方：炒白术 10g，炒党参 10g，茯苓 10g，茯神 10g，焦稻芽 10g，焦麦芽 10g，炒薏苡仁 30g，姜半夏 10g，陈皮 10g，枇杷叶 10g，炒山药 10g，桑寄生 10g，牛膝 10g，苏子 10g，莱菔子 10g，白芥子 10g，射干 10g，炙甘草 6g，玄参 10g，巴戟天 10g，僵蚕 10g，炙麻黄 3g，黛蛤散 10g（包煎），石膏 30g（先煎），麦冬 10g，黄芩 20g，葶苈子 10g。

复诊：2014 年 12 月 27 日。患者胸水消退，结节亦缩小，气喘已平。于 12 月 26 日复查 CEA 2.97ng/mL，CA12-5 39.92U/mL，CA72-4 16.18U/mL。前方去炙甘草，加拳参 10g。

验案 8：腺癌淋巴结转移、骨转移

朱某，女，52 岁。初诊日期：2013 年 2 月 26 日。

患者患右上肺腺癌，锁骨上淋巴结转移、骨转移，$T_4N_2M_1$，Ⅳ期，已化疗 4 次，同时口服埃克替尼。现症见咽痒，无咳嗽，无胸痛，无咯血，二便如常。舌红，无苔，脉弦滑。

辨证：阴虚痰热。

治法：滋阴清肺，化痰散结。

处方：玄参 10g，射干 10g，桔梗 5g，象贝母 10g，栀子 10g，生地黄 10g，杏仁 10g，海蛤壳 20g，僵蚕 10g，地龙 10g，炒白术 10g，陈皮 5g，猫爪草 20g，鱼腥草 20g，蛇六谷 20g（先煎），半枝莲 20g，黄芩 30g，石膏 30g（先煎），莱菔子 10g，炙甘草 6g。

复诊：2013 年 3 月 12 日。患者胃纳尚可，无咳嗽，无恶心呕吐，右臂上举疼痛，二便尚可，夜寐欠安。舌红，无苔，脉弦滑。前方改莱菔子 15g，加片姜黄 10g，葛根 10g，制香附 10g。

复诊：2013 年 5 月 10 日。患者服药后胃纳尚可，右臂上举疼痛减轻，但出现右侧肋骨疼痛，二便尚可，无咳嗽，夜寐欠安。舌红，无苔，脉弦滑。

处方：玄参 10g，射干 10g，桔梗 5g，象贝母 10g，栀子 10g，生地黄 10g，杏仁 10g，海蛤壳 20g，僵蚕 10g，地龙 10g，炒白术 10g，陈皮 5g，猫爪草 20g，鱼腥草 20g，夏枯草 10g，黄芩 30g，石膏 30g（先煎），莱菔子 15g，炙甘草 6g，片姜黄 10g，葛根 10g，制香附 10g，牛膝 10g，蒲公英 20g。

复诊：2013 年 6 月 1 日。患者病情平稳，近来稍有胸闷，咽喉有火辣感。舌红，无苔，脉弦滑。前方去猫爪草、夏枯草、蒲公英，加牛蒡子 10g，海螵蛸 20g，煅瓦楞子 20g，瓜蒌皮 10g，白及 10g。

复诊：2013 年 7 月 10 日。患者轻度右肩痛，已无右侧肋骨疼痛，胃纳尚可，二便调。

处方：玄参 10g，射干 10g，桔梗 5g，象贝母 10g，栀子 10g，生地黄 10g，杏仁 10g，海蛤壳 20g，僵蚕 10g，地龙 10g，炒白术 10g，陈皮 5g，鱼腥草 20g，牛蒡子 10g，海螵蛸 20g，煅瓦楞子 20g，瓜蒌皮 10g，白及 10g，黄芩 30g，石膏 30g（先煎），莱菔子 15g，炙甘草 6g，片姜黄 10g，葛根 10g，制香附 10g，牛膝 10g，忍冬藤 15g。

验案 9：肺占位病变

杨某，女，81 岁。初诊日期：2014 年 1 月 28 日。

2014 年 1 月 20 日，患者在无锡市某医院行胸部 CT 检查，提示右肺上叶占位（大小约

2.9cm×2.3cm），新生物可能，建议进一步检查；右肺中叶小结节影，结合临床，建议随诊复查；纵隔内多发小淋巴结影；肝脾内低密度灶，建议进一步检查；甲状腺体积增大，结合临床。患者因高龄，拒绝穿刺活检，要求中药保守治疗。现症见咳嗽，咯少量黄痰，胁肋部疼痛，纳寐可。舌淡红，苔薄黄腻，脉细。

辨证：痰瘀互结。

治法：清肺化痰，化瘀散结。

处方：桑白皮 10g，杏仁 5g，桔梗 5g，姜半夏 5g，象贝母 10g，莱菔子 10g，瓜蒌子 10g，黄芩 20g，栀子 10g，延胡索 20g，片姜黄 10g，炙甘草 6g，鱼腥草 30g，玄参 10g，白术 10g，陈皮 5g，白芍 10g，干姜 3g。

复诊：2014 年 2 月 11 日。患者口苦，偶尔咯少量黄痰。舌淡红，苔薄黄腻，脉细。原方加黛蛤散 10g（包煎），佛耳草 10g，旋覆花 10g（包煎）。

复诊：2014 年 3 月 1 日。患者胸闷、肩痛。舌淡红，苔薄黄腻，脉细。前方去佛耳草，加葛根 10g。

复诊：2014 年 4 月 8 日。患者胃中疼痛，胃纳差。舌淡红，苔薄黄腻，脉细。前方加紫苏梗 10g。

复诊：2014 年 5 月 20 日。患者近来咳嗽、咳痰时作，咯白痰。舌苔薄腻，脉细。前方加前胡 10g。

复诊：2014 年 12 月 12 日。患者咳嗽已止，偶有乏力，咽痒，咽中见大滤泡。舌苔薄腻，脉沉细。2014 年 12 月 11 日在当地某医院复查胸部 CT，提示右肺上叶占位（大小约 2.7cm×2.4cm），新生物可能性大，建议进一步检查；右肺中叶小结节影，建议随诊复查；右肺下叶陈旧性病灶；两侧胸膜增厚；两侧甲状腺改变，建议进一步检查；肝脾内类圆形低密度影，建议进一步检查。前方去黄芪、木香、鸡内金，加生地黄 10g，射干 10g。

验案 10：肺癌术后多发脂肪瘤

尤某，女，65 岁。初诊日期：2015 年 1 月 23 日。

患者于 2014 年 12 月 30 日行"胸腔镜下右上肺叶切除＋淋巴结清扫术"，术后病理检查示右上肺浸润性腺癌，2 级，未见淋巴结转移。为求中医治疗，故来诊。现症见咳嗽，咯白黏痰，手术瘢痕处隐痛，全身多发大小不等的脂肪瘤、无痛，纳可，夜寐需服用安定，乏力。舌暗红，苔白腻有裂纹，脉细。

辨证：脾虚痰湿。

治法：健脾化痰祛湿。

处方：炒白术 10g，炒党参 10g，茯苓 10g，炒山药 10g，茯神 10g，炒薏苡仁 30g，姜半夏 10g，陈皮 10g，枇杷叶 10g，焦稻芽 10g，焦麦芽 10g，玄参 10g，象贝母 10g，桔梗

5g，黄芩 5g，杏仁 10g，金荞麦 10g，香附 10g，鱼腥草 20g，炙甘草 6g。

同时服鸦胆子油软胶囊，每次 3 粒，每日 3 次，以解毒散结。

复诊：2015 年 2 月 7 日。患者服药后咳嗽、咳痰减轻，胃纳尚可，睡眠差。舌暗红，苔白腻有裂纹，脉细。前方加合欢皮 10g，炒酸枣仁 10g。

复诊：2015 年 3 月 13 日。患者偶有咳嗽，咯少量黏痰，夜寐改善。舌暗红，苔白腻有裂纹，脉细。前方加前胡 10g，生地黄 10g，麦冬 10g，天花粉 10g，白芍 10g，乌梅 5g。

复诊：2015 年 4 月 14 日。患者近来身痒，咳嗽较前好转，胃纳可。舌暗红，苔白腻有裂纹，脉细。前方去金荞麦、前胡，加白鲜皮 20g，地肤子 10g。

复诊：2015 年 5 月 16 日。患者咽中有痰，脚软无力。舌暗红，苔白腻有裂纹，脉细。前方去乌梅、天花粉，改黄芩 10g，加黛蛤散 10g（包煎），射干 10g，海浮石 30g，僵蚕 10g。

复诊：2015 年 6 月 17 日。患者脚无力，咯白痰，易出汗。舌暗红，苔白腻有裂纹，脉细。前方去谷芽、麦芽、薏苡仁、茯苓、党参，加巴戟天 10g，知母 10g，栀子 10g，龙骨 30g（先煎），煅牡蛎 30g（先煎），碧桃干 30g，仙茅 10g，麻黄根 20g，浮小麦 30g，牛膝 10g，桑寄生 10g。继续服用鸦胆子油软胶囊，每次 3 粒，每日 3 次。

复诊：2015 年 7 月 15 日。患者发现全身多发脂肪瘤消失，出汗仍较多，脚无力。舌苔薄白，脉细。以前方服 7 剂。

验案 11：右肺癌术后多脏器转移

张某，男，72 岁。初诊日期：2015 年 9 月 9 日。

患者于 2012 年 5 月因右肺癌进行手术治疗，因肺转移，进行化疗 4 次。其间，患者经检查发现前列腺肥大，曾有少量胸水。2015 年 8 月 20 日，患者复查发现肝、胰腺转移。现症见偶有咳嗽，无痰，胃纳差，夜寐欠安。舌淡红，苔薄，脉细。

辨证：肺脾气虚，痰湿阻滞。

治法：健脾益气，化痰散结。

处方：炒白术 10g，炒党参 10g，茯苓 10g，茯神 10g，炒薏苡仁 30g，姜半夏 10g，陈皮 10g，枇杷叶 10g，焦稻芽 10g，焦麦芽 10g，防风 10g，白芍 10g，合欢皮 10g，炒酸枣仁 10g，龙骨 30g（先煎），煅牡蛎 30g（先煎），栀子 10g，象贝母 10g，益智仁 10g，红豆杉 5g，半枝莲 20g，金樱子 10g，肉桂 3g，炙甘草 6g，石韦 10g。

复诊：2015 年 9 月 19 日。患者胃纳差，身发痒。舌淡红，苔薄，脉细。前方加木香 5g，砂仁 3g（后下），地肤子 15g，白鲜皮 20g。

复诊：2015 年 10 月 21 日。患者身痒已止，睡眠不佳。舌淡红，苔薄，脉细。前方加远志 5g，秫米 10g，知母 10g。

复诊：2015 年 10 月 31 日。患者有咳嗽、咳痰，无咯血，无胸痛，睡眠情况转佳。舌淡红，苔薄，脉细。前方加白芥子 10g，紫苏子 10g。

复诊：2015 年 11 月 14 日。患者病情改善，胃纳尚可，咳嗽间作，痰多，动则气喘，平静时不喘，胸闷。查 CA12-5 36.94 U/mL。舌淡红，苔薄黄腻，脉细。患者正气亏虚有改善，予以清肺化痰、解痉平喘。

处方：桑白皮 10g，杏仁 5g，桔梗 5g，姜半夏 5g，象贝母 10g，莱菔子 10g，瓜蒌子 10g，炒党参 10g，葶苈子 10g，车前子 10g（包煎），白芥子 10g，栀子 10g，黄芩 10g，炙麻黄 3g，防己 10g，黛蛤散 10g（包煎），白前 10g，前胡 10g，紫苏子 10g，旋覆花 10g（包煎），鱼腥草 30g，石膏 30g（先煎），炙甘草 6g，花椒 3g，红豆杉 5g。

复诊：2015 年 11 月 28 日。患者咳嗽好转，无痰，胸闷气喘略减。舌淡红苔薄，脉细。前方改炙麻黄 6g，加当归 10g，地龙 10g，冬瓜皮 20g。

复诊：2015 年 12 月 12 日。患者胸闷、气喘、咳嗽减轻。舌淡红，苔薄，脉细。前方加拳参 20g。

验案 12：肺部肿瘤伴痰血

庄某，男，70 岁。初诊日期：2020 年 5 月 19 日。

患者进行 CT 检查时发现左上肺占位，大小为 22mm×15mm，左下肺实变，炎症，占位不除外，考虑为恶性肿瘤。现症见胃纳尚可，乏力不显，大便干结，3 日一行，小便尚可，夜寐欠安，咳嗽，痰中带血。舌淡红，苔薄白，脉弦。

辨证：痰热蕴肺。

治法：清肺化痰，解毒散结，凉血止血。

处方：地榆 30g，蜀羊泉 30g，桑白皮 10g，杏仁 5g，桔梗 5g，姜半夏 5g，象贝母 10g，炒蜂房 10g，莱菔子 10g，瓜蒌皮 10g，炒党参 10g，黄芩 20g，焦栀子 10g，茜草炭 10g，生地黄 10g，生地黄炭 10g，花蕊石 30g，苎麻根 20g，玄参 10g，三七 10g，红豆杉 5g，赤芍 10g，鱼腥草 30g，葶苈子 10g，黛蛤散 10g（包煎），僵蚕 10g，防风 10g，石膏 30g（先煎），白芥子 10g，生甘草 6g。

复诊：2020 年 7 月 7 日。患者仍有咳嗽，痰中带血减少。舌淡红，苔薄白，脉弦。前方去蜀羊泉、石膏。

复诊：2020 年 8 月 18 日。患者病情稳定，咳嗽、咳痰偶作，无痰血，无胸闷气喘，二便调，夜寐尚安。前方续服。

复诊：2020 年 11 月 11 日。患者痰中带血已止，唯感头晕。舌淡红，苔薄白，脉弦。前方去苎麻根、生地黄炭，加天麻 10g，夏枯草 10g。

复诊：2021 年 1 月 8 日。患者已坚持服中药半年余，未曾服用西药，头晕已减轻。复查胸部 CT：左肺上叶病变，左肺下叶钙化灶形成，左侧斜裂增厚，左侧少量胸腔积液，左上肺肿块缩小。前方去夏枯草。

验案 13：肺结节一

张某，女，65 岁。初诊日期：2019 年 11 月 19 日。

患者有肺结节病史，现症见胸闷，小便有泡沫，大便调。舌暗红，苔薄白，脉细。

辨证：痰热蕴肺。

治法：清肺化痰散结。

处方：桑白皮 10g，杏仁 5g，桔梗 5g，姜半夏 5g，象贝母 10g，莱菔子 10g，瓜蒌皮 10g，炒党参 10g，香附 10g，黄芩 10g，苍耳子 10g，防风 10g，玄参 10g，炙甘草 6g，鱼腥草 30g，红豆杉 5g，黄连 1.5g。

复诊：2020 年 3 月 9 日。患者体温 37.1℃，咳嗽。胸部 CT 检查示右肺上叶磨玻璃结节影，大小约 2cm×1.2cm，炎性病变可能，两肺散在小结节。舌红，苔黄腻，脉细数。患者已有 4 个月未服用中药，建议手术结合病理检查确诊。

处方：桑白皮 10g，杏仁 5g，桔梗 5g，姜半夏 5g，象贝母 10g，瓜蒌皮 10g，炒党参 10g，黄芩 10g，防风 10g，玄参 10g，炙甘草 6g，鱼腥草 30g，红豆杉 5g，射干 10g，僵蚕 10g，化橘红 10g，牛蒡子 10g，炒白术 10g，陈皮 5g，茯苓 10g，炒薏苡仁 30g，炒山药 20g，炒白芍 10g，薄荷 6g（后下），蝉蜕 5g，黛蛤散 10g（包煎）。

嗣后，患者坚持服药，在前方基础上随症加减。

复诊：2021 年 3 月 2 日。患者复查 CT 示示上肺结节消除。舌暗红，苔薄白，脉细。前方加石上柏 10g。

验案 14：肺结节二

王某，女，63 岁。初诊日期：2013 年 3 月 1 日。

患者近期查 CT 示两肺结节，纵隔及肺门多发淋巴结肿大。右肺肿块病理学检查提示肉芽肿性炎症，诊断为肺结节病。现症见咳嗽，咯少量黄痰，偶有胸闷，无胸痛，胃纳差，胃脘部饱胀感，大便偏干，小便调，夜寐梦多易醒。舌淡红，苔薄黄，脉沉。

辨证：痰热蕴肺，脾肾亏虚。

治法：清肺化痰，健脾益肾。

处方：桑白皮 10g，桔梗 5g，姜半夏 5g，象贝母 10g，莱菔子 10g，瓜蒌子 10g，炒党参 10g，黄芩 30g，栀子 10g，玄参 10g，知母 10g，龙骨 30g（先煎），煅牡蛎 30g（先煎），炒僵蚕 10g，制地龙 10g，射干 10g，巴戟天 10g，炙甘草 6g，山豆根 3g，牛蒡子 10g，炒酸枣仁 10g，蒲公英 10g，夏枯草 10g。

复诊：2013 年 3 月 13 日。患者咳嗽、咳痰减轻，神疲乏力，胃纳不佳，口干，大便偏干，小便调，夜寐梦多易醒。舌淡红，苔薄黄，脉沉。前方加生地黄 10g，蛇六谷 20g（先煎）。

复诊：2013 年 3 月 29 日。患者动则汗出，胃纳差，恶心，脚酸，乏力，二便调，夜寐尚安。舌淡红，苔薄黄，脉沉。3 月 1 日处方去党参、牛蒡子，加生地黄 10g，防风 10g，牛膝 10g。

复诊：2013 年 4 月 16 日。患者咳嗽、咳痰减轻，纳食可，双膝酸痛，二便调，夜寐尚安。舌淡红，苔薄黄，脉沉。前方去射干，加独活 10g，防己 10g。

复诊：2013 年 6 月 7 日。患者口干，纳食可，双膝酸痛，二便调，夜寐尚安。舌红，苔薄黄，脉沉。

处方：炙桑白皮 10g，桔梗 5g，法半夏 5g，莱菔子 10g，瓜蒌皮 10g，象贝母 10g，黄芩 30g，栀子 10g，玄参 10g，知母 10g，龙骨 30g（先煎），煅牡蛎 30g（先煎），炒僵蚕 10g，制地龙 10g，石膏 30g（先煎），巴戟天 10g，炙甘草 6g，蒲公英 10g，夏枯草 10g，生地黄 10g，防风 10g，牛膝 10g，片姜黄 10g，乌梅 10g，葛根 10g。

复诊：2013 年 7 月 1 日。患者双目干涩，口干，双膝酸痛减轻，纳食可，二便调，夜寐尚安。舌红，苔薄黄，脉沉。前方去乌梅、葛根、桑白皮，改防风 5g，加赤芍 10g，杭菊花 10g，枸杞子 10g。

嗣后，患者一直以中药随症加减，未采用西医治疗。

复诊：2014 年 11 月 8 日。近期复查 X 线胸片示支气管炎改变，两下肺心影旁见斑片状结节影，建议 CT 检查；主动脉型心影。复查胸部 CT 示两肺结节未见，纵隔及肺门无明显肿大淋巴结。现偶有咳嗽，无痰，无明显胸闷、气喘，纳可，夜寐转好，时而腰部不适，双下肢不适，二便可。舌红，苔薄黄，脉沉细。前方加白芥子 10g，昆布 10g。

验案 15：肺结节三

纪某，男，59 岁。初诊日期：2018 年 9 月 26 日。

患者于 2016 年 12 月 29 日在无锡市第四人民医院行胃镜下"贲门癌根治术"，术后行病理检查：贲门中分化腺癌，大小 6cm×6cm×1cm，侵及肌层，$T_3N_1M_0$。患者于 2017 年 2 月 22 日起进行化疗，末次化疗时间为 2018 年 3 月 20 日。现来我院进行中药调理。现症见凌晨开始反酸，大便硬，较难排出，怕冷，无汗出，胃脘部稍胀，进食快后欲吐，胃脘部疼痛可忍，寐差，纳欠佳。舌苔后部黄腻、少有裂纹，舌两边红，脉弦。目前口服奥美拉唑、吗丁啉。

辨证：脾虚痰湿，肝脾不调。

治法：健脾化湿，疏肝理脾。

处方：炒白术 10g，炒党参 10g，茯苓 10g，茯神 10g，姜半夏 10g，陈皮 10g，枇杷叶 10g，炒山药 10g，黄连 1.5g，吴茱萸 1.5g，防风 10g，炒白芍 10g，煅牡蛎 30g（先煎），龙骨 30g（先煎），旋覆花 10g（包煎），炒酸枣仁 10g，合欢皮 10g，远志 5g，柏子仁 10g，桂枝 5g，枳壳 10g，海螵蛸 20g，白及 10g，炙甘草 6g。

复诊：2018 年 11 月 14 日。2018 年 11 月 7 日行胸、腹部 CT 检查示贲门原位癌术后改变；左肺上叶磨玻璃结节 6mm，随访；肝内低密度灶，较前相仿。经常嗳气，泛吐酸水。舌苔后部黄腻，少有裂纹，舌两边红，脉弦。前方加石上柏 10g，象贝母 10g。

复诊：2018 年 12 月 19 日。患者病情平稳，但嗳气仍有。前方去石上柏，加柿蒂 10g，马勃 3g，山豆根 3g。

复诊：2019 年 9 月 25 日。患者于 2019 年 8 月 30 日行胸部 CT 检查示左肺上叶微小结节，约 2mm，建议 3 个月复查；左肺上下叶陈旧病灶，左侧胸膜增厚；食管术后改变；肝脏多发占位，建议进一步检查。现嗳气则舒，舌苔后部黄腻，少有裂纹，舌两边红，脉弦。前方去马勃、山豆根，加木蝴蝶 10g。

患者于贲门癌术后进行中药调治期间，经检查发现肺部磨玻璃结节，故在治疗上虽仍以健脾益气化痰为主，但加用清热解毒、化痰散结之品。经过 9 个多月的治疗，肺结节从 6mm 缩小至 2mm。由此可见，培土生金法有临床治疗意义。

验案 16：肺部磨玻璃结节

刘某，女，51 岁。初诊日期：2018 年 10 月 10 日。

患者于 2018 年 9 月 21 日在外院行正电子发射计算机断层显像（PET-CT）检查示左肺上叶结节，大小 0.7cm×1.2cm，SUV（标准摄入值）2.4。患者为聋哑人，不愿意手术治疗，故来寻求中药治疗。现症见胃纳欠佳，咳嗽时作，痰多、色白质黏，咽痛咽痒不适，二便尚可，夜寐欠安。舌淡红，苔薄白腻有裂纹，脉细。

辨证：脾虚痰湿。

治法：健脾化痰散结。

处方：炒白术 10g，炒党参 10g，茯苓 10g，茯神 10g，炒薏苡仁 30g，姜半夏 10g，陈皮 10g，枇杷叶 10g，炒山药 10g，黄连 3g，吴茱萸 1.5g，玄参 10g，象贝母 10g，龙骨 30g（先煎），煅牡蛎 30g（先煎），鱼腥草 30g，红豆杉 5g，射干 10g，金荞麦 30g，僵蚕 10g，石上柏 30g。

复诊：2018 年 10 月 30 日。患者咳嗽有痰，睡眠受到影响，右下腹疼痛。舌淡红，苔薄白腻有裂纹，脉细。前方加杏仁 10g，前胡 10g，桔梗 5g，黛蛤散 10g（包煎），高良姜 3g。

复诊：2018 年 12 月 5 日。患者于 2018 年 12 月 5 日复查胸部 CT 示左肺上叶斑片影；大血管壁钙化；甲状腺右叶结节状低密度影。现右下腹仍有隐痛。舌淡红，苔薄白有裂纹，脉细。前方去金荞麦，加蜀羊泉 20g，旋覆花 10g（包煎），桂枝 5g，紫苏梗 10g，乌药 10g，延胡索 20g，炒白芍 10g。

复诊：2018 年 12 月 27 日。患者咯白痰，咽痛，右下腹仍有不适。舌淡红，苔薄白有裂纹，脉细。前方去石上柏、旋覆花、蜀羊泉，加马勃 10g，失笑散 10g（包煎），白芷 10g，海浮石 30g。

患者于 2019 年 1 月 17 日复查胸部 CT 示左肺上叶见小条状模糊影；大血管壁钙化；甲状腺右叶结节状低密度影。相较于 2018 年 12 月 5 日的 CT 检查结果，左肺上叶病灶有明显吸收。

肺结节患者大多为痰瘀互结，有以痰为主，有痰瘀互见，治疗多以化痰散结为大法。本案患者以六君子汤健脾化痰，有培土生金之义，又能健脾，杜绝生痰之源，并配合养阴清热化痰及活血化瘀之品，从而取得良好疗效。

验案 17：肺癌术后残肺结节

杨某，男，75 岁。初诊日期：2019 年 9 月 10 日。

患者于右肺癌术后行 CT 复查：右残肺见多发片絮状、条索状、结节状高密度影，边界模糊，最大约为 1cm×1cm。现症见时有咳嗽、咳痰，胃纳欠佳，反酸，乏力，腰酸轻度，夜寐欠安，二便调，有下肢皮肤瘙痒。舌淡红，苔薄白腻，脉细。

辨证：脾肾两虚，痰浊阻滞。

治法：健脾益肾，化痰散结。

处方：炒白术 10g，茯苓 10g，陈皮 10g，猪苓 10g，麦冬 10g，防风 10g，炒白芍 10g，象贝母 10g，杏仁 10g，桔梗 5g，僵蚕 10g，金荞麦 20g，鱼腥草 20g，玄参 10g，巴戟天 10g，党参 10g，知母 10g，南沙参 10g，生地黄 10g，竹茹 5g，六神曲 10g，黄连 1.5g，吴茱萸 1.5g，天冬 10g，远志 5g，石上柏 20g，石膏 30g（先煎），白鲜皮 20g，豨莶草 10g，地肤子 10g，前胡 10g，茜草炭 10g，三七 5g，苎麻根 10g。

复诊：2020 年 6 月 15 日。前方一直在服用，后在当地医院行胸部 CT 检查示右残肺散在结节，较中药治疗前明显缩小。癌胚抗原指标均正常。现症见胃纳增，咳嗽、咳痰明显减轻，反酸轻度，乏力不显，腰酸好转，二便调，夜寐欠安。舌淡红，苔薄白，脉细。前方加白鲜皮 20g，猫爪草 20g。

验案 18：左肺癌术后骨转移

陈某，女，66 岁。初诊日期：2012 年 1 月 10 日。

患者于 2009 年 2 月行左肺癌手术，术后病理检查确诊为左上肺腺癌。术后以培美曲塞＋顺铂方案化疗 4 个周期。2011 年 6 月发现背脊酸痛，CT 检查及骨扫描检查示胸腰椎多发骨转移，左锁骨上淋巴结转移，直径 3cm，化疗多个疗程无效，后服用靶向药吉非替尼 2 个月亦乏效，故停用。患者自觉咳嗽，无痰，夜间明显，口干，背脊酸痛，左颈部胀痛，左锁骨上肿块，质硬，胃部不适，饭后饱胀、嗳气，纳差，夜寐一般，体力较差，二便调。舌红，少苔，脉细。Karnofsky 评分为 70 分。

辨证：肺阴不足，痰热内蕴。

治法：滋养肺阴，清热化痰，软坚散结。

处方：生地黄 10g，玄参 10g，天花粉 10g，麦冬 10g，薏苡仁 20g，黄芩 10g，栀子 10g，佛手 10g，贝母 10g，陈皮 5g，桔梗 5g，海螵蛸 20g，海浮石 30g，僵蚕 10g，白及 10g，蛇六谷 15g（先煎），蒲公英 30g，炙甘草 6g。

此后以此方多次加减微调。

复诊：2012 年 2 月 15 日。口干、背脊酸痛、左颈部胀痛诸症明显减轻，左锁骨上肿块有缩小趋势，大便不爽、干结。前方去佛手，加杏仁 10g，瓜蒌皮 10g，猫爪草 20g。

复诊：2012 年 3 月 31 日。大便转软，排便顺畅，左锁骨上肿块较前缩小，寐差。前方加酸枣仁 10g，莱菔子 10g，夏枯草 10g，龙葵 20g，石上柏 20g。

复诊：2012 年 6 月 2 日。左锁骨上淋巴结质地变软，发热，体温 38.3℃，牙痛，恶心。前方去蛇六谷，加石膏 30g（先煎），细辛 3g，旋覆花 10g（包煎），半枝莲 20g。

复诊：2012 年 7 月 20 日。体温正常，牙痛、恶心消失，咳嗽，咯黄痰，淋巴结仍肿大，口腔溃疡，大便干，舌苔薄黄。前方去石膏、细辛、旋覆花、半枝莲，改黄芩 30g，加鱼腥草 30g。

此后根据患者的病情将息调整，加强清化软坚散结之力。

复诊：2012 年 8 月 26 日。复查 CT 及骨扫描示左锁骨上淋巴结明显缩小，胸腰椎多发骨转移明显好转。Karnofsky 评分为 100 分。

验案 19：肺癌术后合并干燥综合征

戴某，女，70 岁。初诊日期：2011 年 10 月 21 日。

患者自述于 2011 年 6 月 29 日体检时发现左下肺腺癌，于 7 月 4 日行手术治疗，病理检查提示左下肺浸润性腺癌（高分化，淋巴结未见转移），$T_1N_0M_0$。来诊前，患者已进行两次化疗。既往有干燥综合征病史多年。现症见胃纳欠佳，乏力，口干明显，无咽痛，咳嗽偶作，痰少色白，大便干结，3 日一行。舌质淡紫，苔薄白，脉细。

辨证：脾胃气虚，气津不布。

治法：健脾益气，温肾滋阴。

处方：炒白术 10g，炒党参 10g，茯苓 10g，茯神 10g，焦稻芽 10g，焦麦芽 10g，炒薏苡仁 30g，姜半夏 10g，陈皮 10g，炒山药 10g，麦冬 10g，五味子 5g，黄芪 15g，佛手

10g，莱菔子 15g，枳壳 10g，瓜蒌皮 10g，金荞麦 15g，大枣 10g，炙甘草 3g，龙骨 10g（先煎），煅牡蛎 20g（先煎），巴戟天 10g，知母 10g。

复诊：2012 年 1 月 31 日。自述乏力，大便 2 日 1 次，口干仍存在。

处方：炒白术 10g，炒党参 10g，茯苓 10g，茯神 10g，焦稻芽 10g，焦麦芽 10g，炒薏苡仁 30g，姜半夏 10g，陈皮 10g，枇杷叶 10g，炒山药 10g，黄精 10g，麦冬 10g，黄芪 15g，黄芩 10g，瓜蒌皮 10g，鱼腥草 20g，乌药 10g，炙甘草 6g，木香 5g。

复诊：2012 年 3 月 14 日。眼干、口干仍有，自觉胃脘发冷，不能食生冷的食物。前方加菊花 10g，枸杞子 10g。

复诊：2012 年 4 月 25 日。口干好转。前方去薏苡仁，改黄精 20g，加乌梅 10g，天花粉 10g。

复诊：2012 年 6 月 6 日。眼干、口干已止，仍偶有咳嗽，痰不多。前方去枇杷叶，加金荞麦 10g。

患者为肺癌术后，并未补肺或清肺，又患干燥综合征多年，却未用大剂量养阴生津药，反以健脾益气为主。此因脾气健旺，则气血运化正常，而肺脏得养；脾气健旺，则气津得布，而口干缓解，干燥综合征得愈。同时，方中加入益气养阴药，以协助滋养气阴。用巴戟天则温肾助阳，用知母则滋肺胃之阴，一阴一阳、一升一降，使阴阳调和，津液升降功能恢复。

验案 20：肺癌伴肝多发转移

袁某，男，78 岁。初诊日期：2008 年 11 月 12 日。

患者于 2008 年 10 月在本地某医院进行 CT 检查提示左肺门占位，约 2.6cm×3.2cm，左肺门、纵隔淋巴结肿大，肺癌、肝多发性转移瘤。诊断为肺癌，肺门、纵隔淋巴结转移，肝转移。因患者拒绝病理穿刺活检，拒绝化疗，故求治于中医。现症见咳嗽、少痰，胸痛，右胁隐痛，无气喘，无发热，无盗汗。舌红，少苔，脉弦。

辨证：肝气郁结，木火刑金。

治法：疏肝理气，清肺散结。

处方：炒柴胡 6g，黄芩 10g，焦山楂 10g，白芍 10g，茯苓 10g，泽泻 20g，防风 5g，陈皮 5g，龙骨 10g（先煎），煅牡蛎 30g（先煎），玄参 10g，象贝母 10g，炒白术 10g，桔梗 5g，车前子 10g（包煎），防己 10g，猫爪草 20g，炙甘草 3g。

患者一直以此方加减调理，坚持服药，咳嗽、咳痰、胸痛、右胁隐痛均消失。2009 年 8 月，患者做胸部 CT 检查时发现左肺肿块，周围性。腹部 CT 检查发现肝脏数个低密度病灶，考虑转移瘤。胃肠镜未发现肿瘤。患者拒绝活检穿刺，行肝血管介入术 2 次，术中经肝动脉注入氟脲苷、奥沙利铂，术后无不适。

复诊：2010 年 9 月 2 日。患者感右上腹痛、咳嗽，胸痛较轻，纳差乏力。舌红，少苔，脉细弦。证属气阴两虚，肝气郁结，治以益气养阴、疏肝清肺。

处方：北沙参 10g，麦冬 10g，五味子 3g，炒柴胡 6g，黄芩 10g，焦山楂 10g，白芍 10g，茯苓 10g，陈皮 5g，龙骨 10g（先煎），煅牡蛎 30g（先煎），玄参 10g，象贝母 10g，炒白术 10g，桔梗 5g，八月札 10g，猫爪草 20g，炙甘草 6g。

复诊：2011 年 4 月 12 日。患者于 2011 年 2 月 14 日，因头昏、头胀不适，在无锡市第二人民医院住院。入院诊断：高血压病 3 级；左肺占位；肝转移瘤。经治疗，血压得到控制而出院。为巩固治疗，求治于中医。

处方：炒柴胡 6g，黄芩 10g，焦山楂 10g，白芍 10g，茯苓 10g，泽泻 20g，防风 5g，陈皮 5g，龙骨 10g（先煎），煅牡蛎 30g（先煎），玄参 10g，象贝母 10g，炙甘草 3g，炒白术 10g，桔梗 5g，车前子 10g（包煎），防己 10g，猫爪草 20g。

复诊：2011 年 10 月 12 日。复查 CT 提示肺部肿块未增大，左肺门、纵隔淋巴结未增大，肝部肿块明显缩小。彩超检查示脂肪肝。右上腹痛、咳嗽、胸痛消失，食欲改善，体力增加。舌红，少苔，脉细弦。Karnofsky 评分为 95 分。

处方：北沙参 10g，麦冬 10g，炒柴胡 6g，黄芩 5g，焦山楂 10g，白芍 10g，茯苓 10g，防风 5g，陈皮 5g，龙骨 10g（先煎），煅牡蛎 30g（先煎），玄参 10g，象贝母 10g，炒白术 10g，桔梗 5g，八月札 20g，猫爪草 20g，炙甘草 3g。

验案 21：右下肺鳞状细胞癌

范某，男，65 岁。初诊日期：2013 年 6 月 5 日。

患者于 2012 年 4 月诊断为右下肺癌，气管镜检查提示鳞状细胞癌，查 CEA 6.77ng/mL。患者未进行手术治疗，未做化疗。现症见咳嗽，咳痰，无咯血，头昏时作，胃纳一般，二便如常。舌淡红，苔薄黄，脉细数。

辨证：痰热蕴肺。

治法：肃肺化痰止咳，清热解毒。

处方：桑白皮 10g，杏仁 5g，桔梗 5g，姜半夏 5g，象贝母 10g，莱菔子 10g，瓜蒌皮 10g，海蛤壳 30g，半枝莲 30g，炙甘草 6g，黄芩 10g，玄参 10g，栀子 10g，鱼腥草 30g，金荞麦 20g。

复诊：2013 年 7 月 10 日。复查 CEA 6.68ng/mL，稍有头昏，无呕吐，无发热。前方加生黄芪 15g，防风 5g，麻黄根 10g。

复诊：2013 年 8 月 7 日。药后病情有所缓解。前方加制南星 10g。

复诊：2013 年 9 月 4 日。复查 CEA 10.76ng/mL；胸部 CT 示右下肺局限性炎变，余无明显不适。前方加蛇六谷 20g（先煎），藤梨根 20g。

复诊：2013 年 9 月 27 日。患者稍感腰酸，餐后血糖偏高，现口服二甲双胍。前方加茜草根 10g，金沸草 10g，三七 5g，前胡 10g。

复诊：2013 年 11 月 6 日。服中药 10 个月，口苦减轻，复查 CEA 4.55ng/mL，复查胸部 CT 示纵隔肿大淋巴结消失，病情得到控制。

处方：半枝莲 20g，桑白皮 10g，杏仁 5g，桔梗 5g，姜半夏 5g，象贝母 10g，莱菔子 10g，瓜蒌皮 10g，海蛤壳 30g，半枝莲 30g，炙甘草 6g，黄芩 10g，玄参 10g，栀子 10g，鱼腥草 30g，金荞麦 20g，生黄芪 15g，防风 5g，麻黄根 10g，制南星 10g，蛇六谷 20g（先煎），藤梨根 20g，茜草根 10g，金沸草 10g，三七 5g，前胡 10g。

肺鳞状细胞癌的化疗疗效欠佳，本例患者单纯用中药治疗，病情得到控制，癌胚抗原指标下降，实属不易。综观主方，以清热解毒、肃肺化痰为主。肺鳞状细胞癌患者多有吸烟史，火毒偏盛，在不影响胃口的前提下，应加重清热解毒、化痰之力。

验案 22：右肺占位病变

方某，男，84 岁。初诊日期：2013 年 2 月 12 日。

患者做 PET-CT 检查时，发现右肺上叶前下段占位，病灶大小 1.9cm×2.4cm，纵隔淋巴结肿大，考虑肺部恶性肿瘤。现症见胃纳尚可，咳嗽气喘阵作，痰多、色黄、质黏，气喘明显，大便偏干，日行 1 次，小便调，夜寐尚可。舌红，苔薄黄腻，脉数。

辨证：痰热蕴肺。

治法：清肺化痰，解痉平喘。

处方：瓜蒌皮 10g，象贝母 10g，桔梗 5g，黛蛤散 10g，海蛤壳 30g，射干 10g，僵蚕 10g，地龙 10g，莱菔子 15g，黄芩 15g，栀子 10g，杏仁 10g，桑白皮 10g，鱼腥草 30g，炙甘草 6g，半枝莲 30g，大枣 15g，炒白术 10g，蛇六谷 20g（先煎），陈皮 5g。

复诊：2013 年 2 月 19 日。患者感右胸痛，气喘、咳嗽、咳痰减轻。前方改黄芩 20g，加延胡索 15g。

复诊：2014 年 11 月 19 日。患者感气喘好转，再拟前法进退。

处方：姜半夏 5g，陈皮 5g，炙甘草 6g，炒白芍 10g，煨木香 5g，桔梗 5g，玄参 10g，防风 5g，射干 10g，杏仁 10g，款冬花 10g，莱菔子 15g，葶苈子 10g，白芥子 10g，牛膝 10g，苏子 10g，黄芩 20g，炙紫菀 10g，炒白术 10g，前胡 10g，决明子 20g，酸枣仁 10g，象贝母 10g，片姜黄 6g，炙麻黄 3g，肉桂 3g，炒杜仲 10g，僵蚕 10g，龙骨 10g（先煎），煅牡蛎 20g（先煎），地龙 10g，黛蛤散 10g（包煎）。

复诊：2014 年 12 月 23 日。患者诉气喘大有好转。复查胸部 CT 示右肺上叶占位较前相仿。前方去白术，加桑寄生 10g。

患者高龄，发现肺占位病变，考虑恶性肿瘤可能大，但因高龄无法手术，也无法进行放、化疗，转而求中医药治疗。因患者痰热证候表现明显，故最初治以清肺化痰为主，又加入僵蚕、地龙两种动物药，有祛风化痰、解痉平喘的作用。后期加用三子养亲汤泻肺平喘，合并炙麻黄、肉桂，起到温阳化气、解痉平喘的作用。经过治疗，患者的气喘症状明显减轻，肿瘤也得到控制。

验案 23：右肺肺癌广泛转移

冯某，女，50 岁。初诊日期：2014 年 1 月 7 日。

患者曾在外院做胸部 CT 检查示右肺占位，双锁骨转移，右侧肺门及纵隔多发肿大淋巴结，右胸腔积液，右肺感染。查 CEA 26.77ng/mL。经抗感染治疗、化疗 1 次，病情无明显改善，遂来我院就诊。现症见咳嗽、咳痰明显，咯白色黏痰，以白天尤甚，无胸闷、气喘，纳食一般，寐安，二便尚调。舌红，苔白腻，脉细弱。

辨证：脾虚痰湿。

治法：健脾化痰，扶正祛邪。

处方：炒白术 10g，炒党参 10g，茯苓 10g，茯神 10g，焦稻芽 10g，焦麦芽 10g，炒薏苡仁 30g，姜半夏 10g，陈皮 10g，枇杷叶 10g，炒山药 10g，玄参 10g，黄芩 10g，象贝母 10g，桔梗 10g，莱菔子 10g，淡干姜 10g，炙甘草 6g，石榴皮 10g，半枝莲 20g。

复诊：2014 年 1 月 16 日。患者服药后仍有咳嗽，咳痰稍爽，纳食可，寐安，二便调。前方加前胡 10g，黛蛤散 10g（包煎）。

复诊：2014 年 2 月 14 日。患者服药后咳嗽得减，咳痰爽，痰稍黏，纳食可，二便调。舌脉同前。前方加旋覆花 10g（包煎），白芥子 10g。

复诊：2014 年 5 月 6 日。患者复查胸部 CT，提示右侧胸水较前减少。现咳痰减少，无胸闷、气喘，纳食馨，寐安。舌淡红，苔薄白，脉细。前方去山药、焦稻芽、焦麦芽，加竹茹 5g。

患者虽然只有 50 岁，但肿瘤有广泛转移，同时患者一般状况差，脉细弱，说明体质差，正气虚，不能承受虎狼攻伐之药。综观本案治疗方药，以健脾化痰为主，则可培土生金。脾运健则绝生痰之源，配合清肺化痰、清热解毒之品可控制癌毒泛滥。患者坚持服用中药半年，胸闷、气喘症状明显减轻，CT 检查提示右侧胸水减少。

验案 24：右上肺癌术后正气不足

顾某，男，57 岁。初诊日期：2014 年 7 月 4 日。

患者为右上肺癌术后 18 个月，病理检查结果不详，未进行放、化疗。现症见偶有咳嗽，咯黄痰，无胸闷、胸痛，易感冒，纳眠可，二便调，夜寐尚安。舌红，苔薄黄，脉缓。

辨证：痰热蕴肺，卫表不固。

治法：清肺化痰，益气固表。

处方：桑白皮 10g，杏仁 5g，桔梗 5g，象贝母 10g，黄芩 20g，莱菔子 10g，瓜蒌子 10g，炒党参 10g，炒白术 10g，黄芪 10g，防风 5g，炒柴胡 3g，炙甘草 6g。

复诊：2014 年 10 月 31 日。夜间气喘，偶有咳嗽，无痰，早晨受凉后易打喷嚏，稍口干，纳可，二便调，夜寐安。舌暗红，有裂纹，苔薄黄，脉细弦。

处方：桑白皮 10g，杏仁 10g，桔梗 5g，象贝母 10g，黄芩 20g，莱菔子 10g，栀子 10g，白芥子 10g，炙麻黄 3g，白前 10g，前胡 10g，酸枣仁 10g，远志 10g，龙骨 20g（先煎），煅牡蛎 20g（先煎），炒白术 10g，炒白芍 10g，黄芪 10g，防风 5g，玄参 10g，知母 10g，旋覆花 10g（包煎），瓜蒌皮 10g，桂枝 3g，射干 10g，炒僵蚕 10g，炙甘草 6g。

复诊：2014 年 12 月 12 日。服上方后气喘消失，易感冒，心烦易怒，口干。舌红，苔薄黄，脉细弦。Karnofsky 评分为 100 分。前方改防风 10g，加麦冬 10g。

患者术后，正气不足，故平素易患感冒，秋季易患气喘，夜间明显，早晨受凉后易打喷嚏，加玉屏风散益气固表，提高免疫力。加小剂量麻黄、桂枝，可以发汗解痉平喘。因肺癌患者有痰热证候表现，故仍以清肺化痰为主。

验案 25：肺癌身体虚弱

韩某，女，77 岁。初诊日期：2017 年 4 月 7 日。

患者有右肺癌病史，未正规治疗。现症见咳嗽，痰多色白，偶感胸闷不适，纳差，乏力，不能行走，二便尚可，夜寐尚可。舌淡红，苔薄白腻，脉细弱。

辨证：肺脾气虚，痰湿阻滞。

治法：健脾益气，化痰祛湿。

处方：煨诃子 10g，蜜紫菀 10g，款冬花 10g，炙甘草 6g，姜半夏 10g，桂枝 3g，陈皮 10g，炒薏苡仁 30g，煅牡蛎 30g（先煎），龙骨 30g（先煎），紫苏梗 10g，麦冬 10g，泽泻 10g，炒山药 10g，炒党参 10g，炒白术 10g，茯苓 10g，炒白芍 10g，太子参 10g，黄芪 20g，防风 10g，枇杷叶 10g，象贝母 10g，茯神 10g，焦麦芽 10g，石榴皮 15g，射干 10g，红豆杉 5g。

复诊：2017 年 5 月 8 日。患者坚持服用中药 1 个月，咳嗽已止，复查胸部 CT 示右肺肿块消除。患者原来不能走路，现能自己走路。拟原方继续治疗。

本例高龄患者肺部有肿块，虽有咳嗽、咳痰的局部症状，但全身虚弱的症状表现更为明显，如乏力、无法行走、双侧脉细弱无力。因此，处方以六君子汤合玉屏风散为主方健脾益气扶正，并加用止咳化痰、清肺散结的中药，以扶正为主，祛邪为辅。仅服药 1 个月，患者的肺部肿块消失，能行走。此为养正积自除的典型案例。

验案 26：左肺癌

郝某，女，65 岁。初诊日期：2012 年 12 月 15 日。

患者于 2012 年 9 月 21 日进行胸部 CT 检查示左下肺占位，伴两肺多发小结节，确诊为左肺癌，现症见偶有头痛，咳嗽，咳痰，色黄、质黏，胃纳尚可，二便尚可，夜寐欠安。舌红，苔黄腻，脉数。

辨证：痰热蕴肺。

治法：清肺化痰。

处方：桑白皮 10g，杏仁 5g，桔梗 5g，姜半夏 5g，象贝母 10g，莱菔子 10g，瓜蒌皮 10g，炒党参 10g，黄芩 20g，栀子 10g，猫爪草 20g，鱼腥草 30g，郁金 10g，乌药 10g，旋覆花 10g（包煎），香附 10g，葶苈子 10g。

复诊：2013 年 3 月 8 日。患者胁部胀痛，时有咳嗽，有痰，可咯出。舌红，苔薄黄腻，舌有裂纹，脉细数。前方加僵蚕 10g，地龙 10g。

复诊：2013 年 5 月 1 日。患者自述关节隐隐不适，下肢轻肿，有潮热汗出，睡眠不实。

处方：炒山药 10g，炒牡丹皮 10g，炒薏苡仁 30g，姜半夏 5g，茯神 10g，泽泻 10g，山茱萸 10g，茯苓 10g，生地黄 10g，巴戟天 10g，知母 10g，龙骨 10g（先煎），煅牡蛎 30g（先煎），桑寄生 10g，桔梗 5g，象贝母 10g，黄芩 10g，栀子 10g，川芎 10g，枸杞子 10g。

复诊：2013 年 6 月 26 日。患者服药后，病情缓解，近日有后背痛。舌有裂纹，苔薄白，脉细。Karnofsky 评分为 100 分。前方加延胡索 15g，葛根 10g，片姜黄 6g，炒白芍 10g。

本案患者未进行放、化疗，正气未虚，脾胃尚健，有痰热证存在，故予以清肺化痰、清热解毒为主。三诊时出现潮热汗出，当为虚阳浮越，予巴戟天、知母、龙骨、牡蛎温肾滋阴潜阳。经过半年多的中药治疗，患者生活质量良好，咳嗽、咳痰症状明显减轻。

验案 27：肺癌脑转移

王某，男，57 岁。初诊日期：2014 年 5 月 15 日。

患者于 1 年前确诊为肺癌脑转移，未进行系统治疗，时有头晕，头胀，无法站立，无法起床，近半个月来时有发热，故来诊。现症见体温 38℃，纳差，寐一般，大便偏少，小便正常。舌红，苔黄腻有裂纹，脉细。

辨证：脾虚湿盛，痰浊内阻。

治法：健脾祛湿化痰。

处方：姜半夏 10g，陈皮 10g，炒白术 10g，茯苓 10g，薏苡仁 20g，焦稻芽 30g，焦麦芽 30g，木香 5g，砂仁 3g（后下），党参 10g，泽泻 10g，莱菔子 10g，枇杷叶 10g，象贝母 10g，桔梗 5g，柴胡 3g，大枣 10g。

复诊：2014 年 6 月 10 日。患者服药后纳食改善，低热未发，纳差，寐一般。舌红，苔黄腻有裂纹，脉细弦。前方去焦稻芽，加石菖蒲 10g。

复诊：2014 年 7 月 15 日。患者服药后纳食进一步改善，能下床站立，精神稍振作，头胀、头晕减轻，寐增，仍有发热。舌红、苔黄腻有所减轻。前方加佩兰 10g，白芍 10g，钩藤 10g（后下）。

复诊：2014 年 9 月 16 日。患者夜寐欠安，出现中耳炎症状。前方去钩藤、佩兰，加炒酸枣仁 10g，黄芩 10g，远志 5g，川芎 10g，白芷 10g，蔓荆子 10g，苍耳子 10g。

复诊：2014 年 11 月 11 日。患者从卧床不起到可以亲自来诊。现夜寐欠安、易醒，纳差，心烦，头两侧疼痛，腰痛，口干。舌红有紫气，苔中白腻，脉弦。中耳炎仍在。前方去焦麦芽、蔓荆子、茯苓。

验案 28：左肺癌未手术、未化疗

王某，女，80 岁。初诊日期：2011 年 12 月 5 日。

患者于 2010 年 5 月体检时发现左肺占位，在当地某医院查胸部 CT，考虑肺癌可能性大。因患者年事已高，体质较弱，未予手术及放、化疗，一直口服中药治疗。既往有高血压病史。患者于 2 周前出现背痛明显，伴胸闷，咳甚时感两肋疼痛，痰不多，色白质黏，无咯血，纳一般，小便调，便溏。舌红，苔少，脉细。

辨证：阴虚痰热。

治法：滋阴清热，化痰散结。

处方：玄参 10g，栀子 10g，黄芩 20g，麦冬 10g，炒白芍 10g，煅瓦楞子 30g，生地黄 10g，莱菔子 10g，旋覆花 10g（包煎），牛膝 10g，佛手片 10g，射干 10g，桔梗 5g，象贝母 10g，炒白术 10g，陈皮 5g，甘草 3g，六一散 10g（包煎），海浮石 20g。

嗣后，在此方基础上随症加减，治疗 3 年，中药未间断，未行西医放、化疗。

复诊：2013 年 12 月 12 日。患者服药后病情平稳，轻度胸背痛，咳嗽减轻，胃纳尚可，小便调，大便成形。生活能自理，Karnofsky 评分为 100 分。继续拟前法治疗。前方加柴胡 10g，前胡 10g。

验案 29：肺占位肿块

王某，男，77 岁。初诊日期：2012 年 1 月 5 日。

患者在某医院行胸部 CT 检查示左肺占位，肺癌存疑，伴淋巴结肿大。患者要求保守治疗，未予手术。既往有脑梗死、心律失常病史。现咳嗽，咯白黏痰，易疲劳、困倦，纳食欠佳，寐易醒。舌红，苔少，脉细。

辨证：痰热蕴肺。

治法：清肺化痰散结。

处方：桑白皮 10g，杏仁 10g，桔梗 5g，姜半夏 5g，象贝母 10g，莱菔子 10g，瓜蒌皮 10g，蛤壳 30g，海浮石 30g，黄芩 30g，栀子 10g，玄参 10g，枳壳 10g，川芎 10g，泽泻 30g，五味子 5g，炙甘草 6g，蛇六谷 30g（先煎），鱼腥草 30g，大枣 15g。

复诊：2012 年 2 月 15 日。患者服药后精神可，药后咳嗽、咳痰减轻，疲劳感仍有。前方续服。

复诊：2013 年 4 月 2 日。患者 1 年来间断服上方，目前 Karnofsky 评分为 100 分，复查胸部 CT 示肺部肿块较前明显缩小。无明显不适，生活能自理。前方加六神曲 10g，猫爪草 10g，半枝莲 30g。

验案 30：右上肺癌肺门及纵隔淋巴结转移

王某，男，57 岁。初诊日期：2013 年 7 月 2 日。

患者右上肺癌，CT 检查示纵隔、双肺门及左锁骨下淋巴结肿大，右胸腔积液，后腹膜多发肿大淋巴结。现咳嗽痰多，胸闷，大便干结，纳可，小便调，夜寐欠安。舌红，苔黄腻，脉弦滑。

辨证：痰热蕴肺。

治法：清肺化痰散结。

处方：桑白皮 10g，杏仁 5g，桔梗 5g，姜半夏 5g，象贝母 10g，莱菔子 15g，瓜蒌皮 10g，炒党参 10g，牛膝 10g，黄芩 20g，僵蚕 10g，制地龙 10g，炙甘草 6g，半枝莲 20g，栀子 10g，金荞麦 30g，大枣 15g，射干 10g，鱼腥草 30g，蛇六谷 20g（先煎），藤梨根 30g，玄参 10g。

嗣后随症加减，仍以清肺化痰为主。

复诊：2019 年 6 月 29 日。时有嗳气，纳欠佳，二便调。舌红，苔白腻，脉弦滑。证属脾虚痰湿，治以健脾化湿祛痰。

处方：炒白术 10g，炒党参 10g，茯苓 10g，茯神 10g，炒薏苡仁 30g，姜半夏 10g，陈皮 10g，枇杷叶 10g，炒山药 10g，瓜蒌皮 10g，合欢皮 10g，枳壳 5g，海螵蛸 20g，白及 10g，栀子 10g，炒白芍 10g，柿蒂 10g，炙甘草 6g。

复诊：2019 年 8 月 24 日。患者感乏力，口干。前方加天冬 10g，麦冬 10g，乌梅 10g，桔梗 5g，知母 10g，黄芪 20g。

复诊：2021 年 1 月 6 日。患者右上肺癌未手术已 7 年余，未行放、化疗，自述一般情况可，唯感腰酸，生活可自理，Karnofsky 评分为 100 分。前方加桑寄生 20g，续断 10g，柴胡 6g，桂枝 6g。

验案 31：右下肺癌纵隔及肺门淋巴结转移

王某，男，60 岁。初诊日期：2012 年 6 月 13 日。

患者行胸部 CT 检查提示右下肺恶性肿瘤，纵隔及右肺门淋巴结转移，气管镜检查示右下肺基底段黏膜低分化癌。未手术治疗，行化疗 5 次、放疗 23 次。现患者咳嗽，有黑痰，胸不痛，胃纳欠佳，乏力，寐一般，二便如常。舌苔黄腻，脉细。

辨证：肺脾气虚。

治法：益气健脾，理气化痰。

处方：炒白术 10g，炒党参 10g，茯苓 10g，茯神 10g，焦稻芽 10g，焦麦芽 10g，炒薏苡仁 30g，姜半夏 10g，陈皮 10g，枇杷叶 10g，炒山药 10g，玄参 10g，桔梗 5g，黄芩 10g，栀子 10g，海蛤壳 30g，生地黄 10g，茜草根 10g，炙甘草 6g。

复诊：2013 年 2 月 27 日。患者服药后咳嗽、咳痰好转。舌苔黄腻，脉细。前方去稻芽，加制香附 10g，赤芍 10g，旋覆花 10g（包煎），片姜黄 10g。

复诊：2013 年 5 月 8 日。患者咳嗽仍作，干咳，无痰，肿块较前缩小 3/4。舌苔黄腻，脉细。前方加鱼腥草 20g。

复诊：2013 年 8 月 7 日。右下肺肿瘤未手术，服中药 15 个月，病情稳定。舌苔黄腻，脉细。Karnofsky 评分为 100 分。

处方：炒白术 10g，炒党参 10g，茯苓 10g，茯神 10g，鱼腥草 30g，制南星 10g，当归 10g，姜半夏 10g，陈皮 10g，枇杷叶 10g，炒山药 10g，玄参 10g，桔梗 5g，黄芩 10g，栀子 10g，海蛤壳 30g，生地黄 10g，炙甘草 6g，制香附 10g，赤芍 10g，旋覆花 10g（包煎），片姜黄 10g，蛇六谷 10g（先煎），鸡血藤 20g，象贝母 5g。

验案 32：右上肺癌术后胸水

吴某，女，71 岁。初诊日期：2013 年 2 月 23 日。

患者于 2012 年 12 月 7 日行右上肺癌手术，术后病理检查示腺癌，病理分期 $T_1N_1M_0$，ⅡA 期，淋巴结见转移（4/10）。现咳嗽，胸部隐痛，睡眠不好，纳可，大便难解，小便正常。舌红，无苔，脉弦。

辨证：阴虚痰热。

治法：滋阴清热化痰。

处方：麦冬 10g，玄参 10g，猫爪草 20g，鱼腥草 20g，黄芩 10g，象贝母 10g，桔梗 5g，枇杷叶 10g，炒白术 10g，茯苓 10g，茯神 10g，紫苏梗 10g，薏苡仁 20g，山药 10g，麦芽 20g，稻芽 20g，半枝莲 20g，煅牡蛎 20g（先煎），龙骨 10g（先煎）。

复诊：2013 年 3 月 23 日。复查胸部 CT 示右侧胸腔积液。胸部隐痛，咳嗽、咳痰，睡眠差。舌红，无苔，脉弦。前方改茯苓30g，加防风5g，石膏20g（先煎），制香附10g，防己10g。

复诊：2013年4月6日。复查胸部CT示两肺小结节，右侧胸腔积液。拟2月23日方加防风5g，石膏20g（先煎），制香附10g，防己10g，僵蚕10g，地龙10g。

复诊：2013年4月20日。复查肿瘤标志物CEA已正常，CA12-5 53.06U/mL。咳嗽已减轻。舌红无苔，脉弦。前方加生地黄10g。

复诊：2013年6月14日。咳嗽、咳痰已减轻，胸部隐痛好转。舌红无苔，脉弦。

处方：龙骨10g（先煎），煅牡蛎30g（先煎），麦冬10g，玄参10g，猫爪草10g，鱼腥草20g，黄芩15g，象贝母10g，桔梗5g，枇杷叶10g，炒白术10g，茯苓30g，薏苡仁20g，茯神10g，紫苏梗10g，焦稻芽20g，酸枣仁20g，僵蚕10g，地龙10g。

复诊：2013年7月3日。复查胸部CT示胸水完全消失，与3月份CT检查结果相似处：右肺中叶及两肺下叶见小结节影，两肺散在条索状影，前纵隔（胸腺内）见一结节状软组织密度影，增强未见异常强化，考虑胸腺瘤可能。咳嗽已减轻，胸部隐痛好转。舌红，少苔，脉弦。前方加蛇六谷20g（先煎），藤梨根20g。

验案33：肺癌肝转移

徐某，女，55岁。初诊日期：2013年1月14日。

患者2年前在外院诊断为肺癌，半年前在外院又发现两肺多发转移，左侧胸腔积液，化疗1次。现胸部稍有胸闷，咯白痰，咳嗽不多，食欲稍差，乏力，寐差，早醒。舌红，苔薄有裂纹，脉细。

辨证：肺脾气虚，痰热蕴肺。

治法：健脾益气，清肺化痰。

处方：炒白术10g，炒党参10g，茯苓10g，茯神10g，焦稻芽10g，焦麦芽10g，炒薏苡仁30g，姜半夏10g，陈皮10g，枇杷叶10g，炒山药10g，木香5g，片姜黄10g，葛根10g，莱菔子10g，炙甘草6g，玄参10g，麦冬10g，象贝母10g，黄芩10g，栀子10g，半枝莲20g。

复诊：2013年2月4日。用药后咳痰仍有，稍爽利，痰中带血丝。舌红，苔少，脉细弦。前方去薏苡仁、焦稻芽，加乌药10g，生蒲黄10g（包煎）。

复诊：2013年3月8日。患者服药后排气较多，咳痰减少。拟1月14日方去木香，加紫苏梗10g，鱼腥草30g，郁金10g，地龙10g，乌药10g。

复诊：2013年6月4日。咳嗽、咳痰时作，无痰血，胃纳欠佳。

处方：炒白术10g，炒党参10g，茯苓10g，茯神10g，焦麦芽10g，陈皮10g，枇杷叶10g，炒山药10g，姜半夏10g，片姜黄10g，葛根10g，莱菔子10g，炙甘草6g，玄参10g，麦冬 10g，象贝母 10g，黄芩 10g，栀子 10g，半枝莲 20g，紫苏梗 10g，乌药 10g，僵蚕 10g，地龙 10g，生蒲黄 10g（包煎），鱼腥草 20g，郁金 10g。

复诊：2013 年 7 月 5 日。患者上周复查肿瘤标志物 CEA 114ng/mL；外院核磁共振成像（MRI）检查示肝右叶下腔静脉旁转移灶，左叶见一血管囊肿，左胸水。现偶有胸闷、胸痛，咳痰较前减少，纳差。拟前方去焦麦芽、葛根、僵蚕、地龙、生蒲黄，加木香 5g，延胡索 15g。

复诊：2013 年 10 月 11 日。患者至 8 月份，共进行化疗 9 次，复查肿瘤指标物 CEA 114.25ng/mL。MRI 检查示肝右叶下腔一枚静脉旁转移瘤明显缩小，双肺转移。现服药后胸闷、胸痛减轻，咳痰爽利，较前减少。舌红，苔少，脉细弦。前方去山药，加郁金 10g，鱼腥草 20g。

复诊：2013 年 12 月 28 日。患者半个月前仍进行化疗，共化疗 14 次。1 年来未抽胸水，Karnofsky 评分为 100 分。现胸部疼痛明显，咳嗽、咳痰又多，饮食差，寐差，情绪低落。舌红，苔少，脉细。拟扶正治本。前方加延胡至 20g，黄芩至 15g。

复诊：2014 年 1 月 22 日。患者服药后咳痰明显减少，拟前方去党参、茯神，加防风 5g，干姜 3g，白芍 10g。

复诊：2014 年 2 月 28 日。患者近来左上腹疼痛，头晕，腰部酸痛，皮肤瘙痒，影响睡眠，纳差，拟前方去郁金、片姜黄，加地肤子 15g，大蓟 20g，茜草根 20g。

复诊：2014 年 9 月 10 日。患者服药后病情稳定，但仍有腰酸，稍胸闷，纳差，寐一般。

处方：桑白皮 10g，杏仁 10g，桔梗 5g，姜半夏 5g，象贝母 10g，莱菔子 10g，瓜蒌皮 10g，炒党参 10g，玄参 10g，射干 10g，牛蒡子 10g，僵蚕 10g，黛蛤散 10g（包煎），栀子 10g，黄芩 20g，前胡 10g，牛膝 10g，葛根 10g，鱼腥草 30g，片姜黄 10g。

复诊：2014 年 10 月 16 日。患者服药后咳嗽好转，痰量减少，背部有牵拉感，左胸痛，胃纳有改善，寐好转。拟前方加白芍 10g，桑寄生 10g，麦冬 10g。

验案 34：左上肺癌IV期

徐某，男，53 岁。初诊日期：2013 年 12 月 18 日。

患者半年前在外院检查胸部 CT 示左上肺癌，病理分期 $CT_4N_2M_1$，IV期，未予手术治疗，共化疗 4 次。现咳嗽明显，咳痰不爽，偶有痰中带血，胸痛明显，纳差，寐安。舌红，苔薄白，脉细弦。

辨证：痰热蕴肺。

治法：清肺化痰，祛邪扶正。

处方：桑白皮 10g，杏仁 10g，桔梗 5g，姜半夏 5g，象贝母 10g，莱菔子 10g，瓜蒌皮 10g，玄参 10g，黄芩 30g，制南星 10g，白前 10g，前胡 10g，栀子 10g，鱼腥草 30g，炙甘草 6g, 蛇六谷 10g（先煎）, 旋覆花 10g（包煎）。

后患者多次复诊, 随症加减。

复诊: 2014 年 5 月 25 日。患者服药后疼痛仍有, 咳嗽不多, 但咳痰明显增多, 为白色清稀痰。舌红, 苔薄白腻, 脉弦细。拟 "病痰饮者, 当以温药和之"。前方加干姜 5g, 茯苓 20g, 桂枝 5g, 细辛 3g, 白芥子 10g, 五味子 5g, 吴茱萸 1.5g。

复诊: 2014 年 6 月 11 日。患者服药后仍有咳嗽, 痰多转白色、有泡沫, 活动后稍有气喘, 口干。舌红, 苔白腻, 脉细弦。前方去五味子, 加金荞麦 30g, 苏子 10g, 莱菔子 10g。

复诊: 2014 年 7 月 5 日。患者服药后病情平稳, 痰已减少, 活动后气喘减轻, 寐稍差。此为痰饮已消, 拟前方改桂枝 8g, 加酸枣仁 10g, 知母 10g, 煅牡蛎 30g（先煎）, 龙骨 10g（先煎）。

验案 35: 中央型肺癌脑转移

徐某, 女, 27 岁。初诊日期: 2011 年 11 月 24 日。

患者于 2011 年 4 月在上海行右中央型肺癌手术, 开胸后未切除, 共化疗 6 次, 肿块从 6cm 缩小至 2cm 后又出现脑转移, 脑部肿块为 1cm, 行伽玛刀治疗, 并行肺部放疗及 CIK 治疗。现咳嗽, 咳痰时作, 痰黄, 黏稠难咯, 胃纳尚可, 乏力轻度, 咽痛咽痒, 二便尚调, 夜寐欠安。舌红, 苔黄腻, 脉细数。

辨证: 痰热蕴肺。

治法: 清热解毒, 化痰散结。

处方: 桑白皮 10g, 杏仁 5g, 桔梗 5g, 姜半夏 5g, 象贝母 10g, 莱菔子 10g, 瓜蒌皮 10g, 炒党参 10g, 龙葵 30g, 黄芩 10g, 玄参 10g, 半枝莲 30g, 炙甘草 6g, 射干 10g, 栀子 10g, 赤芍 10g, 牛膝 10g, 片姜黄 10g。

复诊: 2011 年 12 月 10 日。放疗 20 次, 右胸隐隐不舒, 左后骶旁盆骨痛。舌红, 苔薄白, 脉细。前方去龙葵、射干, 加蛇六谷 10g（先煎）, 肿节风 10g, 莪术 10g。

复诊: 2012 年 1 月 18 日。右胁背痛, 睡眠挤压时瘢痕痛。前方加延胡索 15g。

复诊: 2012 年 3 月 2 日。放射性肺炎, 深呼吸时胸痛, 纳差, 乏力。中药改以健脾益气、清肺化痰为法。

处方: 炒白术 10g, 炒党参 10g, 茯苓 10g, 茯神 10g, 焦稻芽 10g, 焦麦芽 10g, 炒薏苡仁 30g, 姜半夏 10g, 陈皮 10g, 枇杷叶 10g, 炒山药 10g, 黄芩 10g, 猫爪草 20g, 莱菔子 10g, 半枝莲 30g, 炙甘草 6g, 旋覆花 10g（包煎）, 鱼腥草 20g, 蛇六谷 10g（先煎）。

复诊: 2012 年 4 月 12 日。患者先天性单肾, 右肾有一小囊肿。

处方: 炒白术 10g, 炒党参 10g, 茯苓 10g, 焦稻芽 10g, 焦麦芽 10g, 炒薏苡仁 30g, 姜半夏 10g, 陈皮 10g, 炒山药 10g, 煅牡蛎 30g（先煎）, 龙骨 10g（先煎）, 女贞子 10g,

黄芪 15g，巴戟天 10g，栀子 10g，炒白芍 10g，猫爪草 20g，半枝莲 30g，藤梨根 30g，蛇六谷 20g（先煎），炙甘草 3g。

患者多次复诊，随症加减。

复诊：2013 年 1 月 22 日。患者近来肺炎感染，咳嗽间作，无痰，无发热。前方加栀子 10g，黄芩 10g。

复诊：2013 年 2 月 26 日。月经量少，喉中有痰。舌淡，苔薄，脉细。

处方：炒党参 10g，茯苓 10g，姜半夏 10g，陈皮 10g，山药 10g，焦麦芽 15g，薏苡仁 15g，炒白术 10g，煅牡蛎 30g（先煎），龙骨 10g（先煎），巴戟天 10g，生白芍 10g，半枝莲 30g，藤梨根 20g，炙甘草 3g，枸杞子 20g，女贞子 10g，黄芪 15g，黄芩 10g，栀子 10g，象贝母 10g，桔梗 5g，当归 10g。

复诊：2013 年 4 月 25 日。患者复查胃蛋白酶原 I 偏高，胃蛋白酶原 II 偏高。前方加白花蛇舌草 20g，地龙 10g。

复诊：2013 年 5 月 30 日。症如前述，拟前方去女贞子、地龙、当归，改枸杞子 10g，加牛蒡子 10g，玄参 10g。

复诊：2013 年 7 月 24 日。2 个月前出现颞叶复发，又做伽玛刀治疗，但患者目前生活可完全自理，胃纳尚可，无明显咳嗽、咳痰，无胸痛，无头晕头痛。舌淡红，苔薄，脉细。Karnofsky 评分为 100 分。2 月 26 日方改枸杞子 10g，加白花蛇舌草 20g，玄参 10g，鬼箭羽 10g，蛇六谷 10g（先煎）。

验案 36：肺癌术后脑转移

虞某，男，57 岁。初诊日期：2012 年 6 月 13 日。

患者 5 个月前在外院行"右下肺癌根治术"，病理检查示肺鳞癌 II 期，病灶大小 5cm×4.5cm×4cm，锁骨上淋巴结未见肿大，鞍区占位 3.5cm×3.5cm，两侧胸腔积液及两肺小结节。至今化疗 4 次，现胃纳不香，乏力，无咳嗽、咳痰，无肢体无力，时自汗出。舌根部苔腻，脉细数。

辨证：脾肾两虚，痰浊阻滞。

治法：健脾益肾，化痰散结。

处方：炒白术 10g，茯苓 20g，黄芩 10g，玄参 10g，姜半夏 5g，陈皮 5g，藤梨根 30g，薏苡仁 20g，半枝莲 30g，莱菔子 10g，炙甘草 3g，焦麦芽 20g，焦稻芽 20g，泽泻 20g，旋覆花 10g（包煎），龙骨 10g（先煎），煅牡蛎 30g（先煎），川芎 10g，知母 10g，巴戟天 10g，栀子 10g，碧桃干 30g，麻黄根 10g。

复诊：2012 年 7 月 11 日。近日偶发耳鸣，白细胞计数 $9.6×10^9$/L。前方去焦麦芽、焦稻芽，加枸杞子 10g，石菖蒲 10g。

复诊：2012 年 9 月 4 日。胃纳增，无明显自汗出，睡眠欠佳，入睡困难，眼部干涩。

处方：枸杞子 10g，炒白术 10g，茯苓 20g，黄芩 10g，玄参 10g，莱菔子 10g，姜半夏 5g，陈皮 5g，藤梨根 30g，炙甘草 3g，炒薏苡仁 20g，半枝莲 30g，焦麦芽 10g，焦稻芽 10g，泽泻 20g，旋覆花 10g（包煎），煅牡蛎 10g（先煎），龙骨 30g（先煎），川芎 10g，知母 10g，巴戟天 10g，石菖蒲 10g，白花蛇舌草 15g。

复诊：2012 年 9 月 26 日。症如前述。前方去枸杞子，加野荞麦根 30g，蛇六谷 20g（先煎）。

复诊：2012 年 11 月 2 日。症如前述，近日出现口干，舌有裂纹。前方去野荞麦根，加猫爪草 15g，麦冬 10g。

复诊：2013 年 5 月 3 日。患者随症加减服药半年，诸症缓解。拟加强化痰散结之功。

处方：炒白术 10g，茯苓 20g，黄芩 15g，玄参 10g，莱菔子 10g，姜半夏 5g，陈皮 5g，藤梨根 30g，炙甘草 3g，炒薏苡仁 20g，半枝莲 30g，泽泻 20g，旋覆花 10g（包煎），煅牡蛎 10g（先煎），龙骨 30g（先煎），川芎 10g，知母 10g，巴戟天 10g，石菖蒲 10g，麦冬 10g，蛇六谷 20g（先煎）。

复诊：2013 年 6 月 25 日。鞍区肿瘤已经明显缩小，大小为 2cm×2.4cm。服用中药明显有效，继续抗肿瘤治疗。前方加龙葵 20g，大枣 15g。

验案 37：左上肺癌伴纵隔、脑转移

赵某，男，70 岁。初诊日期：2013 年 4 月 23 日。

患者于 2012 年 5 月 6 日在外院诊断为左上肺癌伴纵隔转移及脑多发转移，未手术及放、化疗。2012 年 12 月 13 日于外院行胸部 CT 检查，提示左上肺占位性病变伴纵隔肿大淋巴结，肺气肿。2012 年 12 月 27 日查肿瘤指标物 CEA 7.74ng/mL。现经常咳嗽、咳痰，并伴有血丝，大便干结，头痛，胃纳尚可，小便尚可，夜寐欠安。舌红，苔黄腻，脉细。

辨证：痰热蕴肺。

治法：清泄肺热，解毒化痰，凉血止血。

处方：桔梗 5g，象贝母 10g，瓜蒌皮 10g，泽泻 30g，玄参 10g，藤梨根 30g，大枣 15g，石膏 30g（先煎），枳实 20g，火麻仁 30g，生地黄 10g，龙葵 30g，香附 10g，姜半夏 5g，炒莱菔子 10g，黄芩 20g，蛤壳 30g，炙甘草 6g，半枝莲 30g，栀子 10g，瓜蒌子 30g，厚朴 10g，茜草根 10g，葶苈子 10g，熟地黄 10g，僵蚕 10g，黛蛤散 10g（包煎），地龙 10g，桑白皮 10g，白芥子 10g，苏子 10g，蛇六谷 10g（先煎）。

复诊：2013 年 5 月 15 日。2013 年 5 月 9 日头颅 CT 平扫、胸部 CT 扫描示双侧基底节区、右侧放射梗死，双侧基底节区陈旧性梗死；脑萎缩；左上肺占位性病变伴纵隔淋巴结转移（较前片相仿）；肺气肿。2013 年 5 月 9 日查肿瘤指标物 CEA 8.92ng/mL。前方加黄芩

5g，川芎 6g，鱼腥草 15g。

嗣后在上方基础上随症加减治疗，未行放、化疗及靶向治疗。

复诊：2015 年 1 月 30 日。咳嗽，有黄痰，胸闷，胃纳一般，大便干，小便调，夜寐安。舌红，苔薄，脉细。

处方：枳实 20g，泽泻 30g，姜半夏 5g，炙甘草 6g，生地黄 10g，熟地黄 10g，桔梗 5g，玄参 10g，桑白皮 10g，瓜蒌皮 10g，瓜蒌子 30g，莱菔子 15g，葶苈子 10g，白芥子 10g，桃仁 10g，黄芩 20g，白前 10g，厚朴 10g，前胡 10g，制香附 10g，象贝母 10g，栀子 10g，僵蚕 10g，火麻仁 30g，龙葵 30g，鱼腥草 20g，蛤壳 20g，大枣 15g。

复诊：2016 年 6 月 1 日。单纯中药治疗已 3 年，现一般状况可，偶呛水，生活自理，大便干结。舌干，少苔。前方加射干 10g。

验案 38：小细胞肺癌手术、化疗后不良反应

陈某，男，68 岁。初诊日期：2010 年 4 月 22 日。

患者于 2009 年行右肺上叶手术，病理检查示小细胞肺癌，侵犯脏层胸膜。已进行 10 次化疗，自感乏力纳差，睡眠一般，咳嗽、咳痰偶作，活动后气喘。舌淡红，苔薄腻，脉弦细。

辨证：脾虚痰湿。

治法：健脾化痰利湿。

处方：炒白术 10g，炒党参 10g，茯苓 10g，茯神 10g，薏苡仁 30g，黄芩 10g，黄芪 10g，片姜黄 6g，姜半夏 10g，陈皮 5g，山药 10g，半枝莲 30g，三七 10g，藤梨根 20g，炙甘草 3g。

复诊：2010 年 8 月 15 日。患者气喘明显，胸闷。舌淡红，苔薄腻，脉细。前方加车前子 10g（包煎），细辛 3g，金荞麦 20g。

复诊：2012 年 11 月 8 日。患者坚持中药治疗 2 年余，现气喘好转，自感脚酸。舌淡红，苔薄腻，脉弦细。前方加黄芩 10g，竹茹 5g，牛膝 10g。

复诊：2013 年 3 月 12 日。患者坚持中药治疗近 3 年，脚酸好转，仍腹痛。前方加延胡索 15g。

复诊：2013 年 8 月 24 日。患者坚持中药治疗 3 年半，现气喘明显减少，稍有脚酸，小便多，前列腺增生。舌淡红，苔薄白腻，脉弦细。前方去延胡索，加桑寄生 10g，黄芪 15g，紫石英 10g，六一散 10g（包煎），益智仁 10g，肉桂 6g。

患者一直坚持服中药 4 年半，生活质量好。

小细胞肺癌极易复发，且该例患者手术时癌细胞已侵犯脏层胸膜。但该患者在化疗后坚持口服中药治疗，临床症状得到改善，小细胞肺癌得到控制，未出现复发转移情况，且

患者生活质量好。

验案 39: 左肺癌伴胸腔积液

胡某, 男, 64 岁。初诊日期: 2019 年 4 月 27 日。

患者行 CT 检查提示左肺下叶结节灶, 大小约 2.2cm×1.5cm, 伴有胸腔积液, 穿刺没有成功, 外院影像科会诊确诊为肺腺癌, 病理会诊未提供。查尿蛋白 (++)。症见咳嗽、咳痰, 痰黄或白、量多质黏, 咽痛咽痒, 胃纳尚可, 二便调, 夜寐欠安。舌红, 苔黄腻, 脉细。

辨证: 痰热蕴肺。

治法: 清肺化痰。

处方: 桑白皮 10g, 杏仁 5g, 桔梗 5g, 姜半夏 5g, 象贝母 10g, 莱菔子 10g, 瓜蒌皮 10g, 炒党参 10g, 黄芩 10g, 桔梗 5g, 海浮石 30g, 鱼腥草 30g, 红豆杉 5g, 黛蛤散 10g (包煎), 玄参 10g, 葶苈子 10g, 石上柏 20g, 射干 10g, 僵蚕 10g, 炒白芍 10g, 栀子 10g。

复诊: 2019 年 5 月 11 日。患者时感气喘, 动则明显, 无头晕, 无恶心、呕吐。前方加五味子 5g, 制地龙 10g, 炙麻黄 6g, 紫菀 10g, 款冬花 10g。

复诊: 2019 年 5 月 25 日。患者气喘好转, 唯感下肢无力。前方加黄芪 20g, 太子参 10g, 柴胡 3g。

复诊: 2019 年 7 月 14 日。患者尚有咳嗽、咳痰、气喘。前方加白前 10g。

复诊: 2019 年 8 月 3 日。患者仍感乏力, 咳嗽、咳痰偶作。前方加佩兰 10g, 车前子 10g (包煎), 黄芪 15g。

复诊: 2019 年 8 月 24 日。患者感双下肢无力。舌红, 苔黄腻, 脉细弦。

处方: 桑白皮 10g, 杏仁 5g, 桔梗 5g, 象贝母 10g, 莱菔子 10g, 瓜蒌皮 10g, 炒党参 10g, 黄芩 10g, 海浮石 30g, 鱼腥草 30g, 红豆杉 5g, 黛蛤散 10g (包煎), 玄参 10g, 葶苈子 10g, 炒白芍 10g, 栀子 10g, 炙麻黄 6g, 紫菀 10g, 柴胡 3g, 片姜黄 10g, 牛膝 10g, 厚朴 10g, 白鲜皮 10g, 盐杜仲 10g, 桑寄生 10g, 车前子 10g (包煎), 五味子 5g, 白前 10g, 款冬花 10g, 佩兰 10g, 石上柏 10g, 六月雪 10g, 黄芪 15g, 黄连 3g, 胆南星 10g, 法半夏 10g。

复诊: 2020 年 1 月 4 日。患者仍感乏力, 气短较前好转。前方加炒蜂房 10g, 天葵子 10g。

复诊: 2020 年 2 月 8 日。患者体温 36.2℃, 气喘, 下肢无力。舌红, 苔黄, 脉滑。前方去天葵子, 改黄连 6g, 加苍术 10g。

复诊: 2020 年 4 月 18 日。患者胸闷气喘, 咳嗽、咳痰, 痰黏腻。

处方: 莱菔子 30g, 瓜蒌皮 20g, 黄芩 10g, 红豆杉 5g, 黛蛤散 10g (包煎), 玄参 10g,

葶苈子 10g，姜半夏 10g，炒蜂房 10g，炒白芍 10g，瓜蒌子 20g，知母 10g，制地龙 10g，蝉蜕 10g，僵蚕 10g，炙麻黄 6g，栀子 10g，紫菀 10g，桑寄生 10g，厚朴 20g，白鲜皮 10g，车前子 10g（包煎），黄芪 20g，黄连 6g，胆南星 10g，法半夏 10g，防风 10g，白芥子 10g，苏子 10g，桑白皮 10g，杏仁 5g，桔梗 5g，象贝母 10g，苍术 10g，细辛 5g。

复诊：2020 年 5 月 16 日。患者感腰酸，舌红，苔黄腻，脉细。前方去细辛、白鲜皮，加桑寄生 10g，穿山龙 20g。

复诊：2020 年 6 月 13 日。现胃纳可，二便尚调，夜寐尚安。前方加藿香 10g，佩兰 10g。

复诊：2020 年 7 月 12 日。患者两肺呼吸音低，时泛吐酸水，咯白痰，夜尿 4～5 次。前方改黄芩 20g，去蝉蜕、玄参，加大腹皮 30g，威灵仙 30g，金樱子 10g，益智仁 10g。

复诊：2020 年 8 月 8 日。患者反酸好转。前方加蝉蜕 10g，改炒蜂房 30g。

复诊：2020 年 9 月 5 日。患者气喘有改善，生活能自理。

处方：黄芩 10g，黄连 6g，莱菔子 30g，栀子 10g，厚朴 20g，蝉蜕 10g，白芥子 10g，黛蛤散 10g（包煎），金樱子 10g，葶苈子 20g，紫菀 10g，白前 10g，炙麻黄 6g，苏子 10g，威灵仙 30g，桑白皮 20g，杏仁 5g，车前子 10g（包煎），佩兰 10g，姜半夏 10g，法半夏 10g，苍术 10g，桔梗 5g，炒白芍 10g，黄芪 20g，防风 10g，知母 10g，象贝母 10g，益智仁 10g，瓜蒌子 20g，瓜蒌皮 20g，炒蜂房 30g，胆南星 10g，桑寄生 10g，制地龙 10g，僵蚕 10g，红豆杉 5g，蛇六谷 15g（先煎）。

复诊：2020 年 11 月 14 日。患者用中药治疗已 18 个月，气喘明显减轻，能自由行走，Karnofsky 评分为 90 分，唯时有腹泻。前方去佩兰，加炮姜 3g。

本例患者非常相信中医，能积极配合治疗，先后复诊 10 余次，中药治疗初诊以清肺化痰为主，配合温肾散结的红豆杉、泻肺利水的葶苈子及清热解毒的石上柏。其后临床随症加减，气喘时加用五味子、麻黄、地龙、紫菀、款冬花等，化痰解痉，纳气平喘，或加用炒蜂房、天葵子等祛风解毒，抗肿瘤。经 18 个月的纯中药治疗，患者病情稳定，症状好转。

验案 40：右肺上叶肺癌未手术

黄某，女，70 岁。初诊日期：2012 年 8 月 8 日。

患者右肺上叶肺癌，未手术治疗。有干燥综合征病史。初诊症见低热，消瘦，口干，浑身无力、酸痛，行动不便，纳差，睡眠不佳。舌红，苔少，脉细数无力。

辨证：内热伤阴，痰热蕴肺。

治法：养阴清肺化痰。

处方：柴胡 6g，黄芩 10g，白芍 10g，巴戟天 10g，片姜黄 10g，甘草 6g，桑寄生 10g，葛根 10g，独活 10g，猫爪草 30g，鱼腥草 30g，桑白皮 10g，白术 10g，茯苓 10g，玄参10g，麦冬 10g，知母 10g，酸枣仁 10g，象贝母 10g，石见穿 20g。

复诊：2012 年 12 月 1 日。症状好转，口干减轻，无低热，肢体酸痛无力不显，活动自如，Karnofsky 评分为 100 分。效不更方，守原方继服 14 剂。

患者患肺癌未行手术治疗，同时伴有干燥综合征，舌红，苔少，脉细数无力。方以玄参、麦冬、知母养阴增液；猫爪草、桑白皮、鱼腥草、象贝母清肺化痰散结；巴戟天温肾助阳，以利气化，也是善补阴者必于阳中求阴，则阴得阳生而泉源不竭；柴胡、黄芩可疏利少阳气机；独活、桑寄生祛湿补肾，治疗身体酸痛无力。经治疗，患者行动明显好转，活动自如，说明中药治疗在改善机体内环境、恢复脏腑功能方面有明显优势。

验案 41：左下肺癌伴两肺转移

刘某，男，65 岁。初诊日期：2011 年 1 月 27 日。

患者在外院诊断为左下肺癌并伴有两肺转移，左第六肋骨曾骨折，主病灶经伽玛刀治疗，未进行手术及化疗。现症见口干，咳嗽，易感冒，偶有头痛，感胸部隐痛，胃纳尚可，大便偏干，2 日一行，小便调，夜寐欠安。舌质红，苔黄腻，脉弦数。

辨证：痰热蕴肺，痰瘀互结。

治法：清肺化痰，祛瘀散结。

处方：鱼腥草 30g，黄芩 15g，连翘 30g，郁金 10g，延胡索 20g，炒白芍 10g，乌药10g，香附 10g，杏仁 10g，枳壳 10g，炒白术 10g，五味子 5g，葶苈子 15g，麦冬 10g，玄参10g，炙甘草 6g。

嗣后根据临床症状，随症加减。

复诊：2011 年 3 月 12 日。患者近日出现心悸，脉结代，自觉左膝关节以下发冷。前方加桂枝 5g。

复诊：2011 年 7 月 9 日。复查肿瘤标志物：CA72-4 19.31U/mL，血清铁蛋白（FERR）360.8ng/mL。2011 年 1 月 27 日方去鱼腥草、炒白芍，改葶苈子 10g，加赤芍 10g，瓜蒌皮10g。

复诊：2012 年 6 月 9 日。自觉左肺有板滞感，活动后易喘。舌边有齿印，苔薄黄。前方去连翘，加女贞子 10g，五味子 5g，旋覆花 10g（包煎），莱菔子 10g。

复诊：2012 年 9 月 12 日。患者咳嗽痰多，色黄。前方加金荞麦 30g，瓜蒌皮 10g，象贝母 10g。

复诊：2013 年 2 月 6 日。咳嗽痰多减轻，胃纳尚可，偶有烘热汗出，夜寐欠佳。

处方：黄芩 15g，郁金 10g，延胡索 20g，乌药 10g，香附 10g，杏仁 10g，枳壳 10g，炒白术 10g，五味子 5g，葶苈子 15g，麦冬 10g，玄参 10g，甘草 6g，生白芍 10g，瓜蒌皮

10g，莱菔子 10g，旋覆花 10g（包煎），象贝母 10g，龙骨 10g（先煎），煅牡蛎 30g（先煎），巴戟天 10g，知母 10g。

复诊：2013 年 6 月 5 日。左胸痛 20 余天，影响睡眠，自觉乏力，Karnofsky 评分为 100 分。

处方：黄芩 15g，郁金 10g，乌药 10g，香附 10g，枳壳 10g，炒白术 10g，麦冬 10g，玄参 10g，甘草 6g，生白芍 10g，瓜蒌皮 10g，莱菔子 10g，象贝母 10g，龙骨 10g（先煎），煅牡蛎 30g（先煎），巴戟天 10g，知母 10g，酸枣仁 10g，碧桃干 30g，黄芪 15g，麻黄根 15g，防风 5g，三七 5g，川芎 10g，苏子 10g。

后随症加减，患者症状逐渐好转，服用中药 4 年后，患者无不适，Karnofsky 评分为 100 分。

验案 42：肺癌咯血

马某，男，75 岁。初诊日期：2011 年 12 月 2 日。

患者右肺癌未手术，未化疗。现症见咳嗽，咯血，有痰，气喘，胸闷，乏力纳差，寐一般，大便黏。舌红，苔黄腻，脉数。

辨证：痰热蕴肺。

治法：清肺化痰，凉血止血。

处方：桑白皮 10g，苦杏仁 5g，桔梗 5g，姜半夏 5g，象贝母 10g，炒莱菔子 10g，瓜蒌皮 10g，炒党参 10g，海浮石 30g，蛤壳 30g，栀子 10g，茜草根 10g，生蒲黄 10g（包煎），黄芩 20g，炙甘草 6g，五味子 5g，平地木 15g。

复诊：2012 年 4 月 25 日。咳嗽好转，咯血好转，皮肤瘙痒。前方加地肤子 15g，白鲜皮 20g。

复诊：2012 年 7 月 13 日。气喘、胸闷、皮肤痒，痰血减少。

处方：桑白皮 20g，苦杏仁 5g，桔梗 5g，姜半夏 5g，象贝母 10g，炒莱菔子 10g，瓜蒌皮 10g，炒党参 10g，地肤子 15g，白鲜皮 20g，旋覆花 10g（包煎），海浮石 30g，蛤壳 30g，栀子 10g，茜草根 10g，生蒲黄 10g（包煎），黄芩 20g，炙甘草 6g，五味子 5g，花蕊石 30g，葶苈子 15g，猫爪草 30g，鱼腥草 30g。

复诊：2012 年 8 月 14 日。咳嗽、咳痰明显减轻，痰血未见，气喘减轻，胸闷好转，皮肤瘙痒仍有。前方去鱼腥草，加白芍 10g。

患者 75 岁，以右肺癌咯血为主症，未进行放、化疗，以中药治疗为主。此证属痰热蕴肺，故以茜草根、生蒲黄凉血止血而不留瘀，并用黄芩、桑白皮、栀子清泄肺热，肺热除则痰血止。

验案 43：右上肺肿瘤广泛转移

毛某，女，59 岁。初诊日期：2014 年 12 月 26 日。

患者于 2014 年 11 月 12 日在西安市某医院行 X 线胸片检查示右肺结节，12 月行 PET-CT 检查示右肺上叶肿块，右肺门纵隔肿大淋巴结，全身多处骨密度 FDG 代谢增高，考虑转移。淋巴结活检倾向非小细胞肺癌。现无咳嗽，纳可，二便调，寐可，无腰痛，无关节痛。舌红，苔少，脉细数。

辨证：阴虚痰热。

治法：滋阴清热，化痰散结。

处方：南沙参 15g，北沙参 15g，麦冬 10g，象贝母 10g，煅牡蛎 30g（先煎），玄参 10g，炒白术 10g，黄芩 10g，金荞麦 30g。

复诊：2015 年 1 月 8 日。咳嗽、咳痰阵作，痰多色黄，胃纳尚可，口干明显，二便尚调，夜寐安。舌红，苔少，脉细数。

处方：黄芩 10g，夏枯草 10g，栀子 10g，白芥子 10g，杏仁 10g，桔梗 5g，煅牡蛎 30g（先煎），麦冬 10g，蒲公英 10g，炒白术 10g，玄参 10g，南沙参 15g，北沙参 15g，象贝母 10g，金荞麦 30g，瓜蒌皮 10g，巴戟天 10g，红豆杉 5g。

复诊：2015 年 4 月 2 日。咳嗽、咳痰仍有。前方加鱼腥草 20g。

复诊：2015 年 8 月 5 日。目前口服易瑞沙。查 CEA 3.86ng/mL（原来 3.48ng/mL），细胞角蛋白 19 片段 1.04ng/mL（原来 6.19ng/mL）。咽痛、咽痒不适，咳嗽，喉中有痰滞感。

处方：黄芩 10g，夏枯草 10g，栀子 10g，片姜黄 10g，木蝴蝶 5g，皂角刺 10g，蛇六谷 20g，蜀羊泉 20g，肿节风 20g，马勃 10g，石膏 30g（先煎），莪术 10g，远志 5g，炙甘草 6g，生甘草 3g，延胡索 20g，煅牡蛎 30g（先煎），赤芍 10g，蒲公英 20g，生地黄 10g，茯苓 10g，炒白芍 15g，玄参 10g，龙骨 30g（先煎），白芷 10g，茯神 10g。

复诊：2016 年 4 月 12 日。口服易瑞沙。有足部皮肤干燥皲裂及甲周炎。前方加紫草 10g。

复诊：2017 年 4 月 18 日。右上肺肿瘤骨转移，复查胸部 CT 示右肺上叶病灶较前相仿。咳嗽、咳痰减轻，牙痛明显。

处方：牡丹皮 10g，玄参 10g，生地黄 10g，赤芍 10g，煅牡蛎 30g（先煎），延胡索 20g，苦参 20g，红豆杉 5g，细辛 3g，栀子 10g，夏枯草 10g，茯苓 10g，茯神 10g，地肤子 15g，僵蚕 10g，甘草 3g，炒白芍 15g，炙甘草 6g，龙骨 30g（先煎），蛇六谷 20g，乌梅 10g，白鲜皮 20g，蝉蜕 10g，白芷 10g，鱼腥草 30g，黄芩 10g，远志 5g，石膏 30g（先煎），香附 10g。

复诊：2017 年 7 月 12 日。复查 CT 示右上肺病灶较前增大，两肺模糊结节灶，不排除转移可能。眼睛干涩，舌红，少苔，脉细。前方去蛇六谷，加密蒙花10g，半枝莲20g。

复诊：2017年11月24日。9月份患者发生腔隙性脑梗死，近日有皮肤瘙痒，大便干燥，小便不净。前方去苦参、茯苓，加瓜蒌皮10g，瓜蒌子20g。

复诊：2018年3月16日。瘙痒好转，其他症状如前。前方去白鲜皮、地肤子，改蝉蜕5g，加蜀羊泉20g。

复诊：2018年8月1日。目前采用中药治疗配合易瑞沙靶向治疗。2018年5月4日胸部CT检查示肺内情况与2017年7月12日大致相仿，多发骨转移。查CEA 2.22ng/mL。前方去蜀羊泉，加猫爪草10g。

4年治疗期间，患者生活质量高，Karnofsky评分为100分。

验案44：肺癌术后颜面浮肿及气喘

孟某，女，76岁。初诊日期：2014年12月3日。

患者自述于2014年8月出现胸闷、颜面浮肿，CT检查示右肺占位伴炎症，右胸积液，纵隔及右肺门淋巴结肿大。现偶有咳嗽，颜面浮肿，气喘，夜寐欠安，夜尿多。舌质红，苔白腻。脉弱。

辨证：脾肾亏虚，复感外邪致饮停胸胁。

治法：健脾利水，宣肺平喘。

处方：生薏苡仁20g，淡干姜3g，葶苈子10g，防己10g，炙麻黄5g，杏仁10g，合欢皮15g，豆蔻3g，炙甘草6g，川牛膝10g，桂枝5g，桔梗5g，紫丹参10g，泽泻10g，炒白术10g，茯苓20g，黄芪30g，象贝母10g，猪苓10g，瓜蒌皮10g，椒目5g，生车前子10g（包煎），巴戟天10g。

复诊：2014年12月13日。患者诉气喘好转，颜面浮肿消退，无足肿，睡眠改善，夜尿减少，胸闷有减轻，咳嗽，痰多黏腻。前方加陈皮5g，姜半夏5g。

验案45：肺癌化疗后强烈不良反应

鲍某，男，81岁。初诊日期：2014年9月3日。

患者于2014年7月17日在CT引导下穿刺，确诊为左肺癌（$T_2N_2M_0$，Ⅲ期）。7月25日予TP化疗1个疗程，不良反应较重，患者处于瘫痪状态。查白细胞2×10^9/L，提示出现骨髓抑制。骨扫描、腹部CT检查未见转移。胸部CT检查示左上肺斑片状高密度影，内见空洞样改变，提示胸水。现症见咯血，胸闷气喘，左侧胸痛，心慌，胃纳一般，夜寐可，二便尚调。舌红，苔黄腻，脉沉细。

辨证：脾虚痰湿，痰热蕴肺。

治法：健脾化湿，清肺化痰。

处方：炒白术 10g，茯苓 10g，茯神 10g，炒薏苡仁 30g，姜半夏 10g，陈皮 10g，枇杷叶 10g，海浮石 20g，黄芩 10g，鱼腥草 15，合欢皮 10g，延胡索 15g，瓜蒌皮 15g，杏仁 10g，桔梗 5g，香附 10g，莱菔子 10g，玄参 10g，旋覆花 10g（包煎），茜草根 20g，象贝母 10g。

复诊：2014 年 9 月 17 日。患者服药后，症状改善明显，已能下床行走，无咯血，胃纳增，生活能自理，左胸稍疼痛，咳嗽不多，纳一般，无头晕、心慌。舌淡红，苔黄腻，脉沉细。前方加龙骨 20g（先煎），煅牡蛎 20g（先煎），竹茹 5g，改瓜蒌皮 10g。

复诊：2014 年 11 月 15 日。左胸痛，早上咯浓痰，气喘，心慌好转。舌淡红，苔黄腻，脉沉细。前方去茯神，加炒芥子 10g，杏仁 10g。

复诊：2014 年 12 月 27 日。气急，左胸闷憋痛，晨起咯浓痰，纳差，嗳气，乏力。舌红，苔根部黄腻，脉弦。前方加升麻 10g，柴胡 6g，黄芪 10g，木香 5g，砂仁 3g（后下），紫苏梗 10g，牛膝 10g，金荞麦 15g。

复诊：2015 年 1 月 10 日。CT 检查示左肺上叶占位，大小为 58mm×71mm，考虑肺癌，左肺胸腔积液，胸膜转移待排除。左胸痛好转，舌淡红，苔黄腻，脉沉细。前方加豆蔻 3g，竹茹 5g，紫菀 10g，苏子 10g，款冬花 10g。

复诊：2015 年 1 月 23 日。气喘，晨起咯浓痰，纳差，乏力，二便调，夜寐可。舌苔黄腻，脉细软。前方改黄芪 20g，加黄芩 10g，佩兰 10g，黄精 10g。

复诊：2015 年 3 月 14 日。左胸痛好转，痛时头晕，乏力，大便干燥。舌淡红，苔黄腻，脉沉细。前方去枇杷叶，改黄芪 15g，加牡丹皮 10g，枳壳 10g，栀子 10g。

复诊：2015 年 5 月 14 日。大便干结，胸痛。舌淡红，苔黄腻，脉沉细。前方改柴胡 10g，合欢皮 15g，加决明子 15g，桂枝 5g。

复诊：2015 年 6 月 13 日。咳嗽时作，左下胸痛加重，纳可。舌淡红，苔薄白腻，脉沉细。前方去佩兰、柴胡、枳壳，加枳实 10g，白芍 10g，改茜草根 10g，瓜蒌皮 10g。

复诊：2015 年 7 月 10 日。左胸下部疼痛明显好转，晨起咳嗽次数减少，咳痰好转，无血丝，胃纳好转，体重增加，大便情况好转，小便调，夜寐安，精神状态较前明显改善。舌有裂纹，脉细。前方加焦山楂 10g。

患者已 81 岁高龄，化疗 1 个疗程后，不良反应较重，人处于瘫痪状态。7 剂中药后，可下床行走，无咯血，纳增，生活自理。服中药 1 年，未再行放、化疗，病情平稳，生活质量良好。Karnofsky 评分为 90 分。

验案 46：右上肺腺癌伴双肺转移姑息术后胸水

虞某，女，78 岁。初诊日期：2012 年 12 月 28 日。

患者于 2012 年 5 月 14 日在无锡市人民医院行胸腔镜下右上肺肿瘤和右中肺小结节切

除术，术中见右肺与胸壁无粘连，肿瘤位于右上肺尖段，大小约 3cm×3cm×2cm，质地硬，右肺表面见多枚粟粒样小结节。术后病理检查示右上肺浸润性腺癌（贴壁型为主）侵犯脏层胸膜，右中肺结节为多发转移性腺癌结节。结合基因检测结果考虑为肺癌原发，ARMS法检测提示 21 号外显子有突变。2012 年 6 月 18 日起患者进行化疗，化疗前 7 次使用唑来膦酸，查白细胞计数 $2.8×10^9$/L，彩超检查示右侧胸水。2012 年 11 月 12 日于无锡市第四人民医院住院抽胸水，当时胸水深约 4.5cm。11 月 21 日于门诊抽胸水 200mL。12 月 5 日彩超复查示右侧胸腔可见液性暗区深约 36mm，其内透声欠佳。12 月 12 日彩超复查示右侧胸腔可见液性暗区深约 37mm，其内透声欠佳。12 月 26 日彩超复查示右侧胸腔可见液性暗区深约 44mm，其内透声欠佳。患者希望通过中药治疗减少胸水，故来诊。现经常出现胸闷、气喘，胃纳亦不佳，自觉乏力，偶尔出现早搏症状。舌淡红，苔白腻，脉细。

辨证：脾虚水停。

治法：健脾化气利水。

处方：黄芪 30g，防己 10g，炒白术 10g，龙骨 10g（先煎），煅牡蛎 30g（先煎），柴胡 6g，黄芩 10g，茯苓 20g，莱菔子 15g，炙甘草 6g，陈皮 5g，栀子 10g，海螵蛸 20g，白及 10g，白花蛇舌草 20g，泽泻 20g，麦冬 10g，玄参 10g，瓜蒌皮 10g，厚朴 10g，车前子 10g（包煎），葶苈子 10g，桂枝 5g，花椒 3g。

复诊：2013 年 1 月 18 日。胃纳欠佳，仍有胸闷气喘，近日偶尔有恶心。舌苔黄腻，脉细。彩超复查示右侧胸腔可见液性暗区深约 21mm，其内透声欠佳。前方改黄芪 20g，加木香 5g。

复诊：2013 年 2 月 2 日。1 月 21 日彩超复查示右侧胸腔可见液性暗区，深约 21mm，胸水已经减少。患者近日血糖偏高，空腹血糖 7.4mmol/L，餐后血糖 11.4mmol/L，服中药后，胃纳增加，但觉乏力。查 CEA 5.11ng/mL。舌淡红，苔白腻，有裂纹，脉细。前方去白花蛇舌草，加龙葵 20g，半枝莲 20g。

复诊：2013 年 2 月 28 日。2013 年 2 月 21 日使用培美曲塞 800mg，单药化疗 1 个疗程。胃纳欠佳，乏力，轻度胸闷、气喘，轻度腹胀。舌淡红，苔白腻，有裂纹，脉细。

处方：麦冬 10g，玄参 10g，炒白术 10g，龙骨 10g（先煎），煅牡蛎 30g（先煎），柴胡 6g，黄芩 10g，茯苓 20g，莱菔子 15g，炙甘草 6g，陈皮 5g，栀子 10g，海螵蛸 20g，白及 10g，泽泻 20g，黄芪 20g，防己 10g，瓜蒌皮 10g，厚朴 10g，车前子 10g（包煎），葶苈子 10g，桂枝 5g，花椒 3g，木香 5g，佛手 10g。

复诊：2013 年 3 月 26 日。3 月 20 日彩超复查示右侧胸腔可见液性暗区深约 8mm，其内透声欠佳，提示胸水减少。现胃纳一般，容易疲劳，胸闷较前好转。以前方巩固治疗。

复诊：2013 年 4 月 6 日。症状如前，以前方进退。

处方：地龙 10g，麦冬 10g，玄参 10g，生白术 20g，龙骨 10g（先煎），煅牡蛎 30g（先煎），柴胡 6g，黄芩 10g，茯苓 20g，莱菔子 10g，炙甘草 6g，陈皮 5g，栀子 10g，海螵蛸 20g，白及 10g，泽泻 20g，黄芪 20g，防己 10g，瓜蒌皮 10g。

复诊：2013 年 5 月 15 日。2013 年 4 月 22 日患者因"右上肺癌伴双肺转移姑息术后近 1 年"收住入院，胸部增强 CT 检查示右上肺癌姑息术后，左上肺陈旧性病灶，右上纵隔略增宽，肺转移灶，右侧胸腔少量积液。肿瘤指标物 CEA 6.42ng/mL，神经特异性烯醇化酶 16.12ng/mL，细胞角蛋白片段 4.12ng/mL。2013 年 4 月 26 日使用培美曲塞 800mg，单药化疗 1 个疗程。现胃纳尚可，轻度乏力，无明显胸闷、气喘，二便尚可，夜寐尚可。舌淡红，苔薄白，脉细。

处方：地龙 10g，麦冬 10g，玄参 10g，生白术 20g，龙骨 10g（先煎），煅牡蛎 30g（先煎），黄芩 10g，茯苓 20g，莱菔子 15g，炙甘草 6g，陈皮 5g，栀子 10g，海螵蛸 20g，白及 10g，泽泻 20g，黄芪 20g，防己 10g，瓜蒌皮 10g，厚朴 10g，车前子 10g（包煎），葶苈子 10g，桂枝 5g，花椒 3g，佛手 10g，鱼腥草 30g，川芎 10g，紫苏梗 10g。

2014 年 1 月 21 日随访，胸水未增加。

验案 47：肺癌咯血

王某，男，77 岁。初诊日期：2012 年 4 月 22 日。

患者于外院诊断为左肺下叶背段癌，中央型肺癌。未行手术，现左下肺动静脉回流受阻，左侧胸腔少量积液，时有咯血、吐痰，胃纳尚可，乏力，小便黄，大便干结，2 日一行，夜寐欠安。舌红，苔黄腻，脉细数。

辨证：痰热蕴肺，迫血妄行。

治法：清肺化痰，凉血止血。

处方：桑白皮 10g，杏仁 5g，桔梗 5g，姜半夏 5g，象贝母 10g，莱菔子 10g，瓜蒌皮 10g，炒党参 10g，黄芩 20g，僵蚕 10g，地龙 10g，鱼腥草 30g，黛蛤散 10g（包煎），玄参 10g，蛇六谷 20g（先煎），栀子 10g，茜草根 10g，旋覆花 10g（包煎），炙甘草 6g，射干 10g。

复诊：2013 年 5 月 2 日。患者坚持辨证加减服用上方年余，现咯血次数减少。前方去蛇六谷，加制南星 10g，石膏 30g（先煎）。

复诊：2013 年 6 月 24 日。咯血已经停止，Karnofsky 评分为 100 分。

处方：桑白皮 10g，杏仁 5g，桔梗 5g，姜半夏 5g，象贝母 10g，莱菔子 10g，瓜蒌皮 10g，炒酸枣仁 10g，黄芩 10g，僵蚕 10g，地龙 10g，鱼腥草 30g，黛蛤散 10g（包煎），玄参 10g，射干 10g，蛇六谷 20g（先煎），制南星 10g，石膏 30g（先煎），栀子 10g，茜草根 10g，旋覆花 10g（包煎），炙甘草 6g，白前 10g，前胡 10g。

验案 48：肺癌淋巴结转移

徐某，女，78 岁。初诊日期：2020 年 8 月 18 日。

患者因咯血行胸部 CT 检查提示肺占位；PET–CT 检查示右额顶叶交界处代谢增高灶，锁骨下、纵隔淋巴结转移；穿刺病理检查示（左颈部淋巴结）转移性低分化癌。考虑患者年龄大，未予进一步西医治疗，于门诊求治于尤建良教授。查血白细胞 3.76×10^9/L；肿瘤标志物 CEA 3.86ng/mL。现患者咳嗽，有少量黄痰，不易咯出，胸闷口干，大便不畅，食纳欠佳，夜寐差。舌红，苔薄黄，脉细数。

辨证：热毒犯肺。

治法：清肺解毒，止咳化痰，宽胸散结。

处方：桑白皮 10g，杏仁 5g，桔梗 5g，姜半夏 5g，象贝母 10g，莱菔子 10g，瓜蒌皮 10g，炒党参 10g，防风 10g，炒白芍 10g，白芥子 10g，射干 10g，僵蚕 10g，威灵仙 30g，黛蛤散 10g（包煎），猫爪草 20g，玄参 10g，鱼腥草 20g，黄芩 10g，炙甘草 6g。

复诊：2020 年 8 月 21 日。患者于无锡市第四人民医院肿瘤科住院治疗。入院时症见咳嗽明显，干咳无痰，声音嘶哑，左颈部隐痛，牵涉左侧头面部，皮肤瘙痒，纳欠佳，乏力，夜寐欠安，大便 2 日一行，色黄、质偏硬，小便正常。近半年体重减轻约 7.5kg。舌质淡红，苔白微腻，脉细弱。查体神志清，左颈部及左锁骨下扪及数枚肿大淋巴结，部分融合，最大者直径 7cm 左右，质硬，压痛，活动度差，病理检查提示转移性低分化腺癌，来源于肺。颈胸部增强 CT 示左肺上叶转移伴左颈部、左锁骨区、纵隔及食管裂孔旁多发淋巴结转移。基因检测报告示 EgFR 基因 21 号外显子（L858R）检测到突变；EgFR 基因 18、19、20 号外显子未检测到突变；ALK、ROS1、RET、MET 基因未检测到突变；KRAS、NRAS、BRAF、HER2、PIK3CA 未检测到突变；T790M 未检测到突变；20-Ins 未检测到突变。前方加白鲜皮 20g，地肤子 10g，延胡索 20g，天麻 10g，红豆杉 5g。

复诊：2020 年 9 月 4 日。患者感左侧头痛，舌质淡红，苔白微腻，脉细弱。前方加炒蜂房 10g，山慈姑 15g，天葵子 15g，夏枯草 20g。

复诊：2020 年 9 月 20 日。患者半边头痛已好转，皮肤瘙痒已止，左颈部淋巴结较前缩小，最大者直径 2.5cm。舌质淡红，苔白微腻，脉细弱。前方改炒蜂房 30g，去地肤子，加葶苈子 10g，徐长卿 20g。

复诊：2020 年 10 月 23 日。患者左颈部疼痛，气急，食纳一般，二便可。舌质淡红，苔白微腻，脉细弱。前方去猫爪草，改葶苈子 20g，加蜈蚣 5g。

乳腺癌

验案 1：乳腺癌广泛转移

胡某，女，54 岁。初诊日期：2013 年 1 月 8 日。

患者于 2008 年 10 月行右乳腺癌改良根治术，术后病理检查示右乳浸润性导管癌Ⅲ级，大小为 2.2cm，脉管内见癌栓，腋窝淋巴结见癌转移（2/13），基因检测 ER（++）、PR（++）、Her-2（±）。术后行 TC 方案化疗 6 周期，口服来曲唑行内分泌治疗。2012 年 4 月患者发现右侧胸壁结节，左腋窝肿块，CT 检查示右上胸壁转移，左侧腋窝淋巴结转移，左侧胸膜转移并大量胸水，左下肺膨胀不全，提示两肺转移可能。行放疗后右上胸壁肿块有所缩小。2012 年 11 月因腰酸腰痛行 ECT 检查示多发性骨损害（考虑转移性骨肿瘤），CT 检查示右乳腺癌术后胸膜、胸壁、肺、骨转移，左侧腋下、后腹膜淋巴结转移。以唑来膦酸针剂抗骨破坏治疗，并开始服托瑞米芬进行内分泌治疗。现患者右胸壁结节破溃，有少量渗血、渗液，乏力，胃纳差，偶感左乳肿胀，瘙痒时作，活动后稍感胸闷，腰酸，活动后腰痛不适，夜寐欠安。舌质红，苔黄腻，舌中有裂纹，脉细弦。

辨证：肝郁脾虚，兼有内热。

治法：疏肝健脾，解毒散结，辅以利湿止痒。

处方：柴胡 10g，黄芩 20g，蒲公英 20g，夏枯草 20g，王不留行 10g，龙骨 10g，煅牡蛎 30g，茯苓 10g，炒白术 10g，漏芦 20g，生白芍 10g，地肤子 15g，皂角刺 10g，蛤壳 30g，桔梗 5g，木馒头 20g，栀子 10g，炙甘草 6g，知母 10g，鳖甲 10g，炒苍术 10g，炒薏苡仁 10g，枳实 20g，黄柏 10g，瓜蒌子 20g。

复诊：2013 年 2 月 6 日。患者胸壁结节破溃明显好转，渗血、渗液明显减少，胃纳增，全身不适也有所改善，黄腻苔渐退，但见舌红，苔剥，有裂纹，自觉口干及腰酸明显，偶有烦躁多汗，面部烘热，夜寐欠佳。在前方基础上配合"益肾沉潜方"加减以滋阴清热、平补肝肾。

此后长期服用中药调理，定期复查，肿瘤得到控制，带瘤生存，生活质量尚可。

验案 2：右乳腺癌术后右上肢肿胀

李某，女，59 岁。初诊日期：2017 年 4 月 21 日。

患者因右乳肿块于 2015 年 12 月 8 日在无锡市第四人民医院行右乳腺癌改良根治术。术后病理检查示浸润性导管癌，腋下淋巴结转移（1/16），基因检测 ER（+++）、PR（++）、

CerbB-2（-）、P53（+）。术后进行 6 次化疗，方案为 TAC（多西他赛/多柔比星/环磷酰胺），未行放疗，后一直口服枸橼酸他莫昔芬。半个月前，患者自觉右上肢肿胀，逐渐变粗，上肢活动稍受限，经过抬高患肢和自行按摩治疗后，病情未好转。现患者情绪低落，食欲欠佳，夜寐欠安，大小便正常，唇紫。舌淡胖、边有齿痕，苔薄腻，脉弦滑。查体右乳缺如，右上肢中度水肿，鹰嘴上 10cm 处患侧上臂周径较健侧长 6cm，患肢皮肤温度正常，皮色暗沉、无瘀斑，活动轻度受限，浅表未触及肿大淋巴结。

辨证：肝郁脾虚，气虚血瘀。

治法：疏肝健脾，补气活血。

处方：醋柴胡 6g，炒党参 10g，炒白术 10g，茯苓 10g，山药 10g，炒薏苡仁 30g，佛手片 10g，陈皮 10g，法半夏 10g，猪苓 10g，泽泻 10g，泽兰 10g，土茯苓 30g，桑枝 10g，桂枝 5g，赤芍 10g，僵蚕 10g，蝉蜕 10g，地龙 10g，红花 10g，川芎 10g，八月札 20g，煅龙骨 30g，煅牡蛎 30g，炙甘草 6g。

另外嘱患者将患侧上肢尽可能上举，练习扶墙摸高，并配合按摩，由远侧向近侧用一定压力推移，同时避免患肢受压及负重。

复诊：2017 年 4 月 28 日。右上肢肿胀较前明显好转，鹰嘴上 10cm 处患侧上臂周径较健侧长 3cm，患肢活动受限较前明显改善，仍有夜寐欠安、情绪不佳等症状。前方加酸枣仁 10g，蜜远志 5g，首乌藤 10g，合欢皮 10g。嘱继续功能锻炼。

复诊：2017 年 5 月 5 日。睡眠好转，情绪转佳，双上臂基本等粗，患肢可举过肩。仍以前方巩固。

后电话随访，患侧上肢水肿情况至今未再发生。

验案 3：乳腺癌术后淋巴结、肺转移

张某，女，68 岁。初诊日期：1994 年 1 月 4 日。

患者于 1991 年 12 月行左乳腺癌手术，术后病理检查示左乳浸润性导管癌，腋窝淋巴结无转移。术后以 CMF 方案化疗 6 次。1993 年底出现左颈部、左锁骨下淋巴结转移，故来诊。现左胸胀闷，纳差、乏力，大便不爽，夜寐欠安。舌质暗红，苔薄白，脉细弦。

辨证：肝郁脾虚。

治法：疏肝理气，软坚散结。

处方：柴胡 6g，党参 10g，炒白术 10g，广郁金 10g，枳壳 6g，茯苓 10g，茯神 10g，赤芍 10g，白芍 10g，陈皮 6g，当归 6g，象贝母 20g，夏枯草 15g。

以后随诊加减出入。左颈部、左锁骨下淋巴结缩小。

复诊：1996 年 10 月 25 日。10 月份患者又出现两肺多发性转移灶，最大直径为 2cm。继续以疏肝理气法配合健脾和胃法治疗，并配合服用自制"扶正和胃合剂"，每次 30mL，

每日 3 次口服，同时坚持气功锻炼。

半年后肺部转移灶消失，查血白细胞由 $2.2 \times 10^9/L$ 上升至 $5 \times 10^9/L$。现患者健康生活，Karnofsky 评分为 100 分。

验案 4：右乳腺癌溃烂

陈某，女，46 岁。初诊日期：2013 年 8 月 31 日。

患者 1 个月前发现右乳占位性病变，穿刺病理检查示导管癌，未手术治疗。现右乳肿块、溃烂，最大肿块约 6cm×6cm。平素性情急躁，口干苦，纳寐一般，二便尚调。舌淡红，苔薄，脉细。

辨证：肝气郁结，瘀毒内结。

治法：疏肝理气，化瘀解毒。

处方：春柴胡 6g，黄芩 10g，炒白术 10g，枳壳 10g，茯苓 10g，茯神 10g，赤芍 10g，炒白芍 10g，陈皮 5g，当归 10g，郁金 10g，三七 5g，茜草根 10g，大蓟草 20g，黄芩 20g，石膏 30g（先煎），栀子 10g，蒲公英 20g，皂角刺 10g，炙甘草 6g，半枝莲 30g，莱菔子 10g，王不留行 20g，山慈姑 10g。

复诊：2013 年 9 月 18 日。经 7 剂中药治疗后，原最大肿块已缩小至 4.8cm×5.1cm，破溃处已结痂。仍口干，纳寐一般，二便调。舌淡红，苔薄，脉细。继续予原法调治。

处方：春柴胡 6g，黄芩 10g，炒白术 10g，枳壳 10g，茯苓 10g，茯神 10g，赤芍 10g，炒白芍 10g，陈皮 5g，当归 10g，郁金 10g，三七 5g，茜草根 10g，大蓟草 20g，黄芩 20g，石膏 30g（先煎），栀子 10g，蒲公英 20g，皂角刺 10g，炙甘草 6g，半枝莲 30g，莱菔子 10g，王不留行 20g，山慈姑 10g，藤梨根 20g。

验案 5：乳腺癌术后口咸

杜某，女，49 岁。初诊日期：2016 年 6 月 28 日。

右乳腺癌术后 5 年，内分泌治疗 4 年，基因检测 ER（−）、PR < 10%、CerbB-2（+++），淋巴结转移（0/17）。曾以赫赛汀化疗 6 个疗程，法乐通已服用 4 年，戈舍瑞林已服用 2 年。现口中发咸，腰酸，夜间出汗多，胃纳可，二便顺，夜寐欠安。舌边毛糙，苔薄黄腻，脉细。

辨证：肝肾不足，阴虚火旺。

治法：补益肝肾，滋阴泻火。

处方：炒山药 10g，炒牡丹皮 10g，炒薏苡仁 30g，姜半夏 5g，茯神 10g，泽泻 10g，山茱萸 10g，桑寄生 10g，茯苓 10g，生地黄 10g，知母 10g，栀子 10g，巴戟天 10g，龙骨 30g（先煎），煅牡蛎 30g（先煎），碧桃干 30g，黄柏 6g，麻黄根 20g，炙甘草 6g。

复诊：2016 年 7 月 27 日。超声检查示甲状腺结节，大小约 3cm×2cm。盗汗已减少，口中发咸，舌边火辣感，耳鸣。舌淡红，苔薄白，脉细。继续予调补肝肾、滋阴泻火，辅以疏肝理气散结之品。

处方：炒杜仲 10g，夏枯草 10g，半枝莲 20g，淫羊藿 10g，大枣 15g，灵磁石 30g，龙骨 30g（先煎），煅牡蛎 30g（先煎），茯神 10g，山药 10g，山茱萸 10g，泽泻 10g，川芎 10g，菟丝子 10g，姜半夏 6g，陈皮 5g，炙甘草 6g，生地黄 10g，牡丹皮 10g，生薏苡仁 30g，茯苓 10g，巴戟天 10g，桑寄生 10g，碧桃干 30g，炒白术 10g，佛手 10g，知母 10g，黄柏 6g，栀子 10g，苍耳子 10g，麻黄根 20g，蔓荆子 10g。

复诊：2016 年 9 月 7 日。患者自觉口咸已好转，咽痛，耳鸣，舌尖火辣感。舌淡红，苔薄白，脉细。前方去炙甘草，加生甘草 10g，射干 10g，泽泻 10g。

验案 6：右乳腺癌术后

冯某，女，72 岁。初诊日期：2009 年 10 月 8 日。

患者于 2009 年 8 月在外院行右乳腺癌改良术，术后病理检查示右乳浸润性导管癌（$T_1N_0M_0$，Ⅱ期）。基因检测 ER（-）、PR（-），淋巴结未见转移（0/9）。术后化疗 3 次。现胃纳欠佳，口干，偶有咳嗽，无痰，无胸闷、气喘，无咯血，血压 160/80mmHg。舌淡红，苔薄白微腻，脉细。

辨证：正气不足，肝气郁结。

治法：扶正祛邪，疏肝理气。

处方：柴胡 6g，焦栀子 10g，黄芩 10g，白芍 10g，知母 10g，泽泻 20g，车前子 10g（包煎），茯苓 10g，生地黄 10g，陈皮 5g，半枝莲 20g，煅牡蛎 30g（先煎），龙骨 15g（先煎），炙甘草 3g，麦冬 10g，玄参 10g。

复诊：2009 年 10 月 25 日。咳嗽稍减，咳痰不爽，双下肢水肿，血压 160/85mmHg。舌红，苔微腻，脉细弦。前方去半枝莲，加金荞麦 20g，桔梗 5g。

复诊：2009 年 11 月 6 日。患者近 1 周来咳嗽又作，外院诊断为支气管炎，口服抗炎、化痰、止咳西药后病情稍好转。现咳嗽，咯白黏痰，无咯血，无胸闷、气喘，无发热。舌淡红，苔微腻，脉细弦。体温 36.8℃，两肺未闻及啰音，心率 68 次/分，律齐。在前方基础上辅以宣肺止咳化痰之品。前方去车前子，加白茅根 10g，芦根 10g，黄芪 15g，防己 10g，象贝母 10g。

复诊：2009 年 11 月 18 日。患者服药后咳嗽稍减，但仍咳痰不爽，色白，无咯血，无胸闷、气喘。拟宣肺止咳、清热化痰法治之。

处方：柴胡 6g，焦栀子 10g，黄芩 10g，白芍 10g，知母 10g，泽泻 10g，黄芪 15g，防己 10g，桔梗 5g，象贝母 10g，前胡 10g，桑白皮 10g，茯苓 10g，生地黄 10g，陈皮 5g，龙骨 15g（先煎），煅牡蛎 30g（先煎），玄参 10g，厚朴 5g，炙甘草 3g，五味子 5g。

复诊：2009 年 12 月 4 日。患者用药后咳嗽得减，血压 145/80mmHg，纳食不香，睡眠不佳，早醒，易醒。舌红，苔薄，脉细弦。拟前法进退。

处方：炒白术 10g，炒党参 10g，茯苓 10g，茯神 10g，姜半夏 10g，陈皮 10g，柴胡 6g，黄芩 10g，白芍 10g，台乌药 10g，延胡索 10g，炙甘草 6g，首乌藤 10g，龙骨 15g（先煎），煅牡蛎 30g（先煎），知母 10g。

复诊：2009 年 12 月 19 日。患者用药后睡眠仍差，眩晕偶作，口腔溃疡，纳食改善，咳嗽已减，无痰。前方改白芍 15g，延胡索 20g，加片姜黄 10g，蒺藜 10g。

复诊：2010 年 1 月 27 日。患者用药后口腔溃疡已愈，右上肢及下肢水肿明显，睡眠有改善，纳食可，二便调。2009 年 11 月 18 日方改黄芪 20g，加车前子 10g（包煎），茯神 10g。

复诊：2010 年 8 月 11 日。患者坚持以前方加减治疗，病情平稳，眩晕已愈，夜寐有改善，纳食可。拟前法进退。

处方：女贞子 10g，巴戟天 10g，黄芩 10g，当归 10g，川芎 10g，陈皮 10g，柴胡 6g，姜半夏 10g，炒白术 10g，炙鸡内金 10g，炒莱菔子 10g，炙甘草 3g，山茱萸 10g，山药 10g，炒牡丹皮 10g，泽泻 10g，茯苓 10g，生地黄 10g。

复诊：2011 年 4 月 6 日。患者坚持以前方加减治疗，近来背部痛，纳可，二便调。舌淡红，苔薄白，脉细弦。在前方基础上辅以益气扶正祛邪、补肝肾、壮筋骨之品。前方去牡丹皮、鸡内金、柴胡，加焦栀子 10g，葛根 10g，黄芪 15g，桑寄生 10g。

复诊：2011 年 5 月 4 日。患者近来情绪易抑郁、易怒，纳食可，寐安。拟前法进退。

处方：柴胡 6g，炒白芍 10g，佛手片 10g，桂枝 5g，淡干姜 3g，防风 5g，炒白术 10g，茯苓 10g，山药 10g，薏苡仁 10g，炙甘草 6g，菟丝子 10g，煅牡蛎 30g（先煎），龙骨 15g（先煎），陈皮 5g，巴戟天 10g，栀子 5g。

复诊：2011 年 10 月 7 日。患者近来发现手部水肿，头胀，血压 150/100mmHg，下蹲时不稳，纳可，寐安，二便调。前方加桑寄生 10g，香附 10g，蒲公英 20g，王不留行 10g，当归 10g，川芎 10g，炒蒲黄 10g。

复诊：2011 年 11 月 16 日。患者近来关节游走性酸痛，头胀已好转，手部仍有水肿，但相较以前明显减轻。在前方基础上辅以活血散寒止痛之品。前方加片姜黄 12g，赤芍 10g，细辛 3g，独活 10g，牛膝 10g。

此后多次复诊，据症微调。

复诊：2012 年 4 月 19 日。患者近来病情平稳，无明显不适，偶有胸闷，纳可，寐差。舌淡红，苔薄白，脉细弦。在前方基础上辅以理气畅中、补益肝肾之品。前方去菟丝子，加紫苏梗 10g，当归 10g，枸杞子 10g。

复诊：2012 年 7 月 5 日。患者近来偶有胸部胀痛，B 超检查示乳腺小叶增生。小关节偶有疼痛，气温转变时较明显，纳差，嗳气，腹胀，睡眠欠佳，入睡难，易早醒。证属肝郁气滞，拟疏肝解郁。前方加炒莱菔子 10g，防己 10g。

此后多次复诊，据症微调。

复诊：2013 年 11 月 20 日。患者近 1 年来睡眠稍差，纳食一般，偶有嗳气，腹胀，无反酸，无腹痛，情绪易激动，偶有头晕、头胀，血压 170/80mmHg，自服降压药，关节痛较前好转。舌红，苔薄白，脉细弦。拟前法进退。

处方：生白芍 10g，生白术 10g，茯苓 10g，炙甘草 10g，龙骨 15g（先煎），煅牡蛎 30g（先煎），陈皮 5g，巴戟天 15g，栀子 10g，炒莱菔子 10g，片姜黄 10g，细辛 4g，川芎 10g，当归 10g，牛膝 10g，防己 10g，独活 10g，枸杞子 10g，知母 10g，香附 10g，黄芪 30g，玄参 10g，延胡索 10g。

复诊：2013 年 12 月 7 日。症状如前，有黑眼圈、腰酸。拟前法辅以调补肝肾、明目之品。前方加桑寄生 10g，夏枯草 10g，旋覆花 10g（包煎）。

此后多次复诊，据症微调。

复诊：2014 年 7 月 23 日。患者有肛门坠胀感，大便日解 3 ～ 4 次、不成形，偶有头晕、头胀，下肢稍乏力，纳食可，寐有好转，黑眼圈已退，但仍有多梦，纳可。拟前法进退。

处方：白术 10g，白芍 10g，防风 10g，陈皮 5g，煅牡蛎 30g（先煎），龙骨 15g（先煎），升麻 10g，夏枯草 10g，川芎 10g，细辛 3g，片姜黄 10g，延胡索 15g，桑寄生 10g，牛膝 10g，杜仲 10g，栀子 10g，知母 10g，酸枣仁 10g，香附 10g，紫苏梗 10g，炙甘草 6g，石榴皮 20g，黄芪 30g，当归 10g，炮姜 3g，丹参 10g。

验案 7：乳腺癌术后跟骨刺痛

王某，女，65 岁。初诊日期：2012 年 9 月 7 日。

患者于 2012 年 8 月 9 日因右乳腺浸润性导管癌在上海长征医院行手术治疗，查淋巴结有转移（3/4），基因检测 ER（++）、PR（+）、cerbB-2（+）、her-2 未扩增。行化疗 8 次，不良反应大。现口服来曲唑；放疗已结束。查血白细胞 7.69×10^9/L，目前使用重组人粒细胞集落刺激因子针剂。现双脚跟刺痛，胃纳可，二便顺，夜寐欠安。舌红，苔白微黄，脉细沉。

辨证：正气不足，肝肾亏虚。

治法：扶正祛邪，调补肝肾。

处方：巴戟天 10g，淫羊藿 10g，知母 10g，黄芩 10g，栀子 10g，煅牡蛎 30g（先煎），龙骨 30g（先煎），碧桃干 30g，杜仲 10g，桑寄生 10g，炒白术 10g，陈皮 5g，茯神 10g，炒酸枣仁 10g，麦冬 10g，炙甘草 6g，升麻 10g，莱菔子 10g。

复诊：2012年11月10日。复查血白细胞3.4×10^9/L。两天前出现牙龈肿痛，胃纳可，二便顺，夜寐欠安。舌苔黄腻，有裂纹。在前方基础上辅以泻火解毒之品。前方加半枝莲15g，白花蛇舌草15g，石膏30g（先煎），细辛3g。

此后多次复诊，据症微调。

复诊：2014年12月17日。2014年11月3日在外院摄X线片示两肺纹理增多，心影增大，双侧跟骨轻度退变。近日出现右侧颈部皮肤痒，走路脚跟刺痛，乏力，纳可，眠少，大便稀，日行4～5次。舌红，苔白微黄，脉细。证属表虚不固，肝肾亏虚，热毒内蕴。治以益气固表、补益肝肾、清热解毒。

处方：黄芪15g，防风10g，黄芩5g，生白芍10g，制香附10g，炮姜3g，麻黄根10g，炙甘草6g，延胡索20g，牛膝10g，陈皮5g，赤芍10g，龙骨30g（先煎），煅牡蛎30g（先煎），炒白术10g，木香10g，桑寄生10g，知母10g，细辛3g，独活10g，豨莶草10g，巴戟天10g，石榴皮20g，茜草根炭10g，煨肉豆蔻10g，补骨脂10g，地肤子15g，苦参10g，赤芍10g。

复诊：2015年1月15日。患者服药后双脚跟刺痛有减轻，右颈皮肤痒，纳寐可，小便调，大便已成形，日行4次左右。舌红，苔白腻，脉细。前方去补骨脂，加半枝莲30g，伸筋草10g。同时以中药渣泡脚。

复诊：2015年2月27日。脚跟刺痛治愈。患者近期出现潮热汗出。舌红，苔白腻，脉细。前方去豨莶草、延胡索、黄芩、苦参、地肤子、黄芪，加麻黄根20g，碧桃干30g，栀子10g，黄柏10g。

验案8：乳腺癌后术后全身充气感

王某，女，50岁。初诊日期：2019年2月22日。

患者乳腺癌术后，复查CA12-5 52.79U/mL。患侧上肢肿胀，提重物后加重，全身充气感。平素郁郁寡欢，自觉烘热汗出，腰酸肢体倦怠，乏力纳差，夜寐不安，二便尚调。舌质淡，苔薄白，脉弦细。

辨证：肝郁肾虚。

治法：疏肝理气，补肾利水。

处方：柴胡6g，香附10g，赤芍10g，枳壳10g，化橘红10g，当归10g，炒白术10g，丹参10g，瓜蒌皮10g，合欢皮10g，生地黄10g，泽泻30g，泽兰10g，牡丹皮10g，山茱萸10g，知母10g，黄柏10g，栀子10g，巴戟天10g，车前子10g（包煎），地龙10g，茯苓皮20g，冬凌草30g，王不留行10g，乌梅10g，龙骨30g（先煎），煅牡蛎30g（先煎），炙甘草6g。

复诊：2019年4月26日。近日复查胸部CT示右肺上叶小结节，考虑陈旧性病变可能。

目前患肢肿胀好转，充气感明显减轻，精神状态改善，大便干结难解，纳寐安。前方加制大黄 10g，枳实 10g，瓜蒌子 20g，决明子 20g。

验案 9：乳腺癌术后纳呆寐差

过某，女，66 岁。初诊日期：2014 年 7 月 30 日。

患者于 2014 年 1 月在当地某医院行左乳腺癌改良根治术，术后病理检查示左乳腺浸润性导管癌Ⅱ～Ⅲ级，腋窝淋巴结见癌转移（1/19），病理分期为 $T_2N_1M_0$，ⅡB 期，基因检测 PR（−）、ER（＋）。现胃纳欠佳，偶有恶心，寐差，夜间易醒，入睡难，二便调。舌暗，苔薄白，脉细。

辨证：正气不足，脾胃虚弱。

治法：扶正祛邪，健脾和胃。

处方：炒党参 10g，炒白术 10g，茯苓 10g，茯神 10g，焦稻芽 10g，焦麦芽 10g，炒薏苡仁 30g，姜半夏 10g，陈皮 10g，枇杷叶 10g，炒山药 10g，防风 10g，生牡蛎 30g（先煎），生龙骨 10g（先煎），淡干姜 3g，桔梗 5g，砂仁 3g（后下），莱菔子 10g，杏仁 10g，吴茱萸 1.5g，象贝母 10g，半枝莲 20g。

复诊：2014 年 8 月 6 日。患者服药后胃纳渐增，入睡较前容易，能睡 4 小时左右，二便调，苔薄白，脉细。效不更方，嘱续服 14 剂。

验案 10：乳腺癌术后脑转移

胡某，女，60 岁。初诊日期：2011 年 4 月 1 日。

患者乳腺癌术后 7 年，发现脑转移 2 年，化疗 6 次，基因检测 ER（＋）、PR（＋）。因无法耐受化疗的毒副反应，患者又拒用西药，求治于尤建良教授进行中医治疗。现自觉乏力，胸痛，口干，纳一般，寐差，大便干结。舌红，苔薄腻，脉弦。

辨证：正气不足，毒热内蕴。

治法：益气扶正祛邪，清热解毒散结。

处方：炒党参 10g，炒白术 10g，茯苓 10g，姜半夏 10g，陈皮 10g，山药 10g，莱菔子 10g，枳壳 10g，蒲公英 20g，天冬 20g，天花粉 20g，瓜蒌皮 10g，炙甘草 3g，白花蛇舌草 20g。

复诊：2011 年 4 月 15 日。患者头晕，复查血常规提示白细胞减少，纳一般，寐差，大便干结。舌红，苔薄腻。前方加川芎 10g，泽泻 20g。

复诊：2011 年 5 月 14 日。患者口干，阵发性胸痛。舌红，苔薄腻。前方加桂枝 5g。

此后多次复诊，据症微调。

复诊：2012 年 3 月 10 日。患者乏力，头昏，小便不利。舌红，苔薄腻。前方加钩藤

20g（后下），龙葵 20g。

复诊：2012 年 5 月 3 日。患者诉大便干结、不畅，无便意，余无明显不适。舌红，苔薄腻。Karnofsky 评分为 100 分。前方加决明子 30g，巴戟天 10g，生大黄 6g（后下），生白芍 30g。

验案 11：乳腺癌术后上肢肿胀

华某，女，62 岁。初诊日期：2012 年 5 月 26 日。

患者乳腺癌术后 6 年，口服托瑞米芬 2 年后改服来曲唑 4 年。近年来患者出现双上肢肿胀连及指节，遂求治于尤建良教授。现乏力，头痛，双上肢肿胀，胃纳一般，食后腹胀，二便尚调，夜寐欠安。舌淡红，苔薄白，脉沉细。

辨证：正气不足，脾胃失和，脉络阻塞。

治法：扶正祛邪，健脾和胃，通络消肿。

处方：炒党参 10g，炒白术 10g，茯苓 10g，炒山药 10g，茯神 10g，姜半夏 10g，陈皮 10g，川芎 10g，泽泻 20g，知母 10g，延胡索 10g，炒酸枣仁 10g，白芍 10g，香附 10g，白花蛇舌草 20g，龙骨 30g（先煎），煅牡蛎 30g（先煎），葛根 10g，片姜黄 10g，桑枝 10g，枳壳 10g，炙甘草 6g。

复诊：2012 年 7 月 15 日。患者服药后双上肢肿胀渐消，食纳渐增，进食后仍有胃胀，动则汗出，自觉前额胀痛，夜寐差。舌淡红，苔薄白，脉沉细。前方去枳壳，加莱菔子 10g，蜜远志 10g，蔓荆子 5g。

此后多次复诊，据症微调。

复诊：2013 年 9 月 7 日。患者于 2006 年确诊乳腺癌，目前口服来曲唑治疗中。头痛，胃纳差，偶有恶心，无反酸，二便调，夜寐欠安，寐中易醒。舌淡红，苔薄白，脉沉细。继续予扶正益气、健脾和胃法治之。

处方：炒党参 10g，炒白术 10g，茯苓 10g，炒山药 10g，茯神 10g，姜半夏 10g，陈皮 10g，枇杷叶 10g，焦稻芽 10g，焦麦芽 10g，川芎 10g，泽泻 20g，知母 10g，片姜黄 10g，葛根 10g，延胡索 10g，炒酸枣仁 10g，白芍 10g，香附 10g，白花蛇舌草 20g，龙骨 30g（先煎），煅牡蛎 30g（先煎），炙甘草 6g。

复诊：2013 年 11 月 3 日。近期复查胸部 CT 示肺结节 6.7cm×6.2mm。消化系统 B 超示胆囊壁毛糙伴息肉。胃纳一般，晨起口苦，二便调，夜寐易醒情况较前好转。舌淡红，苔薄白，脉沉细。在原方基础上辅以解毒散结之品。前方加蒲公英 10g，夏枯草 10g。

此后多次复诊，据症微调。

复诊：2014 年 9 月 2 日。乳癌术后 8 年，睡眠情况较前好转，食欲增加，无恶心、反酸，二便调。舌淡红，苔薄白腻，脉沉细。

处方：炒党参 10g，炒白术 10g，茯苓 10g，茯神 10g，姜半夏 10g，陈皮 10g，枇杷叶 10g，川芎 10g，泽泻 20g，知母 10g，片姜黄 10g，葛根 10g，延胡索 10g，炒酸枣仁 10g，白芍 10g，香附 10g，白花蛇舌草 20g，龙骨 30g（先煎），煅牡蛎 30g（先煎），木香 5g，砂仁 3g（后下），炙甘草 6g。

验案 12：乳腺癌术后右锁骨上淋巴结转移

寇某，女，82 岁。初诊日期：2008 年 7 月 19 日。

患者乳腺癌术后，于 2007 年发现多发转移，右颈部肿块 4cm×5cm，查左锁骨上淋巴结 3cm×3cm，右锁骨上淋巴结 2cm×1cm，建议右颈部淋巴结活检。考虑患者年事已高，未行西医治疗，求治于尤建良教授。现自觉乏力，消瘦，口干明显，全身酸痛，脚酸肿麻，纳一般，寐差，二便调。舌红，苔少，脉细。

辨证：正气不足，痰毒内聚。

治法：益气解毒，软坚散结。

处方：炒党参 10g，炒白术 10g，茯苓 10g，玄参 10g，贝母 10g，煅牡蛎 15g（先煎），龙骨 30g（先煎），黄芩 10g，柴胡 5g，赤芍 10g，白芍 10g，夏枯草 10g，石上柏 20g，连翘 30g，桔梗 5g，甘草 6g，泽漆 20g，泽泻 20g。

复诊：2008 年 7 月 23 日。患者右颈部肿块 4cm×5cm，查左锁骨上淋巴结 3cm×3cm，右锁骨上淋巴结 2cm×1cm。其他症状如前。前方加平地木 10g，蜀羊泉 10g。

复诊：2008 年 9 月 17 日。乳腺癌术后多发转移，右颈部肿块 4cm×5cm，查左锁骨上淋巴结 3cm×3cm，右锁骨上淋巴结 2cm×1cm。其他症状如前。舌红，苔少，脉细。继续予益气扶正、散结解毒之法治之。

处方：黄芪 15g，炒党参 10g，炒白术 10g，茯苓 10g，稻芽 10g，麦芽 10g，薏苡仁 15g，姜半夏 10g，陈皮 10g，山药 10g，莱菔子 10g，柴胡 6g，炒白芍 10g，煅牡蛎 15g（先煎），龙骨 30g（先煎），玄参 10g，桔梗 5g，麦冬 10g，甘草 6g。

复诊：2009 年 4 月 25 日。上方间断续服 5 个月，患者觉乏力脚酸好转。舌红，苔少。前方加地龙 10g，石上柏 20g。

此后多次复诊，据症微调。

复诊：2012 年 4 月 3 日。患者近日出现声音嘶哑，喘息，乏力，夜寐欠佳，食纳尚可，二便调。脉细，舌红。证属正气不足，邪热上犯。治以益气扶正祛邪、清热解毒利咽。

处方：黄芪 15g，巴戟天 10g，淫羊藿 10g，桔梗 5g，黄芩 10g，玄参 10g，象贝母 10g，煅牡蛎 30g（先煎），龙骨 30g（先煎），莱菔子 20g，蒲公英 30g，姜半夏 10g，陈皮 5g，茯苓 20g，防己 10g，旋覆花 10g（包煎），炙甘草 6g。

复诊：2012 年 5 月 3 日。患者服药后症状好转，口水多，腹胀，食纳尚可，二便调。

舌红，脉细。在前方基础上辅以行气收敛之品。前方加木香5g，石榴皮20g，益智仁10g，香附10g。

此后多次复诊，据症微调。

复诊：2013年5月24日。患者诉咳嗽痰多色白，喝水有呛咳，余症皆可，生活已能自理。舌淡红，脉细。继续予扶正祛邪、化痰散结法调治。Karnofsky评分为100分。

处方：黄芪15g，巴戟天10g，淫羊藿10g，桔梗5g，黄芩10g，玄参10g，贝母10g，煅牡蛎30g（先煎），龙骨30g（先煎），莱菔子20g，蒲公英30g，姜半夏10g，陈皮5g，茯苓20g，山慈姑10g，僵蚕10g，地龙10g，炙甘草6g。

验案13：左乳腺癌术后化疗

李某，女，41岁。初诊日期：2013年2月14日。

患者诊断为左乳腺癌，于2013年1月10日在无锡市锡山人民医院行左乳癌浸润性导管癌手术，查腋窝淋巴结有转移（2/14），基因检测ER（++）、PR（++）、CerbB-2（+）。目前已完成1次化疗。现乏力，夜间出汗明显，时有潮热汗出，食纳欠佳，入睡困难，二便调。舌淡红，苔薄白，脉细弦。

辨证：正气不足，痰气交阻。

治法：扶正益气祛邪，行气化痰散结。

处方：炒党参10g，炒白术10g，茯苓10g，茯神10g，焦稻芽10g，焦麦芽10g，炒薏苡仁30g，姜半夏10g，陈皮10g，枇杷叶10g，炒酸枣仁10g，龙骨10g（先煎），煅牡蛎30g（先煎），香附10g，枸杞子10g，炒柴胡3g，夏枯草10g，知母10g，巴戟天10g，栀子10g，碧桃干20g，麻黄根10g，炙甘草6g。

复诊：2013年3月13日。患者第3次化疗后，咽痛，食纳一般，夜寐尚可，二便调。舌淡红，苔白腻，脉细。前方去夏枯草，加射干10g，牛蒡子10g。

复诊：2013年4月3日。患者第4次化疗后，仍有咽痛，伴有异物感，食纳一般，夜寐尚可，二便调。舌淡红，苔白腻，脉细。拟前方加象贝母10g，桔梗5g。

复诊：2013年7月10日。患者已完成6次化疗。诉肠胃不适，大便稀，日行3～4次，食纳一般，夜寐欠佳，二便调。舌淡红，苔白腻，脉细。2月14日方去炒柴胡，加首乌藤10g，黄芩10g。

复诊：2013年8月13日。患者感右乳痛，大便已调，食纳一般，夜寐欠佳，二便调。舌淡红，苔白腻，脉细。2月14日方去炒柴胡、枸杞子，加半枝莲15g，片姜黄6g，乌药10g，葛根10g，牛膝10g，生白芍10g。

复诊：2013年9月25日。患者复查肿瘤标志物：糖类抗原19-9（CA19-9）40.50U/mL，糖类抗原15-3（CA15-3）26U/mL，糖类抗原242（CA242）15U/mL；CT检查

示右乳小叶增生伴瘤样结节形成可能，大小为 7mm×3mm。患者感头痛，口干。舌淡红，苔白腻，脉细。2 月 14 日方去党参，加山慈姑 10g，蒲公英 20g，蛇六谷 20g（先煎），半枝莲 20g，藤梨根 20g。

复诊：2014 年 3 月 18 日。患者复查 CA19-9 38.46U/mL，与手术后数值相近。余症皆可。舌淡红，苔薄，脉细。前方加八月札 10g。

复诊：2014 年 5 月 13 日。患者感手不能抓紧，伴有肿痛感。舌淡红，苔薄，脉细。前方去八月札，加片姜黄 10g，细辛 3g。

复诊：2014 年 7 月 3 日。患者复查 CA19-9 45.9U/mL，时有口苦。舌淡红，苔薄白，脉细。前方去蛇六谷，加茵陈 30g，金钱草 10g。

复诊：2014 年 10 月 2 日。患者时有汗出，腰酸痛，夜寐易醒。舌淡红，苔薄白，脉细。拟调补肝肾、收敛止汗法治之。

处方：生白芍 10g，香附 10g，夏枯草 10g，栀子 10g，金钱草 10g，片姜黄 10g，麻黄根 10g，杏仁 10g，碧桃干 20g，乌药 10g，炒酸枣仁 10g，远志 5g，炙甘草 6g，姜半夏 10g，牛膝 10g，桂枝 5g，陈皮 10g，煅牡蛎 30g（先煎），龙骨 10g（先煎），蒲公英 20g，半枝莲 20g，炒白术 10g，枸杞子 10g，茯苓 10g，桑寄生 10g，知母 10g，茯神 10g，山慈姑 10g，细辛 3g，王不留行 20g，巴戟天 10g。

复诊：2014 年 11 月 7 日。患者于 2014 年 10 月 10 日在当地某肿瘤医院住院。住院期间查甘油三酯 3.32mmol/L，总胆固醇 5.67mmol/L；B 超检查示脂肪肝，右侧乳腺小叶增生，绝经后子宫附件及子宫内膜增厚。现偶有头昏，伴视物模糊，余症皆可，形同正常人。舌暗红，苔根薄黄，脉细。Karnofsky 评分为 100 分。前方去碧桃干、山慈姑，加菊花 10g，川芎 10g，当归 10g。

验案 14：乳腺癌术后化疗肝功能异常

李某，女，55 岁。初诊日期：2009 年 8 月 18 日。

5 个月前患者行右乳腺癌手术，病理检查示右乳浸润性导管癌Ⅱ～Ⅱ级，淋巴结无转移（0/15），基因检测 ER（-）、PR（-）。至今已化疗 6 次。现右上肢肿胀，潮热汗出，腰背酸痛，纳寐一般，二便调。舌淡红，苔厚白，脉细。

辨证：肝肾亏虚，经络不通。

治法：补益肝肾，通经活络，收敛止汗。

处方：片姜黄 10g，巴戟天 10g，知母 10g，黄芩 5g，菟丝子 10g，桑寄生 10g，碧桃干 30g，麻黄根 10g，炒柴胡 6g，白芍 10g，陈皮 5g，炙甘草 6g，北沙参 10g，炒白术 10g。

复诊：2009 年 9 月 2 日。患者服药后汗出渐止，腰背痛有缓解，右上肢仍感肿胀，纳寐一般，二便调。舌淡红，苔厚白，脉细。前方加忍冬藤 20g。

复诊：2009 年 12 月 19 日。复查肝功能：谷丙转氨酶（ALT）136U/L，谷草转氨酶（AST）97U/L，γ- 谷氨酰转移酶（γ-GT）48U/L。口苦，夜寐欠佳，食纳一般，大便偏干。舌红，少苔，脉细。予清热解毒、调补肝肾、重镇安神法治之。

处方：蒲公英 30g，栀子 10g，赤芍 10g，藤梨根 30g，半枝莲 30g，巴戟天 10g，柴胡6g，黄芩 10g，天花粉 10g，炒白术 10g，生薏苡仁 20g，夏枯草 20g，仙茅 10g，知母 10g，龙骨 10g（先煎），煅牡蛎 20g（先煎），陈皮 5g，炙甘草 6g，女贞子 10g。

此后多次复诊，据症微调。

复诊：2012 年 1 月 19 日。患者于 2012 年 1 月 10 日复查 CEA 10.49ng/mL。右上肢肿胀缓解，时口苦，纳寐一般，二便调。舌暗红，少苔，脉细。继续予解毒散结辅以调补肝肾之法治之。

处方：山慈姑 10g，蒲公英 30g，肿节风 20g，栀子 10g，赤芍 10g，藤梨根 30g，半枝莲 20g，巴戟天 10g，炒柴胡 6g，黄芩 10g，天花粉 10g，炒白术 10g，薏苡仁 20g，平地木10g，知母 10g，龙骨 10g（先煎），煅牡蛎 30g（先煎），陈皮 5g，炙甘草 10g，夏枯草 10g，仙茅 10g。

复诊：2012 年 2 月 29 日。复查 CEA 6.11ng/mL，余症皆可。前方去炙甘草，改生甘草6g，加五味子 5g。

复诊：2012 年 7 月 5 日。患者于 6 月 15 日复查 CEA 5.07ng/mL。食纳可，二便调，夜寐安。舌暗红，少苔，脉细。前方去平地木、肿节风。

复诊：2013 年 5 月 21 日。5 月 6 日复查肝功能：ALT 122 U/L，AST 76U/L，γ-GT 36U/L；肿瘤标志物 CEA 7.99ng/mL，CA19-9 37.16 U/mL。患者右上腹偶有不适，咽痛，纳寐一般，二便调。舌淡红，苔薄，脉细。前方加蜀羊泉 10g。

复诊：2013 年 7 月 2 日。6 月 28 日复查 ALT 34 U/L，AST 56 U/L；肿瘤标志物CEA 5.6ng/mL，CA19-9 30.62U/mL。用药后较上次复诊指标已下降，患者近日出现舌尖痛，余症尚可。舌淡红，苔薄，脉细。前方加黄连 1.5g。

验案 15：乳腺癌术后溢乳

陆某，女，49 岁。初诊日期：2013 年 9 月 1 日。

患者 1 年前行左乳腺癌手术，术后病理检查示导管癌Ⅱ～Ⅲ级，基因检测 ER（-）、PR（-）、CerbB-2（±）。化疗 6 次。现乳腺增生，导管增粗，溢乳，胃纳欠佳，夜寐一般，大便偏稀。舌紫，苔薄白腻，脉细。

辨证：正气不足，脾胃虚弱。

治法：补益脾气，健脾化湿。

处方：炒党参 10g，炒白术 10g，茯苓 10g，茯神 10g，焦稻芽 10g，焦麦芽 10g，炒薏苡仁 30g，姜半夏 10g，陈皮 10g，枇杷叶 10g，炒山药 10g，片姜黄 6g，黄芩 10g，白花蛇舌草 20g，半枝莲 20g，蒲公英 20g，制香附 10g，栀子 10g，王不留行 10g。

复诊：2013 年 9 月 16 日。患者左手臂酸，腰酸，双下肢乏力，胃纳欠佳，夜寐一般，大便稍细。舌紫，苔薄白，脉细。前方改片姜黄 10g，加牛膝 10g，炒白芍 15g。

复诊：2013 年 10 月 11 日。左手臂仍酸，大便已调，纳寐一般，大便稍细。舌紫，苔薄白，脉细。前方去薏苡仁、枇杷叶，加葛根 10g，细辛 3g。

复诊：2013 年 11 月 9 日。患者汗出稍多，仍有溢乳，乏力。舌紫淡红，苔薄白，脉细。拟健脾补肾法治之。

处方：炒牡丹皮 10g，炒薏苡仁 30g，姜半夏 5g，茯神 10g，泽泻 10g，山茱萸 10g，桑寄生 10g，茯苓 10g，生地黄 10g，黄芩 10g，栀子 10g，巴戟天 15g，煅牡蛎 10g（先煎），龙骨 30g（先煎），知母 10g，仙茅 10g，碧桃干 30g，半枝莲 20g，炒白芍 10g，麻黄根 15g，片姜黄 10g，葛根 10g，炙甘草 6g。

复诊：2013 年 12 月 2 日。溢乳已正常，右侧乳腺增生缓解，局部导管增粗。拟疏肝理气、清热解毒法治之。

处方：春柴胡 6g，黄芩 10g，炒白术 10g，枳壳 10g，茯苓 10g，茯神 10g，赤芍 10g，炒白芍 10g，陈皮 5g，当归 10g，郁金 10g，牡丹皮 10g，栀子 10g，蒲公英 20g，煅牡蛎 10g（先煎），龙骨 30g（先煎），知母 10g，半枝莲 20g，制香附 10g，王不留行 20g，黄芩 10g。

复诊：2014 年 1 月 8 日。溢乳已止，胃脘部稍不适，伴嗳气，饱胀感。舌紫淡红，苔薄白，脉细弦。拟疏肝理气、和胃解毒法治之。前方加淡干姜 3g，莱菔子 10g。

验案 16：乳腺癌淋巴结转移

唐某，女，79 岁。初诊日期：2018 年 9 月 11 日。

患者于 2018 年 9 月 5 日发现左乳肿瘤伴左侧腋窝淋巴结肿大，直径 5.6cm，周围小结节红肿，双肺小结节。患者起初拒绝穿刺及手术治疗，后来同意穿刺病理检查，证实乳腺导管癌。考虑患者年事已高，未行手术治疗，求中医诊治。现口干苦，夜寐欠安，食纳尚可，大便干结难解。舌红，苔燥，脉细弦。

辨证：肝气郁结，热毒内盛。

治法：疏肝理气，解毒散结。

处方：玄参 10g，天花粉 10g，牡丹皮 10g，象贝母 10g，煅牡蛎 30g（先煎），龙骨 30g（先煎），冬凌草 20g，夏枯草 20g，橘叶 10g，僵蚕 10g，赤芍 10g，龙葵 10g，八月札 10g，栀子 10g，红豆杉 5g，黄芩 10g，瓜蒌皮 10g，合欢皮 10g，王不留行 10g，黄连 1.5g，炙甘草 6g，醋柴胡 6g，石膏 30g（先煎）。

复诊：2018 年 11 月 9 日。患者服药后淋巴结周围红肿消除，夜寐欠安，食纳一般，大便稍干。舌红，苔燥，脉细弦。效不更方，嘱续服前方 14 剂。

复诊：2019 年 1 月 12 日。淋巴结肿块直径约 5cm，较前已缩小。左侧胸前神经痛，类似触电感，夜寐渐安，食纳一般，大便调。舌红，苔薄，脉细弦。继续予原法调治。

处方：合欢皮 10g，炒白芍 10g，玄参 10g，防风 10g，牡丹皮 10g，瓜蒌皮 10g，天花粉 10g，黄芩 10g，黄连 3g，赤芍 10g，乌药 10g，象贝母 10g，栀子 10g，橘叶 10g，王不留行 10g，山慈姑 10g，紫草 10g，肿节风 10g，八月札 10g，僵蚕 10g，龙葵 20g，夏枯草 20g，石膏 30g（先煎），龙骨 30g（先煎），煅牡蛎 30g（先煎），大枣 15g，红豆杉 5g，醋柴胡 6g，冬凌草 20g，地肤子 15g，延胡索 15g，炙甘草 6g。

复诊：2019 年 2 月 13 日。患者 1 周前因上呼吸道感染后出现咳嗽，咯黄浓痰，淋巴结肿块缩小至直径约 4.5cm，神经痛已止，纳寐尚可，二便调。舌淡红苔薄，脉细。继续按原法辅以清热化痰法治之。

处方：炒白术 10g，茯苓 10g，茯神 10g，焦稻芽 10g，焦麦芽 10g，炒薏苡仁 30g，陈皮 10g，枇杷叶 10g，炒山药 10g，猪苓 20g，车前子 10g（包煎），桔梗 5g，太子参 10g，麦冬 10g，白扁豆 10g，泽泻 20g，象贝母 10g，瓜蒌皮 10g，玄参 10g，杏仁 10g，金荞麦 30g，紫苏梗 10g，枳实 10g，乌梅 10g，炒白芍 10g，炙甘草 6g。

验案 17：乳腺癌上肢肿痛

盛某，女，63 岁。初诊日期：2013 年 8 月 23 日。

患者患左侧乳腺癌，病理检查示 Ⅱ～Ⅲ 级，淋巴结未见转移（0/12），基因检测 ER（＋）、PR（＋）、Her-2（－）。术后行化疗 6 个疗程。现乏力，胃纳一般，左上肢肿胀疼痛，大便顺畅，小便黄，夜寐尚安。舌淡红，苔薄黄，脉细。

辨证：正气不足，热毒内蕴，湿毒阻络。

治法：扶正祛邪，清热解毒，祛湿通络。

处方：炒党参 10g，炒白术 10g，茯苓 10g，炒山药 10g，茯神 10g，炒薏苡仁 30g，姜半夏 10g，陈皮 10g，枇杷叶 10g，焦稻芽 10g，焦麦芽 10g，泽泻 20g，莱菔子 10g，白花蛇舌草 10g，黄芩 10g，片姜黄 6g，半枝莲 10g，牛膝 10g，炙甘草 6g。

复诊：2013 年 9 月 13 日。患者服药后乏力感稍减，左上肢仍肿胀，胃纳一般，大便顺畅，小便黄，夜寐欠安，多梦易醒。舌淡红，苔薄白腻，脉细。前方去炒山药，加炒酸枣仁 10g，龙骨 30g（先煎），煅牡蛎 30g（先煎），防己 10g，车前子 10g（包煎）。

复诊：2013 年 10 月 1 日。患者上肢肿胀渐消，胃纳可，二便顺，夜寐不安，多梦易醒。舌淡红，苔薄白腻，脉细。前方去白花蛇舌草，改片姜黄 10g，加知母 10g，首乌藤 10g。

复诊：2014 年 1 月 8 日。患者左上肢肿胀大好，睡眠渐佳，腰酸背痛，放射至下肢。

舌淡红，苔薄白腻，脉细。前方加独活10g。

复诊：2014年3月7日。患者觉左手臂肿胀已退，感酸痛，腰酸背痛，夜寐不安。舌淡红，苔薄白，脉细。予清热解毒、安镇定志、通络止痛法治之。

处方：石膏30g（先煎），细辛3g，葛根10g，牛膝10g，羌活10g，独活10g，片姜黄10g，白芍10g，赤芍10g，延胡索30g，炒酸枣仁10g，首乌藤10g，龙骨30g（先煎），煅牡蛎30g（先煎），知母10g，夏枯草10g，蒲公英10g，桑寄生10g，白术10g，陈皮5g，忍冬藤20g，泽泻10g，防己10g。

复诊：2014年5月6日。睡眠差，不易入睡，易惊醒，左臂疼痛，小便畅，大便溏，胃纳可。舌红，苔白腻，脉沉细。前方去首乌藤、忍冬藤，加石榴皮20g，炮姜5g。

复诊：2014年7月2日。睡眠差，不易入睡，易惊醒，左肩、颈背部酸痛，大便稍成形，小便畅。舌红，苔白腻，脉沉细。前方加蜜远志5g，诃子肉10g，煨肉豆蔻10g。

复诊：2014年8月29日。肩、颈、背痛减轻，睡眠差，口干，余症可。舌红，苔黄腻，脉沉细。Karnofsky评分为100分。前方加知母10g。

验案18：乳腺癌术后腹胀、腹水

郑某，女，54岁。初诊日期：2016年8月3日。

患者3年前行右乳腺癌手术，术后病理检查示浸润性导管癌，基因检测ER（–）、PR（–）、Her–2（+++）。CT检查示肝转移，淋巴管栓子。共化疗7次。2016年8月2日查血白细胞14.67×10^9/L，血钾3.05mmol/L，血钠131.5mmol/L，C反应蛋白（CRP）90.4mg/L。现腹部膨隆，腹胀，口苦，食纳一般，小便不利，大便尚调，夜寐欠佳。舌红，苔薄白，脉细弦。

辨证：气滞水饮内停。

治法：行气利水化饮。

处方：大腹皮30g，佛手10g，乌药10g，高良姜3g，厚朴10g，姜半夏10g，陈皮5g，炒白术10g，防风10g，车前子10g（包煎），泽泻20g，醋柴胡3g，乌梅5g，麦芽30g，红豆杉5g，八月札10g，炙甘草6g，龙骨30g（先煎），煅牡蛎30g（先煎）。

复诊：2016年8月12日。患者腹胀减轻，阵发性胸闷，大便偏稀，小便尚调。舌红，苔薄白，脉细弦。前方加失笑散10g（包煎），煨诃子10g，炮姜3g。

验案19：乳腺癌肺转移、肝多发转移

周某，女，73岁。初诊日期：2016年9月12日。

患者发现乳腺癌肺转移半年，多次化疗效果差，遂求中医治疗。现乏力，右胁痛，刺激性咳嗽，咯少量黏痰，皮肤瘙痒，头昏，下肢酸，小便频数。舌有裂纹，脉细。

辨证：正气不足，邪毒袭肺，经络受损。

治法：扶正益气祛邪，解毒宣肺散结，活血通络止痛。

处方：黄芪 20g，炒白术 10g，玄参 10g，牛膝 10g，茯神 10g，僵蚕 10g，竹茹 5g，陈皮 5g，姜半夏 10g，黄芩 5g，益智仁 10g，片姜黄 10g，地肤子 15g，金樱子 10g，石决明 30g（先煎），射干 10g，龙骨 30g（先煎），葛根 30g，枳壳 10g，象贝母 10g，桑寄生 10g，瓜蒌皮 10g，甘草 10g，川芎 10g，生地黄 10g，木香 5g，茯苓 10g，蒺藜 10g，延胡索 15g。

复诊：2016 年 10 月 10 日。腹部 CT 检查示肝内多发转移灶，最大者约 4.3cm×4.6cm。刺激性咳嗽，咯少量黏痰，下肢酸，小便次数减少。舌有裂纹，脉细。前方去茯苓，加橘叶 10g。

复诊：2016 年 11 月 7 日。近来持续低热，乏力，刺激性咳嗽，咯少量黏痰，皮肤瘙痒，小便次数较前减少。舌有裂纹，脉细。拟原法进退。

处方：黄芪 20g，黄芩 5g，片姜黄 10g，蒺藜 10g，金樱子 10g，八月札 10g，甘草 10g，姜半夏 10g，延胡索 15g，牛膝 10g，陈皮 10g，生地黄 10g，炒白术 10g，木香 5g，川芎 10g，玄参 10g，龙骨 30g（先煎），桑寄生 10g，象贝母 10g，茯神 10g，枳壳 10g，焦栀子 10g，益智仁 10g，瓜蒌皮 10g，土茯苓 20g，地肤子 15g，葛根 30g，射干 10g，石决明 30g（先煎），僵蚕 10g，醋柴胡 6g。

复诊：2016 年 12 月 5 日。患者有轻微咳嗽，虽不重，但偶尔咳嗽带血丝，右肩酸痛。舌有裂纹，脉细。Karnofsky 评分为 100 分。上方去八月札，改片姜黄 6g，加茜草炭 10g，生蒲黄 10g（包煎），地黄炭 10g。

患者后来在外院复查，病情稳定，肿块未再增大，Karnofsky 评分为 100 分。

验案 20：右乳腺癌术后

周某，女，75 岁。初诊日期：2013 年 1 月 9 日。

患者于 1997 年行右乳腺癌手术，术后做放疗，未做化疗。2011 年患隐匿性肾炎，2011 年 5 月患食管鳞状细胞癌，原位癌，进行生物治疗，后来演变为重度不典型增生。现乏力，腹胀，口干，上肢肿胀，腰酸痛，大便偏稀不成形，夜寐欠佳。舌有裂纹，苔薄白。

辨证：正气不足，肝肾亏虚，筋骨失养。

治法：扶正益气，补益肝肾，通络止痛。

处方：炒党参 10g，炒白术 10g，茯苓 10g，茯神 10g，陈皮 10g，枇杷叶 10g，炒山药 10g，玄参 10g，麦冬 10g，半枝莲 30g，石见穿 30g，石榴皮 20g，片姜黄 10g，牛膝 10g，桑寄生 10g，半枝莲 15g，莱菔子 10g，炙甘草 6g，大枣 15g。

复诊：2013 年 1 月 26 日。右乳腺癌术后，睡眠不好，身体右半侧出汗，腹中胀气，食纳欠佳，大便偏稀不成形。舌有裂纹，苔薄白。

处方：炒党参 10g，炒白术 10g，茯苓 10g，茯神 10g，焦稻芽 10g，焦麦芽 10g，炒薏苡仁 30g，陈皮 10g，枇杷叶 10g，炒山药 10g，玄参 10g，蒲公英 10g，半枝莲 20g，黄芩 10g，莱菔子 15g，炙甘草 6g，片姜黄 6g，牛膝 10g，炒白芍 10g，乌药 10g，大枣 15g。

复诊：2013 年 2 月 7 日。患者出现口腔溃疡，数日乃愈，口干，食纳一般，二便调。舌红，苔少，脉细。

处方：黄连 3g，肉桂 3g，炒白术 10g，茯苓 10g，茯神 10g，焦稻芽 10g，焦麦芽 10g，炒薏苡仁 30g，姜半夏 10g，陈皮 10g，枇杷叶 10g，炒山药 10g，牛膝 10g，升麻 10g，甘草 6g，莱菔子 15g，紫苏梗 10g，生地黄 10g，酸枣仁 10g，制香附 10g。

复诊：2013 年 2 月 22 日。口腔溃疡已好转，腹部胀气，小便不利。舌红，苔薄，脉细。隐匿性肾炎仍在。前方去升麻，加乌药 10g，防己 10g，车前子 10g（包煎），泽泻 20g。

复诊：2013 年 4 月 13 日。口腔溃疡未发，口干好转，夜间易醒，苔薄腻，脉缓。前方加六一散 10g（包煎），首乌藤 10g。

复诊：2013 年 5 月 23 日。患者潮热汗出，咽痛咳嗽，有少量痰液，腰酸口干，夜寐欠佳。舌红，苔薄，脉细。

处方：仙茅 10g，巴戟天 15g，茯神 10g，姜半夏 10g，陈皮 5g，炒白术 10g，酸枣仁 10g，知母 10g，地龙 10g，玄参 10g，桔梗 5g，象贝母 10g，麦冬 10g，黄芩 10g，龙骨 10g（先煎），煅牡蛎 30g（先煎），茯苓 10g，紫苏梗 10g，莱菔子 15g，半枝莲 20g，木香 5g，川芎 10g，碧桃干 20g，炙甘草 6g。

复诊：2013 年 6 月 4 日。患者复查尿常规示蛋白尿（+）。仍有潮热汗出，口干，夜寐欠佳。舌红，苔薄，脉细。拟前法进退。

处方：茯神 10g，姜半夏 10g，陈皮 5g，炒白术 10g，酸枣仁 10g，知母 10g，地龙 10g，玄参 10g，桔梗 5g，象贝母 10g，麦冬 10g，黄芩 10g，茯苓 10g，龙骨 10g（先煎），煅牡蛎 30g（先煎），紫苏梗 10g，莱菔子 15g，半枝莲 20g，木香 5g，炙甘草 6g，川芎 10g，巴戟天 15g，仙茅 10g，碧桃干 20g，地骨皮 10g，黄芪 10g。

复诊：2013 年 7 月 9 日。复查尿常规示蛋白尿（–）。胸部 CT 检查示纵隔多发淋巴结。乏力，时有潮热汗出，夜寐欠佳。舌红，苔薄，脉细。拟益气健脾补肾法治之。

处方：黄芪 15g，茯神 10g，姜半夏 10g，陈皮 5g，炒白术 10g，酸枣仁 10g，知母 10g，玄参 10g，桔梗 5g，麦冬 10g，黄芩 10g，龙骨 10g（先煎），煅牡蛎 30g（先煎），茯苓 10g，紫苏梗 10g，莱菔子 15g，半枝莲 20g，木香 5g，川芎 10g，巴戟天 15g，仙茅 10g，碧桃干 20g，石见穿 15g，藤梨根 10g，炙甘草 6g。

复诊：2013 年 8 月 1 日。患者仍有潮热汗出，夜寐欠佳。舌红，苔薄，脉细。前方去黄芪，加麻黄根 15g，地骨皮 10g，泽泻 20g，象贝母 10g，车前子 10g（包煎），防己 10g，砂仁 3g（后下），淡干姜 3g。

复诊：2013 年 8 月 15 日。颈部及上肢出现肿胀，考虑回流障碍。舌红，苔薄腻，脉细滑。前方加炒柴胡 3g，炒白芍 10g。

复诊：2013 年 8 月 29 日。口腔溃疡未发，蛋白尿、回流障碍好转，颈部肿、手肿好转，咳嗽，有点痰。舌红，苔薄腻，脉细滑。

处方：泽泻 20g，车前子 10g（包煎），砂仁 3g（后下），炒柴胡 3g，茯神 10g，象贝母 10g，防己 10g，淡干姜 3g，炒白芍 10g，姜半夏 10g，炒白术 10g，知母 10g，桔梗 5g，黄芩 10g，煅牡蛎 30g（先煎），龙骨 10g（先煎），紫苏梗 10g，莱菔子 5g，木香 5g，川芎 10g，巴戟天 15g，碧桃干 20g，麻黄根 15g，陈皮 5g，酸枣仁 10g，玄参 10g，麦冬 10g，茯苓 10g，半枝莲 20g，炙甘草 6g，仙茅 10g，地骨皮 10g，制香附 10g，蒺藜 10g。

验案 21：乳腺癌术后脑转移行走不利

朱某，女，52 岁。初诊日期：2011 年 6 月 5 日。

患者于 2007 年行乳腺癌根治术，术侧上肢肿痛，一年半前发现有脑转移，现行走不利，坐轮椅来诊，头晕不适，情绪低落，默默流泪，夜间盗汗，夜寐欠安，小便不利，大便尚调。舌淡红，苔腻，脉弦细。

辨证：肝气郁结，痰湿交阻。

治法：疏肝理气，软坚散结。

处方：柴胡 6g，黄芩 10g，夏枯草 10g，防己 10g，佩兰 10g，莱菔子 10g，紫苏梗 10g，桂枝 5g，茯苓 10g，泽泻 20g，炒白术 10g，炒酸枣仁 10g，五味子 5g，龙骨 10g（先煎），煅牡蛎 30g（先煎），天麻 10g，川芎 10g，香附 10g，陈皮 5g，藤梨根 30g，车前子 10g（包煎），旋覆花 10g（包煎），大枣 15g。

其间多次复诊，据症加减。

复诊：2012 年 6 月 9 日。头昏胀，头皮痛，口中黏腻，二便尚调。舌淡红，苔腻，脉弦细。前方加半枝莲 20g，石菖蒲 10g。

复诊：2012 年 7 月 25 日。患者后背感觉疼痛，感冒后明显。舌淡，苔薄白，脉弦细。前方去五味子，加片姜黄 6g。

复诊：2012 年 8 月 23 日。乏力，后背疼痛有所减轻，但对睡眠有影响，容易口干。舌淡，苔薄白，脉弦细。

处方：炒党参 10g，炒白术 10g，茯苓 10g，茯神 10g，炒薏苡仁 30g，姜半夏 10g，陈皮 10g，枇杷叶 10g，炒山药 10g，片姜黄 6g，葛根 10g，炒柴胡 3g，炒白芍 10g，麦冬 10g，黄芩 5g，炒酸枣仁 10g，紫苏梗 10g，蒲公英 10g，炙甘草 6g，大枣 15g，半枝莲 10g。

复诊：2012 年 11 月 9 日。血压偏高，自觉乏力，偶有头晕，容易出汗，睡眠容易受到影响。舌淡，苔薄白，脉弦细。拟平肝潜阳法治之。

处方：天麻 10g，姜半夏 10g，陈皮 5g，炒白术 10g，茯苓 10g，茯神 10g，玄参 10g，黄芩 10g，栀子 10g，片姜黄 10g，川芎 10g，泽泻 20g，炙甘草 6g，炒酸枣仁 10g，石菖蒲 10g，龙骨 10g（先煎），煅牡蛎 20g（先煎），钩藤 20g（后下），紫苏梗 10g，黄芪 30g，象贝母 10g，碧桃干 30g，麻黄根 15g，防己 10g，大枣 15g。

复诊：2013 年 1 月 15 日。背痛大有好转，睡眠不实，仍有汗出。舌淡，苔薄白，脉弦细。前方去石菖蒲、片姜黄，改碧桃干 20g，炒酸枣仁 20g，加夏枯草 10g。

复诊：2013 年 2 月 18 日。患者可以短时间站立，移动步伐，但起步比较慢。舌淡，苔薄白，脉沉细。继续予益气通经活络法治之。

处方：黄芪 20g，地龙 10g，天麻 10g，姜半夏 10g，陈皮 5g，炒白术 10g，茯苓 10g，茯神 10g，玄参 10g，黄芩 10g，栀子 10g，片姜黄 10g，川芎 10g，泽泻 20g，炙甘草 6g，炒酸枣仁 20g，煅牡蛎 20g（先煎），龙骨 10g（先煎），钩藤 20g（后下），石菖蒲 10g，紫苏梗 10g，碧桃干 20g，麻黄根 10g，防己 10g，僵蚕 10g，大枣 15g。

复诊：2013 年 3 月 21 日。虽可稍行走，但脚软无力。舌淡，苔薄白，脉沉细。前方加防风 5g，石膏 20g（先煎）。

复诊：2013 年 7 月 5 日。患者病情已经大有好转，后背疼痛大有改善。舌淡，苔薄白，脉沉细。继续予前法调治。

处方：地龙 10g，姜半夏 10g，陈皮 5g，炒白术 10g，茯苓 10g，茯神 10g，玄参 10g，黄芩 10g，栀子 10g，片姜黄 10g，川芎 10g，泽泻 20g，炙甘草 6g，炒酸枣仁 20g，煅牡蛎 20g（先煎），龙骨 10g（先煎），钩藤 20g（后下），石菖蒲 10g，紫苏梗 10g，黄芪 20g，碧桃干 30g，麻黄根 10g，防己 10g，僵蚕 10g，大枣 15g，防风 5g，石膏 20g（先煎），牛膝 10g，竹茹 5g。

验案 22：乳腺癌术后不良反应

朱某，女，56 岁。初诊日期：2011 年 6 月 4 日。

左乳腺癌（$T_2N_1M_0$，ⅡB 期）术后 1 年，基因检测 ER（+++）、PR（+++），淋巴结有转移（3/16）。化疗 6 次。现口服来曲唑内分泌治疗，胃纳差，时有恶心、嗳气，口干脚酸，二便顺，夜寐欠安。舌嫩红，少苔，脉细。

辨证：肝肾亏虚，气阴两虚。

治法：补益肝肾，益气养阴，解毒祛邪。

处方：北沙参 10g，麦冬 10g，陈皮 5g，龙骨 30g（先煎），煅牡蛎 30g（先煎），桑寄生 10g，巴戟天 10g，炙甘草 3g，炒白术 10g，栀子 10g，片姜黄 6g，吴茱萸 1.5g，蒲公英

10g，牛膝 10g，白芍 10g，香附 10g，当归 10g，佛手片 10g，炒酸枣仁 10g。

复诊：2011 年 6 月 11 日。3 天前患者出现咽痛，双侧扁桃体增大。下午吃水果时胃中有停滞感，不消化，小关节痛，盗汗，夜寐欠安。舌嫩红，少苔，脉细。

处方：玄参 10g，黄芩 10g，栀子 10g，炒白术 10g，茯苓 10g，陈皮 5g，麦冬 10g，巴戟天 10g，山药 10g，白芍 10g，龙骨 30g（先煎），煅牡蛎 30g（先煎），炒薏苡仁 10g，知母 10g，碧桃干 30g，麻黄根 10g，炙甘草 3g，桑寄生 10g，焦麦芽 10g。

复诊：2011 年 7 月 13 日。患者咽痛缓解，口干，胃中不消化，盗汗渐止，大便稀，小便顺，夜寐欠安。舌嫩红，少苔，脉细。前方去麦芽，加天冬 20g，佩兰 10g。

复诊：2011 年 8 月 10 日。胃中不适，时有恶心、嗳气，大便成形，小便顺，夜寐欠安。舌嫩红，少苔，脉细。6 月 11 日方加莱菔子 10g，乌药 10g，郁金 10g。

复诊：2011 年 10 月 11 日。乳腺彩超示右乳腺增生伴低回声结节，乏力，腰酸痛，情绪易波动，二便顺，夜寐欠安。舌嫩红，少苔，脉细。

处方：巴戟天 15g，黄柏 10g，仙茅 10g，当归 10g，川芎 10g，片姜黄 10g，煅牡蛎 30g（先煎），龙骨 30g（先煎），栀子 10g，炒酸枣仁 10g，杜仲 10g，知母 10g，桑寄生 10g，炒白术 10g，茯神 10g，茯苓 10g，生黄芪 15g，炙甘草 6g，陈皮 5g，香附 10g，蒲公英 30g。

复诊：2012 年 2 月 15 日。前方续服 4 个月，余症皆可，偶有半夜突然怕冷，大便隔天 1 次。舌红，脉细。前方加熟地黄 10g，桂枝 5g。

复诊：2012 年 4 月 11 日。面部黑斑多，舌红，脉细。前方去仙茅、茯神，加淫羊藿 20g，生地黄 10g。

此后多次复诊，据症微调。

复诊：2014 年 6 月 30 日。复查 CEA、CA19-9、CA15-3 均正常；性激素 FSH 137.3mIU/mL，E_2 0.50pg/mL；彩超检查示胆囊息肉，右乳低回声结节，大小约 6mm×3mm，左乳腺癌术后。腰酸，潮热汗出，二便尚调，夜寐欠佳。舌红，脉细。

处方：熟地黄 10g，生地黄 10g，桂枝 5g，白芍 10g，巴戟天 10g，黄芩 10g，炒白术 10g，仙茅 10g，茯神 10g，茯苓 10g，当归 10g，川芎 10g，片姜黄 10g，龙骨 30g（先煎），煅牡蛎 30g（先煎），栀子 10g，炒酸枣仁 10g，炙甘草 6g，杜仲 10g，桑寄生 10g，知母 10g，陈皮 5g，蒲公英 10g，炒柴胡 6g，赤芍 10g，香附 10g，淫羊藿 10g。

此后多次复诊，据症微调。

复诊：2016 年 8 月 22 日。患者乏力，腰痛，心慌，时腹胀恶心，二便调。舌红，脉细。

处方：黄芪 20g，炒党参 10g，炒白术 10g，茯苓 10g，炒山药 10g，茯神 10g，姜半夏 10g，陈皮 10g，枇杷叶 10g，紫苏梗 10g，桑寄生 10g，巴戟天 10g，枸杞子 10g，知母 10g，龙骨 30g（先煎），煅牡蛎 30g（先煎），炙甘草 6g，蒲公英 10g，白花蛇舌草 10g。

复诊：2016 年 11 月 14 日。患者潮热、乏力好转，两膝痛。舌红，脉细。前方去白花蛇舌草，加片姜黄 10g，牛膝 10g。

复诊：2016 年 12 月 2 日。患者查乳腺 B 超示左乳腺癌伴小结节，BI-RADS 2 类。患者自觉口干，大便偏干，余症皆可。舌红，少苔，脉细。前方去枸杞子，加龙葵 30g，麦冬 10g，生地黄 10g。

复诊：2017 年 3 月 27 日。患者口干好转，耳鸣恶心，大便偏稀。舌红，脉细。前方加石榴皮 20g，川芎 10g，泽泻 20g。

此后多次复诊，据症微调。

复诊：2019 年 7 月 10 日。腰膝酸痛，出汗多，胃纳可，二便顺，夜寐欠安。舌红，脉细。

处方：生黄芪 15g，炒山药 10g，炒牡丹皮 10g，炒薏苡仁 30g，姜半夏 5g，茯神 10g，泽泻 10g，山茱萸 10g，桑寄生 10g，茯苓 10g，生地黄 10g，知母 10g，龙骨 30g（先煎），煅牡蛎 30g（先煎），巴戟天 15g，碧桃干 30g，麻黄根 10g，仙茅 10g，炒酸枣仁 10g，陈皮 5g，生白术 10g，茜草根 10g，黄芩 10g，防风 5g。

复诊：2019 年 8 月 29 日。腰膝酸痛已好转，二便顺，夜寐欠安。舌红，脉细。前方改茜草根 20g，加栀子 10g，地黄炭 10g。

本例患者于乳腺癌术后，以中药结合来曲唑内分泌治疗，改善不良反应效果好。患者生存期超过 8 年。

验案 23：左乳腺癌术后胸壁皮下结节

祝某，女，58 岁。初诊日期：2012 年 12 月 5 日。

患者于 2012 年 10 月 18 日行左乳腺癌根治术，术后病理检查提示左乳浸润性导管癌（$T_1N_2M_0$），腋窝淋巴结转移，ER（+）。术后化疗 8 次。现左胸壁皮下结节 9mm×4mm，口服来曲唑内分泌治疗，自觉乏力，患处胸痛，腰酸，左上肢稍肿胀，纳一般，寐差，大便干结。舌红，苔少，脉细沉。

辨证：肝肾阴虚，热毒内蕴。

治法：滋阴养肾，清肝解毒。

处方：枸杞子 10g，巴戟天 10g，茯苓 10g，牡丹皮 10g，泽泻 10g，知母 10g，地骨皮 10g，生白术 10g，菊花 10g，炒白芍 10g，栀子 10g，黄芩 10g，片姜黄 10g，炙甘草 6g，葛根 10g，火麻仁 20g，酸枣仁 10g，生牡蛎 30g（先煎），生龙骨 30g（先煎），延胡索 15g，枳壳 10g，半枝莲 20g。

复诊：2013 年 1 月 8 日。患者服药后患侧胸痛有好转，腰酸稍缓解，左上肢仍有肿胀，睡觉易醒，纳一般，大便日行 1 次。舌红，苔少，脉细沉。前方去茯苓，加首乌藤 10g，防风5g。

复诊：2013年2月10日。患者自觉脚酸，余症好转。舌红，苔少，脉细沉。前方去地骨皮、首乌藤，加牛膝10g，独活10g。

复诊：2013年4月3日。患者诉脚酸好转，皮肤有瘙痒，纳寐可，大便日行1次。舌红，苔少，脉细沉。前方去独活，加地肤子10g，白鲜皮20g。

复诊：2013年5月3日。患者左胸壁皮下结节减小，左下齿痛，肿胀影响咀嚼，皮肤瘙痒好转，余症皆可。舌红，苔少，脉细沉。前方去地肤子、白鲜皮，加石膏30g（先煎），细辛3g。

验案24：左乳腺癌术后化疗不良反应

陶某，女，66岁。初诊日期：2012年2月9日。

患者于外院诊断为左乳腺癌，并行左乳腺癌改良根治术，基因检测ER（++）、PR（++）。就诊前已化疗4次。化疗后关节酸痛，经常容易情绪起伏，易怒，易醒，不易入睡，潮热汗出，大便稀薄。舌边尖红，苔薄，脉细弦。

辨证：肝郁脾虚，阴阳不和。

治法：疏肝健脾，调和阴阳。

处方：炒党参10g，巴戟天10g，仙茅10g，炒白术10g，姜半夏5g，淡干姜3g，陈皮5g，炒薏苡仁10g，炙甘草6g，片姜黄10g，栀子10g，茯苓10g，炒白芍15g，知母10g，龙骨10g（先煎），煅牡蛎20g（先煎），木瓜10g，蒲公英20g，牛膝10g，杜仲10g，桑寄生10g，炒酸枣仁10g，佛手10g，独活10g。

复诊：2012年5月11日。诸症如前。前方去佛手、炒白术；改片姜黄12g，炒酸枣仁20g，加威灵仙30g，细辛4g，络石藤20g。

复诊：2012年7月13日。咽喉不适，有热辣感，喉间有黏腻痰，双目赤痛，大便稍成形。舌边尖红，苔薄，脉细弦。前方去络石藤、木瓜，加夏枯草10g，象贝母10g，桔梗5g。

复诊：2012年9月14日。患者乳腺癌术后需长期服用法乐通，服用后引起子宫内膜增厚，乳房胀痛，近日行刮宫术后引起子宫内膜炎，口苦胸胀。舌边尖红，苔薄，脉细弦。2月9日方去党参、木瓜、独活、佛手，加香附10g，夏枯草10g，玄参10g，墨旱莲20g，紫石英10g。

此后多次复诊，据症微调。

复诊：2013年3月23日。患者自觉乏力，时有潮热汗出，口干，夜寐欠佳，食纳一般，二便调。舌边尖红，苔薄，脉细弦。证属正气不足，肝肾亏虚，虚火内扰。治以扶正祛邪、补益肝肾、泻火解毒。

处方：黄芪 10g，炒白术 10g，茯苓 10g，姜半夏 5g，陈皮 5g，炒薏苡仁 10g，焦麦芽 15g，山药 10g，炒杜仲 10g，桑寄生 10g，制香附 10g，蒲公英 20g，半枝莲 30g，黄芩 10g，玄参 10g，栀子 10g，片姜黄 10g，巴戟天 10g，川芎 10g，郁金 10g，夏枯草 10g，墨旱莲 20g，紫石英 10g，炒酸枣仁 10g，生白芍 15g，仙茅 10g，淡干姜 3g，龙骨 10g（先煎），煅牡蛎 20g（先煎），知母 10g，牛膝 10g，炙甘草 6g。

复诊：2013 年 5 月 1 日。患者于 4 月 12 日查肿瘤标志物 CEA 14.36ng/mL，胃镜检查示糜烂性胃炎，胸部 CT 检查示两肺数个小类结节灶。4 月 16 日行 PET-CT 检查示左乳腺癌综合治疗后，直肠中段右侧壁增厚伴 FDG 代谢增高；肠镜检查示轻度结肠炎；其余全身（包括脑）PET 显像未见 FDG 代谢明显异常增高灶；甲状腺右叶低密度结节 FDG 代谢未见异常增高，符合良性病变，建议 B 超检查随访；双肺胸膜下及近胸膜处多发小结节 FDG 代谢均未见异常增高，与既往 CT 影像对照未见明显增大，符合良性病变表现，建议继续随访；右肺中叶和左肺上叶远端支气管轻度扩张；脊椎退行性改变，第 4 腰椎向前滑脱。偶有咳嗽，腰酸痛，胃脘隐痛，嗳气较频。舌淡，苔薄，脉细弦。前方去川芎、郁金、夏枯草、墨旱莲、紫石英、炒薏苡仁、焦麦芽、黄芪，改姜半夏 10g，加猫爪草 15g，桔梗 6g。

复诊：2013 年 5 月 29 日。5 月 27 日复查肿瘤标志物 CEA 1.62ng/mL，CA72-4 2.6U/mL。服用中药近 1 个月，肿瘤标志物数值全部恢复正常，继续巩固治疗。前方加蜀羊泉 20g。

验案 25：乳腺癌胸壁肿块术后创口糜烂不愈合

王某，女，52 岁。初诊日期：2011 年 9 月 13 日。

患者于 1987 年行左乳腺癌根治术，术后化疗 2 次；2010 年复查发现右乳内直径 1cm 结节灶，予以手术治疗，术后化疗 4 次；2011 年 2 月复查时又发现右胸壁复发直径 2cm 结节灶，予以手术治疗，术后病理检查见脉管内癌栓。CT 检查示双肺多发转移。基因检测 ER（-）、PR（-）、Her-2（-）。既往有糖尿病病史。现患者稍有咳嗽，但不多，无痰，偶有胸闷不适，无心慌、呕吐，纳可，大便偏干结，小便可，寐差，易惊醒。舌红，苔少，脉细弦。

辨证：热毒内盛，痰气交阻。

治法：解毒清热祛邪，理气化痰散结。

处方：蒲公英 30g，柴胡 6g，天花粉 10g，赤芍 10g，白芍 10g，木馒头 10g，藤梨根 30g，半枝莲 30g，炒白术 10g，王不留行 20g，路路通 10g，栀子 10g，牡丹皮 10g，黄芩 10g，炙甘草 3g，青皮 5g，玄参 10g，瓜蒌皮 10g，象贝母 10g，煅牡蛎 30g（先煎），龙骨 10g（先煎）。

此后多次复诊，据症微调。

复诊：2013年1月18日。患者半年前停服中药，在外院行放疗，前胸壁肿块破溃出血，创口糜烂不愈，有液体渗出，患者心情崩溃，乏力，纳可，二便尚调，夜寐欠佳。舌质紫暗，脉软细弦。证属正气不足，毒血内盛。治以益气托疮生肌、清热解毒祛瘀。

处方：黄芪15g，柴胡6g，赤芍10g，生白芍10g，焦栀子10g，牡丹皮10g，玄参10g，黄芩10g，煅牡蛎30g（先煎），龙骨10g（先煎），象贝母10g，蒲公英20g，半枝莲30g，炒白术10g，陈皮5g，天花粉10g，炙甘草6g，茜草根10g，三七5g，鸡血藤20g，夏枯草10g，白及10g，皂角刺10g，川芎10g，牛蒡子10g，当归10g。

复诊：2013年2月23日。患者服药后渗出液有减少，无继续破溃出血。效不更方，前方续服15剂。

复诊：2013年4月13日。患者服药后创口糜烂面已无渗出液，无出血，伤口已愈，纳可，寐安。再以前方续服14剂。

验案26：乳腺癌兼二尖瓣、三尖瓣中度反流致心慌

王某，女，56岁。初诊日期：2010年1月20日。

患者于2009年6月3日行左乳腺癌手术，病理检查提示浸润性导管癌中分乳腺癌，淋巴结无转移（0/16）。基因检测ER（－）、PR（－）。服用枸橼酸他莫昔芬片内分泌治疗，出现阴道瘘，现胸闷心悸，口干苦，默默不得语，夜寐欠佳，腰酸痛。舌红，苔薄黄，边有齿印，脉弦细。

辨证：肝气郁结，心阴不足，湿热内蕴。

治法：疏肝理气，养心安神，清热解毒，化湿散结。

处方：炒柴胡6g，白芍10g，黄芩5g，栀子10g，龙骨15g（先煎），煅牡蛎30g（先煎），炒白术10g，茯苓10g，陈皮5g，姜半夏5g，天冬10g，麦冬10g，八月札10g，夏枯草10g，酸枣仁10g，首乌藤10g，桑寄生10g，郁金10g，炙甘草6g。

复诊：2010年2月25日。患者诉服药后心慌有缓解。近日因家庭琐事情绪低落致心慌加重，查心脏超声检查示左心室顺应性减退，二尖瓣中度反流，三尖瓣中度反流。查CT示左上肺胸膜下结节，右肺结节1.5cm×0.8cm×1.4cm。阴道瘘稍好转，夜寐欠佳，食纳一般，二便调。舌边尖红，苔薄，脉细弦。前方去夏枯草，加五味子5g，丹参10g，半枝莲30g，藤梨根30g。

此后多次复诊，据症微调。

复诊：2011年7月11日。患者诉心跳快，阴道瘘周围发炎，寐纳一般，二便调。舌尖红，苔薄，脉细弦。1月20日方去夏枯草，加五味子5g，丹参10g，白花蛇舌草15g，藤梨根30g，台乌药10g，生蒲黄10g（包煎）。

复诊：2011年12月30日。患者发现右腋下淋巴结增大，口干，乏力，右上肢酸痛，

纳差，寐差，二便调。舌红，边有齿印，苔薄白，脉细。1月20日方去柴胡，加川芎10g，黄芪15g，葛根10g，细辛10g，片姜黄10g。

复诊：2012年5月25日。自觉心慌，彩超检查示甲状腺结节1.5cm×0.8cm×1.4cm；心脏彩超示二、三尖瓣中度反流，左心室顺应性减退。脑CT检查示两侧基底节腔梗死。舌红，边有齿印，苔薄白，脉细。1月20日方加五味子5g，半枝莲20g，藤梨根30g。

复诊：2012年7月1日。心跳偏快，舌红，舌边有齿印，脉细。1月20日方加白花蛇舌草15g，乌药10g，蒲黄10g。

复诊：2012年8月14日。心慌胸闷好转，左腹部附件炎，舌红，口干，脉细。1月20日方加石见穿15g，高良姜3g。

验案27：乳腺癌术后口腔糜烂

吴某，女，67岁。初诊日期：2012年11月3日。

患者于2012年9月20日行右乳腺癌（$T_1N_0M_0$）手术，ER(+)。术后反复出现口腔溃疡，下唇一块大溃疡已发半个月未愈，溃疡面周边红，腰酸口干，夜间盗汗，夜寐欠佳。舌红，少苔，脉细。

辨证：肾阴不足，虚火上炎。

治法：益肾滋阴，清热泻火。

处方：炒酸枣仁10g，龙骨30g（先煎），煅牡蛎30g（先煎），茯苓10g，茯神10g，夏枯草10g，生地黄10g，麦冬10g，川芎10g，天花粉10g，黄芩10g，知母10g，石膏30g（先煎），炒白术10g，枸杞子10g，陈皮5g，细辛3g，杜仲10g，桑寄生10g，巴戟天15g，升麻10g，碧桃干30g，蒲公英10g，莱菔子10g，牛膝10g，紫苏梗10g，生甘草10g，玄参10g，赤芍10g。

复诊：2012年12月7日。患者服药后口腔溃疡已愈，新近未发。嘱续服前方14剂以资巩固。

复诊：2015年11月7日。患者近期出现口腔溃疡、糜烂，牙龈炎。舌红，少苔，脉细。证属阴虚内热，治以养阴清热。

处方：炒山药10g，炒牡丹皮10g，炒薏苡仁30g，姜半夏5g，茯神10g，泽泻10g，山茱萸10g，桑寄生10g，茯苓10g，生地黄10g，知母10g，龙骨30g（先煎），煅牡蛎30g（先煎），黄连3g，牛膝10g，肉桂3g，石膏30g（先煎），细辛3g，生甘草15g，麦冬10g，栀子10g，炒白术10g，陈皮10g，玄参10g，木蝴蝶5g。

复诊：2015年12月17日。患者的口腔糜烂、牙龈炎均缓解，流黄脓涕（患者有慢性鼻窦炎病史）。舌红，苔薄黄，脉数。前方改石膏20g，炒薏苡仁10g，加茜草根10g，象贝母10g，苍耳子10g，黄芩10g。

验案 28：左乳占位

夏某，女，77 岁。初诊日期：2012 年 11 月 1 日。

患者左乳出现占位病变，大小 4.43cm×3.62cm，质硬且固定。患者因脑出血引起右侧肢体偏瘫，家属考虑患者年事偏高，且生活质量不佳，未予西医治疗，慕名求治于尤建良教授。现患者大便干结难解，口干苦。舌红，苔少，脉细弦。

辨证：肝气郁结，痰热互阻。

治法：疏肝理气健脾，化痰清热散结。

处方：柴胡 10g，炒白术 10g，山慈菇 10g，赤芍 10g，黄芩 15g，栀子 10g，苏子 10g，瓜蒌皮 10g，天花粉 10g，玄参 20g，象贝母 10g，龙骨 10g（先煎），煅牡蛎 30g（先煎），漏芦 20g，蒲公英 20g，半枝莲 30g，龙葵 10g，夏枯草 10g。

复诊：2013 年 1 月 3 日。左乳头有液体流出，左上肢有胀痛，余症同前。前方改黄芩 20g，加苍术 10g，蛇六谷 20g（先煎），泽泻 20g，片姜黄 10g。

复诊：2013 年 2 月 4 日。患者左上肢疼痛稍好转，患侧肿块未增大，余症同前。11 月 1 日方改黄芩 20g，加苍术 10g，泽泻 20g，片姜黄 10g，防风 5g，喜树果 10g。

复诊：2013 年 5 月 13 日。患者乏力，食纳欠佳，时腹胀，二便调，夜寐一般。舌淡，苔薄黄，脉弦细。证属脾胃虚弱，肝郁气结。治以扶正健脾和胃、疏肝理气散结。

处方：炒党参 10g，炒白术 10g，茯苓 10g，茯神 10g，焦稻芽 10g，焦麦芽 10g，炒薏苡仁 30g，姜半夏 10g，陈皮 10g，枇杷叶 10g，炒山药 10g，猪苓 30g，漏芦 10g，龙葵 10g，莱菔子 10g，黄芩 5g，栀子 10g，象贝母 10g。

复诊：2013 年 6 月 12 日。胃纳腹胀已经好转，左乳肿块已经缩小 2/3，下肢轻度肿胀，二便调，夜寐一般。舌淡，苔薄黄，脉弦细。前方加泽泻 20g，牛膝 10g。

验案 29：乳腺癌术后肺转移、骨转移

肖某，女，61 岁。初诊日期：2015 年 5 月 15 日。

患者左乳腺癌术后 10 年，发现肺转移、骨转移 1 年。现乏力，刺激性咳嗽，有少量黏痰，胸闷，左上肢疼痛，下肢酸软无力，大便不畅，食纳尚可，夜寐一般。舌红，苔少，脉细。

辨证：正气不足，邪毒袭肺，经络不舒。

治法：扶正益气祛邪，宣肺解毒散结，通经活络止痛。

处方：炒党参 10g，生白术 10g，蜜桑白皮 10g，苦杏仁 5g，桔梗 5g，姜半夏 5g，象贝母 10g，炒莱菔子 10g，瓜蒌皮 10g，黄芩 20g，片姜黄 10g，葛根 10g，牛膝 10g，白芍 10g，栀子 10g，黛蛤散 10g（包煎），土茯苓 20g，旋覆花 6g（包煎），延胡索 20g，玄参

10g，红豆杉 5g，蜀羊泉 20g，海浮石 30g，陈皮 5g，甘草 6g。

复诊：2015 年 7 月 14 日。7 月 5 日 CT 检查提示双肺转移，胸壁转移，头皮结节转移。大便尚调，纳寐一般。舌红，苔少，脉细。前方去土茯苓，加射干 10g，僵蚕 10g，蛇六谷 20g（先煎）。

复诊：2015 年 8 月 13 日。患者病情同前，续服前方 7 剂。

复诊：2015 年 9 月 25 日。胸壁肿块缩小，乏力较前好转，下肢抽筋，大便尚调，纳寐一般。舌红，苔少，脉细。5 月 15 日方去蜀羊泉，加伸筋草 10g。

此后多次复诊，据症微调。

复诊：2016 年 4 月 19 日。胸壁肿块缩小，头皮肿块有一枚增大，无明显咳嗽、咳痰，大便尚调，纳寐一般。舌红，苔少，脉细。2015 年 5 月 15 日方加石膏 30g（先煎），胆南星 10g，夏枯草 10g，蒲公英 10g。

复诊：2016 年 5 月 4 日。乳腺癌术后双肺转移、胸壁转移，中药调治后头皮、胸壁肿块均缩小，大便尚调，纳寐一般。舌红，苔少，脉细。2015 年 5 月 15 日方去蜀羊泉，加山慈姑 10g，前胡 10g。

验案 30：乳腺癌术后化疗不耐受

虞某，女，48 岁。初诊日期：2014 年 10 月 23 日。

患者于 2014 年 5 月 5 日行左乳腺癌改良根治术，术后病理检查提示左乳浸润性癌（Ⅲ级），肿块大小为 3cm，脉管内未见癌栓，神经（−），前哨腋窝淋巴结（−）。基因检测 ER（+）、PR（+）、Her-2（++）、Ki67（+）。化疗 8 次，最后一次结束 4 天。患者不准备再做化疗，准备进行内分泌治疗。现右腹部及上腹部胀满、隐痛，舌麻、鼻干、口干、纳可，反酸，盗汗，胸闷，潮热，双肩酸痛，夜寐差，小便可，大便干。舌暗紫，苔白，脉弦数。

辨证：肝郁化火，肝胃不和，肝肾阴虚。

治法：疏肝理气和胃，益肾养肝泄热。

处方：炒白术 10g，陈皮 5g，茯苓 10g，巴戟天 10g，炒薏苡仁 20g，炒山药 10g，香附 10g，干姜 3g，枳壳 10g，麻黄根 20g，栀子 10g，黄芩 10g，麦冬 10g，细辛 3g，片姜黄 10g，龙骨 10g（先煎），煅牡蛎 30g（先煎），炒白芍 10g，生地黄 10g，半枝莲 20g，黄连 1.5g，吴茱萸 1.5g，知母 10g，桑寄生 10g，炙甘草 6g，牛膝 10g。

复诊：2014 年 11 月 5 日。右腹痛，口干、胸闷、夜寐差、潮热盗汗、肩痛均改善，二便可，唯皮肤瘙痒。舌紫苔薄，脉弦。前方去细辛、炒山药、半枝莲、炒白芍，改片姜黄 6g，加延胡索 10g，防风 10g，地肤子 15g，白鲜皮 20g，赤芍 10g。

验案 31：右乳腺癌术后右乳肿块伴隐痛

张某，女，82 岁。初诊日期：2014 年 10 月 7 日。

患者 12 年前行右乳良性肿瘤切除术，3 天前发现右乳肿块伴隐痛，乳腺钼靶检查提示右乳肿块（BI-RADS Ⅳ级）。建议行外科手术切除并取病理，患者家属拒绝，要求中药治疗。查右乳晕充血，右乳可触及一肿块，大小 3cm×3cm，质硬，压痛不明显。舌暗红，苔黄腻，脉细弦。既往有糖尿病、高血压病史。

辨证：肝气郁结，血分有热，瘀血内停。

治法：疏肝理气，凉血化瘀。

处方：柴胡 6g，失笑散 10g（包煎），赤芍 10g，炒白芍 10g，炒白术 10g，当归 10g，川芎 10g，王不留行 10g，栀子 10g，郁金 10g，姜半夏 5g，陈皮 5g，蜀羊泉 10g，三棱 10g，莪术 10g，黄芩 10g，生甘草 3g。

复诊：2014 年 10 月 18 日。病情平稳，纳可，二便调，夜寐安。舌淡红，苔薄白。前方续服 7 剂。

复诊：2014 年 10 月 25 日。钼靶复查示右乳腺乳晕区可见肿块影，约 1.5cm×1.3cm，密度较高。纳可，夜寐安，大便不成形，易出汗。舌红，苔薄白，脉细。前方加蒲公英 10g，夏枯草 10g，麻黄根 10g。

复诊：2014 年 11 月 8 日。患者症平，纳可，二便调，夜寐安。舌红，苔薄白，脉细。前方去三棱，加八月札 10g。

复诊：2014 年 11 月 22 日。患者右乳肿块明显缩小，大小约 1.3cm×1.3cm。纳可，二便调，夜寐安。舌红，苔薄白，脉细。前方改蜀羊泉 20g，加白芥子 10g，山慈姑 5g。

肝　癌

验案 1：肝癌未手术

陈某，男，71 岁。初诊日期：2007 年 7 月。

患者于 2007 年 5 月起出现上腹部隐痛不适，神疲乏力，体重减轻，就诊于无锡市第四人民医院。行 B 超及 CT 检查提示弥漫性肝损害，考虑肝硬化，肝右叶实性肿块 5.8cm×4.2cm。查甲胎蛋白（AFP）1880ng/mL，癌抗原 19-9（CA19-9）558.9U/mL，CEA 5.63ng/mL，HbsAg（+）。诊断为原发性肝癌。患者年事已高，要求保守治疗。现右胁隐痛，神疲乏力，消瘦，面色萎华，腹胀，胃纳不馨，夜寐差。查右上腹可触及直径 5cm

左右的肿块，质硬，固定。舌淡，边有齿印，苔薄腻，脉细弦。

辨证：正虚积阻，脾胃失调，气虚邪滞。

治法：调和脾胃，理气行滞。

处方：潞党参 10g，炒白术 10g，茯苓 10g，姜半夏 10g，陈皮 5g，炒白芍 10g，生黄芪 10g，枳壳 5g，广木香 6g，延胡索 30g，鸡内金 10g，生麦芽 20g，煅龙骨 15g，煅牡蛎 30g，炙甘草 6g。

复诊：2007 年 9 月。服药 2 个月后病情逐渐好转，右胁疼痛减轻，精神转好，胃纳及夜寐均有改善。后坚持服用该方加减方，半年后复查 CT 示肝右叶实性肿块 5.6cm×4cm，提示病情稳定。多次复查肿瘤标志物，均有所下降。患者体重已增长 10kg，生活如常人。Karnofsky 评分为 100 分。

验案 2：肝癌术后上腹部胀痛

王某，女，69 岁。初诊日期：2007 年 9 月 12 日。

患者有肝硬化病史 2 年，2007 年 4 月查 AFP 450 ng/mL，CT 检查示肝左叶实性肿块 4.5cm×4cm，侵及肝门部，确诊为左叶肝癌，即行肝左叶肿块切除术。近 2 个月来上腹部胀痛，逐日加重，西医用解热镇痛药和阿片类药物使其疼痛有所缓解，用药 1 个月后加大剂量亦无止痛作用。现痛苦面容，气急呻吟，上腹部近剑突处持续性胀痛、拒按，神疲乏力，食欲不振，夜寐极差，大便量少。舌质紫暗，苔薄白，脉弦滑。

辨证：肝郁气滞。

治法：疏肝行气，顾护中焦。

处方：柴胡疏肝散化裁。炒柴胡 10g，白芍 10g，延胡索 40g，枳壳 10g，川楝子 10g，片姜黄 10g，制香附 10g，赤芍 10g，炒白术 10g，茯苓 10g，姜半夏 10g，陈皮 5g，佛手片 10g，黄芩 6g，八月札 30g，炙甘草 6g。

复诊：2007 年 10 月 15 日。胀痛明显减轻，胃脘不适感消失，食欲及夜寐均有改善。守方继续。

此后多次根据病情微调处方。2008 年 4 月随访，Karnofsky 评分为 100 分。

验案 3：肝癌肺转移

查某，男，70 岁。初诊日期：2012 年 12 月 4 日。

患者经外院诊断为原发性肝癌两肺广泛转移，上腹部可扪及较大肿块。自觉乏力消瘦，感胁肋部胀痛，痛无定处，善太息，易急躁，两腿无力怕冷，纳寐可，大便干。舌红，苔腻，脉细。

辨证：肝郁气滞，脾虚湿热。

治法：疏肝理气，健脾祛湿，清热散结。

处方：柴胡 10g，白芍 10g，枳壳 5g，郁金 10g，乌药 10g，白术 10g，茯苓 10g，薏苡仁 20g，姜半夏 10g，陈皮 5g，苍术 10g，厚朴 10g，黄芩 10g，莪术 10g，龙葵 30g，半枝莲 30g，桂枝 3g，巴戟天 10g，大枣 15g，炙甘草 6g。

复诊：2012 年 12 月 19 日。患者胁肋部胀痛缓解，时感小腹隐痛，伴有腹泻，下肢凹陷性水肿，尿少色黄。前方去厚朴、枳壳，改茯苓 30g，加防己 10g，泽泻 10g，猪苓 20g，车前子 10g（包煎），桔梗 5g，杏仁 5g。

复诊：2013 年 1 月 23 日。患者咳嗽，咯黄黏痰，动则气喘，小腹隐痛好转，腹泻减轻，尿量增加，下肢轻度水肿，上腹部未扪及明显肿块。Karnofsky 评分为 70 分。前方加葶苈子 10g，莱菔子 20g，木香 5g，干姜 3g，花椒 5g，龙葵 20g，肿节风 10g。

验案 4：肝癌身体虚弱

陈某，男，50 岁。初诊日期：2013 年 12 月 19 日。

患者经外院诊断为肝癌，具体资料不详。现右上腹胀痛，食后尤甚，倦怠纳差，乏力消瘦，夜寐欠安，大便偏溏。舌淡红，有裂纹，边有齿印，苔黄腻，脉弦滑。

辨证：肝郁脾虚。

治法：疏肝健脾，清热散结。

处方：炒柴胡 6g，郁金 10g，枳壳 5g，乌药 10g，赤芍 10g，生白术 10g，茯苓 10g，陈皮 5g，薏苡仁 20g，谷芽 30g，麦芽 30g，乌梅 5g，黄芩 5g，淡干姜 3g，半枝莲 20g，藤梨根 20g，炙鳖甲 20g（先煎），炙甘草 6g。

复诊：2013 年 12 月 30 日。患者右上腹胀痛减轻，乏力、胃纳改善，时感头晕胸闷。舌暗红，有裂纹，边有齿印，苔薄腻，脉弦。前方加延胡索 20g，八月札 10g，姜半夏 10g，三七 5g。

此后据症多次复诊微调，生活质量尚可。

验案 5：肝脏占位性病变伴肤黄

丁某，男，53 岁。初诊日期：2011 年 8 月 2 日。

患者肝脏占位性病变，伴肿瘤指标（CA19-9、CEA）升高，未行手术、介入、化疗等。患者肤黄，胸胁胀痛，脘腹胀满，纳差恶心，口干口苦，消瘦乏力，大便稀溏，烦躁失眠。舌红，苔薄，脉细。

辨证：肝气郁结，阴虚湿热。

治法：疏肝解郁，滋阴清热。

处方：柴胡 3g，郁金 10g，川芎 10g，佛手 10g，乌药 10g，升麻 10g，炒白术 10g，莱菔子 10g，干姜 3g，玄参 10g，知母 10g，贝母 10g，焦栀子 10g，泽泻 20g，半枝莲 30g，藤梨根 20g，石榴皮 20g，炮姜 3g，炙甘草 6g。

此后据症多次复诊微调，患者诸症缓解，生活质量很好。末次复查肿瘤指标有所下降，CA19-9 从 280U/mL 降至 56.6U/mL，CEA 从 8.02ng/mL 降至 4.8ng/mL。CT 检查提示肝脏占位缩小。

验案 6：肝癌术后复发肿块

朱某，男，73 岁。初诊日期：2001 年 1 月 28 日。

患者一直在军队工作，平时生活节俭，喜食腌制食品。1998 年 9 月因患原发性肝癌而在上海市某医院行肝癌切除术，术中发现同时伴有右侧胸腔积水，右下肺压缩不张，并在胸水中找到癌细胞，说明病变已侵犯胸膜腔。术后患者回到老家休养。2001 年 1 月做消化系统 B 超检查，发现肝右前叶有一枚 4.3cm×3.6cm 的肿块，肝剑突下 6cm、肋下 6cm。自觉肝区疼痛，神疲乏力。舌紫，脉涩。

辨证：肝郁气滞血瘀。

治法：疏肝行气化瘀。

处方：平地木 30g，赤芍 15g，茵陈 30g，猪苓 15g，茯苓 15g，炒薏苡仁 10g，莪术 10g，炙鸡内金 10g，陈皮 6g，姜半夏 6g，焦稻芽 15g，焦麦芽 15g，白茅根 30g。

复诊：2001 年 5 月。服药 3 个月后再次复查，肝肋下 5cm、剑突下 2cm；B 超检查提示肝脏占位缩小，手术区高回声，考虑为手术后改变。AFP < 25ng/mL，CEA 正常。患者带瘤生存，生活质量较高，健康如常人，Karnofsky 评分为 100 分。

验案 7：肝癌介入化疗不耐受

郁某，男，43 岁。初诊日期：1995 年 12 月。

患者平素体质较强壮，但不注意劳逸结合。1995 年 5 月 4 日在疗养院体检，B 超检查时发现右肝肿块，5 月 6 日再到其他医院复查 B 超示肝右叶实性肿块 9.6cm×6cm。其后以榄香烯、顺铂、5- 氟尿嘧啶介入化疗 3 次，肿块虽然缩小至 5.8cm×6.8cm，但患者无法耐受介入化疗的毒副反应，感觉十分疲劳，右胁部胀满不适，纳食不香，口干。舌苔薄白，脉细弦。

辨证：肝气郁滞，脾虚气弱。

治法：建中调肝。

处方：潞党参 10g，南沙参 10g，北沙参 10g，炒柴胡 6g，赤芍 10g，白芍 10g，枳壳 10g，青皮 6g，猪苓 10g，茯苓 10g，焦麦芽 10g，焦稻芽 10g，炙枇杷叶 10g，平地木 30g，薏苡仁 20g，鸡内金 10g。

患者多次复诊，以此方为主方，随症加减。服用 2 个月后各方面情况均明显好转。肝部肿块稳定，检查 AFP 由 1000ng/mL 降至 400ng/mL。Karnofsky 评分为 95 分。2002 年随访，患者仍健康生活。

验案 8：肝癌射频治疗后不适

段某，女，53 岁。初诊日期：2016 年 9 月 29 日。

患者因肝后叶癌行介入治疗 1 次，于 2016 年 6 月 21 日在无锡市第三人民医院查腹部 CT 平扫 + 增强示肝癌射频治疗后（9.5cm×8.2cm），胃窦壁厚。现胸腹胀满，食后尤甚，肝区触痛，倦怠消瘦，短气乏力，纳少失眠，嗳气反酸，小便色黄，下肢轻度水肿。舌淡红，苔薄白，脉细弦。

辨证：肝郁脾虚。

治法：疏肝健脾，理气消癥。

处方：柴胡 10g，当归 10g，白芍 10g，橘叶 10g，党参 10g，生白术 10g，茯苓 10g，炒薏苡仁 10g，厚朴 10g，旋覆花 10g（包煎），代赭石 30g（先煎），半枝莲 15g，八月札 15g，重楼 15g，金钱草 10g，甘草 3g。

复诊：2016 年 11 月 9 日。患者口干，但不欲饮，右胁下痛，大便偏稀溏，时黏液血便。舌淡红，苔薄白，脉细弦。前方加乌梅 10g，茜草根 20g，茜草炭 10g。

复诊：2016 年 12 月 29 日。患者口苦，胸闷胸痛，食纳改善，便血减少。舌淡红，苔薄白，脉细弦。前方去橘叶、代赭石、乌梅，加香附 10g，失笑散 10g（包煎），白芷 10g。

复诊：2017 年 1 月 13 日。患者右侧胸痛、胸闷明显缓解，口干口苦减轻，乏力、胃纳改善，二便调，夜寐安。舌淡红，苔薄白，脉细弦。前方去香附，加凌霄花 10g。

复诊：2017 年 3 月 23 日。在无锡市第三人民医院复查腹部 CT 示肝脏射频治疗后，肿块（7.2cm×8.3cm）较前（2016 年 6 月 21 日）缩小；查 CA19-9 95.83U/mL。患者口不苦，胸腹胀减轻，善太息，易怒。舌淡红，苔薄白，脉细弦。前方去凌霄花，加郁金 10g。

验案 9：肝脏恶性肿瘤术后

赵某，女，67 岁。初诊日期：2011 年 7 月 15 日。

患者于 2009 年行肝癌手术。术后复查 CT 示肝脏恶性肿瘤部分切除，门静脉及肠系膜上腔静脉内栓子形成，肝右叶及肝包膜下片状低密度影；胃镜检查提示食管静脉曲张（中度），糜烂性胃炎，幽门螺杆菌阳性。现患者胸腹胀满，食后尤甚，乏力纳差，大便偏溏、频数，下肢轻度水肿，小便调，夜寐安。舌质胖大，苔白，脉濡。

辨证：肝郁脾虚。

治法：疏肝健脾，理气和胃。

处方：郁金 10g，炒白芍 10g，乌药 10g，防风 5g，炒党参 10g，炒白术 10g，茯苓 10g，陈皮 5g，姜半夏 5g，炒山药 10g，炒薏苡仁 10g，焦稻芽 20g，焦麦芽 20g，焦山楂 10g，焦六神曲 10g，八月札 10g，炙甘草 3g。

此后据症多次复诊微调。

复诊：2011 年 10 月 26 日。近日复查血常规，白细胞 3.7×10^9/L；B 超检查提示脂肪肝。前方去八月札，加鸡血藤 30g，龙葵 30g，凌霄花 10g，蛇莓 10g。

复诊：2011 年 11 月 12 日。患者腹部胀痛，纳差嗳气反酸，口干不欲饮，二便尚调，夜寐欠安。舌有裂纹，苔薄白腻。

处方：郁金 10g，炒白芍 10g，乌药 10g，防风 5g，炒党参 10g，炒白术 10g，茯苓 10g，陈皮 5g，姜半夏 5g，炒山药 10g，焦麦芽 10g，焦稻芽 10g，焦六神曲 10g，栀子 5g，八月札 10g，龙葵 10g，炙甘草 3g。

复诊：2011 年 11 月 26 日。患者腹胀缓解，乏力、胃纳改善，嗳气反酸减轻，夜寐安，二便调。前方去八月札、龙葵，加半枝莲 20g，藤梨根 20g，枸杞子 10g，大腹皮 10g。

此后根据情况将息调整，患者生活质量良好，Karnofsky 评分为 90 分。

复诊：2012 年 5 月 5 日。患者诉近日血压偏高，最高达 160/100mmHg，未服用药物。自觉右下肢无力，腰椎 CT 检查提示椎间盘膨出，骨质增生。前方去枸杞子、乌药、栀子，加盐杜仲 10g，桑寄生 20g，骨碎补 10g，独活 5g。

验案 10：肝门肿瘤发热

林某，男，70 岁。初诊日期：2013 年 2 月 19 日。

患者为肝门肿瘤伴肝脏结节，门静脉癌栓，肝内胆管扩张，现自觉乏力，形体消瘦，腹胀肢肿，短气喘促，潮热颧红，时有高热，纳呆厌食，口干便溏，烦躁不眠。舌红，苔光，脉细。

辨证：肝肾阴亏。

治法：滋养肝肾，化瘀消癥。

处方：生地黄 10g，麦冬 10g，枸杞子 19g，五味子 5g，淡竹叶 10g，栀子 5g，牡丹皮 10g，石膏 30g（先煎），知母 10g，水牛角 20g，青蒿 10g，鳖甲 20g，黄芩 20g，巴戟天 10g，春柴胡 15g，郁金 10g，枳壳 5g，乌药 10g，厚朴 5g，当归 10g，竹茹 5g，姜半夏 10g，焦稻芽 20g，焦麦芽 20g，鸡内金 10g，石榴皮 20g，炮姜 3g，甘草 6g。

复诊：2013 年 3 月 7 日。患者脘腹胀满，潮热口干口苦，测体温 37.3℃。舌红，苔光，脉细。前方改春柴胡 20g。

复诊：2013 年 5 月 4 日。患者身热已退，目前体温正常，脉细。舌红，苔腻。前方去淡竹叶、青蒿，加防风 5g，木香 5g，炒苍术 10g。

验案 11：肝癌肺转移致腹水

顾某，男，76 岁。初诊日期：2017 年 2 月 24 日。

患者有肝硬化病史多年，近期外院诊断为原发性肝癌肺转移。现腹胀肢肿，倦怠乏力，纳少失眠，口干不欲饮，大便溏数，胸闷咳嗽。查右上腹肿块触痛，移动性浊音阳性，双下肢凹陷性水肿。舌红，苔黄腻，脉弦。

辨证：脾虚湿盛肝郁。

治法：健脾利水疏肝。

处方：炒党参 10g，炒白术 10g，茯苓 10g，茯神 10g，焦稻芽 10g，焦麦芽 10g，炒薏苡仁 30g，姜半夏 10g，陈皮 10g，猪苓 10g，大腹皮 30g，冬瓜皮 30g，泽泻 20g，防己 10g，车前子 10g（包煎），桂枝 5g，防风 10g，厚朴 10g，佛手 10g，乌药 10g，赤芍 10g，八月札 10g，象贝母 10g，射干 10g，僵蚕 10g，蝉蜕 10g，炙甘草 6g。

复诊：2017 年 3 月 1 日。患者下肢水肿好转，继续前方巩固治疗。

复诊：2017 年 3 月 18 日。患者腹水减少，下肢水肿消退，腹胀、纳差改善，活动后感气喘，咳嗽，咯黄黏痰。前方加桑白皮 10g，金荞麦 30g，拳参 10g。

验案 12：肝脏占位性肿块

郑某，女，81 岁。初诊日期：2011 年 2 月 26 日。

患者于 2010 年 10 月在无锡市人民医院查腹部彩超示肝内可见高回声团块，肝脏占位性病变，考虑恶性肿瘤可能；胆囊内可见多枚强回声团伴声影，最大为 10mm，胆汁透声差；左肾内可见液性暗区，约 13mm×12mm。2010 年 11 月查全腹部 CT 示肝右叶占位，大小约 3.7cm×2.6cm，考虑肝癌、胆囊结石、右肾结石、左肾囊肿。考虑患者高龄，未做进一步检查。现患者精神一般，自觉乏力，右上腹痛，时有胀感，食后尤甚，胃纳不佳，无恶心呕吐，无腹痛发热，无身目黄染，无胸闷心慌，夜寐较差，大便困难。舌红，苔薄白，脉弦。

辨证：肝郁脾虚。

治法：疏肝健脾，理气消癥。

处方：郁金 10g，白芍 10g，乌药 10g，枳壳 10g，瓜蒌皮 10g，瓜蒌子 10g，蒺藜 10g，炒白术 10g，姜半夏 5g，陈皮 5g，薏苡仁 10g，山药 10g，栀子 10g，黄芩 10g，凌霄花 10g，平地木 10g，大枣 15g。

复诊：2011 年 3 月 14 日。患者于 2011 年 2 月 16 日在外院复查 CT 提示肝占位，考虑原发性结节型转移可能大，必要时行 MRI 检查及结合临床其他检查。肿瘤指标物 AFP、CEA、CA19-9、CA12-5、CA72-4、FERR 均在正常范围内。现患者腹部隐痛，腹胀较前好转，纳寐差。前方续服 7 剂。

复诊：2011 年 4 月 20 日。患者腹部胀痛好转，嗳气则舒，食纳改善，大便通畅。前方加莱菔子 20g。

复诊：2011 年 6 月 4 日。患者于 2011 年 5 月 24 日在外院复查 CT 示肝右前叶占位，大小约 4cm×3cm，与前片（2011 年 2 月 16 日）比较稍增大。然诸症缓解，继续以前法进退。

处方：郁金 10g，白芍 10g，赤芍 10g，乌药 10g，枳壳 15g，瓜蒌皮 10g，瓜蒌子 10g，蒺藜 10g，炒白术 10g，姜半夏 5g，陈皮 5g，薏苡仁 10g，山药 10g，防风 10g，栀子 10g，黄芩 5g，平地木 10g，凌霄花 10g，大枣 15g。

此后据症多次复诊微调，患者诸症均有缓解，生活质量良好，Karnofsky 评分为 90 分。

复诊：2012 年 12 月 8 日。患者于 2012 年 11 月 23 日在外院复查腹部彩超提示肝脏肿块消失，胆结石，胆囊炎。现大便干结难解，时有痔疮出血，感腹胀嗳气，无恶心呕吐，无腹痛发热，无潮热盗汗，口干欲饮，皮肤瘙痒，夜间明显，夜寐欠安。舌红，苔薄白，脉细。

处方：郁金 10g，赤芍 10g，乌药 10g，佛手片 10g，北沙参 10g，麦冬 10g，炒白术 10g，茯苓 10g，陈皮 5g，炒薏苡仁 10g，麦芽 20g，栀子 10g，黄芩 5g，茜草根 10g，升麻 10g，知母 10g，五味子 5g，地肤子 15g，炙甘草 3g，大枣 15g。

验案 13：肝、腹腔多发病灶

李某，男，57 岁。初诊日期：2014 年 12 月 10 日。

患者因乏力纳差、腹胀 1 月余，于 2014 年 12 月 2 日在上海长海医院住院。住院期间经一系列检查显示乙肝阳性；AFP 867.07ng/mL，CA12-5 236.1U/mL。B 超检查示胆囊胆汁淤积，肝内外胆管扩张，腹腔积液。磁共振胰胆管成像（MRCP）示腹膜后、肝门部、网膜囊及系膜区广泛肿大淋巴结包绕大血管，双侧输尿管、胆总管下段受压继发双肾积水、胆系扩张，考虑淋巴瘤；肝内多发病灶，考虑血管瘤或囊肿可能；腹水。进一步 PET-CT 检查：①腹盆腔腹膜及筋膜广泛增厚，PDG 代谢异常增高，考虑为恶性肿瘤广泛腹膜及筋膜转移并侵犯多个脏器；腹膜后及盆壁淋巴结转移，以上病变不典型淋巴瘤广泛累积不除外。②胃后壁明显增厚，FDG 摄取增高，原发性胃癌不除外，建议胃镜检查明确。③肝硬化，肝多发结节影，FDG 稍低于本底摄取，考虑血管瘤可能，但不除外恶性肿瘤。慢性胆囊炎，肝内外胆管扩张。④右肾结石、双肾积水（以左侧明显）。⑤右肺尖肺大疱，两肺少许慢性炎性病灶。⑥筛窦及双侧上颌窦及鼻甲慢性炎症。⑦颈胸腰椎退行性变。⑧左颞枕部皮肤疣状突起，考虑皮肤感染病灶可能。⑨胖胝体脂肪瘤；全脑 FDG 代谢弥漫减低。诊断考虑原发性胃癌不除外，腹腔淋巴结转移，慢性乙型病毒性肝炎（+），乙肝肝硬化。现胁肋胀痛，脘腹胀满，消瘦乏力，纳差恶心，大便干结，小便量少，夜寐不安。查肝病面容，全身皮肤黏膜无黄染，腹膨隆，无腹壁静脉曲张，腹部腹肌紧张，有压痛，无反跳痛，腹部无包块，肝脏肋下未触及，脾脏肋下约 7cm、质韧，无触痛，表面光滑，墨菲征阴性，肾区无叩击痛，移动性浊音阳性，双下肢轻度凹陷性浮肿。舌质胖大，苔白，脉濡。

辨证：肝郁脾虚。

治法：疏肝理气，健脾利水。

处方：柴胡 6g，香附 10g，枳壳 10g，赤芍 10g，大腹皮 30g，合欢皮 15g，乌梅 5g，炒白术 10g，茯苓 20g，猪苓 20g，炒薏苡仁 20g，生麦芽 30g，竹茹 5g，黄芩 10g，桂枝 5g，泽泻 30g，红曲米 5g，炙甘草 6g。

复诊：2014 年 12 月 20 日。患者乏力，腹胀，纳差，夜寐安，大便可，小便少。舌红，苔黄腻，脉细。前方加杏仁 10g，豆蔻 5g，桔梗 5g。

此后据症多次复诊微调，加强清热利水，佐以消癥散结之功。经长期口服中药调理，患者腹胀、肢肿明显改善。

验案 14：肝癌术后转移

林某，男，65 岁。初诊日期：2014 年 10 月 11 日。

患者患肝右叶多发占位，最大直径约 1.7cm×1.9cm。术后病理检查提示肝癌。有前列腺增生病史。患者现乏力，胃纳欠佳，腰腿酸胀，夜尿较多，思睡，易惊醒，脱发。舌暗红，有裂纹，脉细弦。

辨证：肝郁脾虚。

治法：疏肝健脾，理气消癥。

处方：炒柴胡 3g，白芍 10g，当归 10g，茯苓 10g，白术 10g，薄荷 6g（后下），合欢皮 10g，防风 10g，木香 10g，茯神 10g，薏苡仁 20g，莱菔子 10g，黄芩 10g，知母 10g，牛膝 10g，桑寄生 10g，木瓜 10g，乌梅 5g，巴戟天 10g，北沙参 10g，黄精 10g，炒酸枣仁 10g，炙甘草 6g。

此后病情平稳，拟上方多次巩固治疗。

复诊：2015 年 2 月 3 日。患者于 2015 年 1 月 27 日行复发灶切除术。目前腰酸乏力，感胸胁胀闷，夜尿频，寐不安。前方改柴胡 6g，加车前子 10g（包煎），枳壳 10g，麦冬 10g，玄参 10g。

复诊：2015 年 2 月 20 日。患者腰酸乏力减轻，腹部皮肤痒，胃纳改善。舌有裂纹，苔薄白，脉细弦。前方加地肤子 15g，南沙参 10g。

复诊：2015 年 7 月 17 日。复查新发现肝占位 1cm，在上海东方肝胆医院注射无水酒精进行治疗。前方加炒蒺藜 10g，郁金 10g，大腹皮 20g，土茯苓 20g。

复诊：2015 年 11 月 20 日。肝右叶多发占位，共发现 4 枚，手术切除 1 枚，直径约 2cm，注射无水酒精治疗 3 枚。目前口服马来酸氟伏沙明片抗抑郁治疗。患者一般情况尚可。舌暗红，有裂纹，脉细弦。前方加茜草根 10g，藤梨根 20g。

复诊：2016 年 1 月 15 日。复查发现肺转移，经伽玛刀治疗后，患者善太息，腰酸乏力，胃纳不佳，口干口苦，稍有咳嗽，咯少量黄痰，活动后胸闷气喘，大便稀溏，夜寐不安。舌暗红，有裂纹，脉细弦。

处方：郁金 10g，当归 5g，炒白芍 10g，八月札 10g，合欢皮 10g，蒺藜 10g，枳壳 10g，党参 10g，黄芪 20g，炒白术 10g，防风 10g，茯苓 10g，茯神 10g，麦冬 10g，北沙参 10g，知母 10g，黄芩 10g，栀子 10g，肉桂 3g，巴戟天 10g，桑寄生 10g，牛膝 10g，煅牡蛎 20g（先煎），龙骨 20g（先煎），酸枣仁 20g，益智仁 10g，煨诃子 20g，片姜黄 10g，象贝母 10g，鱼腥草 30g，金樱子 10g，地肤子 10g，藤梨根 20g，炙甘草 6g。

复诊：2016 年 2 月 10 日。复查 AFP 66ng/mL，感腰背酸痛，咽痒音哑。前方加片姜黄 6g，木蝴蝶 5g。

复诊：2016 年 5 月 9 日。此前据症多次复诊微调，患者诸症均有缓解。近日复查提示肝部肿块已连续 5 月未增大，肺部病灶稳定。目前口服索拉非尼，继续前方巩固治疗。

复诊：2016 年 8 月 5 日。2016 年 7 月复查 MRI 示肺部肿块直径约 1.7cm，较前有增大。症见咳嗽，咯少量黄痰，胸闷气喘，时有腹泻。舌暗红，有裂纹，脉细弦。前方加海浮石 20g，黛蛤散 15g（包煎），石榴皮 20g。

复诊：2016 年 11 月 30 日。复查血常规示血小板 94×10⁹/L，白细胞 3.9×10⁹/L。前方去蒺藜，加石韦 20g，鸡血藤 30g。

其间多次复诊，据症微调。

复诊：2017 年 8 月 29 日。复查 AFP 128ng/mL。常服易蒙停，仍有腹泻，大便稀溏。舌暗红，有裂纹，脉细弦。前方去北沙参、鱼腥草，加赤石脂 10g，山药 10g，芡实 10g，五味子 3g。

验案 15：肝癌术后复发一

林某，男，59 岁。初诊日期：2011 年 11 月 10 日。

患者于 2011 年 3 月 8 日行肝癌手术，后行介入治疗 2 次，2011 年 9 月 17 日复查提示复发，查 AFP 124.5ng/mL。现患者皮肤黄，胸胁胀闷，脘腹胀满，乏力纳差，恶心欲呕，口干口苦，小便色黄，夜寐欠安。舌质红，苔白腻，脉细滑。

辨证：肝郁脾虚，湿热内蕴。

治法：疏肝理气解郁，健脾清热利湿。

处方：柴胡5g，白芍10g，郁金10g，蒺藜10g，佛手10g，延胡索20g，乌药10g，桔梗5g，陈皮5g，鸡内金10g，麦芽20g，黄芩10g，栀子10g，片姜黄10g，酸枣仁10g，炙甘草3g。

复诊：2011年12月10日。患者既往有肺脓肿病史，近日咳嗽剧烈，咯吐脓痰，带有血丝。舌红，苔薄，脉细。前方加蛤壳30g，象贝母10g。

此后据症多次复诊微调，患者诸症均有缓解。

复诊：2012年5月31日。患者咳嗽好转，大便日解2～3次，色黄质软，量不多，无里急后重感，无黏液脓血便。前方去桔梗、佛手，加芡实10g，藤梨根20g，半枝莲30g。

复诊：2012年10月6日。患者病情稳定，近日复查AFP 0.87ng/mL。因气候变化，咳嗽有反复，痰黏难咯出，晨起痰中带血。

处方：柴胡3g，香附10g，紫苏梗10g，赤芍10g，茯苓10g，白术10g，桑白皮10g，白前10g，前胡10g，贝母10g，旋覆花10g（包煎），蛤壳5g，海浮石30g，栀子10g，黄芩20g，生地黄10g，茜草根10g，炙甘草6g。

此后近十年时间，患者间断口服中药，根据情况将息调整，目前生活质量好，体重增加10kg，Karnofsky评分为100分。

验案16：肝癌术后复发二

祁某，男，59岁。初诊日期：2012年11月21日。

患者肝癌术后2年，3个月前发现脸色发青，复查提示肿瘤复发。既往有肝炎肝硬化、糖尿病病史。现面色发青，肝区隐痛，痛则出汗，乏力纳差，口干口苦，二便尚调，夜寐欠安。舌质暗，苔黄腻，脉弦细。

辨证：肝郁脾虚。

治法：疏肝解郁，理气活血，益气健脾，清热散结。

处方：柴胡3g，生白芍10g，郁金10g，佛手10g，蒺藜10g，当归10g，川芎10g，女贞子10g，菟丝子10g，炒白术10g，茯苓10g，薏苡仁15g，山药10g，焦麦芽15g，北沙参10g，夏枯草10g，栀子10g，五味子5g，炙甘草3g。

复诊：2013年2月6日。患者乏力纳差减轻，腰酸怕冷，大便不调。前方去菟丝子、山药，加枸杞子10g，巴戟天10g，防风10g，黄芩10g，炮姜3g。

复诊：2013年4月10日。患者大便稀，日解数次，不成形。舌苔腻，脉细。前方去当归，加石榴皮20g，木香5g。

复诊：2013年6月27日。2013年5月4日，患者于无锡市人民医院住院期间查腹部彩超提示肝脏占位性病变，考虑原位癌治疗后改变，肝硬化伴门脉内栓子形成，脾肿大。

于 2013 年 5 月 8 日在局麻下行 B 超引导下肝癌复发肿瘤无水酒精注射。现感腹胀，无腹痛，食欲可，夜寐安。舌淡红，苔稍腻，脉细。前方加乌梅 5g。

此后据症多次复诊微调，患者病情稳定，生活质量很好，Karnofsky 评分为 100 分。

验案 17：肝癌伴膈下淋巴结肿大

鲁某，男，82 岁。初诊日期：2011 年 7 月 19 日。

患者于 2007 年在无锡市第四人民医院查腹部彩超示肝脏右叶不规则回声团，边界模糊，肝右叶实质性占位。进一步查腹部 CT 示肝右后叶可见 10cm×10cm 大小低密度影，肝右后叶占位原位癌可能性大，纵隔多发小结节。查 AFP 563.5ng/mL。2009 年复查腹部 CT 示肝右叶原位癌，肝膈下淋巴结肿大，双侧胸膜增厚。2010 年行肝脏介入治疗后，肝右叶肿块大小为 6cm×5cm，较前缩小，肝膈下淋巴结肿大，双侧胸膜增厚。现症见胸胁满闷，善太息，易急躁，乏力纳差，脘腹胀痛，食后尤甚，大便偏溏，四末怕冷。舌质淡红，苔薄白，脉弦。

辨证：肝郁脾虚。

治法：疏肝健脾，理气消癥。

处方：炒柴胡 6g，炒白芍 10g，枳壳 10g，延胡索 30g，凌霄花 10g，炒党参 10g，炙黄芪 15g，茯苓 10g，炒白术 10g，姜半夏 10g，六神曲 10g，炙鸡内金 10g，生麦芽 20g，桂枝 5g，炮姜 6g，片姜黄 6g，黄芩 10g，炙甘草 6g。

此后据症多次复诊微调，患者诸症均有缓解。

复诊：2012 年 1 月 5 日。2011 年底复查 AFP 4.7ng/mL。2012 年初复查腹部 CT 示肝右后叶肿块，大小为 5.2cm×4.5cm。目前患者生活质量良好，Karnofsky 评分为 90 分，继续前方巩固治疗。

验案 18：肝多发占位伴便血

陆某，男，81 岁。初诊日期：2011 年 11 月 7 日。

患者肝多发占位，大小 2.8cm×2.8cm，伴有肝硬化、脾脏轻度肿大、胃底静脉曲张。现肝区疼痛，脘腹胀满，食后尤甚，倦怠消瘦，乏力纳差，小便色黄，大便尚调，夜寐欠安。舌红，苔薄黄，脉细。

辨证：肝郁脾虚。

治法：疏肝健脾，清热散结。

处方：柴胡 6g，赤芍 10g，郁金 10g，乌药 10g，炒白术 10g，姜半夏 10g，陈皮 5g，薏苡仁 20g，炒鸡内金 10g，焦麦芽 20g，六神曲 10g，桂枝 5g，黄芩 5g，石见穿 20g，矮地茶 30g，蒲公英 30g，龙葵 30g，炙甘草 6g。

此后据症多次复诊微调。

复诊：2012 年 12 月 6 日。患者解柏油样便，量不多，质稀溏，腹部隐痛，头晕乏力，面色萎黄，心悸失眠。舌质淡，苔薄白，脉细涩。治当配合化瘀止血之品。

处方：炒党参 10g，炒白术 10g，茯苓 10g，姜半夏 5g，陈皮 5g，薏苡仁 20g，柴胡 3g，炮姜 3g，黄芩 5g，焦栀子 10g，焦麦芽 20g，石榴皮 20g，生蒲黄 10g（包煎），茜草根 10g，炙甘草 6g。

考虑患者脾虚失摄，此后据症复诊微调，便血止，生活质量尚好，Karnofsky 评分为 80 分。

验案 19：肝左叶混合回声占位

孟某，男，80 岁。初诊日期：2010 年 12 月 3 日。

患者此前在外院查腹部彩超示肝左叶可见 8.9cm×5.6cm 混合回声，可见低至无回声及中等回声；查 AFP 4.54ng/mL。未进一步检查，未行手术、介入、化疗等。现肝区隐痛，胸腹胀满，嗳气反酸，纳差乏力，倦怠消瘦，时有发热，口干口苦，二便尚调。舌质红，苔黄腻，脉细滑。

辨证：肝郁脾虚，湿热毒蕴。

治法：疏肝健脾和胃，清热利湿解毒。

处方：炒柴胡 6g，炒白芍 10g，郁金 10g，台乌药 10g，枳壳 5g，炒白术 10g，陈皮 5g，鸡内金 10g，生麦芽 30g，黄芩 10g，生栀子 10g，平地木 10g，凌霄花 10g，蒲公英 30g，炙甘草 3g。

此后据症多次复诊微调，复查肝左叶肿块消失，生活质量明显提高，Karnofsky 评分为 100 分。

验案 20：肝癌手术部位混合性包块

倪某，男，59 岁。初诊日期：2009 年 9 月 19 日。

患者于 2009 年 7 月 8 日行肝癌切除术，术后病理检查提示（右肝）肝细胞性肝癌。既往有胆囊息肉病史。现胁肋胀满，腹胀纳差，神疲乏力，二便尚调，夜寐欠安。舌苔黄腻，脉细弦。

辨证：肝气郁结，脾虚痰凝。

治法：疏肝理气解郁，健脾化痰散结。

处方：春柴胡 6g，炒白芍 10g，赤芍 10g，枳壳 10g，当归 10g，延胡索 15g，八月札 10g，炒白术 10g，茯苓 10g，茯神 10g，陈皮 5g，麦芽 20g，黄芩 10g，半枝莲 15g，炙甘草 6g。

复诊：2009年9月30日。患者一般情况可，根据情况将息调整，加强清化软坚散结之力。前方去麦芽、半枝莲，加蒲公英10g，白花蛇舌草10g。

复诊：2009年11月26日。近日复查腹部彩超示肝右叶术后，肝右叶手术部位混合性包块（胆汁），大小为109mm×89mm。考虑手术后局限性黏液，拟以前方酌情微调。

处方：柴胡10g，炒白芍10g，郁金10g，乌药10g，延胡索20g，八月札30g，陈皮5g，姜半夏10g，炒白术10g，鸡内金10g，防风5g，黄芩10g，莪术10g，石见穿30g，炙甘草6g。

复诊：2009年12月14日。患者于2009年12月4日在局麻下行手术区局部性黏液穿刺引流术。术后恢复可，面色偏暗黄，感口干乏力，右胁痛好转。舌黄苔腻，脉细。前方加茵陈10g，芦根10g，黄芪10g。

此后据症多次复诊微调，患者病情稳定，生活质量良好，Karnofsky评分为90分。继续以前方巩固治疗。

复诊：2012年7月16日。患者无特殊不适，胆囊息肉大小为3mm。加强清化软坚散结之力。

处方：柴胡6g，郁金10g，乌药10g，赤芍10g，炒白术10g，姜半夏10g，陈皮5g，枸杞子10g，金钱草10g，黄芩10g，半枝莲30g，藤梨根20g，龙葵30g，红藤20g，莪术10g，煅牡蛎30g（先煎），龙骨30g（先煎），炙甘草3g。

复诊：2012年12月24日。患者有腰椎间盘突出病史，近日感腰酸背痛，转侧不利。

处方：柴胡6g，郁金10g，赤芍10g，制香附10g，乌药10g，枸杞子10g，黄芩10g，红藤20g，片姜黄10g，独活10g，牛膝10g，桑寄生10g，炙甘草6g。

此后据症多次复诊微调。

复诊：2013年7月8日。患者为肝癌术后、胆汁淤积引流术后，腰酸背痛不显。

处方：柴胡6g，赤芍10g，郁金10g，制香附10g，乌药10g，姜半夏10g，陈皮5g，枸杞子10g，黄芩10g，煅牡蛎30g（先煎），龙骨10g（先煎），片姜黄10g，杜仲10g，川芎10g，独活10g，牛膝10g，桑寄生10g，蜀羊泉10g，木馒头10g，半枝莲20g，炙甘草6g。

复诊：2013年10月14日。近期复查肝功能示总胆红素（TBil）24.4μmol/L；肿瘤标志物AFP 2.6ng/mL。患者晨起口苦，乏力、胁痛好转，胃纳一般，二便调，夜寐安。舌红，苔黄腻，脉细。前方去木馒头，加金钱草10g。

此后据症多次复诊微调。

复诊：2014年7月13日。近日复查腹部彩超示胆囊壁隆起样病变，考虑息肉样病变。前方加海金沙10g，鸡内金10g。

复诊：2014年9月15日。患者胃纳可，二便顺，夜寐安。舌淡红，苔薄白，脉细。前方去半枝莲，加虎杖 10g。

患者一直在尤建良教授处进行中药辨证施治，随访已健康生存 12 年，Karnofsky 评分为 100 分。

验案 21：肝癌未系统治疗

任某，男，65 岁。初诊日期：2014 年 6 月 30 日。

患者有肝癌病史，未行手术、介入、化疗等，具体情况不详。现胸胁胀闷，脘腹胀满，食后尤甚，乏力纳差，无恶心呕吐，大便干结，肛门坠胀，右下肢无力。舌淡红，苔白腻，脉细弱。

辨证：脾虚肝郁。

治法：益气健脾，疏肝解郁。

处方：炒党参 10g，黄芪 15g，炒白术 10g，茯苓 10g，茯神 10g，姜半夏 10g，陈皮 10g，焦稻芽 10g，焦麦芽 10g，炒薏苡仁 30g，莱菔子 10g，枇杷叶 10g，炒山药 10g，炒柴胡 6g，防风 10g，炒白芍 10g，枳壳 10g，泽泻 10g，升麻 10g，黄芩 10g，八月札 10g，半枝莲 20g，火麻仁 10g，炙甘草 6g，大枣 10g。

复诊：2014 年 7 月 15 日。患者大便稀溏，日解 3～4 次，感小腹隐痛，遇寒加重。舌偏暗，苔白腻，脉细。前方去枳壳，加石榴皮 20g，炮姜 3g，五倍子 5g，吴茱萸 1.5g，失笑散 10g（包煎）。

复诊：2014 年 8 月 18 日。患者复查腹部彩超示肝右叶肿块，大小为 3.2cm×3cm，较前大致相仿。近期患者无不适，病情稳定。前方去枇杷叶、焦稻芽、石榴皮、炮姜，加蜀羊泉 10g，鬼箭羽 10g。

复诊：2014 年 12 月 25 日。2014 年 11 月 14 日复查腹部彩超示肝右叶见大小约 4cm×3.2cm 的高回声团块，边界尚清。肝功能检查示 TBil 36.2μmol/L，直接胆红素（DBil）12.4μmol/L。前方去鬼箭羽，加凌霄花 10g，平地木 10g。

验案 22：肝部可疑肿块

申某，男，45 岁。初诊日期：2012 年 5 月 23 日。

患者有肝硬化病史，外院查腹部彩超提示右肝可疑回声团，未进一步诊治。现自觉乏力，脘腹胀满，纳谷不馨，右肋胀痛，善太息，易烦躁，肢冷畏寒，二便尚调，夜寐欠安。舌质淡红，苔薄白，脉弦。

辨证：脾虚肝郁。

治法：健脾化湿，疏肝理气。

处方：炒党参 10g，炒白术 10g，茯苓 10g，茯神 10g，姜半夏 10g，陈皮 10g，焦稻芽

10g，焦麦芽 10g，炒薏苡仁 30g，蜜枇杷叶 10g，炒山药 10g，炒柴胡 6g，白芍 10g，郁金 10g，乌药 10g，片姜黄 6g，桂枝 3g，栀子 10g，藤梨根 20g，炙甘草 6g。

复诊：2012 年 7 月 6 日。患者饱胀嗳气，仍感右肋胀痛，夜寐改善。前方去茯神，加莱菔子 10g，延胡索 20g。

复诊：2012 年 8 月 10 日。患者时感胁肋胀痛、嗳气反酸、饱胀感，二便调，夜寐安。日前复查腹部彩超示肝部肿块消失，仅有肝硬化表现，数个低回声团，大小约 1.08cm×0.88cm。前方加香附 10g，旋覆花 10g（包煎）。

验案 23：肝癌术后甲胎蛋白升高

时某，男，68 岁。初诊日期：2012 年 8 月 30 日。

患者肝癌术后，行化疗 3 次，复查 AFP 118ng/mL，右下肺肿块 1cm。近日有发热，自觉乏力，纳差恶心，脘腹胀满，夜寐欠安，大便干结。舌红，苔黄腻，脉细。

辨证：肝郁脾虚，湿热内蕴。

治法：理气疏肝解郁，健脾清热化湿。

处方：柴胡 6g，郁金 10g，乌药 10g，炒党参 10g，炒白术 10g，茯苓 10g，茯神 10g，薏苡仁 15g，姜半夏 10g，陈皮 10g，枇杷叶 10g，黄芩 10g，栀子 10g，苍术 10g，佩兰 10g，厚朴 10g，藤梨根 30g，半枝莲 30g，炙甘草 6g。

复诊：2012 年 9 月 12 日。复查 AFP 98ng/mL，大便偏稀。舌红，苔腻，脉细。前方加芡实 10g。

验案 24：肝小细胞癌术后

戴某，男，57 岁。初诊日期：2013 年 5 月 27 日。

患者于 2013 年 2 月行肝癌切除术，术后病理提示肝小细胞癌（中分化），结节性肝硬化。术后行介入治疗 2 次。2013 年 5 月 7 日复查肿瘤标志物 CEA 5.47ng/mL，AFP 6.72ng/mL，CA12-5 48.80U/mL。现乏力纳差，脘腹胀满，饱胀嗳气，胁肋胀痛，肩背酸胀，夜寐欠安，大便干结，小便尚调。舌淡红，苔薄少，脉细。

辨证：脾虚肝郁。

治法：健脾疏肝。

处方：炒党参 10g，炒白术 10g，茯苓 10g，茯神 10g，姜半夏 10g，陈皮 10g，焦稻芽 10g，焦麦芽 10g，炒薏苡仁 30g，枇杷叶 10g，莱菔子 10g，炒山药 10g，炒柴胡 3g，郁金 10g，炒白芍 10g，麦冬 10g，枸杞子 10g，桑寄生 10g，片姜黄 6g，牛膝 10g，酸枣仁 10g，黄芩 10g，龙葵 20g，半枝莲 20g，炙甘草 6g，大枣 10g。

复诊：2013 年 6 月 12 日。患者食纳改善，自觉口干口苦，夜间潮热汗出，失眠多梦。

前方去姜半夏、薏苡仁，加栀子 10g，生地黄 10g，知母 10g。

复诊：2013 年 9 月 5 日。患者胸部皮肤瘙痒，复查血常规示白细胞 3.1×10^9/L。前方去龙葵，加地肤子 10g。

复诊：2013 年 11 月 7 日。患者复查肝功能示 DBil 11.7μmol/L；腹部彩超提示肝硬化。前方加茵陈 20g，三七 5g。

复诊：2013 年 12 月 4 日。患者复查肝功能示 TBil 26μmol/L，DBil 11μmol/L。患者感上腹部隐痛，胃纳可，二便调，夜寐安。前方去稻芽、麦芽、茯神，加延胡索 15g。

复诊：2013 年 12 月 25 日。患者大便次数多，日行 2～3 次，腹中鸣响，皮肤瘙痒。舌红有裂纹，苔黄腻，脉细。前方去延胡索，加防风 5g，淡干姜 3g。

复诊：2014 年 1 月 17 日。患者复查肿瘤标志物 AFP 8.87ng/mL、CEA 3.66ng/mL、CA12-5 18.79U/mL、CA19-9 8.2U/mL，较前有下降；肝功能示 DBil 8.8μmol/L，较前降低。腹部 CT 示门静脉主干内不均质低回声组织，考虑血栓可能。患者皮肤瘙痒，口干口苦减轻，大便性状好转，食欲较前增加。舌红，苔薄，脉细。Karnofsky 评分为 100 分。

处方：炒党参 10g，炒白术 10g，茯苓 10g，陈皮 10g，焦麦芽 10g，枇杷叶 10g，炒山药 10g，莱菔子 10g，炒柴胡 6g，郁金 10g，制香附 10g，炒白芍 10g，防风 5g，淡干姜 3g，茵陈 20g，黄芩 10g，栀子 10g，知母 10g，生地黄 10g，麦冬 10g，枸杞子 10g，桑寄生 10g，片姜黄 6g，牛膝 10g，地肤子 10g，酸枣仁 10g，半枝莲 20g，三七 5g，炙甘草 6g，大枣 10g。

验案 25：肝门癌合并门静脉癌栓伴发热

王某，男，65 岁。初诊日期：2013 年 2 月 19 日。

患者肝门癌伴肝脏结节，合并门静脉癌栓，肝门胆管扩张。现肝区疼痛，伴发热，体温 39℃左右，口苦口臭，大便稀溏，小便色黄。舌边有齿印，苔黄腻，脉细且无力。

辨证：肝郁脾虚，湿热毒蕴。

治法：疏肝健脾，清热凉血，解毒消癥。

处方：春柴胡 15g，郁金 10g，枳壳 5g，厚朴 5g，乌药 10g，姜半夏 10g，焦稻芽 10g，焦麦芽 10g，炒鸡内金 10g，竹茹 5g，黄芩 20g，栀子 10g，牡丹皮 10g，石膏 30g（先煎），知母 10g，青蒿 10g，淡竹叶 10g，水牛角 20g，醋鳖甲 20g（先煎），生地黄 10g，巴戟天 10g，石榴皮 20g，炮姜 3g，甘草 6g。

复诊：2013 年 3 月 7 日。近日体温降至 37.3℃左右，偶感进食后胃胀。前方去淡竹叶，改春柴胡 20g。

复诊：2013 年 5 月 4 日。患者身热已退，近 1 个月体温正常，肝区刺痛感，仍感乏力腹胀。前方去青蒿，加防风 5g，木香 5g，苍术 10g。

验案 26：肝癌术后左枕部皮下部位转移

孙某，女，60 岁。初诊日期：2017 年 1 月 20 日。

患者于肝右叶肿瘤术后、肝右后叶结节介入治疗后，出现胸腔积液，左枕部皮下肿块，大小为 5cm×5cm，考虑为转移。现乏力纳差，脘腹胀满，饱胀嗳气，胁肋胀痛，胸闷气短，头晕头痛。舌边齿印，苔黄腻，脉弦细。

辨证：脾虚肝郁，湿热蕴结。

治法：健脾疏肝，清热散结。

处方：炒党参 10g，炒白术 10g，茯苓 10g，茯神 10g，焦稻芽 10g，焦麦芽 10g，炒薏苡仁 30g，姜半夏 10g，陈皮 10g，枇杷叶 10g，炒山药 10g，防风 10g，炒白芍 10g，乌药 10g，佛手 10g，八月札 10g，夏枯草 10g，象贝母 10g，僵蚕 10g，蒲公英 10g，炙甘草 6g。

复诊：2017 年 2 月 28 日。近日咽痛，口干口苦，咳嗽间作，咯黄黏痰，胸闷气喘。前方加栀子 10g，玄参 10g，知母 10g，失笑散 10g（包煎）。

复诊：2018 年 1 月 2 日。患者于 2017 年 3 月行左枕部皮下肿块切除术，11 月又复发，肿块大小为 4.5cm×5.5cm，伴右肺及右侧胸壁转移灶。现时有头晕，伴头痛，乏力纳差，无恶心呕吐，无肢体活动障碍，活动后胸闷气喘，伴胸胁隐痛，腰背酸痛，夜间盗汗，双下肢轻度水肿。证属肝郁脾虚肾亏。治以疏肝健脾益肾、清热解毒散结。

处方：醋柴胡 6g，瓜蒌皮 10g，赤芍 10g，合欢皮 10g，八月札 20g，防风 10g，炒白术 10g，茯苓 10g，姜半夏 5g，陈皮 5g，茯神 10g，炒薏苡仁 30g，生地黄 10g，炒山药 10g，炒牡丹皮 10g，泽泻 10g，山茱萸 10g，桑寄生 10g，玄参 10g，栀子 10g，象贝母 10g，夏枯草 10g，蒲公英 10g，石上柏 30g，石见穿 20g，炙甘草 6g。

复诊：2018 年 3 月 13 日。患者腰酸、盗汗症状不显，仍感乏力，胃纳欠佳，食后饱胀，胁肋隐痛，咳嗽胸闷，夜寐欠安。近日复查乙肝病毒基因（HBV-DNA）值为 860，目前口服恩替卡韦片。左枕部皮下肿块仍有增大。

处方：炒党参 10g，炒白术 10g，茯苓 10g，茯神 10g，焦稻芽 10g，焦麦芽 10g，炒薏苡仁 30g，姜半夏 10g，陈皮 10g，枇杷叶 10g，炒山药 10g，防风 10g，炒白芍 10g，乌药 10g，延胡索 15g，蒺藜 10g，高良姜 3g，象贝母 10g，石见穿 20g，夏枯草 10g，猫爪草 10g，龙骨 30g（先煎），煅牡蛎 30g（先煎），炒酸枣仁 10g，炙甘草 6g。

复诊：2018 年 8 月 20 日。患者左枕部皮下肿块从 8cm 缩小至 4cm，诸症较前缓解。前方去稻芽，加龙葵 20g，黄连 1.5g。

验案 27：肝门部胆管癌支架置入术后不适

卫某，女，74 岁。初诊日期：2013 年 3 月 1 日。

患者肝门部胆管癌合并化脓性胆管炎，未手术治疗，行支架置入术。现胁肋胀痛，时有发热，乏力消瘦，纳差嗳气，口干口苦，皮肤瘙痒，小便色黄，大便干结。舌苔黄腻，脉细。

辨证：肝郁脾虚，湿热毒蕴。

治法：疏肝理气健脾，清热利湿解毒。

处方：炒柴胡 3g，郁金 10g，炒白芍 10g，乌药 10g，厚朴 5g，防风 5g，炒白术 10g，陈皮 5g，姜半夏 10g，薏苡仁 20g，山药 10g，麦冬 10g，黄芩 5g，栀子 5g，地肤子 15g，白鲜皮 20g，白花蛇舌草 20g，龙葵 20g，炙甘草 6g。

复诊：2013 年 3 月 15 日。患者反复发热，胁肋胀痛不舒，胃纳欠佳，反酸嗳气。舌苔黄腻，脉细。前方改厚朴 10g，防风 10g，黄芩 10g，加石膏 20g（先煎），制香附 10g，姜竹茹 5g。

复诊：2013 年 4 月 16 日。患者复查腹部 CT 示胆管情况好转，肝右前叶结节灶，大小为 1.3cm。目前胆汁引流通畅，胁肋胀痛缓解，腹胀纳差改善，皮肤瘙痒减轻。前方改白鲜皮 10g。

复诊：2013 年 6 月 18 日。患者时有发热，体温最高 38.5℃，肝区隐痛，胁肋胀痛，乏力纳差，嗳腐吞酸，大便偏干，舌苔厚腻。前方加延胡索 10g，姜竹茹 5g，炒苍术 10g。

复诊：2013 年 7 月 16 日。目前热退，体温正常，皮肤瘙痒减轻，各方面情况好转，Karnofsky 评分为 100 分。拟前法进退。

验案 28：肝癌氩氦刀治疗后疼痛

吴某，男，58 岁。初诊日期：2012 年 7 月 4 日。

患者于 2007 年 6 月发现肝癌，行氩氦刀治疗后，在我科口服中药数年，生活质量很好，Karnofsky 评分为 100 分。2012 年 3 月 22 日行肝穿刺检查提示肝细胞癌，病情进展，再行氩氦刀治疗。现自觉肝区疼痛，身目黄染，腹胀纳差，恶心嗳气，乏力消瘦，膝关节酸痛，不能忍受，烦躁易怒，夜间盗汗，大便偏烂。舌红，苔薄腻，脉细。

辨证：肝郁湿热。

治法：疏肝解郁，清热利湿，解毒消癥。

处方：柴胡 6g，郁金 10g，炒白芍 15g，乌药 10g，延胡索 20g，八月札 10g，麦芽 10g，黄芩 10g，栀子 10g，知母 10g，巴戟天 10g，桂枝 3g，独活 10g，杜仲 10g，片姜黄 10g，桑寄生 10g，细辛 4g，碧桃干 20g，麻黄根 15g，煅牡蛎 30g（先煎），龙骨 30g（先煎），酸枣仁 10g，藤梨根 30g，半枝莲 30g。

复诊：2012 年 7 月 31 日。患者肝区疼痛，数字疼痛评分（NRS 评分）5 分，膝关节酸痛，活动困难。前方去八月札，改片姜黄 12g，加牛膝 10g，龙葵 30g，木馒头 20g。

服药后疼痛缓解。

验案 29：结肠癌肝转移姑息术后

夏某，男，64 岁。初诊日期：2015 年 7 月 19 日。

患者结肠癌术后，肝转移灶姑息术后，目前化疗 11 次，联合爱必妥靶向治疗。现乏力纳差，腹胀嗳气，大便不调，小便正常，夜寐欠安。舌淡红，苔薄白，脉细。

辨证：脾胃虚弱。

治法：健脾益气，化湿和胃。

处方：炒党参 10g，炒白术 10g，茯苓 10g，茯神 10g，姜半夏 10g，陈皮 10g，焦稻芽 10g，焦麦芽 10g，炒薏苡仁 30g，蜜枇杷叶 10g，炒山药 10g，防风 5g，白芍 10g，佛手片 10g，黄芩 5g，半枝莲 20g，石见穿 15g，炙甘草 6g，大枣 15g。

复诊：2015 年 10 月 10 日。患者手足麻木，四肢末梢明显，考虑化疗后手足综合征。前方加生黄芪 15g，八月札 10g。

复诊：2016 年 1 月 15 日。患者诸症缓解，生活质量良好，Karnofsky 评分为 90 分。拟加强清化软坚散结之力。前方去石见穿、黄芪，加藤梨根 20g，龙葵 20g，蛇六谷 20g（先煎），凌霄花 10g。

复诊：2016 年 8 月 2 日。患者结肠癌术后肝内多发转移，行第 3 次介入治疗，肝功能检查 ALT 151U/L。前方加女贞子 10g，佩兰 10g，醋柴胡 3g。

复诊：2016 年 10 月 14 日。患者目前口服阿帕替尼靶向治疗。现自觉头晕，手足麻木，乏力纳差，口干微苦，胸闷气短，二便尚调，夜寐欠安。舌暗红，苔薄少，脉弦细。

处方：炒党参 10g，炒白术 10g，茯苓 10g，茯神 10g，姜半夏 10g，陈皮 10g，焦稻芽 10g，焦麦芽 10g，炒薏苡仁 30g，蜜枇杷叶 10g，炒山药 10g，醋柴胡 3g，防风 5g，白芍 10g，佛手片 10g，八月札 10g，佩兰 10g，橘叶 10g，北沙参 10g，黄芩 5g，半枝莲 20g，藤梨根 20g，龙葵 20g，蛇六谷 20g（先煎），凌霄花 10g，炙甘草 6g，大枣 15g。

复诊：2017 年 1 月 17 日。患者行结肠造口回纳术后，复查胸部 CT 示右肺上叶少许结节。症状较前大致相仿。前方去凌霄花，加黄芪 30g，川芎 10g，牛膝 10g，鱼腥草 30g。

复诊：2017 年 3 月 21 日。患者肝转移灶行第 5 次介入治疗，复查肿瘤标志物 CEA 升高至 311ng/mL，腹部 CT 检查示肝内病灶增大、增多。前方加枸骨叶 10g，徐长卿 10g，鸡内金 10g。

复诊：2017 年 6 月 7 日。近日复查肿瘤标志物 CEA 157.9ng/mL，CA19-9 49.91U/mL。

目前口服希罗达（卡培他滨）化疗，一般情况尚可，Karnofsky 评分为 100 分。前方去麦芽、龙葵，加蛇莓 20g，威灵仙 30g。

复诊：2017 年 7 月 19 日。复查腹部 CT 示肝脏肿块最大 1.3cm，较原来（2.6cm×3cm）有所缩小。前方去蛇莓。

验案 30：肝癌伴腹腔积液

杨某，男，50 岁。初诊日期：2012 年 1 月 10 日。

患者于 2000 年在外院诊断为原发性肝癌，后行介入治疗 3 次，近日复查肿瘤标志物 CA19-9 66.3U/mL，腹部 CT 检查示肝内占位伴腹腔积液。既往有肝炎、肝硬化、血吸虫肝病病史。现胁肋隐痛，脘腹胀满，嗳气则舒，胃纳不佳，偶有腰酸，大便偏干，小便量少，夜寐欠安，双下肢轻度水肿。舌淡红，苔薄白，脉细弦。

辨证：脾虚肝郁，湿热内蕴。

治法：健脾疏肝，清热利湿。

处方：炒党参 10g，炒白术 10g，茯苓 10g，茯神 10g，姜半夏 10g，陈皮 10g，焦麦芽 10g，炒薏苡仁 30g，莱菔子 10g，旋覆花 10g（包煎），柴胡 6g，郁金 10g，佛手片 10g，茵陈 30g，泽泻 20g，车前子 10g（包煎），黄芩 10g，五味子 5g，桂枝 5g，平地木 15g，炙甘草 3g。

复诊：2012 年 2 月 15 日。患者仍感胁肋隐痛，饱胀嗳气减轻，近 2 天稍有咳嗽，受凉时明显。前方去茯神、麦芽，加桔梗 5g。

复诊：2012 年 3 月 23 日。患者服药后病情平稳，已介入治疗 3 次，复查肿瘤标志物 CA19-9 65.5U/mL。拟前法进退。

处方：炒党参 10g，炒白术 10g，茯苓 10g，茯神 10g，焦稻芽 10g，焦麦芽 10g，炒薏苡仁 30g，姜半夏 10g，陈皮 10g，枇杷叶 10g，炒山药 10g，郁金 10g，佛手片 10g，片姜黄 6g，平地木 10g，炙甘草 3g。

复诊：2012 年 4 月 6 日。患者胁肋隐痛好转，睡眠较差，多梦易醒，时有咳嗽，胸闷气喘。前方去焦麦芽、焦稻芽、炒薏苡仁、枇杷叶、平地木，加酸枣仁 10g，防己 10g，煅牡蛎 15g（先煎），龙骨 15g（先煎），葶苈子 10g，泽泻 20g。

复诊：2012 年 10 月 25 日。患者服药半年，病情平稳，其间据症多次复诊微调，诸症均有缓解，生活质量良好，Karnofsky 评分为 100 分。继续原法巩固治疗。

处方：炒党参 10g，炒白术 10g，茯苓 10g，姜半夏 10g，陈皮 10g，焦麦芽 10g，炒薏苡仁 30g，枇杷叶 10g，片姜黄 6g，柴胡 6g，白芍 10g，香附 10g，枳壳 10g，猪苓 10g，泽泻 20g，大腹皮 20g，炒莱菔子 15g，旋覆花 10g（包煎），白花蛇舌草 15g，半枝莲 20g。

验案 31：肝癌伴心包积液

尹某，男，46 岁。初诊日期：2013 年 3 月 6 日。

患者患肝癌（肝内多发实性占位）、门静脉矢状部栓塞、肝周淋巴结肿大、右肺上叶病灶形成，并出现新的肺结节，两侧胸腔少量积液，少量心包积液。现胁肋胀痛，乏力纳差，食后饱胀，咳嗽痰黏，动则胸闷气喘，二便尚调，夜寐欠安。舌质淡，苔薄白，脉弦细。

辨证：肝郁脾虚。

治法：疏肝健脾，清热散结。

处方：春柴胡 6g，当归 10g，郁金 10g，赤芍 10g，炒白芍 10g，枳壳 10g，炒白术 10g，茯苓 10g，茯神 10g，陈皮 5g，黄芩 10g，龙葵 20g，半枝莲 20g，炙甘草 6g。

复诊：2013 年 4 月 23 日。复查 CEA 69.58ng/mL，余症平稳。前方加防风 5g，栀子 5g，石见穿 15g。

复诊：2013 年 6 月 7 日。自觉近日乏力，下肢轻度水肿。前方加黄芪 10g，泽泻 20g。

复诊：2013 年 6 月 21 日。服中药 3 个月后病情稳定，体力逐渐恢复，自理能力加强，能独立做家务，Karnofsky 评分为 100 分。前方加三七 5g，山慈姑 10g。

验案 32：肝癌伴大量腹腔积液

俞某，男，66 岁。初诊日期：2018 年 6 月 12 日。

患者于 2017 年 11 月 18 日行肝脏手术，术后病理检查示肝细胞癌。术后行介入治疗 1 次，目前口服索拉非尼靶向治疗。既往有痛风病史。2018 年 3 月 19 日复查肝肾功能：TBil 25μmol/L，血尿酸（UA）632μmol/L，肿瘤指标正常；腹部 CT 检查示肝右叶片状低密度灶，肝硬化改变，大量腹腔积液。患者乏力纳差，食后饱胀，右胁胀痛，腹部胀满，下肢浮肿，大便干结，小便量少，夜寐欠安。舌质淡红，苔薄白，脉弦滑。

辨证：脾虚肝郁湿盛。

治法：健脾疏肝，利水渗湿。

处方：炒党参 10g，炒白术 10g，茯苓 10g，茯神 10g，焦稻芽 10g，焦麦芽 10g，炒薏苡仁 30g，姜半夏 10g，陈皮 10g，炒山药 10g，炒白芍 10g，防风 10g，佛手 10g，乌药 10g，麦冬 10g，黄芪 30g，桂枝 5g，猪苓 20g，防己 10g，泽泻 20g，车前子 10g（包煎），红豆杉 5g，炙甘草 6g，大枣 10g。

复诊：2018 年 6 月 26 日。患者口干乏力，大便干结难解。舌红，苔少，脉细。前方去党参、焦麦芽、焦稻芽、姜半夏，改桂枝 3g，加太子参 10g，熟地黄 20g，玄参 10g，火麻仁 20g。

复诊：2018 年 7 月 10 日。患者目前索拉非尼减量服用，现饱胀嗳气，动则胸闷气喘，不能长时间站立。前方去炒薏苡仁、炒山药，加六神曲 10g，瓜蒌皮 10g，合欢皮 10g。

复诊：2018 年 11 月 2 日。患者腹胀明显，口干，咯吐黏痰，排便费力，偶感头痛。前方加大腹皮 30g，茯苓皮 30g，冬瓜皮 30g，桔梗 5g，麦冬 10g，升麻 10g，当归 10g，地龙 10g。

复诊：2018 年 12 月 28 日。患者腹水稍有减少，大便 3～4 日一解，色黄，质干结，感乏力畏寒，口干不欲饮，伴胸闷气喘。前方去陈皮、茯神、当归，改桂枝 10g，加土鳖虫 10g，桑白皮 10g。

复诊：2019 年 2 月 27 日。患者胁肋隐痛，平素嗳气不舒，乏力怕冷，手足冰冷，口干微苦，食后腹胀，咳嗽气喘，大便干结，关节酸痛，夜寐欠安。舌质红，苔薄白，脉弦滑。

处方：醋柴胡 5g，炒白芍 10g，延胡索 20g，佛手 10g，乌药 10g，厚朴 10g，瓜蒌皮 30g，合欢皮 10g，黄芪 30g，玄参 10g，麦冬 10g，熟地黄 20g，炒白术 10g，陈皮 10g，猪苓 20g，防风 10g，六神曲 10g，桑白皮 10g，葶苈子 15g，车前子 10g（包煎），防己 10g，茯苓皮 30g，大腹皮 30g，泽泻 30g，黄连 1.5g，知母 10g，火麻仁 20g，土鳖虫 10g，地龙 10g，桑寄生 10g，桂枝 10g，牛膝 10g，乌梅 10g，续断 10g，红豆杉 5g，炙甘草 6g，大枣 10g。

验案 33：肝右叶恶性肿瘤

张某，男，50 岁。初诊日期：2015 年 3 月 25 日。

患者肝右叶占位，大小约 3.5cm×4cm，考虑为恶性肿瘤，伴局部破溃出血，结节性肝硬化。肿瘤标志物 CEA 4.25ng/mL，CA19-9 69U/mL，AFP 14.07ng/mL。既往有痔疮病史。现面色黧黑，右上腹胀痛，伴嗳气反酸，有烧心感，进食后明显，时有大便带血，小便调，夜寐安。舌红，苔薄，脉细。

辨证：脾胃不和。

治法：健脾和胃。

处方：炒党参 10g，炒白术 10g，茯苓 30g，茯神 10g，陈皮 10g，炒山药 10g，炒薏苡仁 30g，枇杷叶 10g，焦稻芽 10g，焦麦芽 10g，乌贼骨 10g，白及 10g，茜草根 20g，侧柏叶 10g，栀子 10g，平地木 10g，大枣 15g。

复诊：2015 年 5 月 13 日。患者胁肋胀痛，牵及腰背不适。舌红，苔少，脉细。前方加合欢皮 10g，杜仲 10g，龙葵 10g。

复诊：2015 年 6 月 23 日。患者大便通畅，近日未有便血，小便黄，有灼热感，口干微苦，胸胁胀满，腰背酸痛。前方改平地木 20g，加仙鹤草 30g，茵陈 30g，大蓟 30g，泽泻 20g，生地黄 10g，白芍 10g，延胡索 15g，秦艽 10g。

复诊：2015 年 7 月 23 日。患者胁肋胀痛减轻，面色黧黑已退，时感头昏眼花，乏力、胃纳改善。前方加石菖蒲 10g。

验案 34：原发性肝癌伴左肾上腺、右腹膜淋巴结转移

张某，男，55 岁。初诊日期：2011 年 3 月 12 日。

患者于 2008 年在外院诊断为原发性肝癌（CT$_3$N$_1$M$_1$，Ⅳ期）。2010 年 8 月复查腹部彩超示左肾上腺、右腹膜淋巴结转移。既往有糖尿病病史。现患者肝区隐痛，恶心欲呕，腹胀嗳气，乏力纳差，口干口苦，大便偏干，夜寐欠安。舌红，苔薄微腻，脉细。

辨证：肝郁气滞。

治法：疏肝理气，软坚散结。

处方：郁金 10g，佛手片 10g，白芍 10g，延胡索 20g，厚朴 10g，蒺藜 10g，八月札 20g，鸡内金 10g，麦芽 30g，姜半夏 10g，陈皮 5g，平地木 10g，凌霄花 10g，莪术 10g。

复诊：2011 年 3 月 26 日。患者腹胀得减，仍有隐痛，嗳气反酸，食冷明显。前方改延胡索 30g，加徐长卿 30g，淡干姜 3g，桂枝 5g。

此后据症多次复诊微调，患者诸症均有缓解，继续原法巩固治疗。

复诊：2012 年 10 月 20 日。患者情绪乐观，药后病情平稳，腹部胀痛减轻，生活质量好，Karnofsky 评分为 100 分。舌淡红，苔薄，脉细弦。前方去平地木，加香附 10g，旋覆花 10g（包煎）。

验案 35：肝脏恶性肿瘤伴双肺转移

周某，男，82 岁。初诊日期：2013 年 7 月 16 日。

患者肝脏弥漫性占位，考虑恶性肿瘤，伴双肺转移，行介入治疗 1 次。既往有左膝关节置换术史。现善太息，急躁易怒，胸胁胀闷，口干微苦，乏力纳差，脘腹胀满，食后尤甚，嗳气反酸，二便尚调，夜寐欠安。舌质淡，苔黄腻，脉弦。

辨证：肝郁脾虚，湿热毒蕴。

治法：疏肝理气健脾，清热利湿解毒。

处方：炒柴胡 6g，郁金 10g，制香附 10g，枳壳 10g，乌药 10g，赤芍 10g，炒白术 10g，茯苓 10g，姜半夏 10g，陈皮 5g，山药 10g，麦芽 30g，稻芽 30g，炒薏苡仁 10g，猪苓 10g，莱菔子 15g，紫苏梗 10g，姜竹茹 5g，淡干姜 3g，黄芩 10g，栀子 10g，蒲公英 20g，半枝莲 30g，藤梨根 30g，三七 5g，炙甘草 6g，大枣 15g。

复诊：2013 年 8 月 1 日。症状如前述，拟前方续服 7 剂，配合穴位贴敷。外敷疗法以消癥散结、抗肿瘤为主。

复诊：2013 年 8 月 15 日。患者肝区隐痛，乏力、胃纳改善，胸腹胀满缓解，二便调，夜寐安。前方加延胡索 20g，红豆杉 5g。

此后据症多次复诊微调，患者诸症均有缓解，生活质量良好，Karnofsky 评分为 90 分。

验案 36：肝脏恶性肿瘤未手术而见黄疸

周某，男，68 岁。初诊日期：2017 年 8 月 25 日。

患者于 2017 年 7 月查腹部彩超示肝右叶低密度团块 50mm×30mm。于 2017 年 8 月 11 日查腹部 CT 示肝内见片状低密度影，增强后动脉期明显强化，中心见坏死区，最大层面 85mm×53mm，考虑恶性可能性大；肝内胆管增宽，病灶邻近肝周稍大淋巴结。血检：CA19-9 43.9U/mL，TBil 298.1μmol/L，DBil 190.3μmol/L。现身黄，目黄，小便黄，大便干，易发火，右胁胀痛拒按，乏力，腹胀纳差，口干、口苦、口臭，时有发热，夜寐不安，惊醒多梦。舌红，苔黄腻，脉滑。

辨证：肝郁脾虚，湿热毒蕴。

治法：疏肝健脾，清热利湿，解毒消癥。

处方：茵陈 30g，栀子 10g，醋柴胡 3g，炒白芍 10g，防风 10g，乌药 10g，金钱草 10g，青蒿 10g，黄芩 10g，党参 10g，炒白术 10g，茯苓 10g，法半夏 10g，陈皮 5g，高良姜 3g，竹茹 5g，八月札 10g，龙葵 10g，炒酸枣仁 10g，远志 5g，炙甘草 6g，大枣 15g。

复诊：2017 年 9 月 8 日。患者黄疸已退，眼泪分泌过多。上方加密蒙花 10g，夏枯草 10g。

验案 37：原发性肝癌胰腺转移

张某，男，82 岁。初诊日期：2011 年 11 月 28 日。

患者于 2011 年 11 月因右上腹疼痛 1 周至外院查腹部 CT 提示肝脏占位、胰腺占位。肿瘤标志物提示 AFP、CA19-9 在正常范围内。进一步查 PET-CT 提示原发性肝癌、胰腺转移癌。无手术指征，介入治疗 1 次，未行放、化疗，予保肝止痛对症治疗后，病情有所好转。既往有高血压、冠心病、糖尿病病史。现上腹持续性疼痛，餐后尤甚，伴腹胀乏力，胃纳欠佳，无嗳气、反酸，无恶心呕吐，无腹泻、发热，无呕血、黑便，无咳嗽、气喘，大便色黄，质偏干结，每日 1 次，小便尚可，夜寐尚可，无头晕头痛，无身目黄染。查血压 130/80mmHg，两肺呼吸音清，未闻及干湿啰音，心率 60 次 / 分，律齐。腹软，无压痛及反跳痛。舌质暗红，苔黄腻，脉弦滑。

辨证：肝胆湿热。

治法：疏肝利胆，清热利湿。

处方：柴胡 6g，郁金 10g，佛手片 10g，乌药 10g，栀子 10g，黄芩 10g，白术 10g，麦芽 30g，片姜黄 6g，桂枝 5g，八月札 10g，炙甘草 6g。

复诊：2011 年 12 月 15 日。患者腹胀减轻，自觉肝区隐痛。前方加延胡索 20g。

复诊：2012 年 1 月 11 日。患者腹胀痛减轻，乏力、胃纳改善，二便尚调。根据情况将息调整，加强清化软坚散结之力。前方加龙葵 30g，凌霄花 10g。

此后据症多次复诊微调，患者诸症均有缓解，生活质量好，Karnofsky 评分为 100 分。继续原法巩固治疗。

复诊：2012 年 10 月 15 日。患者服药后病情平稳，时感右上腹疼痛，双下肢轻度水肿。2012 年 10 月 9 日在外院复查肾功能示血清肌酐（Cr）200.6μmol/L。

处方：炒党参 10g，炒白术 10g，茯苓 10g，茯神 10g，焦稻芽 10g，焦麦芽 10g，炒薏苡仁 30g，姜半夏 10g，陈皮 10g，枇杷叶 10g，炒山药 10g，柴胡 3g，桂枝 5g，黄芩 5g，枸杞子 10g，泽泻 10g，杜仲 10g，半枝莲 15g，蒺藜 10g，白花蛇舌草 15g，炙甘草 6g。

验案 38：原发性肝癌

张某，男，68 岁。初诊日期：2011 年 8 月 2 日。

患者肝脏多发占位，较大者为 2.5cm×2.5cm，外院考虑原发性肝癌。现胁肋胀痛，痛无定处，脘腹胀满，急躁易怒，乏力纳差，二便尚调，夜寐欠安。舌淡，苔白，脉细。

辨证：肝郁脾虚。

治法：疏肝健脾，软坚散结。

处方：郁金 10g，台乌药 10g，白芍 10g，佛手片 10g，蒺藜 10g，延胡索 15g，厚朴 10g，生麦芽 30g，炙鸡内金 10g，陈皮 5g，防风 5g，葶苈子 10g，荔枝核 5g。

此后据症多次复诊微调，患者诸症均有缓解，生活质量很好，Karnofsky 评分为 100 分。继续原法巩固治疗。

复诊：2012 年 1 月 13 日。近日复查提示肝脏肿块较大者为 2.3cm×2.1cm。患者夜尿频，小便色黄，巩膜轻度黄染。前方去蒺藜，改延胡索 20g，加香附 10g，茵陈 30g，栀子 10g，巴戟天 10g，淫羊藿 20g，莱菔子 10g。

验案 39：肝右叶占位伴腹水

张某，男，67 岁。初诊日期：2012 年 7 月 21 日。

患者于 2012 年 1 月在外院发现肝右叶占位。既往有肝硬化病史。近半年来复查腹部彩超示肝腹水征，深约 1.4cm×1.1cm；肿瘤标志物 AFP 42.33ng/mL。现患者腹胀，偶有隐痛，感恶心，无呕吐，稍嗳气，纳食差，大便硬，小便调，寐一般。舌红，苔黄腻，脉细数。

辨证：肝郁脾虚，湿热蕴结。

治法：疏肝健脾，清热利湿。

处方：柴胡 6g，白芍 10g，郁金 10g，乌药 10g，炒白术 10g，茯苓 20g，姜半夏 10g，陈皮 5g，焦麦芽 30g，薏苡仁 20g，黄芩 10g，栀子 10g，泽泻 10g，桔梗 5g，象贝母 10g，炙甘草 6g。

复诊：2012 年 8 月 4 日。患者近日腹痛明显，精神欠佳，纳寐差。前方加枸杞子 10g。

复诊：2012 年 9 月 20 日。近日复查血常规：白细胞 3.58×10^9/L，血小板 66×10^9/L；腹部彩超示肝硬化，肝内占位，大小为 1.6cm×1cm，腹水深，达 7.6cm×3.1cm×1.9cm。现患者腹胀痛，进食后尤甚，乏力纳差，嗳气反酸，大便干结，小便不多，夜寐不安，双下肢浮肿。前方去薏苡仁、枸杞子，改泽泻 30g，加生蒲黄 10g（包煎），旋覆花 10g（包煎），大腹皮 30g，防己 10g，防风 10g，桂枝 5g。

复诊：2012 年 11 月 10 日。患者服药后腹痛减轻，但仍有腹胀，胁肋胀闷，嗳气则舒，胃纳一般，腰背酸痛，夜寐欠安。前方加莱菔子 15g，延胡索 15g，牛膝 10g。

此后据症多次复诊微调，患者诸症均有缓解，继续原法巩固治疗。

复诊：2013 年 1 月 22 日。患者精神状况改善，腹部胀痛明显减轻，拟加强清化软坚散结之力。前方加厚朴 10g，莪术 10g。

复诊：2013 年 3 月 12 日。日前复查腹部彩超示腹水较前明显减少。现患者精神可，时腹痛腹胀，无恶心呕吐，无发热、盗汗，胃纳一般，夜寐改善。拟前法进退。

处方：柴胡 6g，生白芍 10g，乌药 10g，郁金 10g，延胡索 15g，防风 10g，炒白术 20g，茯苓 20g，姜半夏 10g，陈皮 5g，莱菔子 20g，黄芩 10g，栀子 10g，麦冬 10g，防己 10g，花椒 5g，生蒲黄 10g（包煎），炒苍术 20g，牛膝 10g，大腹皮 30g，象贝母 10g，泽泻 30g，厚朴 10g，莪术 10g，炙甘草 6g。

复诊：2013 年 3 月 26 日。患者腹痛腹胀均减，平素易感冒、鼻塞，胃纳可，二便调。目前 Karnofsky 评分为 100 分。前方加石膏 20g（先煎），荆芥 5g。

验案 40：肝癌术后

朱某，男，70 岁。初诊日期：2017 年 6 月 14 日。

患者于 2016 年 10 月确诊为原发性肝癌，并行肝癌切除术。当时腹部 CT 检查提示弥漫性肝损害，考虑慢性肝癌。术后复查 AFP 1340ng/mL。未行介入、化疗等。现乏力纳差，腹胀嗳气，胸闷气短，二便调，夜寐安。舌淡红，苔薄白，脉细弦。

辨证：脾虚肝郁。

治法：健脾疏肝，清热散结。

处方：炒党参 10g，炒白术 10g，茯苓 10g，茯神 10g，焦稻芽 10g，焦麦芽 10g，炒薏苡仁 30g，姜半夏 10g，陈皮 10g，枇杷叶 10g，炒山药 10g，防风 10g，炒白芍 10g，佛手 10g，乌药 10g，八月札 10g，龙葵 20g，炙甘草 6g。

复诊：2017 年 7 月 16 日。患者口干，畏寒怕冷，余症稍有缓解。前方加女贞子 10g，菟丝子 10g，大枣 15g。

复诊：2017 年 8 月 11 日。复查 AFP 510.55ng/mL，较前下降。患者一般情况可，继续原法巩固治疗。

复诊：2017 年 10 月 20 日。复查 AFP 1425ng/mL。患者情绪波动，夜间睡眠受影响。前方去焦稻芽、枇杷叶、姜半夏、山药，加醋柴胡 6g，凌霄花 10g，僵蚕 10g，蝉蜕 10g，炒酸枣仁 10g，土茯苓 30g，藤梨根 20g。

复诊：2017 年 12 月 2 日。复查 AFP 867ng/mL。患者夜尿频多，腰背酸痛，转侧不利。舌淡红，苔薄白，脉弦。前方去土茯苓、女贞子、凌霄花，加益智仁 10g，牛膝 10g，桑寄生 10g，金樱子 10g，龙骨 30g（先煎），煅牡蛎 20g（先煎）。

复诊：2018 年 2 月 28 日。患者平素善太息，时感胁肋胀痛，进食后饱胀嗳气，无恶心、呕吐，无腹泻、发热，无咳嗽、气喘，二便尚调，夜尿较多，夜寐欠安，腰背酸痛，咽干口苦。

处方：醋柴胡 6g，炒白芍 10g，佛手 10g，乌药 10g，八月札 10g，炒党参 10g，炒白术 10g，茯苓 10g，茯神 10g，陈皮 10g，六神曲 10g，焦麦芽 10g，炒薏苡仁 30g，防风 10g，炒酸枣仁 10g，益智仁 10g，龙骨 30g（先煎），煅牡蛎 30g（先煎），牛膝 10g，桑寄生 10g，金樱子 10g，僵蚕 10g，蝉蜕 10g，龙葵 20g，藤梨根 20g，炙甘草 6g，大枣 15g。

复诊：2018 年 3 月 15 日。复查 AFP 7.71ng/mL。患者近日腹泻，大便色黄质稀，日解 3 ～ 4 次，无腹痛发热。前方加石榴皮 10g，炮姜 3g。

胆系肿瘤

验案 1：胆囊实性占位

臧某，男，65 岁。初诊日期：2001 年 9 月 1 日。

患者于 2001 年 7 月 24 日因胁胀腹痛，查 CT 示胆囊实性占位，大小为 3.5cm×4.8cm，侵及十二指肠、胰头、后腹膜淋巴结成团，最大者为 2.5cm×3.5cm，无法手术。患者平素情志抑郁，首诊右胁胀痛拒按，牵及肩背，右上腹痛，口苦食少，大便秘结。舌质暗红，有瘀点，舌下静脉迂曲，舌苔薄黄腻，脉弦。肿瘤标志物 CEA 190ng/mL，CA12-5 120U/mL，CA19-9 ＞ 1200U/mL。

辨证：肝郁气滞血瘀。

治法：疏肝利胆，理气活血。

处方：大柴胡汤加减。柴胡 10g，延胡索 40g，黄芩 12g，枳实 10g，生大黄 6g（后下），郁金 10g，姜半夏 6g，白芍 30g，鸡内金 30g，大腹皮 15g，八月札 30g，片姜黄 12g，三棱 10g，莪术 10g，甘草 6g。

复诊：2001 年 9 月 8 日。1 周后大便通，右上腹痛稍轻。前方去生大黄。

复诊：2001 年 10 月 8 日。胁胀腹痛等均明显减轻，突出表现为形体消瘦，面色少华，不思饮食，上腹部饱胀。舌质暗，舌苔薄黄腻，脉细濡。证属脾虚湿阻，郁而化热。治以健脾理气，兼清利肝胆。

处方：党参 10g，炒白术 10g，茯苓 10g，茯神 10g，猪苓 30g，姜半夏 10g，陈皮 6g，焦稻芽 15g，炒麦芽 15g，薏苡仁 10g，山药 20g，鸡内金 15g，炒山楂 15g，六神曲 15g，柴胡 6g，黄芩 6g，枳壳 10g，三七 10g，八月札 30g，片姜黄 12g，甘草 6g。

复诊：2002 年 1 月 20 日。3 个月后患者腹胀纳差等症状消失，肿瘤标志物指标均恢复正常。继以前方随症出入。

2003 年 7 月 4 日复查胆囊肿块为 1.5cm×0.8cm，胰腺肿块消失，后腹膜淋巴结大小为 1.6cm×1.5cm。2007 年 3 月复诊随访，患者生活同正常人，Karnofsky 评分为 100 分。

验案 2：胆囊癌肝转移发热伴黄疸

陈某，女，71 岁。初诊日期：2006 年 4 月 30 日。

患者既往有胆囊炎病史。2006 年 1 月自觉右上腹部刺痛，家人发现其双侧巩膜黄染，行彩超、CT 检查提示胆囊癌肝转移。因病变已侵犯肝门部，无法手术，后做经皮穿刺胆汁外引流术，黄疸消退。2006 年 4 月，患者再次出现黄疸，于本院就诊，复查 B 超、CT 提示胆囊占位性病变，可探及胆囊部位混合性肿块，大小约 5cm×6cm，肿瘤标志物 CEA 240ng/mL，CA12-5 70.66U/mL，CA19-9 > 1200U/mL。肝功能检查：TBil 76μmol/L，DBil 42.5μmol/L，ALT 240U/L，AST 50U/L。腹部触诊扪及 6.5cm 大小的肿块，质硬固定，腹部胀满，目赤身黄，发热，口苦，纳差，厌油腻，乏力，倦怠消瘦，大便呈陶土色，小便浓茶色。舌红，苔黄腻，脉沉弦数。体重 45kg，Karnofsky 评分为 40 分。

辨证：肝胆湿热。

治法：疏肝清热利胆，消癥散结退黄。

处方：柴胡 10g，延胡索 10g，白芍 15g，郁金 10g，猪苓 30g，黄芩 10g，栀子 15g，车前子 30g，清半夏 10g，茵陈 30g，虎杖 10g，郁金 10g，潞党参 10g，炒白术 10g，茯苓 10g，山药 20g，片姜黄 10g，川楝子 6g，炙鸡内金 30g，赤芍 10g，马鞭草 30g，地骨皮 30g，龙葵 20，藤梨根 15g，徐长卿 30g，甘草 6g。

同时配合服用由青黛、野菊花、山慈姑、三七粉按 1：3：2：2 比例配制而成的散剂（装空心胶囊），每次 1g，每日 2 次口服。

复诊：2006 年 7 月 2 日。服药 2 个月后，患者病情逐渐好转，发热、黄疸消退，腹胀消失，食欲正常，多次复查各项肿瘤标志物、肝功能，基本恢复正常。

后以上方随症加减，多次复查 B 超、CT 显示胆囊占位病变未见增大。2007 年 2 月随访，肿块稳定，无任何痛苦。患者体重增加到 52kg，生活如常人，Karnofsky 评分为 90 分。2010 年 8 月随访，患者仍健在。

验案 3：胆总管占位支架置入出现黄疸

成某，女，69 岁。初诊日期：2005 年 10 月 14 日。

患者于 2005 年 7 月发现全身进行性黄疸伴上腹饱胀，以肝炎在外院治疗 2 个月无效。B 超检查提示胆总管内见高回声团块影约 2.5cm×1.8cm，后方无声影；胆总管扩张 3cm，提示胆总管占位性病变。诊断为胆总管下端癌，放置胆总管支架。2005 年 10 月患者黄疸再发，食减消瘦，面色发黄，全身瘙痒，便溏。舌白，苔厚腻，脉沉。

辨证：寒湿中阻，气虚血瘀。

治法：益气温中，化瘀祛湿。

处方：黄芪 24g，白术 12g，炮姜炭 10g，当归 6g，赤芍 30g，丹参 30g，片姜黄 15g，地龙 10g，香附 10g，炒苍术 10g，炒白术 10g，茵陈 30g，虎杖 10g，土茯苓 15g，蝉蜕 10g，车前草 10g，生山楂 15g，姜半夏 10g，陈皮 10g，酸枣仁 12g，藿香 10g，茯苓 15g，生谷芽 15g，白花蛇舌草 20g。

复诊：2005 年 12 月 3 日。患者临床症状好转，黄疸消退，体重增加。嗣后患者每月按时到门诊调理。

验案 4：胆囊癌广泛转移出现腹水、胸水、呃逆

李某，男，55 岁。初诊日期：1995 年 1 月。

患者于 1994 年行 CT 检查提示胆囊占位，即行剖腹探查术，术中发现胆囊癌已侵犯肝门部及胰头转移，腹腔内癌瘤已广泛转移，无法根治。姑息术后半个月，患者出现腹水和少量胸水，经中西医多方治疗，效果不佳。现呃逆不止，食后尤甚，痰多胸痞，腹部胀痛难忍，腹大如鼓，形体消瘦，表情淡漠，目睛黄染，大便干结，二三日一行，小便色黄。舌苔水滑白腻，脉滑。肿瘤标志物 CA19-9 550.3U/mL，CEA 29.5ng/mL，CA15-3 35.51U/mL，FERR > 1000ng/mL。

辨证：胆积肝气横逆，痰饮水湿内停，肺胃之气上逆。

治法：急则治其标，降逆化饮，兼以健脾疏肝。

处方：葶苈大枣泻肺汤合三子养亲汤加减。葶苈子 15g，大枣 12g，白芥子 10g，苏子 10g，莱菔子 30g，桂枝 4g，茯苓 30g，柴胡 10g，延胡索 10g，清半夏 10g，陈皮 6g，茵陈 30g，潞党参 10g，炒白术 10g，白芍 10g，片姜黄 10g，甘草 6g。

复诊：1995 年 2 月。患者服药 1 周后大便转软，呃逆好转，继续用药 2 周，腹部胀闷痛感明显缓解，但患者形体消瘦，纳呆神疲。舌质淡，脉细。药已中病，继以健脾行水、疏肝利胆为大法。

处方：炒白术 10g，炒党参 10g，茯苓 10g，茯神 10g，薏苡仁 15g，姜半夏 5g，陈皮 5g，炒山药 10g，猪苓 10g，鸡内金 15g，莱菔子 15g，炒山楂 15g，柴胡 10g，延胡索 10g，桂枝 4g，白芍 10g，茯苓皮 30g，泽泻 20g，大腹皮 30g，枳壳 10g，三七 10g，八月札 30g，石见穿 30g，鬼箭羽 10g，茵陈 30g，片姜黄 10g。

服药 3 个月、6 个月后，患者分别复查 B 超、CT 提示胆囊、胰头、腹腔病灶均稳定，无新病灶出现。胸水消、腹水明显减少，腹部胀痛除，黄疸退，食欲增加，生活能自理，Karnofsky 评分为 90 分。患者于 1998 年死于脑出血。

验案 5：胆总管胰头肿瘤侵犯肝脏

马某，男，62 岁。初诊日期：2005 年 1 月 8 日。

2004 年 4 月，患者因上腹部疼痛、黄疸，查 CT 示胆总管和胰头部位肿瘤融合成团并侵犯肝脏，部分肝内胆管扩张，无法手术，予以健择合顺铂化疗 6 个周期，疗效达到部分缓解（PR），腹痛、黄疸消失。整个化疗过程中始终配合中药治疗，患者未出现Ⅱ度及以上的胃肠道反应和骨髓抑制，肝肾功能均正常，仅有轻度贫血，能保证化疗准时顺利进行。化疗结束，患者纳谷欠馨，体虚乏力，时有咽痛，口干，大便溏薄。舌质淡红，苔薄黄、

根腻，脉细弦。

辨证：脾虚胃热。

治法：健脾清胃。

处方：潞党参 10g，炒白术 10g，茯苓 10g，茯神 10g，姜半夏 10g，陈皮 6g，黄连 2g，吴茱萸 2g，白芍 10g，防风 10g，炮姜 6g，桂枝 3g，山楂炭 10g，煨肉豆蔻 6g，重楼 10g，连翘 10g，炒薏苡仁 10g，炙枇杷叶 10g，生甘草 10g。

复诊：2005 年 1 月 14 日。患者咽痛减、腹泻止，体力、食欲渐增，黄腻苔转薄白。坚持健脾和胃之法。前方去连翘，加猪苓 30g，女贞子 10g，黄芪 30g。

本例患者在整个治疗周期，始终坚持采用中药"三步周期疗法"，保证了化疗的顺利进行。化疗结束后，首先施以健脾和胃、益气养血法，患者血象恢复正常，身体状况逐步改善；然后坚持以补肾化瘀之法随症加减施治，同时坚持锻炼，积极参加社会工作，成为无锡市癌症俱乐部义务宣传员。2007 年 4 月随访，患者 Karnofsky 评分为 100 分。

验案 6：胆管癌无法手术出现黄疸

高某，男，63 岁。初诊日期：1998 年 10 月 15 日。

患者以往有胆囊炎病史。1997 年 8 月自觉右上腹部刺痛，疼痛牵掣右背部，家人发现其双侧巩膜发黄，即送往医院就诊。通过 CT、彩超检查提示胆管癌。因为发现病变时已侵犯肝门部，无法手术，后施行经皮穿刺胆汁外引流加内引流术，黄疸消退。1998 年 10 月患者再次出现黄疸，腹部胀满，大便呈陶土色，纳差乏力。舌苔黄腻，脉细弦。

辨证：肝郁脾虚，生湿化热。

治法：疏肝利胆，健脾化湿。

处方：潞党参 10g，炒白术 10g，茯苓 10g。茯神 10g，炒薏苡仁 10g，山药 20g，姜半夏 10g，陈皮 6g，猪苓 20g，茵陈 30g，郁金 10g，柴胡 10g，延胡索 10g，川楝子 10g，炙鸡内金 10g，赤芍 10g，白芍 10g。

复诊：1998 年 11 月 20 日。服药 1 个月后，患者黄疸渐退，腹胀等症亦明显好转。以后以此方为基本方随症加减，多次复查未见肿瘤增大。

2001 年随访，患者仍健在。

验案 7：胆囊癌肝脏多发转移

冯某，女，89 岁。初诊日期：2012 年 3 月 12 日。

患者经外院诊断为胆囊癌肝脏多发转移，因年事已高，未行手术、放疗、化疗等。查 ALT 126U/L，AFP 2.6ng/mL，CEA 21.4ng/mL，CA19-9 > 700U/mL，CA12-5 92.4U/mL，CRP 54mg/L。患者自觉胁痛，入夜尤甚，倦怠消瘦，乏力纳差，烦热口苦，大便干结，脸部浮肿。舌暗红，有瘀点，苔白腻，脉弦细。

辨证：肝郁脾虚，气滞血瘀。

治法：疏肝健脾，理气和胃，化瘀消癥。

处方：柴胡6g，郁金10g，枳壳10g，赤芍10g，乌药10g，瓜蒌皮20g，白术10g，防风5g，姜半夏10g，陈皮5g，焦麦芽10g，焦稻芽10g，莱菔子15g，竹茹5g，厚朴10g，莪术10g，黄芩5g，桂枝5g，龙葵20g，炙甘草6g。

此后据症多次复诊微调，患者诸症缓解，生活质量良好，Karnofsky评分为80分，末次复查肿瘤指标稳定。

验案8：胆囊癌合并肠梗阻

李某，男，50岁。初诊日期：2012年5月7日。

患者患胆囊癌合并肠梗阻。目前脘腹胀痛，呕吐胃内容物，大便多日未解，肛门排气减少，胁肋胀闷不舒，神疲倦怠乏力。舌淡胖，有齿痕，脉细弱。

辨证：气虚肠燥。

治法：健脾益气，峻下热结。

处方：生大黄6g，厚朴12g，枳实12g，木香6g，白芍10g，防风12g，陈皮6g，干姜3g，乌梅6g，红藤20g，白花蛇舌草20g，炙甘草6g。

此后据症多次复诊微调，目前患者诸症缓解，暂无肠梗阻表现，病情稳定。

验案9：胆管恶性肿瘤胆总管堵塞

杨某，男，65岁。初诊日期：2014年10月30日。

患者自述有胆管恶性肿瘤病史，因胆总管堵塞，行胆汁引流中，目前服用乳果糖口服液。现身黄目黄，小便色黄，右胁胀满，疼痛拒按，口干口苦，时有发热，乏力纳差，恶心欲呕，大便不爽，夜寐不安。舌红，苔少边黄腻，脉弦。

辨证：肝郁脾虚，湿热内蕴。

治法：疏肝理气健脾，清热利湿退黄。

处方：炒柴胡6g，茵陈30g，枳壳10g，香附10g，赤芍10g，生白术10g，苍术10g，姜半夏10g，陈皮5g，炒薏苡仁20g，炒山药10g，麦芽30g，干姜3g，红曲米6g，乌梅5g，炙甘草6g。

复诊：2014年11月14日。患者近期无发热，身目黄染，右胁胀满，嗳气反酸，夜尿每2小时1次，大便色黄，日行1～2次，成形。舌暗红，苔白，脉弦。复查肝功能：TBil 340μmol/L，DBil 200.6μmol/L。前方加虎杖10g，竹茹5g，远志5g，炒酸枣仁10g。

复诊：2014年12月24日。患者黄疸明显减轻，查TBil 140μmol/L。拟前法进退。

处方：炒柴胡 10g，茵陈 30g，虎杖 10g，枳壳 10g，香附 10g，赤芍 10g，生白术 10g，苍术 10g，姜半夏 10g，陈皮 5g，炒薏苡仁 20g，炒山药 10g，麦芽 30g，干姜 3g，竹茹 5g，红曲米 6g，乌梅 5g，远志 5g，炒酸枣仁 10g，巴戟天 10g，炙甘草 6g。

验案 10：胆囊癌侵犯肝脏无法手术

华某，女，60 岁。初诊日期：2019 年 5 月 24 日。

患者经外院诊断为胆囊癌侵犯肝脏，无法手术。既往有胆囊结石、冠心病、高血压病史。现精神不振，形体消瘦，乏力纳差，脘腹胀满，食后尤甚，大便干结。舌红，苔黄腻，脉细。

辨证：脾虚肝郁。

治法：健脾益气，疏肝理气。

处方：炒党参 10g，黄芪 15g，炒白术 10g，防风 10g，茯苓 10g，茯神 10g，姜半夏 10g，陈皮 10g，炒薏苡仁 30g，枇杷叶 10g，炒山药 10g，焦稻芽 10g，焦麦芽 10g，六神曲 10g，炒白芍 10g，乌药 10g，枳实 10g，延胡索 20g，八月札 10g，高良姜 3g，石见穿 15g，红豆杉 5g，炙甘草 6g，大枣 15g。

复诊：2019 年 6 月 10 日。患者精神好转，仍感乏力，口干口苦。前方加麦冬 20g，枳壳 10g。

复诊：2019 年 7 月 18 日。患者腹部隐痛，感嗳气反酸，伴恶心欲呕，时咳嗽痰腻，动则胸闷气喘。前方去枇杷叶、八月札，加瓜蒌皮 10g，鸡内金 10g，山楂 10g，柿蒂 10g，桔梗 5g，象贝母 10g，杏仁 10g。

复诊：2019 年 8 月 22 日。患者夜尿多，约每晚 5 次，影响睡眠，夜间口干。前方加炒酸枣仁 10g，远志 5g，天冬 10g。

复诊：2019 年 10 月 17 日。患者腹痛减轻，乏力、胃纳改善，夜间口干缓解。前方去焦稻芽、焦麦芽，改麦冬 10g，加厚朴 10g。

复诊：2020 年 5 月 15 日。此前据症多次复诊微调，患者诸症均有缓解，拟加强清化软坚散结之力。

处方：炒党参 10g，黄芪 15g，炒白术 10g，防风 10g，茯苓 10g，茯神 10g，姜半夏 10g，陈皮 10g，炒山药 10g，炒薏苡仁 30g，炒鸡内金 10g，焦六神曲 10g，山楂 10g，柿蒂 10g，高良姜 3g，炒白芍 10g，炒枳实 10g，炒枳壳 10g，瓜蒌皮 10g，醋延胡索 20g，乌药 10g，姜厚朴 10g，麦冬 10g，天冬 10g，桔梗 5g，杏仁 10g，象贝母 10g，蜜远志 5g，炒酸枣仁 10g，石见穿 15g，红豆杉 5g，炙甘草 6g，大枣 15g。

复诊：2020 年 6 月 3 日。患者无不适症状，Karnofsky 评分为 100 分。舌红干裂，苔少根腻，脉弦数。前方去姜半夏，加女贞子 10g，栀子 10g。

验案 11：胆囊癌术后广泛转移

陈某，女，75 岁。初诊日期：2014 年 5 月 16 日。

患者于 2011 年 9 月在外院行胆总管下段占位切除术，术后病理检查示腺癌。2014 年 3 月复查腹部 CT 提示肝门部淋巴结转移。2014 年 5 月进一步查 PET-CT 示肝及肝门区肿大淋巴结，考虑转移，未予化疗。既往有高血压病史。现上腹胀痛，饱胀嗳气，胃纳欠佳，恶心欲呕，时有腹泻，小便尚调。舌淡红，苔薄白，脉细弦。

辨证：脾虚肝郁。

治法：健脾和胃，疏肝理气，清热解毒。

处方：炒党参 10g，炒白术 10g，茯苓 10g，茯神 10g，姜半夏 10g，陈皮 10g，焦稻芽 10g，焦麦芽 10g，炒薏苡仁 30g，枇杷叶 10g，干姜 3g，木香 12g，白花蛇舌草 20g。

复诊：2014 年 5 月 21 日。患者服药后胃纳可，但仍饱胀，嗳气则舒，大便偏软，小便尚可。前方去白花蛇舌草，加柴胡 12g，石榴皮 20g，半枝莲 20g。

复诊：2014 年 6 月 6 日。近日复查上腹部 CT 示肝门部淋巴结直径 2cm。患者纳食可，上腹胀痛改善，无嗳气、反酸，二便调，夜寐安。前方加砂仁 3g，白花蛇舌草 10g，八月札 10g。

复诊：2014 年 6 月 19 日。患者服药后病情平稳，上腹胀痛明显减轻，善太息，时嗳气，小便调，夜寐安。舌淡红，苔薄白，脉细弦。前方加香附 10g，莱菔子 10g，川芎 10g，泽泻 20g。

复诊：2014 年 7 月 15 日。患者近来精神可，Karnofsky 评分为 100 分，感反酸，纳食可，夜寐安。拟以前法进退，酌加化瘀散结之品。前方去枇杷叶、焦稻芽，加吴茱萸 1.5g，失笑散 10g（包煎）。

验案 12：胆囊癌结肠、腹膜转移

潘某，女，62 岁。初诊日期：2017 年 5 月 19 日。

患者因腹胀在无锡市人民医院查肠镜示结肠肝区炎症；病理检查示结肠肝区腺癌，结合影像学考虑胆囊肿瘤局部侵犯引起可能性大。后于 2017 年 5 月 11 日在无锡市第四人民医院查 PET-CT 提示胆囊恶性病变伴淋巴结及腹膜多发转移，右下肺下叶内基底段斑片影，FDG 代谢未见明显增高，腹盆腔积液。经上海专家会诊考虑胆囊癌，结肠、腹膜转移。现胸胁胀满，脘腹隐痛，乏力纳差，恶心欲呕，嗳气反酸，大便干结，夜寐欠安，腰背酸胀。舌红，苔白腻，脉细数。

辨证：脾虚肝郁。

治法：健脾疏肝。

处方：炒党参 10g，炒白术 10g，茯苓 10g，茯神 10g，炒山药 10g，炒薏苡仁 30g，姜半夏 10g，陈皮 10g，枇杷叶 10g，焦稻芽 10g，焦麦芽 10g，猪苓 10g，竹茹 5g，高良姜 3g，防风 10g，炒白芍 10g，乌药 10g，佛手 10g，枳壳 5g，延胡索 15g，大腹皮 30g，冬瓜皮 20g，泽泻 20g，龙骨 30g（先煎），煅牡蛎 30g（先煎），红豆杉 5g，炒酸枣仁 10g，石见穿 10g，大枣 15g。

复诊：2017 年 5 月 25 日。患者腹胀明显，进食后加重，小便不多，大便尚调，睡眠好转。前方去石见穿，改泽泻 30g，加厚朴 10g，黄芪 20g，防己 10g。

复诊：2017 年 6 月 1 日。患者情绪低落，形体消瘦，乏力纳差，脘腹胀痛，进食不多，恶心呕吐，大便不调，夜寐欠安。

处方：厚朴 10g，佛手片 10g，乌药 10g，陈皮 10g，炒白术 10g，防风 10g，白芍 10g，高良姜 3g，炙甘草 6g。

复诊：2017 年 6 月 8 日。患者恶病质，腹胀，尿少，肢肿，咳嗽，胸闷气短。舌红，苔白腻，脉细数。复查血生化：白蛋白（ALB）28.1g/L；CRP 41.8mg/L。胸腹部 CT 检查示左肺下叶部分不张，左侧中等量胸腔积液，右侧少量胸腔积液；腹盆腔大量积液，肠系膜及腹膜后转移、肝硬化存疑，肝内多发低密度灶，胆囊多发结石；子宫附件显示不清。

处方：佛手片 10g，乌药 10g，姜半夏 10g，陈皮 10g，炒白术 10g，防风 10g，白芍 10g，高良姜 3g，炙甘草 6g，大枣 15g。

服药的同时配合心理疏导，患者心情转喜，乏力改善，脘腹胀痛减轻，进食增，夜寐安，病情向好。

验案 13：胆囊癌淋巴结广泛转移

张某，女，75 岁。初诊日期：2014 年 12 月 16 日。

患者于 2013 年 6 月发现左侧颈部淋巴结肿大，查 CT 示双侧下颈部、锁骨上窝、腹腔、腹膜后多发肿大淋巴结。病理检查示淋巴结转移性腺癌。进一步查 PET-CT：①胆囊底高代谢结节灶，考虑为胆囊癌可能。②左侧颈部（V 区）、左侧锁骨上窝、小网膜囊、肝门区、右侧膈肌胸后方、腹膜后、双侧髂血管旁及右侧盆壁多发淋巴结转移。③肝左内叶（近胆囊窝处）转移。④右肺上叶胸膜下良性小结节；右肺下叶钙化灶；右肺门淋巴结炎性增生；左冠状动脉钙化。⑤肝左叶囊肿；胆囊结石；盆腔少量积液。行 "5- 氟尿嘧啶 + 亚叶酸钙 + 奥沙利铂" 方案化疗 2 周期，化疗后淋巴结明显缩小。2014 年 2 月发现颈部淋巴结肿大，2014 年 6 月增大至 5cm，2014 年 7 月予以原方案化疗 3 周期，淋巴结有缩小。2014 年 10 月又发现颈部淋巴结肿大，胃多发性溃疡。现颈部胀痛感，手指末梢麻木，伴头晕恶心，腹胀纳差，乏力口干，入睡困难，二便尚调。舌红，苔薄白少津，脉细数弦。

辨证：肝郁气滞，湿热痰凝。

治法：疏肝理气，清热散结。

处方：炒柴胡6g，炒白芍10g，郁金10g，枳壳10g，佛手10g，合欢皮15g，炒白术10g，玄参20g，麦冬10g，乌梅5g，片姜黄10g，象贝母10g，煅牡蛎30g（先煎），知母10g，龙骨15g（先煎），栀子10g，夏枯草10g，蒲公英10g，肿节风20g，半枝莲20g，龙葵20g，八月札10g，炙甘草6g。

此后多次复诊，根据情况微调，颈部淋巴结再次缩小，诸症均有缓解，生活质量良好，Karnofsky评分为90分。

验案14：胆囊癌术后

顾某，女，56岁。初诊日期：2010年5月8日。

患者于2005年10月27日行胆囊癌手术，术后病理检查示胆囊腺癌（Ⅱ级），侵犯全层，淋巴结未见癌转移。术后未行放、化疗等。现脘腹胀满，食后尤甚，乏力纳差，二便尚调，夜寐欠安。有高血压病史。舌淡红，苔薄白腻，脉细。

辨证：脾虚肝郁。

治法：健脾和胃，疏肝理气。

处方：炒党参10g，炒白术10g，茯苓10g，炒山药10g，茯神10g，姜半夏10g，陈皮10g，生黄芪15g，黄精10g，麦冬10g，炒柴胡6g，白芍10g，佛手片10g，黄芩10g，炙甘草6g。

复诊：2010年11月10日。近日咳嗽少痰，乏力，胃纳改善，二便调，夜寐安。舌偏紫，苔薄，脉细数。前方去茯神、炙甘草，加生甘草6g，平地木10g，龙骨15g（先煎），煅牡蛎15g（先煎）。

此后多次复诊，据症微调。

复诊：2011年6月4日。患者现夜寐易醒多梦，胃纳可，二便调。舌碎，苔薄，脉细。前方去黄芪，改龙骨20g（先煎），煅牡蛎20g（先煎），另加凌霄花10g。

此后据症多次复诊微调，患者诸症均有缓解。

复诊：2012年6月13日。患者双足酸痛不适，胃纳可，二便调，夜寐欠安。舌淡红，苔薄，脉细。

处方：炒党参10g，炒白术10g，茯苓10g，炒山药10g，茯神10g，姜半夏10g，陈皮10g，黄精10g，麦冬10g，柴胡6g，白芍10g，佛手片10g，黄芩10g，生甘草6g，龙骨30g（先煎），煅牡蛎30g（先煎），杜仲10g，桑寄生10g，独活10g，片姜黄6g，牛膝10g。

复诊：2012年12月20日。患者双足酸痛好转，时感恶心，胃脘不适，二便尚调，夜寐欠安。舌淡，苔薄白，脉细。前方去黄精、独活，加台乌药10g。

此后根据情况将息调整，患者生活质量好，Karnofsky评分为100分。

复诊：2014年5月21日。患者牙齿酸痛，牙龈红肿，二便调，夜寐安。舌淡红，苔薄，脉细。

处方：炒党参10g，炒白术10g，茯苓10g，炒山药10g，茯神10g，姜半夏10g，陈皮10g，麦冬10g，炒柴胡6g，白芍10g，佛手片10g，台乌药10g，黄芩10g，生甘草12g，龙骨30g（先煎），煅牡蛎30g（先煎），杜仲10g，桑寄生10g，片姜黄6g，牛膝10g，石膏30g（先煎），细辛3g，巴戟天10g，知母10g。

复诊：2014年11月29日。患者诉牙齿不痛，双足酸痛减轻，二便调，夜寐安。舌淡红，苔薄，脉细。前方去石膏、细辛，改生甘草10g，加蒲公英10g。

此后多次复诊，据症微调。

复诊：2015年6月5日。易疲劳，夜寐多梦，易惊醒，舌头有溃疡。前方加龙葵15g，肿节风15g。

此后病情平稳，拟前方巩固治疗。

复诊：2016年6月3日。患者因有高血压病史，经常头昏。舌紫，苔薄白，脉细。前方去柴胡、龙葵，加川芎10g，泽泻10g。

此后病情平稳，拟前方巩固治疗。

复诊：2017年11月25日。自觉神疲乏力，一般情况尚可。舌有裂纹，微微发紫，边有齿印，脉和缓有力。前方去茯苓、片姜黄、川芎、蒲公英，加女贞子10g，黄芪15g。

验案15：胆管癌术后

张某，男，66岁。初诊日期：2011年4月26日。

患者胆总管下段癌术后10月余，复查CA19-9 76.2U/mL。现右上腹隐痛，胁肋部胀痛，乏力纳差，食后饱胀，嗳气则舒，二便尚调，夜寐欠安。舌质淡，苔薄白，脉细弦。

辨证：肝郁脾虚。

治法：疏肝健脾，清热散结。

处方：郁金10g，炒白芍10g，佛手10g，乌药10g，延胡索20g，防风5g，炒白术10g，陈皮5g，焦麦芽20g，焦稻芽20g，炒薏苡仁10g，栀子5g，石见穿10g，炙甘草6g。

复诊：2011年5月25日。近日复查CA19-9 85.3U/mL，较前波动，原方微调。前方去石见穿，加平地木10g。

复诊：2011年7月21日。近日复查CA19-9 48.5U/mL，较前下降，拟加强清热解毒散结之力。前方加石见穿30g，藤梨根30g，白花蛇舌草20g。

复诊：2011年9月30日。患者最近情绪波动，双腿关节酸痛，活动不利。前方去焦麦芽、焦稻芽，加炒柴胡3g，杜仲10g，桂枝5g。

此后据症多次复诊微调，患者诸症均有缓解。

复诊：2012 年 1 月 16 日。患者病情稳定，手术瘢痕周围结节。

处方：郁金 10g，炒白芍 10g，佛手 10g，乌药 10g，延胡索 20g，防风 5g，炒白术 10g，陈皮 5g，焦麦芽 20g，焦稻芽 20g，炒薏苡仁 10g，枇杷叶 10g，栀子 5g，石见穿 10g，平地木 10g，肿节风 10g，藤梨根 30g，白花蛇舌草 15g，杜仲 10g，桂枝 5g，炙甘草 6g。

此后据症多次复诊微调。

复诊：2013 年 3 月 21 日。日前复查肿瘤标志物 CEA 9.19ng/mL，CA19-9 126U/mL。患者烦躁易怒，平素畏寒怕冷，右上腹部胀痛，偶感恶心欲吐，双腿关节酸痛，双下肢轻度水肿，牙龈上火浮肿。前方加柴胡 6g，香附 10g，巴戟天 10g，桑寄生 10g，竹茹 5g，片姜黄 10g，牛膝 10g，黄芩 10g，泽泻 20g，川芎 10g，石膏 20g（先煎）。

复诊：2013 年 6 月 6 日。日前复查 CA19-9 < 35U/mL。患者近日夜间时有低热，双腿关节酸痛好转，Karnofsky 评分为 90 分。前方去防风、柴胡，加知母 10g，地骨皮 20g。

胰腺癌

验案 1：胰头导管癌姑息术

莫某，男，67 岁。初诊日期：2008 年 7 月 29 日。

患者于 2008 年 6 月起出现反复上腹部疼痛，向腰背部放射，轻度黄疸，在当地医院查腹部彩超及 CT 示胰头部占位。2008 年 6 月 27 日行剖腹探查术，术中见胰腺颈部包块，直径约 3cm，质硬，包绕肠系膜上血管，胰腺上缘淋巴结肿大，直径约 1cm，胆总管下端僵硬，无法分离，遂行胆总管空肠吻合术，术后病理检查示胰头导管细胞癌。术后上腹痛缓解，偶有腰背酸痛，黄疸消退。患者年事已高，整体状况较差，遂未化疗。现患者神疲乏力，面色无华，食欲不振，上腹痛引腰背，巩膜轻度黄染，形体消瘦。查右上腹可触及直径约 4cm 的肿块，质硬、固定。舌淡，苔白腻，边有齿痕，脉沉。体重 53kg，Karnofsky 评分为 50 分。肿瘤标志物 CA19-9 > 525U/mL，CEA 64ng/mL，CA12-5 78U/mL；肝功能检查：TBil 74μmol/L，DBil 52μmol/L。

辨证：正虚积阻，脾胃失调，湿郁气滞。

治法：健脾和胃，理气化湿，消积退黄。

处方：炒党参 10g，炒白术 10g，茯苓 10g，茯神 10g，炒山药 10g，炒薏苡仁 30g，姜半夏 10g，陈皮 10g，枇杷叶 10g，焦稻芽 10g，焦麦芽 10g，猪苓 10g，茵陈 30g，延胡索 20g，佛手片 10g，大腹皮 10g，郁金 10g，白芍 15g，炙甘草 5g。

同时配合服用由青黛、野菊花、山慈姑、三七粉按 1∶3∶2∶2 比例配制而成的散剂（装空心胶囊），每次 1g，每日 2 次。

复诊：2008 年 11 月 3 日。患者服药 3 个月后病情逐渐好转。黄疸消退，腹痛消失，食欲正常。后一直服前方加减方。

复诊：2019 年 2 月 2 日。2019 年 1 月 29 日，患者复查 CT、B 超发现胰头部肿块直径为 2cm，肿大的淋巴结亦消失。继续前方加减。

患者多次复查各项肿瘤标志物指标，全部恢复正常，体重增加到 56kg，生活如常人。Karnofsky 评分为 80 分。

验案 2：胰腺癌未系统治疗

刘某，男，68 岁。初诊日期：2005 年 1 月 10 日。

患者平素性格忧郁。2004 年 10 月觉腰背、胁腹疼痛，如有一根带子捆扎，时有恶心呕吐，行 CT 检查确诊为胰腺癌，胰头肿块达 4.8cm×3.9cm，侵犯胰体，并与后腹膜粘连。未手术治疗，未行放、化疗。现腰背部、右胁及腹部捆扎紧束，疼痛拒按，嗳气易怒，口苦反酸，厌食恶心，目黄溲赤，大便不爽。舌红，苔黄腻，脉弦。肿瘤标志物 CEA 57ng/mL，CA12-5 594.8U/mL，CA19-9 > 1000U/mL。肝功能指标 TBil 84μmol/L，DBil 47μmol/L，AST 64U/L。体重 48kg，Karnofsky 评分为 40 分。

辨证：肝郁气滞，湿热困中，胆汁外溢。

治法：疏肝理气，利胆醒脾。

处方：柴胡疏肝散加减。炒柴胡 12g，延胡索 40g，枳壳 10g，白芍 15g，香附 10g，黄芩 10g，栀子 15g，姜半夏 10g，青皮 10g，潞党参 30g，炒白术 10g，茯苓 10g，茵陈 30g，八月札 10g，炙甘草 6g。

复诊：2005 年 4 月 19 日。患者服药 3 个月后，腹痛明显减轻，黄疸消退，饮食、睡眠可，精神可，复查各项肿瘤指标、肝功能指标基本恢复正常，CT 复查肿块未变化。

2007 年 10 月随访，患者无任何痛苦，体重增加到 55kg，生活如常人。Karnofsky 评分为 90 分。

验案 3：胰腺癌术后化疗毒副反应

杨某，女，49 岁，工人。初诊日期：2006 年 2 月 4 日。

患者于 2005 年 11 月感上腹部、腰背部疼痛，胃脘饱胀伴纳差乏力，时有恶心呕吐，CT 检查示胰腺占位，后腹膜淋巴结肿大。遂行胰腺癌根治术，术后病理检查示腺癌Ⅱ级，侵犯周围淋巴结。查肿瘤标志物 CA125 724.7U/mL，CA19-9 > 1000U/mL。术后予健择合 5-氟尿嘧啶化疗 1 个周期，有Ⅱ度胃肠道反应、皮疹及Ⅱ度骨髓抑制。现时常纳谷欠馨，体虚乏力，时有咽痛，口干，大便溏薄。舌质淡红，苔薄黄、根腻，脉细弦。

辨证：脾虚胃热。

治法：健脾清胃。

处方：潞党参 10g，炒白术 10g，茯苓 10g，茯神 10g，姜半夏 10g，陈皮 6g，黄连 2g，黄芩 10g，白芍 10g，防风 10g，炮姜 6g，桂枝 3g，山楂炭 10g，煨肉豆蔻 6g，重楼 10g，连翘 10g，炒薏苡仁 10g，炙枇杷叶 10g，生甘草 10g。

复诊：2006 年 2 月 10 日。患者服上方 1 周，咽痛减，腹泻止，体力、食欲渐增，黄腻苔转薄白，坚持健脾和胃之法。前方去连翘，加猪苓 30g，女贞子 10g，黄芪 30g。

此后患者血象恢复正常，身体状况逐步改善，后续的 4 次化疗患者未再出现 II 度及以上的胃肠道反应、皮疹及骨髓抑制，肝肾功能均正常，能保证化疗准时顺利进行。后一直中药调理，初用健脾和胃、益气养血法，后用补肾化瘀大法随症加减，病情完全缓解。Karnofsky 评分为 100 分。

验案 4：胰腺癌姑息术后

赵某，男，62 岁。初诊日期：2006 年 6 月 11 日。

患者于 2006 年 3 月觉中上腹痛连及腰部，巩膜微黄，时有恶心呕吐，CT 检查示胰腺癌（胰头肿块为 4.8cm×4.5cm，侵犯胰体，肿块大小为 4.4cm×3.8cm）；肿瘤标志物 CA19-9 > 1200U/mL，CEA 68.4ng/mL，FERR > 1000ng/mL。行剖腹探查术，发现胰腺肿瘤与后腹膜融合成团而无法切除，仅做胆总管空肠吻合术，术后予健择合顺铂化疗 1 个周期，CT 复查示肿块未缩小，腹痛未减，黄疸稍退，因化疗时出现较重呕吐而停止化疗。同年 6 月，患者感腹部疼痛剧烈，无法起床活动，需口服曲马多缓释片方可缓解，全身黄疸，便秘，食欲明显下降，形体消瘦，体重仅 45kg。Karnofsky 评分为 40 分。舌色淡暗，苔白腻较厚，脉细濡。

辨证：正虚邪实，脾胃失调，湿邪阻滞，体内有气滞瘀血内停。

治法：健脾和中，理气化湿，消积退黄。

处方：潞党参 10g，炒白术 10g，紫苏梗 10g，枳实 10g，全瓜蒌 10g，茯苓 12g，茯神 12g，姜半夏 12g，陈皮 6g，山药 15g，薏苡仁 20g，焦稻芽 20g，炒麦芽 20g，猪苓 15g，徐长卿 15g，八月札 15g，茵陈 30g，延胡索 15g，佛手片 10g，大腹皮 10g。

同时配合服用医院自制消癌胶囊（由青黛、野菊花、山慈姑等组成），每次 1g，每日 2 次。外敷自制消癌止痛膏于上腹部疼痛部位，每日 1 次。

复诊：2006 年 9 月 19 日。用药 5 天后，患者的疼痛减轻。内服外敷治疗 3 个月后，患者的情况逐渐好转，黄疸消退，腹痛、腹胀大减，食欲正常。此后以下方随症出入，同时继续口服自制消癌胶囊，外敷消癌止痛膏。

处方：党参 10g，炒白术 10g，茯苓 10g，茯神 10g，猪苓 30g，姜半夏 10g，陈皮 6g，焦稻芽 15g，麦芽 15g，薏苡仁 10g，山药 20g，炙枇杷叶 10g，柴胡 6g，八月札 20g，枳壳 10g，黄芩 6g。

2009 年 6 月随访，患者病情稳定，无腹痛、黄疸，生活如常人，坚持参加锻炼，参加社会工作，带瘤存活。Karnofsky 评分为 100 分。

验案 5：胰头癌多发转移

陈某，男，73 岁。初诊日期：1993 年 10 月 30 日。

患者于 1993 年 7 月出现腹部胀满，全身黄疸，鲜黄如橘皮。在上海市及无锡市的医院查 CT、B 超均提示胰头癌（胰头部肿块 5.9cm×4.8cm），侵犯胰体部、胰尾部，胆总管扩张，腹膜后、腹主动脉旁淋巴结广泛转移。查肿瘤标志物 CEA、CA19-9、FERR 均明显增高。就诊时在腹部摸到一枚 6.5cm 的肿块，质地硬、固定，全身黄疸，食欲明显下降，形体消瘦，体重仅 45kg，Karnofsky 评分为 40 分。舌色淡，苔白腻较厚，脉较细软。

辨证：正虚邪实，脾胃失调，湿邪阻滞，体内有瘀血内停。

治法：健脾和中，理气化湿，消积退黄。

处方：潞党参 10g，炒白术 10g，紫苏梗 10g，枳实 10g，全瓜蒌 10g，茯苓 12g，茯神 12g，姜半夏 12g，陈皮 6g，山药 15g，薏苡仁 20g，焦稻芽 20g，麦芽 20g，猪苓 15g，徐长卿 15g，八月札 15g，茵陈 30g，延胡索 15g，佛手片 10g，大腹皮 10g。

同时配合服用医院自制消癥胶囊，每次 1g，每日 2 次。

复诊：1994 年 1 月 21 日。服药 3 个月后，患者的情况逐渐好转，黄疸消退，腹胀消失，食欲正常，腹部检查已摸不到肿块。后一直以前方加减治疗。

1 年后复查 CT、B 超，胰头部肿块缩小至 3cm×1.8cm，胰体、尾部正常，后腹膜肿大的淋巴结亦消失。多次复查各项肿瘤标志物，指标全部恢复正常。患者体重增加至 52kg，生活如常人，Karnofsky 评分为 100 分。随访 4 年，健康生存。

验案 6：胰腺癌根治术后

薛某，男，53 岁。初诊日期：1997 年 6 月 16 日。

患者平时性格比较内向，1997 年初觉腹部疼痛，好像有一根带子捆扎在腰腹部（"束带征"），后逐渐出现黄疸，小便黄赤。CT 检查诊断为胰腺癌。2 月 23 日做胰腺癌根治手术，术中同时摘除胆囊、胰头及部分胃。术后未行化疗。现形体消瘦，面色少华，不思饮食，上腹部饱胀不适。舌苔薄而色黄带腻，脉细濡。体检发现肝脏增大，右肋下 1.5cm。

辨证：脾虚湿邪阻滞，气机不通，郁而化热。

治法：健脾理气，助消化。

处方：党参 10g，炒白术 10g，茯苓 10g，茯神 10g，猪苓 30g，姜半夏 10g，陈皮 6g，焦稻芽 15g, 炒麦芽 15g, 薏苡仁 10g, 山药 20g, 炙枇杷叶 10g, 柴胡 6g, 八月札 20g, 枳壳 10g, 黄芩 6g。

同时口服医院自制消癥胶囊, 每次 2 粒, 每日 3 次。

复诊: 1997 年 9 月 15 日。服药 3 个月后, 患者腹胀、胃口差等症状均消除。守方微调加减, 体力逐步恢复如常人, 肝脏缩小。Karnofsky 评分为 100 分。

验案 7: 胰腺癌姑息术后黄疸

李某, 男, 68 岁。初诊日期: 1998 年 5 月 12 日。

患者以前常饮食不节, 有烟酒嗜好, 平时疲劳后亦不注意休息。1997 年 10 月起感到腰部如有一根带子捆绑着, 腰酸腰痛, 全身黄疸。1998 年 3 月到上海某医院行剖腹探查及胆囊空肠吻合术。术中发现胰头、胰体部有一成人拳头大小的肿块, 胃结肠韧带部位有数枚肿大淋巴结, 肝脏呈淤胆性肝硬化, 肿块无法切除。术后患者面色萎黄, 神疲乏力, 纳食不香, 大便溏薄, 小便深黄。舌淡, 苔薄, 脉细弦。

辨证: 脾虚气滞, 胆汁外溢。

治法: 健脾理气, 疏肝利胆。

处方: 潞党参 30g, 炒白术 10g, 茯苓 10g, 茯神 10g, 猪苓 30g, 姜半夏 10g, 陈皮 6g, 焦稻芽 15g, 炒麦芽 15g, 炒薏苡仁 10g, 茵陈 30g, 八月札 10g, 木香 10g, 徐长卿 10g。

同时口服自制消癥胶囊, 每次 2 粒, 每日 3 次。

复诊: 1998 年 7 月 20 日。3 个月后患者黄疸全退, 病情稳定, 体重增加 10kg, 面色红润, 食欲佳, 大小便正常, CT 复查肿块未发展。

患者长期以此方微调加减, 随访 3 年, 仍健康存活。

验案 8: 胰头癌疼痛剧烈

马某, 男, 55 岁。初诊日期: 1996 年 5 月 25 日。

1994 年患者经 CT 检查, 确诊为胰头癌, 即行剖腹探查术。术中发现腹腔内癌瘤已广泛转移, 无法切除, 故仅做胃空肠吻合及胆总管空肠吻合术。术后一般情况良好。1996 年 1 月, 患者感到腹部饱胀、疼痛剧烈, 腰背部疼痛, 不能入睡, 食欲减退, 无法起床活动, 需注射杜冷丁才可以缓解疼痛。舌暗红, 有紫气, 苔薄, 脉弦滑。

辨证: 气滞血瘀。

治法: 理气活血化瘀。

处方: 炒柴胡 6g, 延胡索 10g, 枳壳 10g, 白芍 10g, 潞党参 10g, 八月札 15g, 青黛 10g, 茯苓 10g, 茯神 10g, 炒薏苡仁 10g, 猪苓 10g。

同时给予自制消癥止痛膏外敷于上腹部疼痛处, 每日 1 次。

复诊：1996 年 6 月 10 日。患者诉口服中药 5 天后疼痛减轻，无须注射杜冷丁就可以忍受；再服 7 天后疼痛完全缓解，食欲增加，每日能睡 6 小时，可以起床活动。至 1998 年死于脑出血。

验案 9：胰腺癌肝转移

马某，男，61 岁。初诊日期：2004 年 6 月 11 日。

患者于 2004 年 4 月发现胰腺癌肝转移，肝脏及胰腺多发占位性病灶，未做手术，未介入治疗，行化疗 4 个周期。就诊时症见纳差，乏力，肝区疼痛不适，时有嗳气反酸，小便尚可，大便稀溏，每日 2～3 次，夜寐欠安。舌淡红，苔白腻，脉细。

辨证：脾虚湿阻。

治法：健脾化湿，理气散结。

处方：党参 10g，茯苓 10g，茯神 10g，炒白术 10g，陈皮 10g，姜半夏 10g，猪苓 15g，山药 10g，炒薏苡仁 10g，焦麦芽 10g，焦稻芽 10g，金钱草 20g，片姜黄 6g，煅牡蛎 30g（先煎），防风 10g，白芍 20g，炮姜炭 6g，黄连 2g，吴茱萸 2g，桑寄生 10g，石见穿 15g，三七 6g。

此后依此方加减治疗。

复诊：2008 年 4 月 2 日。胃纳尚可，乏力，肝区轻度疼痛，腹胀，二便尚可，夜寐尚可。舌红，苔薄白腻，脉细。

处方：黄芩 10g，生白芍 10g，金钱草 10g，片姜黄 6g，佛手 10g，车前子 10g（包煎），乌药 10g，炙甘草 6g，姜半夏 10g，陈皮 10g，紫苏梗 10g，山药 10g，泽泻 10g，炒党参 10g，半枝莲 30g，炒白术 10g，茯苓 10g，防风 10g，桑寄生 10g，龙葵 20g，高良姜 3g，藤梨根 20g。

其间患者多次复诊，以此方为基础加减治疗。

复诊：2018 年 11 月 13 日。胃镜检查示慢性萎缩性胃炎、十二指肠球炎，至今已化疗 6 次，曾出现消化道出血及黑便，现胃纳欠佳，无呕血，有黑便，嗳气反酸时作。舌红，苔薄白腻，脉细。

处方：黄芩 10g，生白芍 10g，金钱草 10g，佛手 10g，乌药 10g，炙甘草 6g，姜半夏 10g，陈皮 10g，紫苏梗 10g，山药 10g，炒党参 10g，半枝莲 30g，炒白术 10g，茯苓 10g，防风 10g，桑寄生 10g，龙葵 20g，高良姜 3g，藤梨根 20g，黄连 1.5g，八月札 10g，野葡萄藤 10g，石榴皮 15g，炮姜 3g，吴茱萸 1.5g，白及 10g，海螵蛸 20g，仙鹤草 20g。

患者依此方随症加减，一直病情稳定，无明显不适，服药 9 年后停用。半年后复查胰腺，肿块有增大，后继续服中药，肿块未再发展。行动、坐卧如常人，生活可自理。

验案 10：胰腺癌腹胀痛

顾某，男，74 岁。初诊日期：2014 年 10 月 9 日。

患者于 2014 年 4 月自觉腹部胀痛、上腹部隐痛及右胁隐痛，口干，巩膜发黄，尿黄。5 月份行 MRI 检查发现胰头占位，怀疑胰腺癌；6 月份行胆道支架置入 T 管外引流术。目前在服替吉奥胶囊，每次 60mg，每日 2 次。现感疲劳，纳可，腹胀不适，进荤食易腹泻。舌红，无苔，脉弦。

辨证：肝阴不足，脾气虚滞。

治法：柔肝养肝，健脾理气。

处方：炒白芍 10g，乌梅 10g，香附 10g，麦冬 10g，炮姜 3g，炒薏苡仁 20g，山药 10g，炒白术 10g，茯苓 10g，黄芩 5g，炒柴胡 3g，炙甘草 6g，乌药 10g，蒺藜 10g，党参 10g，焦麦芽 20g，焦稻芽 20g，八月札 10g。

复诊：2014 年 11 月 6 日。服药后患者感腹胀减轻，口干好转。前方加石见穿 20g，以加强清解散结之力。

此后继续加减调整药物以巩固治疗。

验案 11：胰腺癌晚期广泛转移

贾某，男，53 岁。初诊日期：2016 年 8 月 10 日。

患者于 2016 年 2 月出现脐周痛、纳差。7 月 10 日查腹部 CT 示腹膜恶性肿瘤，胰腺癌可能性大，肝肺转移及周围组织广泛转移。彩超检查示胰尾肿块 70mm×53mm，左侧胸腔水少量，左锁骨上淋巴结节大小为 2cm×2cm。病理活检提示转移性癌。查 CA19–9 32.88U/mL。未做任何治疗。现形瘦，面色暗滞，脐周疼痛，针刺样痛，腹胀，矢气后减轻，吐痰，未闻及口腔糜烂气味，纳差，大便不畅，夜寐一般。舌尖红，苔薄白，脉细软。体温 37℃，脉搏 72 次 / 分，心率 72 次 / 分，律齐。左锁骨上肿大淋巴结。

辨证：脾虚肝郁气滞。

治疗：健脾理气疏肝。

处方：炒党参 10g，炒白术 10g，茯苓 10g，茯神 10g，焦稻芽 10g，焦麦芽 10g，炒薏苡仁 30g，姜半夏 10g，陈皮 10g，蜜枇杷叶 10g，炒山药 10g，台乌药 10g，高良姜 3g，白芍 10g，防风 10g，佛手片 10g，红豆杉 5g，石见穿 10g，延胡索 15g，紫苏梗 10g，炙甘草 6g。

复诊：2016 年 12 月 2 日。患者服药后食纳渐增，脐周腹痛稍减轻，咳嗽，有少量黏痰，大便不畅，夜寐一般。舌尖红，苔薄白，脉细软。继续予健脾理气疏肝法治之。

处方：炒党参 10g，茯神 10g，茯苓 10g，炒白术 10g，炒薏苡仁 30g，姜半夏 10g，陈皮 10g，乌药 10g，高良姜 3g，炒白芍 10g，防风 10g，佛手 10g，红豆杉 5g，延胡索 15g，紫苏梗 10g，炙甘草 6g，枳壳 10g，炒莱菔子 10g，厚朴 10g，淡干姜 3g，象贝母 10g，桔梗 5g，前胡 10g，杏仁 10g。

复诊：2016 年 12 月 31 日。患者诉周身关节疼痛，余症同前。舌尖红，苔薄白，脉细软。继续予健脾理气疏肝法辅以通络止痛、攻毒散结之品。

处方：炒党参 10g，炒莱菔子 10g，厚朴 10g，佛手 10g，干姜 3g，蝉蜕 10g，杏仁 10g，乌药 10g，炙甘草 6g，姜半夏 10g，延胡索 30g，桔梗 5g，陈皮 10g，炒薏苡仁 30g，紫苏梗 10g，炒白术 10g，茯苓 10g，炒白芍 10g，防风 10g，象贝母 10g，茯神 10g，枳壳 10g，高良姜 3g，僵蚕 10g，全蝎 5g，壁虎 5g，红豆杉 5g。

复诊：2017 年 1 月 26 日。患者服上方后症状好转，时有咳喘胸闷，体重从 54kg 增至 59kg，能吃饭。舌尖红，苔薄白，脉细。前方去桔梗，加前胡 10g。

验案 12：胰腺癌术后肝转移

蒋某，男，70 岁。初诊日期：2010 年 5 月 7 日。

患者于 2009 年 11 月 25 日行胰腺癌手术，术后病理检查示胰导管腺癌Ⅱ级。术后以健择化疗 4 个周期。2010 年 4 月发现肝转移，行伽玛刀治疗。查 CEA 12.64ng/mL，CA19-9 75.67U/mL。现纳差，乏力，腰膝酸软，二便尚可，夜寐欠安。舌淡红，苔薄白，有裂纹，脉弦滑。

辨证：脾虚湿阻，少阳枢机不利。

治法：健脾化湿，疏利少阳。

处方：生黄芪 15g，牛膝 10g，北沙参 10g，炒白术 10g，茯苓 10g，姜半夏 5g，陈皮 5g，防风 5g，白芍 10g，黄芩 5g，炒柴胡 5g，菟丝子 10g，藤梨根 30g。

此后患者多次复诊，以此方加减治疗。

复诊：2012 年 3 月 10 日。经中药治疗后肿瘤指标稳步下降，查 CEA 4.71ng/mL，CA19-9 36.28U/mL。胃纳尚可，乏力减轻，轻度反酸嗳气，口干，烘热汗出，腰酸，二便尚可，夜寐欠安。舌红，少苔色白，中有裂纹，脉弦。

处方：石膏 30g（先煎），桂枝 5g，乌贼骨 20g，白及 10g，煅瓦楞子 30g，竹茹 10g，肿节风 30g，藤梨根 30g，台乌药 10g，五味子 5g，炒白术 10g，陈皮 5g，防风 5g，炒杏仁 10g，知母 10g，炙甘草 3g，薏苡仁 10g，夏枯草 20g，巴戟天 10g，红藤 30g，栀子 10g，龙骨 10g（先煎），煅牡蛎 30g（先煎），香附 10g。

验案 13：胰腺占位

金某，女，58 岁。初诊日期：2008 年 1 月 5 日。

患者于 2007 年 11 月体检时发现胰腺肿瘤，2007 年 12 月 11 日在无锡市第二人民医院查腹部 CT 示胰腺癌，伴腹膜后淋巴结转移，下腔静脉局部受压。查 CEA、AFP、CA19–9、CA12–5、CA72–4 均正常。未做化疗。现胃纳欠佳，乏力，胁肋部疼痛，剑突下有堵塞感，大便稀薄，日行 2 次，小便尚可，夜寐欠佳。舌淡红，苔薄白腻，脉弦细。

辨证：肝郁脾虚。

治法：疏肝健脾，祛瘀散结。

处方：炒柴胡 10g，黄芩 10g，延胡索 30g，姜半夏 10g，陈皮 5g，茯苓 10g，炒党参 10g，炒白术 10g，炙甘草 6g，枳壳 10g，桂枝 5g，炮姜 3g，干姜 3g，八月札 20g，三七 10g，赤芍 10g，白芍 10g，焦栀子 10g，防风 10g。

此后多次复诊，以此方加减治疗。

复诊：2011 年 7 月 15 日。患者现胃胀明显，大便正常，胃纳欠佳，小便调。舌淡红，苔薄白，脉弦。

处方：佛手片 10g，台乌药 10g，郁金 10g，莱菔子 10g，淡干姜 3g，炒白术 10g，焦谷芽 20g，焦麦芽 20g，山药 10g，陈皮 5g，枳壳 10g，炙甘草 6g，枳实 5g，桑寄生 10g。

此后多次复诊，以此方加减治疗。

复诊：2012 年 3 月 10 日。胃中饱胀感明显，胃纳尚可，二便调。腹部彩超示胰尾部出现 5.7cm×4.3cm 大小的肿块；胃镜检查示浅表性胃炎，HP（+）。前方加广木香 5g，肿节风 10g，龙葵 30g。

2012 年 5 月 11 日随访，复查腹部彩超示胰尾部有 3.7cm×2.8cm 等回声团块。2013 年 1 月 19 日随访，患者发现胰腺癌已 5 年，未行放、化疗，未手术，坚持中药治疗，目前复查 B 超示胰尾部有 3.1cm×2.3cm 等回声团块。患者病情平稳，生活能自理，Karnofsky 评分为 100 分。

验案 14：胰腺癌肝多发转移

米某，女，78 岁。初诊日期：2009 年 8 月 3 日。

患者于 2009 年 4 月确诊胰腺癌，2009 年 7 月 2 日行 PET–CT 检查：①胰腺占位、肝脏多发囊性占位伴 FDG 代谢环形增高，以及后腹膜多发淋巴结，部分代谢增高，考虑肝脏内多发恶性病变，恶性转移性病变首先考虑伴腹膜后淋巴结转移；肝脏内多发囊性病灶（如胆管囊肿等）伴感染及腹膜后淋巴结炎性增生改变，以上应于 B 超导引下肝右叶最大病灶穿刺活检细胞学诊断及病灶内抽吸物相关肿瘤标志物检测确定诊断。②右上颌窦慢性炎症。③盆腔少量积液。④脑 FDG 代谢未见明显异常。舌暗，苔黄腻，脉弦细。

辨证：脾虚湿阻。

治法：健脾化湿理气。

处方：炒白术 10g，炒党参 10g，茯苓 10g，茯神 10g，焦稻芽 10g，焦麦芽 10g，炒薏苡仁 30g，姜半夏 10g，陈皮 10g，枇杷叶 10g，炒山药 10g，猪苓 20g，黄芩 5g，炒白芍 10g，蒺藜 10g，八月札 10g，炙甘草 6g，桑寄生 10g。

此后多次复诊，以上方加减治疗。

复诊：2019 年 6 月 23 日。患者服药近 10 年，肝肿块缩小，胰腺肿块消失。住院行胸部 CT 平扫 + 肋骨重建：两肺肺气肿，两肺间质性改变；心影增大，大血管壁及冠脉钙化；胆囊结石；右侧第 2 肋骨改变，部分胸腰椎密度减低，请结合临床；右侧第 3 ～ 8 肋骨骨折，建议 3 ～ 8 周复查，除外其他隐匿性骨折。超声检查示肝内无回声区，考虑肝囊肿；胆囊内强回声团块，考虑结石；胆总管轻度扩张；脾未见明显异常。

处方：桂枝 5g，姜半夏 10g，陈皮 5g，炙甘草 3g，生薏苡仁 20g，瓜蒌子 30g，郁金 10g，延胡索 20g，苍术 10g，焦栀子 10g，厚朴 10g，赤芍 10g，乌药 10g，佩兰 10g，决明子 15g，制大黄 10g，生麦芽 10g，生稻芽 10g，火麻仁 15g，竹茹 5g。

验案 15：胰头癌肝转移

吴某，男，70 岁。初诊日期：2010 年 2 月 5 日。

患者于 2009 年 8 月在外院行胰头癌切除术，2010 年 2 月发现肝转移。现患者乏力，上腹隐痛、酸胀，胃纳欠佳，无恶心、呕吐，无身目黄染，有时吐酸水，寐差，易醒，入睡困难。舌红，苔少，脉细弦。

辨证：肝郁脾虚。

治法：疏肝健脾，化气利水。

处方：柴胡 3g，桂枝 3g，茯苓 20g，泽泻 10g，防己 10g，姜半夏 5g，炮姜 5g，煨肉豆蔻 10g，补骨脂 10g，石榴皮 30g，黄芪 10g，黄芩 5g，莱菔子 10g，佛手片 10g，乌药 10g，炙甘草 6g，炒白术 10g，大枣 15g，车前子 10g（包煎）。

此后多次复诊，以前方加减治疗。

复诊：2012 年 8 月 21 日。近期 B 超检查提示有腹水。现上腹疼痛，呕吐酸水，胀痛，纳差。舌红，苔少，脉细。拟前法进退。

处方：柴胡 3g，桂枝 3g，茯苓 20g，泽泻 10g，防己 10g，姜半夏 5g，炮姜 5g，补骨脂 10g，石榴皮 30g，黄芪 10g，黄芩 5g，乌药 10g，炒白术 10g，六神曲 10g，防风 5g，炒白芍 10g，焦麦芽 10g，焦稻芽 10g。

此后多次复诊，以前方加减治疗。

复诊：2013 年 10 月 25 日。患者服药后疼痛有减轻，但仍吐酸水，腰酸。前方加大腹皮 30g，莱菔子 15g，车前子 10g（包煎）。

验案 16：胰腺癌保守治疗

杨某，男，60 岁。初诊日期：2012 年 11 月 30 日。

患者于 2012 年 5 月在外院拟诊为胰腺癌，肿瘤标志物示 CA19-9 267U/mL，未予手术治疗。现上腹部隐痛，胃脘胀，嗳气，胃纳差，吐酸水，没有明显食欲，情绪低落，疼痛时影响睡眠，大便偏硬，小便可。舌红，苔黄腻，脉细弦。

辨证：脾虚湿热蕴结。

治法：健脾化湿，理气化痰。

处方：春柴胡 6g，黄芩 10g，炒白术 10g，枳壳 10g，茯苓 10g，茯神 10g，赤芍 10g，炒白芍 10g，陈皮 5g，当归 10g，郁金 10g，延胡索 20g，乌药 10g，半枝莲 30g，龙葵 30g，藤梨根 10g，桂枝 5g，栀子 10g，炙甘草 6g，片姜黄 10g，莱菔子 10g，炮姜 3g，石榴皮 20g，莪术 10g，大枣 15g。

复诊：2012 年 12 月 14 日。患者服药后上腹胀有明显减轻，腹部鸣响，嗳气，胃纳差，吐酸水，食欲差，舌脉同前。前方去半枝莲，加蛇六谷 20g（先煎）。

复诊：2013 年 2 月 1 日。患者近来腹泻，日 2 次，小便可，胃纳欠佳，上腹隐痛有减轻，舌脉同前。前方去枳壳，加煨木香 5g。

复诊：2013 年 6 月 8 日。患者服药后病情稳定，服药 4 个月后，上腹部隐痛较前改善明显，偶有腹胀，腹中有鸣响，腹泻，日 3～4 次，左肩痛，纳差，寐欠安，易醒，多梦。舌脉同前。

处方：防风 10g，白芍 10g，炒白术 10g，陈皮 5g，炮姜 3g，石榴皮 20g，煨肉豆蔻 10g，煨诃子 10g，煨木香 5g，乌药 10g，六神曲 10g，焦麦芽 10g，焦稻芽 10g，黄连 1.5g，黄芩 10g，干姜 3g，炙甘草 6g，柴胡 3g，白花蛇舌草 15g。

验案 17：胰腺癌术后腹胀痛

杨某，男，78 岁。初诊日期：2014 年 5 月 21 日。

患者于 2013 年 4 月 1 日在外院行胰腺癌根治术，术后化疗 6 次，查 CA19-9 175.51U/mL。既往有慢性肠梗阻病史。现乏力，上腹部胀痛，嗳气，反酸，时有恶心，纳差，寐一般，大便偏少。舌红，苔厚腻，有裂纹，脉细。

辨证：脾虚湿阻。

治法：健脾助运化湿。

处方：炒白术 10g，炒党参 10g，茯苓 10g，茯神 10g，焦稻芽 10g，焦麦芽 10g，炒薏苡仁 30g，姜半夏 10g，陈皮 10g，枇杷叶 10g，麦冬 10g，木香 10g，砂仁 3g（后下），桃仁 10g，干姜 5g，片姜黄 6g，泽泻 20g，吴茱萸 1.5g，枳壳 10g，炙甘草 6g，柴胡 6g，炒白芍 10g，防风 5g，乌药 10g。

复诊：2014 年 6 月 10 日。患者服药后上腹部胀痛减轻，大便每日 1 次，较前通畅，嗳气，胃纳差。舌红，苔厚腻，有裂纹，脉细。前方改防风 10g，干姜 6g，加莱菔子 10g，延胡索 20g，牛膝 10g。

复诊：2014 年 6 月 18 日。患者服药后胃脘仍有胀痛，但较前减轻，仍有纳差，腹胀，大便时干时溏。舌红、苔腻较前减轻，脉细。5 月 21 日方加延胡索 20g，莱菔子 10g。

复诊：2014 年 7 月 2 日。患者服药后胃脘胀痛好转，腰酸也有减轻，仍纳差，腹痛后要大便。舌红，苔白腻，脉弦。前方加鸡内金 10g。

复诊：2014 年 7 月 26 日。患者服药后前述症状均有减轻，患者情绪较前开朗，纳差。舌红、苔腻较前又有改善，脉弦。拟前法进退。

处方：炒白术 10g，炒党参 10g，茯苓 10g，茯神 10g，焦稻芽 10g，焦麦芽 10g，炒薏苡仁 30g，姜半夏 10g，陈皮 10g，枇杷叶 10g，炒山药 10g，木香 10g，砂仁 3g（后下），干姜 3g，柴胡 3g，防风 5g，白芍 10g，失笑散 10g（包煎），枳壳 10g，莱菔子 15g，吴茱萸 1.5g，乌药 10g，延胡索 15g，红曲米 6g，炙甘草 6g。

复诊：2014 年 8 月 9 日。患者服药后胀痛感明显减轻，精神可，纳食较前改善。舌红，苔微腻，脉细。前方加泽泻 10g，车前子 10g（包煎），片姜黄 6g。

验案 18：胰腺癌未手术腹胀痛

钟某，男，52 岁。初诊日期：2012 年 9 月 12 日。

患者于 2011 年 7 月发现胰腺癌，未予手术治疗。现患者纳差，精神差，乏力，消瘦，上腹部疼痛，胀痛，腹中鸣响，大便不成形，日行 2～3 次。舌淡红，苔少，脉细弦。

辨证：肝郁气滞。

治法：理气止痛。

处方：柴胡 3g，桂枝 3g，黄芩 5g，防风 5g，白芍 10g，炒白术 10g，陈皮 5g，郁金 10g，乌药 10g，半枝莲 15g，炮姜 3g，片姜黄 6g，石榴皮 10g，茯苓 10g，紫苏梗 10g，炙甘草 10g。

复诊：2012 年 10 月 3 日。患者近来咯泡沫痰较多，胰头部位胀痛难受，纳食极差，寐欠安，易醒。前方改炙甘草 6g。

复诊：2012 年 10 月 17 日。患者服药后上述感觉明显好转，胃纳增，腹部胀痛明显减轻，泡沫痰减少，仍腹中胀满。前方改防风 10g，加莱菔子 15g，厚朴 10g。

食管癌

验案 1：食管鳞癌

孙某，男，75 岁。初诊日期：2016 年 5 月 6 日。

患者于 2016 年 4 月因进食哽噎至无锡市人民医院就诊，查胃镜示距门齿部 25cm 处见巨大菜花样增生隆起，质地坚硬。病理检查提示鳞癌。因患者年龄较大，无手术指征，故未行手术及放、化疗。现进食哽噎不顺，食入即吐，甚则滴水不进，不思饮食，胃脘冷痛，辘辘有声，口不渴，寐一般，小便清长，大便调。舌淡紫，苔白滑，脉细弦。

辨证：寒毒饮泛，阳气虚衰。

治法：温阳散寒，化气行水，解毒抗癌。

处方：茯苓 10g，桂枝 10g，炒白术 10g，淡干姜 5g，姜半夏 10g，陈皮 5g，威灵仙 30g，急性子 10g，制附片 3g（先煎），炒薏苡仁 20g，紫苏梗 10g，浙贝母 10g，玄参 10g，夏枯草 10g，石见穿 20g，半枝莲 20g，红豆杉 5g，炙甘草 6g。

另：全蝎粉 20g，守宫粉 20g，三七粉 10g，山药粉 10g，蜂蜜调服。每次 1g，分早晚 2 次服用。

复诊：2016 年 5 月 20 日。服药半个月后患者诉进食哽噎感明显好转，胃纳增，呕吐次数明显减少，餐后时有胃脘部胀满不适。前方加厚朴 10g，乌药 10g。

后长期守方对症加减治疗，定期复查，病情得到控制，至今仍带瘤生存，能进食米饭，生活自理如常人，生活质量明显提高。

验案 2：食管鳞癌滴水不进

张某，男，71 岁。初诊日期：1991 年 10 月 13 日。

患者平素节俭，好速食、热食。1991 年 6 月起感到进食哽噎，经食管钡餐和食管镜检查，确诊为食管中段及下段鳞癌（蕈伞型），病变长 8cm。现滴水不进，形体消瘦，一般情况较差，胸背疼痛，经常泛吐痰涎样物。舌有紫点，苔白腻，脉沉细。

辨证：痰瘀互结，邪实正虚。

治法：急则治其标，化痰行瘀，散结开道。

处方：自制开导散，每次 1g，加蜂蜜调后咽下，每日 4 次。

复诊：1992 年 1 月 11 日。患者连服 6 次后，梗阻部分缓解，可进流食。1 周后可进半流食，有时可进普食。首次缓解时间超过 1 个月。

后间断服用扶正中药以配合开导散治疗。1993 年 12 月患者死于两肺广泛转移，其间一直能进半流食。

验案 3：食管癌术后肺转移一

张某，女，52 岁。初诊日期：1995 年 4 月 1 日。

患者于 1992 年 5 月因患食管中段癌，行食管癌切除术，术后一般情况良好。1994 年 11 月又发现右肺肿块，遂再做右肺下叶肿块切除术，术后病理诊断为低分化腺癌。术后共行介入治疗 1 次、化疗 5 次。患者化疗反应极大，并出现右侧胸腔积液。原右肺肿块虽已切除，但 1995 年 3 月 28 日又发现右肺转移灶 2cm×2cm。现卧床不起，咳嗽，气喘，面部潮红，口干。舌红，少苔，脉细数。

辨证：阴虚内热，水湿停聚。

治法：育阴清肺，利水渗湿。

处方：麦冬 10g，南沙参 10g，天花粉 10g，商陆 6g，桔梗 6g，枳壳 10g，茯苓皮 30g，广郁金 10g，车前子 10g，象贝母 10g，川贝母 10g，陈皮 6g，姜半夏 6g，赤芍 10g，白芍 10g。

另给予自制肃肺合剂，每次 30mL，每日 3 次口服。

复诊：1995 年 5 月 3 日。患者能起床活动，胸闷气促明显减轻，胸水减少。

后一直坚持以微调平衡法治疗，随访带瘤生存 2 年。

验案 4：食管癌术后肺转移二

杨某，男，78 岁。初诊日期：2012 年 8 月 1 日。

患者于 2012 年 1 月行食管癌手术，2012 年 3 月查 CT 示右上肺胸膜转移，转移性肺结节（最大直径约 15mm），心包少量积液，纵隔淋巴结增大，考虑肿瘤晚期，行放、化疗数程。现进食哽噎，纳差，餐后腹胀，消瘦，咳嗽痰黄，夜间明显，大便干结。舌红，苔薄腻，脉细弦。

辨证：脾气亏虚，痰热阻肺。

治法：健脾益气，清热化痰。

处方：炒白术 10g，茯苓 10g，姜半夏 10g，陈皮 5g，佩兰 10g，厚朴 10g，薏苡仁 20g，紫苏梗 10g，猫爪草 30g，鱼腥草 30g，象贝母 10g，黄芩 20g，柴胡 6g，旋覆花 10g（包煎），藤梨根 30g，炙甘草 6g，莱菔子 20g。

另：复方红豆杉胶囊，每次 2 粒，每日 3 次口服。

复诊：2012 年 8 月 16 日。患者进食哽噎稍好转，口干，偶有咳嗽，腹部胀痛。舌红，苔薄腻，脉细弦。前方加玄参 10g，片姜黄 10g，葛根 10g，射干 10g，延胡索 20g，炒白芍

10g。

复诊：2012 年 9 月 14 日。患者于 2012 年 8 月复查胸部 CT 示转移性肺结节较前缩小（最大直径约 8mm），纵隔肿大淋巴结较前（2012 年 3 月 CT 片）缩小。现胃纳增，大便顺畅，腹胀痛好转。舌红，苔薄白，脉细弦。前方加石见穿 10g。

验案 5：食管鳞癌锁骨上淋巴结转移

辛某，男，67 岁。初诊日期：1997 年 2 月 23 日。

患者于 1996 年 5 月 6 日行食管中段癌根治术，术后病理检查示食管中段蕈伞型鳞细胞癌 II 级，周围淋巴结未见转移（0/5）。术后未行化疗。1997 年初右锁骨上出现肿大的淋巴结，约 3cm×2cm，质硬如石。现纳食不香，形体消瘦，乏力，大便干结，数日一行。舌苔淡而薄白，脉滑。

辨证：脾胃虚弱。

治法：健脾益气，化痰散结。

处方：潞党参 10g，炒白术 10g，茯苓 10g，茯神 10g，炒薏苡仁 10g，山药 20g，猪苓 10g，焦稻芽 15g，焦麦芽 15g，炙枇杷叶 10g，姜半夏 10g，陈皮 10g，赤芍 15g，仙鹤草 30g，瓜蒌子 30g，瓜蒌皮 30g。

其后以此方随症加减出入，患者各方面情况均见明显好转，右锁骨上淋巴结缩小，直至消失。至 2000 年，患者健康如常，双锁骨未见肿大的淋巴结。

验案 6：食管癌多发淋巴结转移进食哽噎

虞某，男，57 岁。初诊日期：2015 年 11 月 3 日。

患者近 1 年来出现进食哽噎，近 3 个月加重。2015 年 10 月 23 日在无锡市第四人民医院查胃镜示食管距门齿 30～37cm 处可见食管四壁黏膜粗糙，表面高低不平，病理检查提示鳞状上皮重度异型增生，癌变。2015 年 10 月 25 日查增强 CT 示贲门部情况请结合临床及胃镜；左锁骨上区、纵隔、腹腔及腹膜后淋巴结肿大；两上肺大疱，右上肺炎症；两侧基底节区腔隙性缺血灶。颈部 CT 检查未见明显异常。未行手术治疗，予紫杉醇＋奈达铂化疗 1 个疗程，出现明显消化道反应，患者拒绝继续化疗。现进食哽噎疼痛，仅能进流食，伴恶心，嗳气，纳差明显，左锁骨上肿块，直径约 3cm，质硬，二便尚调，夜寐尚安。舌淡红，苔薄白，脉细。Karnofsky 评分为 50 分。

辨证：脾胃气虚，肝胃不和。

治法：健脾益气，疏肝理脾，开胃和中。

处方：炒党参 10g，炒白术 10g，茯苓 10g，炒山药 10g，茯神 10g，炒薏苡仁 30g，姜半夏 10g，陈皮 10g，枇杷叶 10g，焦稻芽 10g，焦麦芽 10g，干姜 5g，旋覆花 10g（包煎），刀豆子 10g，黄连 1.5g，吴茱萸 1.5g，防风 5g，红豆杉 5g，柿蒂 10g，白芍 10g，乌药 10g，高良姜 3g，瓜蒌皮 10g，合欢皮 10g，象贝母 10g，石见穿 20g，半枝莲 20g，藤梨根 20g，大枣 15g。

复诊：2015 年 11 月 17 日。胸痛，口服止痛药中，进食哽噎疼痛稍好转，胃纳较前改善，左锁骨上肿块有减小趋势，二便调，夜寐安。前方去乌药，加延胡索 20g。

复诊：2015 年 11 月 27 日。进食噎痛好转，怕冷，乏力，胁肋部疼痛，胃纳增，二便调，夜寐安。前方去薏苡仁，改延胡索 15g，防风 10g，加金樱子 10g，益智仁 10g。

复诊：2015 年 12 月 4 日。胁肋部疼痛稍好转，怕冷，二便调，夜寐安。B 超检查示左锁骨上淋巴结缩小，直径约 1cm。拟加强温阳、软坚散结之力。前方加桂枝 5g，石上柏 20g。

复诊：2015 年 12 月 12 日。进食噎痛明显好转，口服中药后明显减轻，怕冷，二便顺，夜寐安。前方改桂枝 10g。

另：守宫 20g，三七 20g，全蝎 20g，打粉，每日 3g，早晚餐后以水冲服。

复诊：2016 年 2 月 2 日。患者无明显进食哽噎感，能进米饭，胃纳尚可，怕冷好转，二便调，夜寐按。复查 CT 见左锁骨上区淋巴结，纵隔、腹腔及腹膜后淋巴结较前（2015 年 10 月 25 日）缩小。Karnofsky 评分为 90 分。

验案 7：食管癌滴水难进

许某，男，67 岁。初诊日期：2013 年 5 月 11 日。

患者于 2012 年 5 月 28 日在无锡市惠山区人民医院行胃镜检查示食管距门齿 13～23cm 处见不规则隆起，基底不平，管腔轻度狭窄，病理检查提示食管上段鳞癌，于 2012 年 6 月 6 日起行根治性放疗，共 28 次，放疗后于 2012 年 10 月 27 日至 2013 年 4 月 6 日分别行化疗 6 次，化疗方案为多西他赛＋奈达铂，过程顺利，现化疗已结束。舌苔光，脉细。2013 年 1 月患者开始出现进食哽噎，故来诊。现患者进食哽噎明显，滴水不进，胸骨后隐痛，时有恶心，时有胸闷咳嗽，咳痰少，夜寐欠安，大便时溏，小便调。舌暗红，有裂痕，苔薄白，脉细。

辨证：气阴两虚，瘀毒内阻。

治法：益气养阴，活血消肿散结，消骨鲠。

处方：生地黄 10g，玄参 10g，麦冬 10g，莱菔子 30g，厚朴 10g，炮姜 3g，姜黄 10g，淡干姜 15g，吴茱萸 6g，威灵仙 20g，杏仁 10g，莪术 30g，当归 10g，三七 10g，失笑散 10g（包煎），牛膝 10g，肉桂 5g，桂枝 10g，桔梗 5g，紫苏梗 10g，半枝莲 20g，炒白芍 10g，旋覆花 10g（包煎），山慈菇 15g，天花粉 10g，独活 10g，瓜蒌皮 10g，土茯苓 10g，巴戟天 10g，制地龙 10g，炒僵蚕 10g，藤梨根 30g，壁虎 10g，全蝎 5g，红豆杉 5g，黄芩

10g，象贝母 10g。

另：自制开导散，每次 1g，研末用质稠蜂蜜调匀，分早晚 2 次口服。

复诊：2013 年 6 月 7 日。患者进食哽噎好转，可进食面条，胃纳尚可，胸闷气短，咳嗽少痰，左眼底出血，视力下降，无头痛头昏，咽中有痰，可以咯出，气短，大便时干时稀，小便调，夜寐可。前方去全蝎、三七、失笑散，加枸杞子 10g，菊花 10g，决明子 20g，桔梗 5g，杏仁 10g。继续开导散口服。

复诊：2013 年 8 月 18 日。患者已 20 天未服用开导散，进食梗阻解除，已经能进食软饭，胸闷、咳嗽不显，左眼底出血好转，二便调，夜寐可。前方改山慈姑 30g，去菊花、决明子。

另：全蝎 50g，三七 50g，沉香 10g，研末用质稠蜂蜜调匀。每次 1g，分早晚 2 次口服。

随后以此方为基础微调，患者无进食哽噎感。

复诊：2017 年 4 月 5 日。患者无进食哽噎，能长期进食米饭，下午容易乏力。2017 年 2 月复查肿瘤指标物 CEA 1.81ng/mL、CA19–9 7.19U/mL、CA12–5 5.9U/mL、CA72–4 1.64U/mL。查颈胸腹 CT 示食管恶性肿瘤放疗后病例，颈、胸腹部未见转移灶；右下肺小硬结灶，左下肺见慢性炎症；轻度脂肪肝。食管 X 线片检查示狭窄改善。前方去麦冬，加北沙参 10g。

长期随访，患者一直无进食哽噎。Karnofsky 评分为 100 分。

验案 8：食管贲门癌进食哽噎

蔡某，女，67 岁。初诊日期：2017 年 1 月 24 日。

患者于 2016 年 12 月于外院查胃镜提示食管贲门癌（胃底体浸润性腺癌），累及食管下端胃体。现进食哽噎，仅能进流质，纳差，胃脘部不适，腹胀，夜寐尚可，大便尚调，矢气较多。舌淡红，苔薄白，脉细。

辨证：脾胃气虚，邪毒内阻。

治法：健脾益气，解毒散结。

处方：炒党参 10g，炒白术 10g，茯苓 10g，茯神 10g，焦稻芽 10g，焦麦芽 10g，炒薏苡仁 30g，姜半夏 10g，陈皮 10g，蜜枇杷叶 10g，炒山药 10g，石见穿 20g，白花蛇舌草 20g，藤梨根 10g，枳壳 10g，竹茹 5g，瓜蒌皮 10g，防风 10g，白芍 10g，台乌药 10g，炙甘草 6g。

复诊：2017 年 2 月 10 日。胃纳增，仍进食哽噎，上腹部隐痛不适，时有嗳气反酸，大便稍溏。舌淡红，苔薄白，脉细。前方去焦稻芽、焦麦芽，加桂枝 5g，高良姜 3g，片姜黄 10g，僵蚕 10g，蝉蜕 10g，全蝎 6g，守宫 5g。

复诊：2017 年 3 月 10 日。进食哽噎较前明显好转，微调守方继续。前方去山药，改炒薏苡仁 20g，加威灵仙 30g。

复诊：2017 年 3 月 31 日。稍有进食哽噎，仍时有上腹部、胁肋部隐痛，夜寐欠安。舌淡红，苔薄白，脉细。前方加酸枣仁 10g，蜜远志 5g，失笑散 10g（包煎），醋柴胡 3g。

复诊：2017 年 4 月 29 日。进食梗阻解除，能进软饭，上腹部隐痛较前明显好转，夜寐尚可。前方去枇杷叶，改桂枝 10g。

后长期以此方微调，患者的生存质量明显提高，Karnofsky 评分为 80 分。

验案 9：食管癌保守治疗一

查某，男，68 岁。初诊日期：2011 年 7 月 2 日。

患者于 2011 年 6 月查胃镜示食管癌，距贲门 35 ～ 37cm，病理检查提示鳞癌，患者拒绝手术及化疗。现进食哽噎，吞咽困难，纳差，餐后腹胀，排气差，消瘦，睡眠不佳，口干，偶有头痛，大便干结。舌红，苔薄腻，脉细弦。

辨证：湿热蕴脾。

治法：清热利湿，健脾消癥。

处方：黄芩 10g，竹茹 5g，枳壳 10g，瓜蒌皮 10g，姜半夏 10g，陈皮 5g，厚朴 10g，酸枣仁 10g，壁虎 10g，玄参 10g，桔梗 5g，藤梨根 30g，石见穿 30g，乌药 10g，莪术 20g，郁金 10g，川芎 10g，炒白术 10g，炙甘草 3g。

复诊：2011 年 8 月 12 日。进食哽噎稍好转，近来脚酸，走路疼痛。舌红，苔薄腻，脉细弦。前方加威灵仙 30g。

复诊：2011 年 11 月 5 日。患者哽噎较前缓解，能进面条，自觉乏力，脚酸好转，腹胀明显，嗳气反酸，纳差。舌红，苔薄黄，脉细弦。前方去威灵仙、姜半夏、竹茹，加黄芪 15g，煅瓦楞子 30g，黄连 1.5g，吴茱萸 1.5g，海螵蛸 30g。

此后据症多次微调复诊，哽噎较前好转，吞咽困难已不明显。

复诊：2012 年 7 月 21 日。诸症好转，胃口佳，进食无梗阻感，Karnofsky 评分为 100 分。守方继续。

验案 10：食管癌保守治疗二

李某，男，80 岁。初诊日期：2013 年 11 月 1 日。

患者于 2013 年 10 月因进食哽噎查胃镜提示食管中段癌，病理检查提示鳞癌，未行手术、放疗、化疗。现进食哽噎感明显，吃米饭梗阻，仅能进流食，上腹部不适，乏力明显，二便尚调，夜寐一般。舌光红，苔中后黄腻，脉细。

辨证：阴津不足，瘀毒内阻。

治法：清热养阴，解毒通瘀。

处方：玄参 10g，象贝母 10g，龙骨 30g（先煎），煅牡蛎 30g（先煎），生白术 10g，蒲公英 20g，黄芩 10g，炒柴胡 6g，姜半夏 10g，陈皮 5g，莱菔子 20g，威灵仙 30g，乌药 10g，僵蚕 10g，地龙 10g，淡干姜 3g，炙鳖甲 20g（先煎），三七 5g，藤梨根 30g，蛇六谷 20g（先煎），半枝莲 20g，炙甘草 6g，天龙 5g。

复诊：2013 年 12 月 4 日。患者服药 4 天后见效，现已能进食米饭，已无进食哽噎感。舌偏红，苔薄黄，脉细。前方加红豆杉 5g。

验案 11：食管癌合并气喘

陈某，男，66 岁。初诊日期：2013 年 7 月 12 日。

患者于 2013 年 4 月行食管癌手术，术后病理提示（食管中段）鳞癌（$PT_2N_0M_0$），未行放、化疗。术后自感胸闷、气喘，行胸部 CT 检查未见明显异常。现胸闷、气喘，时有咳嗽，咯少量白黏痰，胃纳欠佳，时有嗳气、反酸，二便尚调，夜寐欠安。舌淡红，苔薄白，脉细。

辨证：脾胃气虚，痰湿蕴肺。

治法：健脾和胃，化痰降气平喘。

处方：炒党参 10g，炒白术 10g，茯苓 10g，茯神 10g，焦稻芽 10g，焦麦芽 10g，炒薏苡仁 30g，姜半夏 10g，陈皮 10g，枇杷叶 10g，炒山药 10g，黄芩 10g，炒海螵蛸 20g，桔梗 5g，紫苏梗 10g，石见穿 15g，炙甘草 6g，白及 10g，乌药 10g，制香附 10g，大枣 15g。

复诊：2013 年 8 月 9 日。患者胃纳有增，嗳气、反酸好转，仍气喘、咳嗽。前方加象贝母 10g。

复诊：2013 年 8 月 23 日。患者气喘明显好转，咳嗽有痰，咯白痰，自感手术处瘢痕痛。前方加延胡索 15g。

以后长期随访，患者胸闷气喘不显，偶有咳嗽、咳痰，无肿瘤复发转移征象。

验案 12：食管癌伴进食哽噎、低热

葛某，女，88 岁。初诊日期：2013 年 8 月 22 日。

患者近半年进食哽噎不适，时有呕吐，CT 检查提示贲门恶性肿瘤；胃镜检查提示食管癌；病理检查提示腺癌。查 CEA 15.98ng/mL。考虑患者高龄，无手术、放疗、化疗指征。近日时有低热，咳嗽痰多，纳差，寐一般，小便调，大便不通。舌偏红，苔薄腻，脉细。既往有慢性房颤病史。

辨证：邪犯少阳，脾胃虚弱。

治法：和解少阳，健脾益气。

处方：黄芩 10g，半夏 10g，柴胡 6g，陈皮 5g，枳壳 10g，莱菔子 15g，竹茹 5g，乌药 10g，香附 10g，刀豆 10g，威灵仙 30g，藤梨根 30g，半枝莲 30g，石见穿 20g，红豆杉 5g，

生白术 10g，茯苓 10g，玄参 10g，炙甘草 6g，厚朴 5g，淫羊藿 10g。

复诊：2013 年 9 月 10 日。患者发热次数减少，仍进食哽噎，时有恶心呕吐。舌红，苔薄白，脉细。前方改厚朴 10g。

另：山药 30g，三七 20g，全蝎 15g，天龙 10g，打粉，每日 3g，分早晚 2 次温水冲服。

复诊：2013 年 10 月 1 日。患者近日已无发热，进食哽噎好转，时有恶心，无呕吐，自感胸闷，乏力，双下肢水肿，纳尚，寐一般。前方改厚朴 5g，加苍术 10g，泽泻 10g，防己 10g，车前子 10g（包煎），黄芪 30g。

此后根据患者情况随症加减微调，打粉剂长期口服。

复诊：2014 年 5 月 6 日。患者能进软食，双下肢水肿好转，乏力好转，食欲佳，夜寐安，二便调。舌质淡红，苔薄白，脉细。前方改黄芪 20g，加石菖蒲 10g。

验案 13：食管癌骨转移

顾某，男，76 岁。初诊日期：2020 年 5 月 14 日。

患者近 2 个月进食哽噎，嗳气反酸明显，体重减轻 5kg。于 2020 年 5 月查 CT 提示食管上段恶性肿瘤，胸 1～2 水平骨转移可能大，右肺上叶小结节 3mm。现进食哽噎，上腹部隐痛不适，嗳气反酸，纳差，乏力明显，夜寐一般。舌红，苔黄腻，脉弦细。

辨证：脾胃虚弱，肝胃不和，热壅毒聚。

治法：健脾疏肝和胃，清热解毒散结。

处方：炒党参 10g，炒白术 10g，茯苓 10g，茯神 10g，焦稻芽 10g，炒薏苡仁 30g，姜半夏 10g，陈皮 10g，黄连 3g，吴茱萸 1.5g，黄芩 10g，红豆杉 5g，小茴香 3g，瓜蒌皮 10g，桂枝 10g，栀子 10g，柿蒂 10g，干姜 3g，枳壳 10g，藤梨根 20g，玄参 10g，象贝母 10g，麦冬 10g，蜈蚣 5g，守宫 5g，僵蚕 10g。

复诊：2020 年 5 月 27 日。患者进食哽噎明显好转，仍有嗳气反酸，胃纳有增。舌红，苔微黄腻，脉细弦。前方改麦冬 20g，黄连 6g，吴茱萸 3g，干姜 6g，加猫爪草 10g，威灵仙 30g，急性子 10g。

此后随症加减，进食哽噎逐渐好转，胃纳佳。

验案 14：食管癌纵隔淋巴结转移

陆某，男，71 岁。初诊日期：2010 年 4 月 2 日。

患者于 2010 年 1 月 6 日在无锡市第四人民医院行食管中段癌根治术，术后病理检查示食管浸润溃疡型低分化鳞癌伴坏死，侵及全层，脉管内见癌栓，食管周围淋巴结见转移（2/8），分期为 $T_3N_1M_0$，Ⅲ期。至 3 月 5 日已术后化疗 3 次。现声音嘶哑，咽下食物后有堵塞感，嗳气反酸明显，乏力明显，胃纳一般，夜寐尚可，二便尚调。舌红，中有裂纹，苔中白腻，脉弦数。

辨证：气阴两虚，胃气上逆。

治法：益气养阴生津，和胃降逆。

处方：玄参10g，炒白术10g，茯苓10g，姜半夏10g，陈皮5g，黄芩5g，桔梗5g，焦栀子10g，象贝母10g，乌贼骨20g，瓦楞子20g，厚朴5g，炙甘草6g，片姜黄6g，枇杷叶10g，藤梨根20g，炒白芍10g，黄芪10g。

复诊：2010年5月14日。患者仍感觉乏力，咽中堵塞感。舌红，中有裂纹，苔中白腻，脉弦数。前方去枇杷叶，加佛手10g，改黄芪15g。

复诊：2010年9月1日。患者近日痰多，膝关节酸软，咽中堵塞感好转。舌质红，苔黄腻，脉弦细。前方改黄芩15g，加牛膝10g，竹茹5g，枳壳5g，海浮石30g。

复诊：2010年10月22日。本月复查CT发现有纵隔淋巴结、左锁骨上淋巴结转移，建议继续化疗。患者仍有进食哽噎感，嗳气反酸，大便稀溏，胃纳差，上腹部隐痛不适。舌质红，苔白腻，脉细滑。

处方：炒白术10g，茯苓10g，姜半夏10g，陈皮5g，石榴皮10g，炮姜3g，乌贼骨20g，白及10g，瓦楞子30g，黄芩5g，炙甘草3g，片姜黄6g，炒白芍10g，防风5g，延胡索15g。

复诊：2011年1月20日。患者于2010年11月2日起在无锡市第四人民医院化疗数程，化疗后胃纳不佳，咽中仍有不适感。舌质淡红，苔薄白，有裂纹，脉细弱。证属脾胃气虚，治以健脾益气。

处方：炒党参10g，炒白术10g，茯苓10g，焦稻芽10g，焦麦芽10g，炒薏苡仁30g，姜半夏10g，陈皮10g，炒山药10g，玄参10g，象贝母10g，射干10g，黄芩10g，麦冬10g，栀子10g，六神曲10g，甘草6g。

复诊：2011年4月29日。患者化疗后淋巴结肿大消失，近日出现口苦，进食稍有哽噎感，嗳气反酸。舌质淡红，苔薄白，脉细。

处方：炒党参10g，炒白术10g，茯苓10g，焦稻芽10g，焦麦芽10g，姜半夏10g，陈皮10g，炒山药10g，桂枝5g，淡干姜3g，桔梗5g，象贝母10g，莱菔子10g，乌贼骨20g，白及10g，瓦楞子30g。

随后多次复诊，患者进食哽噎渐消，嗳气反酸好转，根据此方微调。

复诊：2011年12月9日。已进入冬季，患者病情平稳，予膏方继续抗癌治疗。

处方：党参100g，玄参100g，北沙参100g，炒白术100g，茯苓100g，姜半夏100g，陈皮50g，薏苡仁300g，蒲公英100g，夏枯草100g，木香50g，射干100g，山豆根30g，黄芩50g，栀子100g，乌贼骨200g，白及100g，瓦楞子300g，炙甘草30g，莱菔子100g，杏仁100g，佛手100g，六神曲100g，白花蛇舌草150g，枸杞子100g，桑寄生100g，阿胶

300g，龟甲胶 100g，大枣 500g，冰糖 300g，莲子肉 200g。

2012 年 4 月起以"微调三号方"加减健脾益气扶正、抗肿瘤。

复诊：2013 年 1 月 15 日。患者近日又感进食哽噎，时有腹部隐痛不适，复查胃镜未见明显异常。舌淡红，苔薄黄，脉细弦。

处方：炒党参 10g，炒白术 10g，茯苓 10g，茯神 10g，焦稻芽 10g，焦麦芽 10g，姜半夏 10g，陈皮 10g，枇杷叶 10g，炒山药 10g，黄芩 10g，紫苏梗 10g，桑寄生 10g，莱菔子 10g，柴胡 3g，小茴香 3g，炙甘草 6g，乌药 10g，木香 5g，桔梗 5g，象贝母 10g，栀子 10g，僵蚕 10g，地龙 10g，威灵仙 30g。

此后坚持以此方口服。

复诊：2013 年 7 月 12 日。患者哽噎大为好转，胃纳尚可，腹部隐痛不适，腰部无力感，不能久坐久站。前方去茯神、焦稻芽、焦麦芽、枇杷叶、小茴香，加牛膝 10g，桑寄生 10g，片姜黄 6g。

后期随访，患者未再出现进食哽噎等不适，肿瘤未再出现复发转移。

验案 15：食管癌、胃窦低分化腺癌

邱某，男，71 岁。初诊日期：2017 年 6 月 16 日。

患者近 2 个月来进食哽噎，胸骨后疼痛，于 2017 年 5 月外院查胃镜提示食管癌、胃窦低分化腺癌，未进行手术。现进食哽噎，胸骨后疼痛，胃脘部嘈杂不适，偶有嗳气反酸，胃纳差，大便溏薄，夜寐一般，小便尚调。舌紫，苔白腻，脉细。

辨证：脾胃气虚，气滞血瘀。

治法：健脾益气，活血化瘀抗癌。

处方：炒党参 10g，炒白术 10g，茯苓 10g，茯神 10g，焦稻芽 10g，焦麦芽 10g，炒薏苡仁 30g，姜半夏 10g，陈皮 10g，枇杷叶 10g，炒山药 10g，防风 10g，炒白芍 10g，黄连 1.5g，石见穿 20g，干姜 3g，黄芩 5g，吴茱萸 1.5g，乌药 10g，佛手 10g，桂枝 5g，半枝莲 20g，密蒙花 10g，炙甘草 6g，枸杞子 10g，红豆杉 5g，藤梨根 10g。

此后以前方随症加减。

复诊：2018 年 3 月 9 日。患者胃脘部嘈杂较前好转，嗳气反酸好转，大便正常，但仍进食不畅，吃瓜子、花生米会呕少量鲜血，胸骨后隐痛不适。前方去桂枝、党参，改藤梨根 30g，加三七 5g，茜草根 10g，苎麻根 10g，枳壳 10g，竹茹 5g，厚朴 10g，瓜蒌皮 10g。

复诊：2018 年 4 月 13 日。患者自觉食管稍有疼痛，进食哽噎较前好转，食硬物后未再出现呕血，声音嘶哑，乏力明显，大便稍溏。舌淡红，苔白腻，脉细。前方去枸杞子、茯神、焦稻芽、焦麦芽，加夏枯草 10g，炮姜 3g，蝉蜕 10g，延胡索 20g，黄芪 30g，山慈菇

5g，石见穿 20g，僵蚕 10g。

复诊：2018 年 5 月 1 日。患者中药治疗已经 1 年，现已经能吃面条、稀饭，但饱食后有停滞感，大便偏稀。舌淡红，苔薄白，脉细。前方去枇杷叶，加片姜黄 10g，威灵仙 15g，葛根 30g。

此后根据患者病情微调，长期存活。

验案 16：食管癌进食哽噎一

荣某，男，69 岁。初诊日期：2016 年 4 月 11 日。

患者于 2016 年 3 月 22 日行胃镜检查提示食管癌，距门齿部 30～35cm；病理检查提示鳞状细胞癌。现进食哽噎感，胃脘部嘈杂不适，时有恶心呕吐，呕吐物为胃内容物，下腹隐痛，大便稍干，夜寐一般。舌红，苔少，脉细弦。

辨证：津亏热结，肝胃不和。

治法：清热养阴，疏肝和胃，化瘀散结。

处方：玄参 10g，象贝母 10g，龙骨 30g（先煎），煅牡蛎 30g（先煎），姜半夏 10g，旋覆花 10g（包煎），红豆杉 5g，防风 5g，干姜 5g，桂枝 5g，莪术 10g，白术 10g，三七 5g，山药 10g，白芍 10g，薏苡仁 30g，黄连 3g，黄芩 10g，茯苓 10g，吴茱萸 1.5g，藤梨根 30g，半枝莲 30g，小茴香 3g，紫苏梗 10g，石见穿 30g，瓜蒌皮 10g，鸡内金 10g，炙甘草 6g，陈皮 5g。

复诊：2016 年 4 月 25 日。患者仍进食哽噎感，胃脘部嘈杂不适，时有恶心呕吐，腹胀不适，下腹隐痛，大便不成形，夜寐一般。舌红，苔微腻，脉细弦。前方加厚朴 10g，苍术 10g，藿香 10g，佩兰 10g。

另：全蝎粉 30g，三七粉 30g，壁虎 30g，地龙 30g，山药 20g，磨成粉，每次 1.5g 冲服，每日 3 次。

复诊：2016 年 5 月 9 日。患者进食哽噎稍好转，咽中黏痰，咯不出，腹胀减轻，下腹痛好转，大便尚调。舌红，苔薄黄，脉细弦。前方去山药、小茴香，加山豆根 3g，射干 10g，马勃 10g，僵蚕 10g，代赭石 20g，木蝴蝶 5g。

此后根据患者病情微调加减，诸症皆逐渐好转。

复诊：2016 年 12 月 5 日。患者病情好转，进食哽噎较前明显减轻，能如常人饮食活动，无明显不适。Karnofsky 评分为 100 分。

处方：玄参 10g，象贝母 10g，黄芩 10g，黄连 3g，鸡内金 10g，栀子 10g，厚朴 10g，淡干姜 5g，吴茱萸 1.5g，莪术 20g，炙甘草 6g，姜半夏 10g，桂枝 5g，炒苍术 10g，陈皮 5g，炒薏苡仁 30g，煅牡蛎 30g（先煎），紫苏梗 10g，生地黄 10g，炒白术 10g，炒白芍 10g，半枝莲 30g，防风 5g，龙骨 30g（先煎），旋覆花 10g（包煎），山慈姑 10g，石见穿 20g，代赭石 20g，瓜蒌皮 10g，土茯苓 20g，山豆根 6g，制南星 10g，巴戟天 10g，射干 10g，僵蚕 10g，藤梨根 30g，三七 5g，马勃 10g，红豆杉 5g。

验案 17：食管癌进食哽噎二

申某，男，68 岁。初诊日期：2013 年 3 月 8 日。

患者近 2 个月进食梗阻，查胃镜示距门齿部 24cm 处有不规则隆起、狭窄现象，提示食管癌。现进食物哽噎，纳差，餐后腹胀，排气差，下肢水肿，消瘦，脚酸，大便干结，小便尚调。舌红中裂，苔黄腻，脉弦。

辨证：湿热内蕴，阴津不布，邪毒内阻。

治法：清热燥湿，养阴生津，解毒。

处方：苍术 10g，厚朴 10g，姜半夏 10g，陈皮 5g，生白术 10g，茯苓 10g，瓜蒌皮 10g，旋覆花 10g（包煎），枳壳 5g，黄芩 10g，乌药 5g，干姜 3g，玄参 10g，僵蚕 10g，地龙 10g，壁虎 10g，藤梨根 30g，半枝莲 20g，白花蛇舌草 10g，蛇六谷 20g（先煎），山豆根 3g，威灵仙 30g，射干 10g，三七 10g，甘草 10g。

复诊：2013 年 4 月 1 日。患者进食哽噎解除，腹胀好转，有少量淡红色皮疹伴瘙痒，二便调。舌红中裂，苔微黄腻，脉细弦。前方加防风 10g，荆芥 5g。

验案 18：食管癌双肺转移

邵某，男，70 岁。初诊日期：2011 年 6 月 21 日。

患者近 2 个月进食哽噎进行性加重，至无锡市第二人民医院查胃镜提示食管鳞癌，CT 检查提示双肺转移，无手术指征，患者拒绝行化、放疗等，要求中药调理。近 3 日几乎无法进食，饮水即吐，情绪急躁，腹胀，时有低热，乏力，大便偏干，小便尚调。舌淡，苔薄白，脉弦细。

辨证：肝郁气滞，肝胃不和。

治法：疏肝理气和胃。

处方：炒柴胡 6g，黄芩 10g，桂枝 5g，淡干姜 3g，威灵仙 30g，郁金 10g，台乌药 10g，玄参 10g，炒白术 10g，厚朴 10g，莱菔子 10g，川芎 10g，蒲公英 30g，象贝母 10g，藤梨根 30g，石见穿 30g。

此后随症加减扶正抗肿瘤药物。

复诊：2011 年 10 月 25 日。患者能进面条，无恶心呕吐，胃纳明显好转，大便干结难解，小便尚调。舌淡红，苔薄白，脉细。Karnofsky 评分为 100 分。前方加壁虎 10g，枳壳 10g，瓜蒌皮 10g，旋覆花 10g（包煎）。

验案 19：食管癌术后、放疗后吻合口狭窄

王某，男，55 岁。初诊日期：2014 年 11 月 13 日。

患者食管癌术后 1 年，于 2014 年 11 月查胸腹 CT 示两肺散在结节灶，较前增大。放疗后进食哽噎，每半月行食管胃吻合口球囊扩张术。现进食哽噎，时有腹胀，左肋下疼痛，乏力纳差明显，夜寐尚安，二便尚调。舌淡红，舌中裂，苔白腻，脉细。

辨证：脾虚湿阻。

治法：健脾利湿。

处方：炒党参 10g，炒白术 10g，茯苓 10g，茯神 10g，焦稻芽 10g，焦麦芽 10g，炒薏苡仁 30g，姜半夏 10g，陈皮 10g，枇杷叶 10g，淡干姜 5g，红豆杉 5g，旋覆花 10g，香附 10g，瓜蒌皮 10g，生黄芪 15g，桂枝 5g，威灵仙 30g，厚朴 10g，炙甘草 6g，夏枯草 10g，蒲公英 10g，莱菔子 10g。

复诊：2014 年 11 月 28 日。患者进食哽噎，胃脘部隐痛不适，胃纳欠佳，夜寐欠安，大便较多，尿频尿急，耳鸣，心慌。舌淡红，苔黄腻，脉细。

处方：炒苍术 10g，炒白术 10g，茯苓 10g，蒲公英 10g，莱菔子 10g，香附 10g，夏枯草 10g，厚朴 10g，淡干姜 5g，威灵仙 30g，杏仁 10g，合欢皮 15g，豆蔻 3g，酸枣仁 10g，远志 5g，炙甘草 6g，姜半夏 10g，桔梗 5g，陈皮 10g，炒薏苡仁 30g，紫苏梗 10g，川芎 10g，茯神 10g，旋覆花 10g（包煎），焦麦芽 10g，焦稻芽 10g，瓜蒌皮 10g，红豆杉 5g。

随后以此方微调加减，进食哽噎感逐渐减轻。

复诊：2015 年 1 月 7 日。服药 3 个月，患者未再行食管扩张术。患者现进食哽噎不显，药后胃纳尚可，无胃脘隐痛，咳嗽，痰多色白，感双足乏力，入睡困难，夜寐易醒，大便尚调，尿频尿急，无尿痛。舌红，苔黄腻，脉细。前方去稻芽、麦芽，加桑寄生 10g，龙骨 15g（先煎），煅牡蛎 30g（先煎），象贝母 10g，栀子 10g，竹茹 10g，玄参 10g。

验案 20：食管上段癌伴肝转移

吴某，男，71 岁。初诊日期：2017 年 3 月 17 日。

患者因进食哽噎 1 个月于 2017 年 2 月 27 日查 CT 示食管上段癌伴肝转移，隆突下淋巴结肿大。病理检查提示食管鳞癌。现患者进食哽噎，仅能进食稀饭，上腹部不适，食后腹胀，时有恶心呕吐，夜寐尚可，大便偏干，小便调。舌干裂，苔薄黄，脉细弦。既往有肝硬化病史。

辨证：阴虚津亏。

治法：益胃生津，养阴清热。

处方：玄参 10g，象贝母 10g，龙骨 30g（先煎），煅牡蛎 30g（先煎），壁虎 5g，僵蚕

10g，蝉蜕 10g，陈皮 5g，姜半夏 10g，红豆杉 5g，片姜黄 10g，炒薏苡仁 20g，威灵仙 30g，旋覆花 10g（包煎），瓜蒌皮 10g，枳壳 10g，竹茹 5g，茯苓 10g，炒白术 10g，炒白芍 10g，防风 10g，石见穿 20g，藤梨根 20g，炙甘草 6g，麦芽 20g。

复诊：2017 年 3 月 30 日。患者进食哽噎解除，已经能进食米饭，无恶心呕吐，食后稍有腹胀，二便尚调。前方加木馒头 10g。

验案 21：食管癌术后淋巴结转移

辛某，男，81 岁。初诊日期：2011 年 3 月 28 日。

患者于 1996 年行食管癌手术，1998 年出现右锁骨上淋巴结转移，大小约 2cm×2cm。现双下肢乏力，盗汗，右锁骨区时有隐痛，胃纳尚可，夜寐差。舌红，苔少，脉细数。

辨证：脾气亏虚，阴阳失调。

治法：健脾益气，调和阴阳。

处方：生黄芪 15g，菟丝子 10g，炒白术 10g，泽泻 20g，延胡索 20g，片姜黄 10g，巴戟天 10g，黄芩 10g，龙骨 15g（先煎），煅牡蛎 15g（先煎），桂枝 10g，五味子 5g，白芍 10g，姜半夏 10g，陈皮 5g，炒酸枣仁 10g，炙甘草 3g。

此后以前方随症加减。

复诊：2011 年 12 月 18 日。患者右锁骨上淋巴结消失，查 B 超示锁骨上区未见明显异常淋巴结，诸症皆好转。拟前方继续治疗。

验案 22：食管癌复发进食哽噎

薛某，男，62 岁。初诊日期：2010 年 7 月 30 日。

患者于 2004 年在外院诊断为食管癌，予探查术后发现无法手术、化疗，行放疗数程。现进食哽噎明显，纳差，只能食流质、半流质食物，反酸、嗳气，咯白黏痰，上腹部偶有隐痛，二便可，寐安。舌红，苔少，脉细弦。

辨证：气阴两虚，津亏热结。

治法：健脾益气，养阴生津，抗肿瘤。

处方：炒党参 10g，炒白术 10g，茯苓 10g，茯神 10g，焦稻芽 10g，焦麦芽 10g，姜半夏 10g，陈皮 10g，炒山药 10g，桔梗 5g，玄参 10g，佛手片 10g，紫苏梗 10g，炙甘草 3g，麦冬 10g，黄芩 5g，石见穿 10g。

复诊：2010 年 8 月 10 日。患者复查胃镜示食管狭窄，药后进食哽噎仍有。前方加柴胡 6g，旋覆花 10g（包煎），干姜 3g，乌药 10g。

此后以前方随症加减治疗。

复诊：2012 年 9 月 1 日。患者于 2012 年 6 月发现食管癌复发，于半个月前结束放疗。

现进食哽噎仍有，反酸、嗳气，白痰量多，大便干结难解。前方去石见穿，加枳壳 5g，火麻仁 10g。

复诊：2012 年 9 月 29 日。患者现进食哽噎，脚酸。前方改黄芩 10g，加黄芪 15g，佩兰 10g。

此后以前方随症加减治疗。

复诊：2013 年 5 月 25 日。患者发现食管癌 9 年，去年复发，予以放疗，目前 Karnofsky 评分为 95 分。现食后痰多、咳嗽，纳差，进食哽噎仍有，但已能食软饭、粥面，嗳气。舌红，苔薄，脉细。前方加僵蚕 10g，藤梨根 20g，地龙 10g，威灵仙 20g，瓜蒌皮 10g，蒲公英 20g，竹茹 5g。

验案 23：食管癌肝转移

杨某，男，84 岁。初诊日期：2010 年 1 月 31 日。

患者于 2010 年 1 月确诊食管癌肝转移，未手术，未化疗。近期复查 CT 提示肝多发转移较前增大。现吞咽困难，上腹部隐痛不适，乏力明显，口干明显，纳差，平素急躁易怒，夜尿频多，每夜 5～6 次。舌光红，几乎无苔，脉细数。

辨证：津亏热结。

治法：清热养阴，益胃生津。

处方：生地黄 10g，麦冬 10g，五味子 5g，炒白术 10g，陈皮 5g，炙甘草 3g，天花粉 10g，白芍 10g，佛手片 10g，延胡索 20g，乌药 10g，郁金 10g，淡干姜 3g，桂枝 5g，生蒲黄 10g（包煎），莪术 10g，鸡内金 10g，平地木 30g，莱菔子 10g，肿节风 20g，栀子 10g，龙骨 10g（先煎），煅牡蛎 30g（先煎），巴戟天 10g，生黄芪 15g，紫石英 10g。

此后以前方随症加减治疗。

复诊：2012 年 3 月 27 日。患者不慎跌伤，查腰椎 X 线片示腰 4 弧度向前滑脱，腰椎退变。CT 检查示肝内巨大占位伴肝内小结节，肝包膜下少量积液。经单纯中药治疗 2 年，虽然影像学评价疗效为疾病进展，但患者生活质量好，Karnofsky 评分为 90 分。前方去平地木，加淫羊藿 10g，桑寄生 10g。

验案 24：贲门食管癌

杨某，男，70 岁。初诊日期：2013 年 1 月 2 日。

患者于 2012 年 12 月确诊为贲门食管癌，未手术治疗。现进食哽噎，纳差，餐后腹胀，胃脘部嘈杂不适，排气差，消瘦，走路多时脚酸，大便干结，小便尚调，夜寐一般。舌红，苔薄黄，脉细弦。

辨证：气阴两虚，邪毒内阻。

治法：益气养阴，散结消肿。

处方：玄参 10g，生白术 10g，姜半夏 10g，陈皮 5g，乌药 10g，丁香 3g，刀豆 10g，干姜 6g，红豆杉 5g，威灵仙 30g，黄连 1.5g，吴茱萸 1.5g，黄芩 10g，枳壳 10g，莱菔子 15g，龟甲 20g，藤梨根 30g，半枝莲 20g，炙甘草 6g。

随后根据患者病情多次复诊微调。

复诊：2014 年 1 月 25 日。患者现进食哽噎逐渐好转，胃纳有增，乏力好转。舌红，苔薄白，脉弦。继续抗癌治疗。前方加石见穿 20g，蛇六谷 20g（先煎）。

复诊：2014 年 2 月 18 日。患者进食哽噎明显好转，食量增加，体重增强，生活质量明显提高。前方加夏枯草 10g，蒲公英 10g。

验案 25：食管鳞癌放疗后食管气管瘘

王某，男，61 岁。初诊日期：1998 年 12 月 15 日。

患者于 1998 年 5 月 22 日出现进食哽噎，做胃镜检查证实食管中段癌。6 月 5 日行食管中段癌根治术，术后病理检查示溃疡型鳞癌，侵及管壁全层。术后以戈瑞放疗，未化疗。12 月 8 日患者出现进食后呛咳，不能进流食及半流食，右锁骨上淋巴结 3cm×4cm、质硬，B 超检查示胰头周围 2cm×2cm 肿块，考虑出现食管气管瘘，左锁骨上淋巴结及胰腺周围淋巴结转移。

辨证：正虚邪实。

治法：扶正固本，祛邪散结。

处方：女贞子 10g，炙黄芪 10g，潞党参 10g，炒白术 10g，茯苓 10g，茯神 10g，陈皮 6g，威灵仙 30g，守宫 10g，泽漆 30g。

另：三七粉 50g，白及粉 50g，两者混匀，每次 3g，每日 3 次口服。

其后，根据病情变化微调平衡，随症施治。2 周后，食管气管瘘得到控制，能进米粥。

复诊：1999 年 2 月 3 日。B 超检查示锁骨上淋巴结明显缩小，原胰腺周围肿块消失。

至 2004 年，患者仍健康生存。

验案 26：食管癌呃逆、进食梗阻感

张某，男，86 岁。初诊日期：2012 年 11 月 8 日。

患者因进食哽噎感、呃逆在外院行胃镜检查示食管下段隆起，病理检查提示中分化腺癌，未予手术。现患者呃逆，进食哽噎感，反酸嗳气，时有呃逆发作，乏力纳差，偶有上腹部隐痛，无恶心呕吐，大便偏稀色黑，小便可，寐一般。舌淡，苔少，脉弦而缓。

辨证：脾胃气虚，津伤毒聚。

治法：健脾益气，养阴散结消癥。

处方：玄参 10g，炒白术 10g，茯苓 10g，姜半夏 10g，陈皮 5g，炒薏苡仁 10g，藤梨根 30g，白花蛇舌草 20g，柴胡 6g，黄芩 10g，莱菔子 10g，枳壳 10g，厚朴 10g，瓜蒌皮 10g，旋覆花 10g（包煎），蒲公英 10g，枇杷叶 10g，半枝莲 30g，竹茹 5g，甘草 6g。

复诊：2012 年 12 月 1 日。患者服药后仍有纳差、进食哽噎感，反酸减少，上腹部隐痛。前方加芡实 10g。

复诊：2012 年 12 月 20 日。患者上腹隐痛，进食哽噎，口干，纳差，大便稍成形，但仍有黑便。前方去芡实，加蛇六谷 30g（先煎），龙葵 30g，肿节风 20g，壁虎 10g，地龙 10g，玄参 20g。

复诊：2013 年 1 月 11 日。患者服药后进食哽噎得减，能食稀饭，大便稍软，色黄，小便调，夜寐欠安。前方去肿节风，加喜树果 10g，炒酸枣仁 10g。

复诊：2013 年 2 月 17 日。患者服药后进食哽噎好转，能食烂饭、烂面，呃逆也有所好转。舌红，苔薄，脉细弦。目前 Karnofsky 评分为 100 分。以前方巩固治疗。

胃　癌

验案 1：胃癌术后胸胁胃脘疼痛

范某，女，44 岁。初诊日期：2007 年 5 月 21 日。

患者平素性格忧郁，烦躁易怒，于 2006 年 10 月行胃癌根治术（毕 Ⅱ 式），术后 ECF 方案化疗 6 个周期后，近 1 个月患者感胸胁、胃脘胀痛，吞酸嘈杂，呃逆频作，纳食少，小便黄，大便稍干。舌苔白腻，脉弦。

辨证：肝郁气滞，胃失和降。

治法：疏肝解郁，和胃降逆。

处方：柴胡疏肝散加减。柴胡 6g，延胡索 30g，半枝莲 30g，白芍 15g，焦栀子 15g，香附 10g，枳壳 10g，黄芩 10g，姜半夏 10g，党参 10g，白术 10g，茯苓 10g，陈皮 5g，炙甘草 3g。

复诊：2007 年 5 月 28 日。胸胁、胃脘胀痛基本缓解，无呃逆吞酸，纳食增多，但白天口干欲饮，夜间汗出明显。前方加玄参 10g，麦冬 10g，煅龙骨 15g，煅牡蛎 30g。

复诊：2007 年 6 月 4 日。患者口干、汗出症状明显改善。前方加郁金 10g，藤梨根 30g，以巩固疗效。

验案 2：胃癌脘腹痞满隐痛

过某，男，76 岁。初诊日期：2006 年 3 月 29 日。

患者于 2006 年 3 月 18 日查胃镜提示胃体癌，病理活检提示低分化腺癌。因经济原因未行手术及化疗。现胃脘痞满隐痛，时有恶心呕吐，伴纳差，渐进性消瘦，头昏乏力，肢体困倦，形寒怕冷，夜寐欠安，小便调，大便 1 周未解。舌淡，苔白腻，脉细。查 CA72-4 39.3U/mL，CEA 28.54ng/mL，CA12-5 44.09U/mL。体重 53kg，Karnofsky 评分为 70 分。

辨证：正虚积阻，脾胃失调。

治法：健脾和胃为主，辅以扶正抗癌、调和营卫。

处方：黄连 1.5g，姜半夏 10g，黄芩 10g，党参 10g，白术 10g，茯苓 10g，大枣 10g，陈皮 5g，谷芽 15g，麦芽 15g，白芍 20g，瓜蒌子 20g，桂枝 3g，生姜 6g，炙甘草 6g。

复诊：2006 年 4 月 1 日。服药 2 周后病情逐渐好转，胃脘部不适消失，无明显恶心呕吐，乏力倦怠缓解，食欲改善，二便通畅。前方加藤梨根 30g，半枝莲 30g，石见穿 30g。

其后长期守方对症加减治疗，病情平稳。1 年后复查胃镜提示病灶稳定，多次复查各项肿瘤标志物，基本恢复正常，体重增加 3kg，生活如常人。2011 年随访仍存活，Karnofsky 评分为 100 分。

验案 3：胃癌化疗后

倪某，男，75 岁。初诊日期：2009 年 2 月 13 日。

患者于 2008 年 9 月初出现胃脘部不适，大便溏薄。10 月查腹部 CT 示腹腔淋巴结肿大，局部胃壁增厚，进一步查胃镜提示胃癌伴幽门梗阻，病理活检提示胃窦腺癌。于 2008 年 11 月起行 FULFOX 方案化疗 2 个周期。现消瘦，面色苍白，胃脘时有隐痛，嗳气时作，无反酸，腰酸乏力，夜寐欠安，伴夜间盗汗明显，双下肢轻度水肿，二便尚调。舌淡，苔白腻，脉细。查血常规示 RBC 2.4×10^{12}/L，Hb 59g/L，PLT 103×10^9/L。体重 56kg，Karnofsky 评分为 70 分。

辨证：脾肾两虚。

治法：健脾益肾。

处方：黄芪 30g，鸡血藤 30g，党参 20g，补骨脂 10g，山药 10g，杜仲 10g，枸杞子 10g，山茱萸 10g，巴戟天 10g，茯苓 10g，泽泻 10g，煅龙骨 15g，煅牡蛎 15g，法半夏 3g，陈皮 5g，炙甘草 6g。

复诊：2009 年 2 月 27 日。服药 2 周后患者胃脘部无不适，腰酸乏力缓解，夜间盗汗症状较前改善，双下肢无水肿。复查血常规正常。在原方基础上加强敛汗之力。前方加地骨皮 10g，鳖甲 10g，碧桃干 20g，糯稻根 20g。

复诊：2009 年 3 月 3 日。再服 7 剂后，出汗明显减少，前方续服以巩固治疗。

验案 4：胃癌术后一

许某，男，65 岁。初诊日期：2008 年 1 月 10 日。

患者于 2007 年初因上腹部胀痛不适，伴反酸嗳气，查胃镜及病理提示胃癌（腺癌），遂于 2007 年 1 月 25 日行胃癌根治术。术后病理检查示（胃角小弯侧）溃疡型腺癌，胃小弯淋巴结转移（1/5）。术后恢复良好，患者拒绝化疗。现胃脘部胀满，得嗳气、矢气后觉舒，腹中鸣响，时有绞痛，痛则急躁易怒，痛急欲泻，泻后痛减，腹部可触及肠型，乏力纳差，夜寐尚可。舌苔白腻，脉濡。

辨证：肝旺脾虚，气滞湿阻，肠胃不和。

治法：调理肠胃，祛风胜湿，敛肝安中。

处方：红藤 30g，防风 10g，白术 10g，白芍 10g，陈皮 10g，乌药 10g，黄芩 5g，炮姜 3g，黄连 3g，大枣 15g，炙甘草 6g。

复诊：2008 年 1 月 19 日。服药 3 天后，腹痛、腹泻症状明显缓解，胃脘部胀满亦有改善。嘱患者调畅情志，避免烦闷、急躁，注意修养身心。前方加柴胡 6g，蒺藜 10g，以疏肝理气。

复诊：2008 年 1 月 26 日。再服 7 剂后，患者自述消化道症状未再出现，情绪较前稳定。以参苓白术散合痛泻要方为主方出入巩固调理。患者目前生活能自理，Karnofsky 评分为 90 分。

验案 5：胃癌术后二

刘某，女，66 岁。初诊日期：2009 年 3 月 16 日。

患者于 2009 年行胃癌根治术，胃切除 3/5，术后病理检查结果不详。现患者出现反酸、胃胀、乏力，口干明显，纳差，寐一般，小便正常，大便稀溏。舌红，苔薄少，脉细。

辨证：胃阴不足。

治法：养阴生津，理气和胃。

处方：北沙参 10g，麦冬 10g，黄芩 5g，炒白术 10g，薏苡仁 20g，枇杷叶 10g，柴胡 6g，佛手 10g，白芍 10g，防风 5g，炮姜 5g，乌药 10g，炙甘草 6g，石榴皮 20g。

此后以前方随症加减治疗，Karnofsky 评分为 100 分。

复诊：2013 年 4 月 10 日。患者近期腹痛腹泻，纳可。舌红，苔薄少，脉细。

处方：炒党参 10g，炒白术 10g，山药 10g，薏苡仁 15g，茯苓 10g，姜半夏 10g，陈皮 10g，茯神 10g，稻芽 10g，麦芽 10g，枇杷叶 10g，黄芩 5g，黄连 1.5g，木香 5g，防风 5g，炒白芍 10g，炮姜 5g，干姜 3g，石榴皮 20g，炙甘草 6g。

此后复诊多次，据症微调，患者病情平稳。

验案 6：胃癌术后颈部肿块

严某，男，48 岁。初诊日期：1998 年 3 月 5 日。

1995 年 8 月患者在上海某医院行全胃切除术，术后病理检查提示低分化溃疡型腺癌。术后曾以 FAM 方案化疗 4 次。1998 年 2 月患者左颈下部出现 1cm×1cm 肿块，同时胃脘胀满，嗳气，时有便溏，神疲乏力。舌淡，苔白腻，脉细弦。

辨证：脾胃虚弱。

治法：调脾和中。

处方：潞党参 10g，炒白术 10g，茯苓 10g，茯神 10g，炒薏苡仁 10g，山药 15g，姜半夏 10g，陈皮 6g，猪苓 10g，枇杷叶 10g，白花蛇舌草 30g。

复诊：1998 年 6 月 3 日。服药 3 个月后，患者腹胀胸闷的症状消除，不觉疲劳，大便正常，左颈下部肿块消失。

随访患者身体恢复正常，参与日常工作。

验案 7：胃癌肺、胸腔转移出现胸水

张某，男，67 岁。初诊日期：1999 年 7 月。

1998 年 10 月患者感到上腹部疼痛、咳嗽、胸闷，到医院进行胃镜、胸腔镜和全身 CT 检查，诊断为胃癌（腺癌），胸腔转移、肺转移，合并左侧胸腔积液。后抽胸水 4 次，腔内注入化疗药物，并做全身化疗 1 次，效果不佳。现胸闷、气急、咳嗽，B 超检查示胸水深 4.2cm，兼有脘痛、嗳气、反酸，大便偏薄。舌苔白腻，舌色淡，脉细濡。

辨证：脾虚水湿停滞。

治法：健脾利湿。

处方：姜半夏 10g，陈皮 10g，猪苓 10g，茯苓 10g，冬瓜皮 30g，土茯苓 30g，潞党参 10g，炒白术 10g，炒薏苡仁 10g，炮姜 3g，葶苈子 10g，间断服用商陆 3g。

同时服用自制"肃肺合剂"（由无锡市中医医院制剂室制备成 500mL 糖浆），每次 30mL，加温水适量口服，每日 3 次或少量多次频服，连续服用 1 个月为 1 个疗程。

复诊：1999 年 9 月。患者服药 2 个月后，诸症均明显好转，体力明显恢复。因胸水减少，前方去冬瓜皮、土茯苓，改用扶正健脾法调治。

复诊：2000 年 3 月。患者服药 4 个月后，B 超复查示胸水深 1.8cm。现生活质量明显提高，以后继续服用中药进行微调平衡，健康生活数年。

验案 8：胃癌腹腔转移腹胀痛

杨某，男，62 岁。初诊日期：1997 年 12 月 17 日。

患者于 1997 年 4 月 29 日行胃窦癌根治术，术后病理检查确认为腺癌Ⅱ级，周围淋巴结转移（5/5）。术后以 MF 方案化疗 7 次，不良反应较大。12 月出现腹痛、上腹部肿块，大小 5cm×5cm，B 超检查示后腹膜多个淋巴结肿大。现患者腹部胀满刺痛，腰酸、腰痛，纳食不香，头昏乏力，形体消瘦，面色苍白。舌紫暗，苔薄白腻，脉细。

辨证：脾虚气滞血瘀。

治法：调脾和中，调气化瘀。

处方：潞党参 10g，炒白术 10g，茯苓 10g，茯神 10g，炒薏苡仁 10g，山药 20g，姜半夏 10g，陈皮 6g，炙枇杷叶 10g，猪苓 30g，焦稻芽 15g，焦麦芽 15g，莱菔子 15g，鸡内金 10g，丹参 10g，莪术 10g。

复诊：1998 年 3 月 8 日。患者腹部刺痛消退，腹胀仍有，遂去活血化瘀药丹参、莪术，改用健脾理气消胀之品。

患者一直服用中药，身体逐步恢复，腹部胀痛逐步消失，多次复查 B 超提示腹腔转移病灶一直没有增大。患者带瘤生存，Karnofsky 评分为 100 分。

验案 9：胃癌晚期侵犯胰腺

吴某，男，47 岁。初诊日期：2019 年 6 月 21 日。

患者有贲门癌病史，病理检查提示贲门中分化腺癌，侵犯胰腺，胰头处囊腺癌，未手术治疗。现上腹部不适，腹胀、腹痛、腹泻，腰背部酸痛，胃纳可，夜寐尚安。舌淡红，苔薄白，脉细弱。

辨证：脾胃亏虚，癌毒内阻。

治法：健脾益气，解毒散结。

处方：炒党参 10g，炒山药 10g，炒白术 10g，茯苓 10g，茯神 10g，炒薏苡仁 30g，姜半夏 10g，陈皮 10g，枇杷叶 10g，高良姜 3g，乌药 10g，炒白芍 10g，失笑散 10g（包煎），片姜黄 10g，郁金 10g，延胡索 20g，桑寄生 10g，牛膝 10g，八月札 20g，红豆杉 5g，石见穿 15g，炙甘草 6g。

此后据症多次复诊微调。

复诊：2019 年 10 月 22 日。患者服药后感上腹部不适好转，时有头晕，苔脉同前。前方加蒺藜 10g，野葡萄藤 10g。

复诊：2019 年 11 月 26 日。患者服药后感病情好转，唯感腰背部疼痛。前方去野葡萄藤，加徐长卿 10g。

复诊：2020 年 1 月 7 日。患者时有咳嗽，反酸，胃纳可，夜寐尚安。前方去徐长卿、山药、薏苡仁、八月札，加海螵蛸 20g，白及 10g，紫菀 10g，款冬花 10g，白前 10g。

复诊：2020 年 3 月 11 日。患者于 2020 年 3 月 6 日在江阴市人民医院行胸腹部盆腔 CT 检查示双肺纹理较多，左肺上叶、右肺上叶及下叶见小结节，直径小于 5mm；胰头上方见占位肿块，大小为 3cm×2.8cm；贲门癌治疗后，食管贲门局部胃壁增厚伴强化，与以前检查结果相仿。现患者病情稳定，无其他不适，生活能自理，Karnofsky 评分为 100 分，一直未用止痛药。上方去款冬花，加野葡萄藤 10g。

验案 10：胃恶性肿瘤肝转移

许某，女，35 岁。初诊日期：2011 年 2 月 20 日。

2009 年 7 月 11 日患者查彩超示肝两叶散见多个低回声团块，最大为 52mm×40mm，边界尚清，考虑肝占位（转移可能大），胃窦病变，胃恶性肿瘤可能大，肝癌膜腔淋巴结转移。现纳差，上腹部不适，活动胸闷气喘，夜寐欠安。舌红，有裂纹，苔薄，脉细。

辨证：肝郁脾虚。

治法：疏肝健脾。

处方：炒柴胡 6g，黄芩 5g，白芍 10g，生麦芽 30g，炒党参 10g，炒白术 10g，陈皮 5g，姜半夏 10g，佛手片 5g，延胡索 20g，防风 5g，麦冬 10g，五味子 3g，知母 10g，炒酸枣仁 10g，龙骨 15g（先煎），首乌藤 10g，煅牡蛎 30g（先煎），巴戟天 5g，菟丝子 10g。

复诊：2011 年 3 月 2 日。胸闷气喘较前改善，夜寐转安，胃脘部饱胀，胀即欲便。舌淡，苔薄，脉细。

处方：炒白术 10g，茯苓 10g，陈皮 5g，黄芩 10g，郁金 10g，佛手片 10g，延胡索 15g，白芍 20g，生蒲黄 5g（包煎），台乌药 10g，桂枝 5g，蒺藜 10g，熟地黄 10g，炙甘草 10g。

此后多次复诊，以前方随症加减。

复诊：2012 年 5 月 2 日。患者服前方后感觉良好，已 1 年未吃中药，现出现纳差，嗳气，夜寐差。

处方：炒党参 10g，炒薏苡仁 30g，炒山药 10g，炒白术 10g，茯苓 10g，焦稻芽 10g，焦麦芽 10g，姜半夏 10g，陈皮 10g，蜜枇杷叶 10g，炒柴胡 3g，白芍 10g，桂枝 3g，黄芩 5g，郁金 10g，紫苏梗 10g，台乌药 10g，茯神 10g，炒酸枣仁 10g，石见穿 20g。

复诊：2012 年 5 月 18 日。患者服药后诸症好转，Karnofsky 评分为 100 分。此后多次复诊，据症微调。

验案 11：胃癌肝转移

张某，男，57 岁。初诊日期：2012 年 8 月 30 日。

患者于 2012 年 8 月 20 日在外院发现胃癌肝转移，未予手术治疗，目前准备化疗。现患者纳食一般，偶有反酸、嗳气，无恶心、呕吐，无发热，无腹痛，大便稍硬，寐安。舌红，苔薄微腻，脉细弦。

辨证：脾胃虚弱，气滞癌阻。

治法：健脾开胃，理气消癥。

处方：炒党参 10g，炒山药 10g，炒薏苡仁 30g，炒白术 10g，茯苓 10g，焦稻芽 10g，焦麦芽 10g，陈皮 10g，姜半夏 10g，柴胡 3g，旋覆花 10g（包煎），桂枝 3g，黄芩 10g，栀子 10g，郁金 10g，白芍 10g，乌药 10g，火麻仁 10g，枳壳 5g，厚朴 5g，半枝莲 20g，藤梨根 20g，大枣 15g，炙甘草 6g。

复诊：2012 年 9 月 9 日。患者服药后大便稍软、量少，但仍有嗳气，苔脉同前。拟前法进退。

处方：炒白术 10g，茯苓 10g，陈皮 5g，柴胡 3g，桂枝 3g，黄芩 5g，栀子 5g，郁金 10g，白芍 10g，乌药 10g，蒺藜 10g，枳壳 10g，炙甘草 6g。

复诊：2012 年 9 月 15 日。患者服药后纳可，精神可，稍有嗳气，大便干，3 天一行，难解，近来睡眠稍差。舌红，苔少，脉细弦。拟前法进退。

处方：炒白术 10g，茯苓 10g，陈皮 5g，焦麦芽 20g，焦稻芽 20g，柴胡 3g，枳壳 10g，香附 10g，白芍 10g，赤芍 10g，蒺藜 10g，栀子 10g，黄芩 10g，知母 10g，火麻仁 20g，决明子 10g，柏子仁 10g，酸枣仁 10g。

复诊：2012 年 10 月 13 日。患者服药后病情平稳，嗳气好转，近 1 周左脚怕冷，冷时不能行走。前方去黄芩续服。

复诊：2012 年 12 月 1 日。患者 1 周前复查肿瘤标志物 AFP 9381ng/mL。现病情好转，精神可，Karnofsky 评分为 100 分，拟前法进退。

处方：炒白术 10g，茯苓 10g，陈皮 5g，柴胡 3g，枳壳 10g，香附 10g，白芍 10g，赤芍 10g，蒺藜 10g，栀子 10g，黄芩 10g，知母 10g，火麻仁 20g，决明子 10g，片姜黄 10g，郁金 10g，桑寄生 10g，牛膝 10g，巴戟天 10g，柏子仁 10g，酸枣仁 10g，藤梨根 20g，半枝莲 20g，大枣 15g。

复诊：2013 年 2 月 7 日。化疗 6 次结束，复查肿瘤标志物 AFP ＞ 100000ng/mL，CEA 47.12ng/mL，CA19–9 16.65U/mL，CA12–5 88.37U/mL，CA72–4 39.28U/mL，FERR ＞ 2000ng/mL。前方去藤梨根，加白花蛇舌草 15g。

患者坚持服前方治疗，病情稳定，可以每日上班。Karnofsky 评分为 100 分。

验案 12：贲门癌保守治疗

周某，男，59 岁。初诊日期：2013 年 4 月 19 日。

患者胃脘不适 8 年，多次行胃镜检查提示贲门癌，糜烂溃疡，曾口服奥美拉唑进行治疗。2013 年 4 月 2 日在东方肿瘤医院行胃镜检查提示贲门癌进展期，慢性糜烂性溃疡。病理检查示（贲门）黏膜腺上皮高级别上皮内瘤变。患者及家属拒绝手术及进一步治疗，要求中药治疗。现胃脘胀满，偶有嗳气，无口腔溃疡，无发热，无腹痛，夜寐安，小便调，大便日行 1～2 次、成形。舌质红，有裂纹，苔薄黄，脉细弦。

辨证：胃阴不足，脾虚气滞。

治法：滋阴和胃，健脾理气。

处方：麦冬 10g，石斛 10g，炒党参 10g，炒白术 10g，茯苓 10g，茯神 10g，姜半夏 10g，陈皮 10g，山药 10g，炒薏苡仁 15g，焦稻芽 15g，枇杷叶 10g，黄连 1.5g，黄芩 10g，干姜 3g，旋覆花 5g（包煎），生麦芽 15g，藤梨根 10g，半枝莲 10g，炙鸡内金 10g。

复诊：2013 年 5 月 3 日。患者时有反酸烧心，舌红，苔薄。

处方：熟地黄 10g，生白术 10g，陈皮 5g，姜半夏 10g，黄连 3g，黄芩 10g，吴茱萸 1.5g，乌贼骨 20g，白及 10g，栀子 10g，桂枝 5g，干姜 3g，小茴香 3g，炒柴胡 3g，莱菔子 10g，紫苏梗 10g，生白芍 10g，大枣 15g，炙甘草 6g。

此后患者以此方随症加减治疗。

复诊：2014 年 7 月 10 日。患者进食尚通畅，胃脘部胀满，嗳气，腹泻。舌淡红，苔白腻，中有裂纹，脉弦。前方加炮姜 3g，佩兰 10g，生薏苡仁 20g。

复诊：2014 年 9 月 23 日。患者纳可，大便次数多，日行 3～4 次，量中，夜寐可，小便多，夜尿 6～7 次。舌红，苔白微黄腻，脉弦。

处方：熟地黄 10g，黄芪 15g，生白术 10g，苍术 10g，陈皮 5g，姜半夏 10g，生薏苡仁 10g，炒薏苡仁 10g，佩兰 10g，黄连 3g，吴茱萸 3g，黄芩 10g，栀子 10g，干姜 3g，桂枝 5g，小茴香 3g，乌贼骨 20g，白及 10g，炒柴胡 3g，莱菔子 10g，紫苏梗 10g，生白芍 10g，象贝母 10g，桔梗 5g，苏子 10g，牛膝 10g，升麻 10g，炮姜 3g，石榴皮 10g，益智仁 10g，半枝莲 20g，炙甘草 6g。

复诊：2014 年 10 月 23 日。现时有流涕，大便日行 2 次，纳寐可，夜尿 5 次。舌红，苔白微黄腻，脉弦。前方去佩兰，改生白术为炒白术 10g，加乌药 10g，辛夷 3g，苍耳子 10g。

复诊：2014 年 11 月 18 日。现气喘，纳可，流涕，稍咳有痰，夜寐尚安，二便可。舌暗红，苔黄腻，脉细。前方去益智仁，加杏仁 10g，防风 10g。

此后患者多次复诊，据症微调。Karnofsky 评分为 100 分。

验案 13：胃癌 10 年伴右上肺结节

高某，女，67 岁。初诊日期：2016 年 7 月 16 日。

患者于 2007 年行胃癌手术，术后病理检查结果不详。患者诉外院检查提示右上肺小结节，大小为 8～9mm，肿瘤标志物神经元特异性烯醇化酶（NSE）24.55ng/mL。复查胸部 CT 示右上肺混杂磨玻璃结节，较前密度增高，转移不排除。既往有高血压、冠心病、心功能Ⅱ级、腔隙性脑梗死病史。现神疲乏力，咽痒不适，咳嗽有痰，胸闷，时有心慌，时有心跳间歇感，多于活动时明显，纳可，二便调，夜寐欠安。舌红无苔，脉细。

辨证：气阴两虚。

治法：益气养阴，消癥散结。

处方：生地黄 10g，麦冬 10g，炒白术 10g，茯苓 10g，炒薏苡仁 30g，陈皮 10g，枇杷叶 10g，炒山药 10g，炒白芍 10g，佛手 10g，瓜蒌皮 10g，醋香附 10g，黄连 1.5g，蝉蜕 5g，僵蚕 10g，玄参 10g，乌梅 20g，西青果 10g，木蝴蝶 10g，射干 20g，酸枣仁 10g，茯神 10g，合欢皮 10g，龙骨 10g（先煎），煅牡蛎 30g（先煎），密蒙花 10g，拳参 10g，蜀羊泉 20g，炙甘草 6g。

复诊：2016 年 9 月 30 日。现患者咳嗽、咳痰，眼睛干涩，有排尿、排便不尽感。舌红，有裂纹，脉细。前方去西青果、枇杷叶、拳参，加五味子 5g，益智仁 10g，金樱子 10g。

复诊：2016 年 10 月 20 日。患者血压高，感头部刺痛、胀，下肢静脉曲张。前方加川芎 10g，白芷 10g，蔓荆子 10g，夏枯草 10g，石决明 30g，牛膝 10g。

复诊：2016 年 11 月 4 日。患者感右下肢胀。舌有裂纹，脉细。前方去山药、蜀羊泉、茯苓、白芷，加茜草炭 10g，蒲公英 10g。

此后患者随症加减治疗。

复诊：2017 年 11 月 7 日。现患者血压高，口干，潮热，恶心，无呕吐，纳食可，夜寐安，夜尿 2～3 次，易腹泻。前方去石决明，加地骨皮 10g，熟地黄 10g，干姜 10g。

此后患者多次复诊，据症微调，肺结节较前有所缩小。

验案 14：胃癌术后呕吐、进食哽噎

蒋某，女，76 岁。初诊日期：2014 年 3 月 28 日。

患者于 2013 年在外院行贲门癌胃切除术，术中胃被切除 1/2，好转出院。现纳差，时有恶心呕吐，进食哽噎感，痰较多，白黏痰，大便不爽，数日一行，寐一般。舌红，苔薄白腻，脉细。

辨证：脾胃虚弱。

治法：扶正和胃，理气通腑。

处方：炒白术 10g，陈皮 5g，姜半夏 10g，黄连 2g，吴茱萸 2g，干姜 6g，乌贼骨 20g，旋覆花 10g（包煎），莱菔子 20g，白芥子 10g，苏子 10g，厚朴 10g，枳壳 10g，瓜蒌皮 10g，瓜蒌子 10g，肉苁蓉 10g，合欢皮 10g，香附 10g，白芍 15g，当归 10g，大枣 15g，炙甘草 6g。

复诊：2014 年 4 月 15 日。现患者进食哽噎明显好转，稍有嗳气，嗳气则舒，痰不多。前方继服 14 剂。

验案 15：贲门癌术后胃息肉复发

邵某，男，47 岁。初诊日期：2012 年 1 月 10 日。

患者于 2009 年 2 月 14 日行贲门癌切除手术，术后病理检查示贲门胃体腺癌Ⅱ～Ⅲ级，侵犯肌层，淋巴结未见转移。术后复查胃镜提示胃息肉，予摘除。现乏力纳差，进食后时有胃脘部不适，反酸烧心。舌淡红，苔薄，脉细。

辨证：脾虚气滞，癌毒内阻。

治法：健脾理气，解毒散结。

处方：北沙参 10g，炒白术 10g，炒薏苡仁 10g，茯苓 10g，姜半夏 10g，陈皮 5g，海螵蛸 20g，煅瓦楞子 30g，白及 10g，牡丹皮炭 10g，焦栀子 10g，象贝母 10g，木香 5g，佛手 10g，乌药 10g，炮姜 3g，石见穿 15g，炙甘草 3g，大枣 15g。

复诊：2012 年 2 月 17 日。患者服药后乏力减轻，纳增，仍有反酸，左前臂有一肿块，大小约为 2cm×2cm，质软，轻压痛。前方加蒲公英 30g，片姜黄 6g。另予本院自制消癥止痛膏贴敷于前臂肿块处，以消肿散结。

复诊：2012 年 3 月 30 日。患者左前臂肿块消除，唯感反酸。前方去炒薏苡仁，加炒山药 10g。

复诊：2012 年 5 月 9 日。患者服药后症平，现自觉口干，小便涩痛，眠纳可，大便调。前方去蒲公英，加生地黄 10g，六一散 10g（包煎），车前子 10g（包煎），黄芪 15g。

此后据症多次复诊微调。

复诊：2012 年 11 月 29 日。患者 18 个月未长息肉，近期复查胃镜提示吻合口炎。现患者时有烧心，胃脘部饱胀感。舌红，苔薄少，脉细。前方去木香，加黄芩 20g，紫苏梗 5g，麦冬 10g。

此后据症多次复诊微调。

复诊：2013 年 9 月 13 日。现患者时感反酸。前方加铁树叶 10g。

复诊：2013 年 10 月 17 日。患者眠纳可，二便调。舌红，苔薄白，脉细。

处方：黄芪 15g，北沙参 10g，生地黄 10g，炒白术 10g，茯苓 10g，姜半夏 10g，陈皮 5g，海螵蛸 20g，煅瓦楞子 30g，白及 10g，牡丹皮炭 10g，焦栀子 10g，象贝母 10g，木香

5g，佛手 10g，乌药 10g，炮姜 3g，片姜黄 6g，三七 5g，车前子 10g（包煎），六一散 10g（包煎），石见穿 15g，白花蛇舌草 20g，炙甘草 3g，大枣 15g。另予平消片口服，以活血化瘀、消肿散结。

此后据症多次复诊微调。

复诊：2014 年 5 月 22 日。胃镜复查示胃窦细胞壁隆起病变，大小为 1cm×1cm。病理活检示轻度慢性炎症伴腺体肠化生。现患者时有嗳气反酸。前方加黄芩 5g，黄连 1.5g，吴茱萸 1.5g，干姜 3g，三棱 15g，莪术 15g。

复诊：2015 年 1 月 6 日。患者胃细胞壁隆起消除，现眠纳可，二便调。舌红，苔薄，脉细。前方改石见穿 20g，加郁金 10g。

此后根据患者的情况将息调整。

验案 16：胃癌术后腹部引流管渗液

王某，男，61 岁。初诊日期：2013 年 6 月 13 日。

患者胃癌术后 2 个月，胃纳欠佳，进食荤食后右肩背痛，脚抽筋。舌红，苔薄白，脉细。Karnofsky 评分为 70 分。

辨证：脾虚痰湿，气滞血瘀。

治法：健脾化湿，行气化瘀。

处方：炒党参 10g，炒山药 10g，炒白术 10g，茯苓 10g，茯神 10g，姜半夏 10g，陈皮 10g，焦稻芽 10g，焦麦芽 10g，枇杷叶 10g，黄芩 10g，炒白芍 10g，炒柴胡 6g，片姜黄 10g，牛膝 10g，郁金 10g，钩藤 10g（后下），地龙 10g，独活 10g，桑寄生 10g，炙甘草 6g。

此后据症多次复诊微调。

复诊：2013 年 11 月 29 日。患者咽部有黏痰难以咯出，腹部引流管可见渗液，使用抗生素无效，复查胸部 CT 见 3cm×4mm 结节。苔脉同前。前方加防风 5g，紫石英 10g，海蛤壳 30g，皂角刺 10g，桔梗 5g。

复诊：2014 年 1 月 8 日。腹腔引流管未见明显渗液，复查胸部 CT 结节消失。苔脉同前。前方去海蛤壳、皂角刺续服。

此后根据患者的情况将息调整，Karnofsky 评分为 95 分。

验案 17：贲门癌伴淋巴结转移

席某，男，56 岁。初诊日期：2020 年 8 月 13 日。

患者因确诊贲门癌 1 年余，进食哽噎 2 周收入我院肿瘤科治疗。胃镜检查示贲门至胃底巨大溃疡表现，病理检查提示腺癌，上腹部增强 CT 示胃小弯侧处占位，结合病史，首先考虑肿大的淋巴结；肝内多发低密度灶，考虑多发小囊肿可能；贲门部及胃底、小弯部胃壁增厚；所见右肺多发支气管扩张伴感染。入院时症见进食哽噎，胃纳欠佳，时有嗳气反酸，时有恶心，无呕吐，乏力明显，偶有咳嗽，咳痰少，夜寐欠安，二便调。舌质淡红，苔薄白，脉细弱。

辨证：脾气虚。

治法：健脾益气。

处方：党参 10g，茯苓 10g，炒白术 10g，姜半夏 10g，陈皮 10g，薏苡仁 15g，焦麦芽 15g，茯神 10g，柿蒂 10g，海螵蛸 20g，白及 10g，栀子 10g，黄芩 10g，仙鹤草 20g，苎麻根 20g，生地黄 10g，知母 10g，乌药 10g，炒白芍 10g，天麻 10g，桔梗 5g，牛膝 10g，桑寄生 10g，石见穿 20g，白花蛇舌草 20g，八月札 20g，大枣 15g，炙甘草 6g。

复诊：2020 年 8 月 19 日。复查 CT 示右肺支气管扩张伴陈旧灶，右肺中叶部分不张，较前基本相仿；纵隔内小淋巴结伴部分钙化，胸椎点状高密度影；食管下段贲门壁增厚；肝脏多发囊肿；左肾小囊肿；前列腺增生。胃镜检查示胃食管交界腺癌化疗后慢性浅表性胃炎，幽门螺杆菌（+）。患者进食哽噎减轻，胃纳略增，乏力稍减，时有反酸嗳气，偶有咳痰，量少，夜寐欠安。舌红，苔薄，脉细弱。

患者病情平稳，以前方继服。

验案 18：胃癌腹水

姚某，女，44 岁。初诊日期：2013 年 8 月 3 日。

患者于 2012 年 7 月诊断为胃癌伴有腹腔积液，行胃全切术，术后病理检查示（全胃）低分化腺癌，部分黏液腺癌，小弯淋巴结见转移（2/4），大弯淋巴结见转移（5/9），胸腔穿刺抽液。术后静脉化疗 4 次。有子宫肌瘤、卵巢囊肿病史。查 CA12-5 122.2U/mL。现口服替吉奥 40mg，每日 2 次。乏力，纳可，时有腹胀。舌边有齿印，脉滑。

辨证：脾胃亏虚，水湿内停。

治法：健脾益气，化湿利水。

处方：炒党参 10g，炒山药 10g，炒白术 10g，茯苓 10g，茯神 10g，炒薏苡仁 30g，姜半夏 10g，陈皮 10g，焦稻芽 10g，焦麦芽 10g，枇杷叶 10g，猪苓 30g，泽泻 20g，黄芩 10g，片姜黄 6g，乌药 10g，防风 5g，炒白芍 10g，高良姜 3g，半枝莲 20g，大枣 15g，炙甘草 6g。

复诊：2013 年 8 月 16 日。B 超检查提示腹水深 9cm。现乏力，嗳气。舌边有齿印，脉滑。前方加莱菔子 15g。

复诊：2013 年 8 月 30 日。患者时有打嗝，左腰不适，大便次数多。8 月 3 日方去山药、茯神，加莱菔子 10g，石榴皮 20g，炮姜 3g，牛膝 10g。

复诊：2013 年 10 月 26 日。近日多次复查 CEA，可见手术前为 365ng/mL，术后 4 月为 33ng/mL，术后 9 月为 23ng/mL，术后 10 月为 100ng/mL；查 CA12-5 115.2U/mL。现化疗第

5 次，昨日刚结束，本次化疗方案为紫杉醇 + 奥沙利铂。患者时有腹胀，隐痛。8 月 3 日方加延胡索 20g，泽泻 20g，莱菔子 20g，半枝莲 20g。

复诊：2013 年 11 月 9 日。患者时有胃纳欠佳，腹胀。

处方：炒党参 10g，山药 10g，炒白术 10g，茯苓 10g，姜半夏 5g，陈皮 5g，麦芽 20g，稻芽 20g，薏苡仁 20g，广木香 5g，淡干姜 3g，黄芩 5g，大枣 15g，炙甘草 6g。

复诊：2013 年 12 月 28 日。复查 CEA 338ng/mL，患者时有腹胀，查体见移动性浊音阳性。

处方：生白术 10g，稻芽 20g，麦芽 20g，姜半夏 10g，陈皮 5g，茯苓 30g，猪苓 30g，泽泻 30g，防己 10g，车前子 10g（包煎），桂枝 5g，淡干姜 5g，厚朴 10g，乌药 10g，莱菔子 20g，川芎 10g，延胡索 20g，柴胡 3g，炙鳖甲 20g（先煎），大枣 15g。

复诊：2014 年 1 月 11 日。腹胀大减，腹水深度由 9cm 减至 7cm。舌淡红，苔薄白，脉细。前方加广木香 20g，制香附 10g。

此后根据患者的情况将息调整，患者病情平稳。

验案 19：胃癌无法手术

张某，女，70 岁。初诊日期：2014 年 5 月 23 日。

患者于 2013 年 10 月在外院查胃镜提示胃角、胃窦部癌；病理检查提示低分化腺癌；周围淋巴结无转移（0/1）；上腹部 CT 检查示胰头前上方肿大淋巴结 1 枚。患者既往有冠心病、甲状腺肿大病史，故无法手术，要求中药保守治疗。现乏力，胃纳欠佳，胃脘痛，牵引后背，嗳气打呃，无恶心、呕吐，时有气喘，夜寐可，双下肢水肿。舌暗红，苔薄黄，脉细弦。

辨证：脾胃虚弱，胃失和降。

治法：益气健脾，和胃降逆。

处方：炒党参 10g，炒白术 10g，茯苓 10g，茯神 10g，焦稻芽 10g，焦麦芽 10g，炒薏苡仁 30g，姜半夏 10g，陈皮 10g，枇杷叶 10g，炒山药 10g，猪苓 10g，白芍 10g，木香 5g，砂仁 3g（后下），莱菔子 10g，乌药 10g，炮姜 3g，石榴皮 10g，延胡索 15g，干姜 3g，柴胡 6g，片姜黄 6g，半枝莲 10g，石见穿 10g。

复诊：2014 年 6 月 6 日。患者症状如前，胃脘仍有疼痛，打呃止，乏力，下肢仍有水肿，胃纳差，苔脉如前。前方加白及 10g，泽泻 20g，车前子 10g（包煎），黄芪 20g。

复诊：2014 年 6 月 20 日。患者服药后胃脘疼痛稍减，但症状仍有，胃纳差，下肢水肿减轻，乏力减轻。前方加白芷 10g，旋覆花 10g（包煎），葶苈子 10g，炙麻黄 3g。

复诊：2014 年 7 月 7 日。患者胃痛减轻，腹胀，纳差，寐安。前方改葶苈子 15g，加五味子 5g，煅牡蛎 30g（先煎），龙骨 10g（先煎）。

验案 20：胃癌术后肝转移一

朱某，男，66 岁。初诊日期：2014 年 1 月 18 日。

患者于 2010 年在外院行胃癌根治术，术后未予化疗。患者近来乏力，多食易饿，易出汗，腰背部酸痛，夜尿偏多，每晚 5～6 次，大便可。舌质暗红中裂，苔黄腻，脉沉细。

辨证：脾胃虚弱。

治法：健脾和胃。

处方：炒党参 10g，炒山药 10g，炒薏苡仁 30g，炒白术 10g，茯苓 10g，茯神 10g，姜半夏 10g，陈皮 10g，枇杷叶 10g，焦稻芽 10g，焦麦芽 10g，砂仁 5g（后下），柴胡 6g，干姜 3g，白芍 10g，木香 5g，麦冬 10g，片姜黄 6g，葛根 10g，夏枯草 10g，菊花 10g，半枝莲 20g，炙甘草 6g。

复诊：2014 年 5 月 22 日。患者复查上腹部 CT 发现肝转移，未予任何西医治疗，继续服用中药。现仍有易饥感，夜尿稍有好转，苔脉同前。前方去枇杷叶，加枸杞子 10g。

复诊：2014 年 6 月 12 日。患者近两周肩酸明显，大便偏软，日 5 次。前方去木香，加炮姜 5g。

复诊：2014 年 8 月 10 日。患者上述症状均有减轻，但夜间容易出汗，苔脉同前。前方去姜半夏，加熟地黄 10g，制附片 3g（先煎），肉桂 3g，牡丹皮 10g，益智仁 10g。

复诊：2014 年 9 月 11 日。患者近来夜间易出汗减轻，偶有口干。前方加赤芍 10g，防风 5g。

复诊：2014 年 10 月 16 日。患者近来偶感乏力、头晕，既往有高血压病史，劳累时颈肩不适，胸闷、气短，进食稍有嗳气，胸部隐痛，喜叹气，纳可，寐安，口干。舌红，苔少，脉细弦。Karnofsky 评分为 100 分。前方去茯神，改炒薏苡仁 10g，加夏枯草 10g，瓜蒌皮 10g，合欢皮 10g。

验案 21：胃癌术后肝转移二

宋某，男，78 岁。初诊日期：2011 年 12 月 7 日。

患者于 2009 年 2 月在无锡市人民医院查胃镜示胃角巨大溃疡，病理检查提示腺癌。于 2009 年 2 月 25 日在全麻下行胃癌根治术（远端胃），术后病理检查示胃低分化腺癌，累及深肌层，大小弯淋巴结见转移（3/19）。术后化疗 2 次，化疗期间曾出现骨髓抑制、肝功能异常等不良反应，故未继续化疗。2011 年复查 CT 示肝右叶低密度灶，考虑转移性病灶，行伽玛刀治疗。查 CEA、CA19-9、CA125 均正常。现乏力纳差，时有反酸，腹部不适，大便溏。舌淡红，苔薄白，脉细。

辨证：脾胃虚弱。

治法：健脾和胃。

处方：炒党参 10g，山药 10g，炒白术 10g，茯苓 10g，炒薏苡仁 10g，姜半夏 10g，陈皮 5g，六神曲 20g，海螵蛸 20g，白及 10g，黄芩 10g，石榴皮 30g，炮姜 5g，炒白芍 10g，防风 5g，乌药 10g，郁金 10g，甘草 6g。

复诊：2012 年 3 月 30 日。患者于 2012 年 2 月 25 日至 2012 年 3 月 15 日住院期间，查 Hb 48g/L，CA12-5 51.69U/mL，CA15-3 58.83U/mL，NSE 29.33ng/mL。CT 检查示胆囊壁增厚伴结节，肝内囊样病变，囊肿可能，胆总管末端结石伴肝内胆管及胆总管扩张，两侧肺炎，双侧胸腔积液，双侧胸廓内甲状腺肿，肝门部结节压迫胆总管致胆总管轻度扩张，考虑转移瘤可能。现患者诸症皆平，舌有裂纹伴疼痛。前方改甘草 10g，炮姜 3g，加生地黄 10g，黄连 3g，栀子 10g。

复诊：2012 年 4 月 28 日。患者近日感冒后伴发热，体温达 38℃，查 N 89.71%，CT 检查示胆囊壁增厚伴结节，肝内囊样病变，囊肿可能。前方加炒柴胡 6g，金钱草 10g。

复诊：2012 年 8 月 8 日。2011 年 12 月 7 日方加生地黄 20g，黄连 3g，熟地黄 10g，栀子 10g，甘草 15g，巴戟天 10g，细辛 3g，升麻 15g，牛膝 10g。

复诊：2012 年 12 月 10 日。症如前述，以前法进退。

处方：炒党参 10g，山药 10g，炒薏苡仁 10g，茯苓 10g，炒白术 10g，姜半夏 10g，陈皮 5g，六神曲 10g，海螵蛸 20g，白及 10g，甘草 12g，黄连 3g，黄芩 10g，栀子 10g，细辛 3g，升麻 10g，牛膝 10g，巴戟天 10g，炮姜 3g，石榴皮 30g，生白芍 10g，防风 5g，乌药 10g，郁金 10g。

复诊：2013 年 2 月 15 日。近日巩膜出现黄染，下肢轻度水肿。舌干，脉滑。

处方：炒党参 10g，炒山药 10g，炒薏苡仁 30g，炒白术 10g，茯苓 10g，茯神 10g，姜半夏 10g，陈皮 10g，焦稻芽 10g，焦麦芽 10g，枇杷叶 10g，猪苓 30g，车前子 10g（包煎），防己 10g，泽泻 30g，桂枝 5g，茵陈 30g，巴戟天 10g，炒柴胡 6g，黄芩 15g，栀子 10g，半枝莲 20g，大枣 15g，炙甘草 6g。

复诊：2013 年 4 月 5 日。现巩膜黄染、下肢轻度水肿好转，胆囊区不适。舌有裂纹，脉细弦。

处方：炒党参 10g，炒山药 10g，炒薏苡仁 10g，茯苓 10g，茯神 10g，炒白术 10g，陈皮 5g，姜半夏 10g，枇杷叶 10g，炒黄芩 10g，栀子 10g，茵陈 20g，郁金 10g，巴戟天 10g，桂枝 5g，车前子 10g（包煎），柴胡 6g，女贞子 10g，八月札 10g，龙葵 20g，藤梨根 20g，半枝莲 20g，炙甘草 6g。

复诊：2013 年 6 月 7 日。现血红蛋白从 48g/L 增加到 117g/L。Karnofsky 评分为 100 分。前方去山药、八月札，加蒲公英 10g。

验案 22：胃腺癌保守治疗

蒋某，男，78 岁。初诊日期：2006 年 9 月 28 日。

患者于 2006 年 9 月 2 日发现胃腺癌，因患者高龄，拒绝手术。现乏力纳差，时有胃胀胃痛，口干。舌淡红，苔薄白，脉细。

辨证：脾胃虚弱。

治法：健脾和胃，理气止痛。

处方：炒党参 10g，麦冬 10g，炒山药 10g，炒白术 10g，茯苓 10g，茯神 10g，焦稻芽 10g，焦麦芽 10g，陈皮 10g，姜半夏 10g，炒柴胡 6g，枳壳 10g，延胡索 10g，郁金 6g，白芍 10g。

复诊：2011 年 11 月 9 日。随访已 5 年，Karnofsky 评分为 100 分。以前法进退。

处方：麦冬 10g，炒白术 10g，陈皮 5g，姜半夏 10g，黄芩 10g，佛手片 10g，延胡索 20g，川芎 10g，台乌药 10g，高良姜 3g，蒲黄 20g（包煎），生栀子 10g，蒲公英 10g，泽泻 10g，龙骨 10g（先煎），煅牡蛎 20g（先煎），大枣 15g，炙甘草 6g。

此后多次门诊复诊，据症微调。

复诊：2013 年 11 月 9 日。随访已 7 年，Karnofsky 评分为 100 分。前方加石见穿 15g。

验案 23：胃癌术后黑便

王某，男，70 岁。初诊日期：2014 年 3 月 3 日。

患者行胃癌手术，胃切除 2/3，术后病理检查示印戒细胞癌，胃小弯浸润癌，浸润全层浆膜外脂肪细胞，小弯淋巴结（4/8）、大弯淋巴结见癌转移（9/12）。术后化疗 1 次，后因严重胃肠道反应拒绝继续化疗。现乏力消瘦，贫血貌，黄疸，进食哽噎，上腹压痛，脾肿大，有黑便。舌红，脉细。患者长期酗酒，饮食习惯不良。

辨证：脾胃虚弱，癌毒内阻。

治法：益气健脾，散结止痛。

处方：炒党参 10g，山药 10g，麦冬 10g，白术 10g，茯苓 10g，薏苡仁 10g，陈皮 5g，黄芩 5g，白芍 10g，防风 10g，干姜 3g，乌药 10g，延胡索 10g，炙甘草 6g，半枝莲 20g，石见穿 20g。

复诊：2014 年 4 月 25 日。现夜尿多，大便不成形，大便色黑有黏冻，乏力。舌红，苔薄白。前方加黄芪 20g，益智仁 10g，紫石英 10g，车前子 10g（包煎），五倍子 10g，桔梗 10g。

复诊：2014 年 5 月 23 日。现口干，上腹压痛好转，无黑便，黏冻减少，体重较前增加。Karnofsky 评分为 85 分。前方加乌梅 10g。

此后据症多次复诊微调，患者病情逐渐好转。

验案 24：贲门癌进食哽噎

夏某，男，80 岁。初诊日期：2013 年 5 月 21 日。

患者诊断为贲门癌，病理检查示（贲门）低中分化腺癌，贲门部黏膜病变。现进食哽噎，纳差，二便如常。舌淡红，苔薄腻，脉细。

辨证：脾胃虚弱，痰气交阻。

治法：健脾和胃，化痰散结。

处方：炒党参 10g，炒山药 10g，炒白术 10g，茯苓 10g，茯神 10g，焦稻芽 10g，焦麦芽 10g，炒薏苡仁 30g，姜半夏 10g，陈皮 10g，枇杷叶 10g，莱菔子 10g，黄芩 5g，黄连 1.5g，吴茱萸 1.5g，小茴香 3g，炒柴胡 3g，桂枝 3g，僵蚕 10g，地龙 10g，威灵仙 30g，白花蛇舌草 20g，半枝莲 20g，藤梨根 15g，蜀羊泉 10g，炙甘草 6g。

复诊：2013 年 7 月 19 日。患者服 7 剂药后能进食米饭，无哽噎感。前方去蜀羊泉，加石见穿 15g。

此后患者门诊随诊，病情平稳。

验案 25：胃癌胰腺周围广泛转移出现黄疸

余某，男，78 岁。初诊日期：2011 年 1 月 18 日。

患者于 2004 年 3 月在外院诊断为胃癌，予以手术切除，术后化疗 5 次。2010 年 8 月复查上腹部 CT 提示胰腺周围广泛转移。现患者身目黄染，乏力，上腹部隐痛，腹胀，纳差，反酸，嗳气，时有呕吐酸水，大便偏少，小便可，查上腹部无反跳痛，胁肋区无明显压痛，心率 68 次 / 分，律齐。舌红，苔白，脉滑。

辨证：脾虚湿滞。

治法：健脾化湿。

处方：炒白术 10g，茯苓 10g，陈皮 5g，姜半夏 10g，焦麦芽 20g，佩兰 10g，炒苍术 10g，厚朴 10g，枳壳 5g，乌药 10g，黄芩 10g，焦栀子 10g，海螵蛸 20g，柴胡 6g，茵陈 20g，郁金 10g，片姜黄 6g，生白芍 10g，车前子 10g（包煎），巴戟天 10g，大枣 10g，炙甘草 3g。

复诊：2011 年 2 月 18 日。患者服药后腹胀减轻，纳食较前改善，体重稍有增加，仍有黄疸，吐酸水，腰膝酸软，苔脉同前。前方加牛膝 20g。

此后以前方随症加减治疗。

复诊：2011 年 11 月 18 日。患者腹胀得减，咯白痰，吐酸水，纳差。拟前法进退。

处方：党参 10g，炒白术 10g，茯苓 10g，陈皮 5g，姜半夏 10g，焦麦芽 10g，枳壳 5g，乌药 10g，黄芩 20g，栀子 10g，海螵蛸 20g，柴胡 8g，茵陈 30g，郁金 10g，片姜黄 6g，生白芍 15g，车前子 10g（包煎），蒺藜 10g，延胡索 20g，五味子 5g，炙甘草 3g。

复诊：2011 年 12 月 29 日。患者腹胀好转，黄疸稍退，咯白痰，吐酸水，纳差。舌淡红，苔白腻。前方去五味子，加佩兰 10g，厚朴 10，炒苍术 10g。

复诊：2012 年 1 月 17 日。患者黄疸消退，胃纳好转，时有口干，腰膝酸软，时有腹痛而泻。前方去厚朴、炒苍术、佩兰，改黄芩 10g，加麦冬 10g，防风 10g，旋覆花 10g（包煎）。

复诊：2012 年 1 月 29 日。B 超检查示胆总管扩张伴下极强回声，考虑胆囊多发结石，伴胆囊炎；胰间多发低回声，考虑转移。

处方：炒党参 10g，炒白术 10g，茯苓 10g，陈皮 5g，姜半夏 10g，焦麦芽 20g，佩兰 10g，苍术 10g，厚朴 10g，枳壳 5g，乌贼骨 20g，茵陈 30g，郁金 10g，乌药 10g，炒柴胡 6g，黄芩 10g，焦栀子 10g，延胡索 20g，片姜黄 6g，白芍 10g，车前子 10g（包煎），大枣 10g，炙甘草 3g。

复诊：2012 年 2 月 16 日。患者服药后黄疸未发，腰酸得减，下肢浮肿。2011 年 11 月 18 日方加益智仁 10g，麦冬 10g，淫羊藿 20g，巴戟天 10g，旋覆花 10g（包煎）。

复诊：2012 年 3 月 16 日。现夜尿多，腰酸乏力。2012 年 1 月 29 日方去厚朴、苍术，加益智仁 10g，麦冬 10g，淫羊藿 20g，巴戟天 10g。

复诊：2013 年 2 月 21 日。患者近 1 年来间断停服中药，黄疸又起，胃纳差，腹胀，呕吐，消瘦，二便少。舌红，苔薄少，脉细弦。拟前方继服。

复诊：2013 年 3 月 14 日。患者服药后黄疸稍退，但仍有恶心、呕吐，上腹隐痛明显，影响睡眠。

处方：炒白术 10g，茯苓 10g，陈皮 5g，姜半夏 10g，焦麦芽 20g，佩兰 10g，炒苍术 10g，厚朴 10g，枳壳 5g，海螵蛸 20g，柴胡 6g，茵陈 30g，郁金 10g，乌药 10g，黄芩 10g，焦栀子 10g，片姜黄 6g，生白芍 10g，车前子 10g（包煎），巴戟天 10g，牛膝 10g，大枣 10g，炙甘草 3g。

验案 26：胃癌、肝癌术后广泛转移

张某，男，45 岁。初诊日期：2011 年 6 月 20 日。

患者于 2010 年 12 月 14 日在上海中山医院（复旦大学附属中山医院）行胃癌手术，切除全胃 2/3，术后病理检查示溃疡型腺癌，分化Ⅲ级，侵及深肌层，转多淋巴结（8/38）分布在胃窦及大弯处，另见 2 枚癌结节。术后化疗 6 个疗程。现纳差，无饥饿感，牙龈浮肿疼痛，小便不畅，大便偏干。舌紫，苔黄腻，脉弦。

辨证：脾虚湿滞。

治法：健脾和胃，理气化湿。

处方：黄芪10g，炒党参10g，山药10g，炒薏苡仁10g，炒白术10g，茯苓10g，陈皮5g，姜半夏5g，麦芽20g，郁金5g，炒柴胡3g，黄芩5g，枳壳5g，乌药5g，炒白芍10g，藤梨根30g，石见穿30g，半枝莲30g。

复诊：2012年9月24日。2011年9月28日CT检查示肝门处见3.3cm占位，同时手术切除，后口服替吉奥（早晚各3粒）共6个月，介入治疗2次，肿块未缩小，伽玛刀治疗11次，并予香菇多糖调节免疫治疗。现肝区胀，有胸腹水，纳差，无饥饿感，牙龈浮肿疼痛，小便不畅，大便偏干。舌紫，苔厚腻，脉弦。

处方：薏苡仁20g，炒苍术10g，炒白术10g，茯苓20g，陈皮5g，姜半夏10g，厚朴5g，佩兰10g，焦麦芽20g，焦稻芽20g，六神曲10g，广木香5g，淡干姜3g，乌药10g，郁金10g，炒柴胡3g，黄芩5g，酸枣仁10g，大枣15g，炙甘草6g。

复诊：2013年2月28日。复查CA12-5、CA19-9均升高，腹胀，睡眠差，入睡困难，胃纳欠佳。苔黄腻，脉弦滑。前方加喜树果10g，半枝莲20g，龙葵20g，藤梨根20g。

复诊：2013年3月17日。现口干，腹胀，小便少。舌苔薄白腻，脉细。前方加大腹皮20g，茯苓皮10g。

复诊：2013年4月15日。查白细胞2.6×10^9/L。现胃纳可，腹部胀满，有腹腔积液。舌苔薄白腻，脉细。前方去佩兰，改大腹皮30g，茯苓皮20g，加防己10g。

复诊：2013年5月10日。现腹部胀满，查白细胞4.1×10^9/L。舌苔白腻，脉细。

处方：薏苡仁20g，炒苍术10g，炒白术10g，茯苓10g，陈皮5g，姜半夏10g，厚朴10g，六神曲10g，广木香5g，紫苏梗10g，莱菔子15g，淡干姜3g，乌药10g，郁金10g，炒柴胡6g，黄芩10g，酸枣仁10g，喜树果10g，半枝莲20g，龙葵20g，藤梨根20g，大枣15g，炙甘草6g。

复诊：2013年6月7日。现腹胀，有积液。舌苔白腻，脉细。前方去喜树果、龙葵，加泽泻20g，防己10g，蒲公英10g。

复诊：2013年7月8日。胃癌术后2年7个月，肝癌术后1年7个月，查白细胞3.6×10^9/L，CEA 22.06ng/mL，已广泛转移。目前肝脏仍有6.4cm大小的肿块。现腹胀，下肢畏寒，但病情较前明显减轻，一般状况可。舌淡红，苔薄，脉弦。

处方：薏苡仁20g，炒苍术10g，炒白术10g，茯苓10g，陈皮5g，姜半夏10g，厚朴10g，六神曲10g，广木香5g，紫苏梗10g，莱菔子10g，淡干姜3g，桂枝5g，乌药10g，郁金10g，炒柴胡6g，黄芩10g，酸枣仁10g，半枝莲20g，龙葵20g，藤梨根20g，大枣10g，炙甘草6g。

验案 27：胃癌术后肝脏出现肿块

沈某，男，70 岁。初诊日期：2012 年 7 月 23 日。

患者于 2011 年 12 月 31 日行胃大部切除术，术后病理检查示溃疡型腺癌Ⅱ～Ⅲ级，侵犯浆膜外，小弯淋巴结转移，分期为 $T_{4a}N_2M_0$。术后化疗 5 次，具体方案不详。近日复查 AFP 509ng/mL。胸腹部 CT 检查示左肺小结节影，肝脏肿块，大小为 6.7cm×4.9cm。心脏超声检查示左室舒张功能减退。现患者胁肋胀痛，口干口苦，乏力纳差，反酸嗳气，伴烧心感，大便不调，夜寐欠安。舌苔白腻，脉弦数。

辨证：肝郁气滞，脾胃不和。

治法：疏肝理气，健脾和胃。

处方：郁金 10g，乌药 10g，半夏 10g，陈皮 5g，炒薏苡仁 10g，桂枝 5g，淡干姜 3g，海螵蛸 20g，白及 10g，煅瓦楞子 30g，焦栀子 10g，牡丹皮炭 5g。

此后据症多次复诊微调，患者生活质量良好。

复诊：2013 年 7 月 16 日。患者一般情况可，时感胁肋胀痛，饱胀嗳气反酸，颈肩腰背酸胀。复查 AFP 2.94ng/mL，较前有所下降。腹部 CT 检查示肝脏有肿块，大小为 4cm×3.9cm，较前缩小。

处方：柴胡 6g，郁金 10g，炒白芍 10g，乌药 10g，厚朴 5g，炒白术 10g，茯苓 10g，姜半夏 10g，陈皮 10g，莱菔子 10g，山药 10g，木香 5g，海螵蛸 20g，白及 10g，片姜黄 10g，牛膝 10g，桑寄生 10g，葛根 10g，枸杞子 10g，黄芩 10g，龙葵 20g，山慈菇 10g，藤梨根 30g，喜树果 10g，蜀羊泉 20g，炙甘草 6g。

验案 28：胃癌广泛转移

曹某，男，68 岁。初诊日期：2012 年 8 月 14 日。

患者于 2010 年行胃癌根治术，术后病理检查示低分化腺癌，周围淋巴结有转移（3/12）。术后予奥沙利铂联合替吉奥化疗 6 次，后复查提示肿瘤广泛转移，CT 检查示纵隔淋巴结肿大，进一步行放、化疗控制肿瘤。现患者自觉上腹部时有疼痛，胃脘部胀满，乏力纳差，恶心欲呕，进食有哽噎感，夜寐一般，时有黑便。舌红，苔薄少，脉细。查颈部可触及大小约 2cm×3cm 的肿大淋巴结，腹软，上腹部轻压痛，无反跳痛。Karnofsky 评分为 70 分。

辨证：肝郁脾虚，胃气不和，癌毒内阻。

治法：疏肝健脾，理气和胃，解毒散结。

处方：姜半夏 10g，陈皮 5g，炒白术 10g，防风 5g，炒白芍 10g，乌药 10g，柴胡 3g，桂枝 3g，黄芩 10g，蒲黄 10g（包煎），香附 10g，旋覆花 10g（包煎），炙甘草 5g，石见穿

20g，藤梨根 20g，半枝莲 20g，大血藤 20g。

此后据症多次复诊微调。

复诊：2012 年 10 月 10 日。复查 CT 示纵隔淋巴结肿大，皮下结节。患者自觉腹部胀满较前减轻，胃纳增，无明显恶心呕吐，颈部淋巴结较前有所缩小。前方加木馒头 10g，石见穿 15g。

复诊：2012 年 12 月 11 日。患者服药后，体表未扪及明显包块，CT 检查示纵隔淋巴结较前缩小，稍有口干。前方加龙葵 20g，枸杞子 10g，柴胡 3g。

此后根据患者的情况将息调整。Karnofsky 评分为 100 分。

验案 29：胃癌保守治疗

胡某，男，76 岁。初诊日期：2019 年 11 月 22 日。

患者行胃镜检查时发现胃癌，未手术治疗。现乏力，腹部不适，胃纳可，时有反酸，夜寐尚安。患者有高血压、前列腺增生病史，目前口服降压药。

辨证：脾胃虚弱。

治法：益气健脾。

处方：炒党参 10g，炒山药 10g，炒薏苡仁 30g，炒白术 10g，茯苓 10g，陈皮 10g，姜半夏 10g，枇杷叶 10g，海螵蛸 20g，白及 10g，黄连 3g，吴茱萸 1.5g，黄芩 5g，瓜蒌皮 10g，防风 10g，炒白芍 10g，仙鹤草 20g，茜草炭 10g，茯神 10g，石见穿 15g，藤梨根 20g，红豆杉 5g，炙甘草 6g。

复诊：2019 年 12 月 6 日。查肿瘤标志物前列腺特异性抗原（PSA）6.23ng/mL。患者服药后病情缓解，夜寐欠安。前方去枇杷叶，加刘寄奴 10g，远志 10g。

复诊：2019 年 12 月 27 日。现患者胃部隐痛，胃纳可，二便调。前方加茺蔚子 10g。

复诊：2020 年 2 月 18 日。现口干，舌红，苔薄，脉细。前方去刘寄奴、茺蔚子，加苍术 5g，生地黄 10g，玄参 10g，赤芍 10g。

复诊：2020 年 3 月 18 日。患者一般情况可，复查 PSA 5.62ng/mL。

处方：炒党参 10g，炒山药 10g，炒薏苡仁 30g，炒白术 10g，茯苓 10g，陈皮 10g，姜半夏 5g，海螵蛸 20g，白及 10g，黄连 6g，吴茱萸 1.5g，黄芩 5g，瓜蒌皮 10g，防风 10g，炒白芍 10g，仙鹤草 20g，茜草炭 10g，茯神 10g，远志 10g，苍术 5g，生地黄 10g，玄参 10g，知母 10g，赤芍 10g，石见穿 30g，藤梨根 20g，刘寄奴 20g，八月札 20g，红豆杉 5g，炙甘草 6g。

复诊：2020 年 5 月 16 日。现时有小便难解。舌红，苔黄腻。前方改吴茱萸 3g，加肉桂 3g，黄柏 10g，车前草 10g，栀子 10g。

复诊：2020 年 6 月 11 日。患者现感小腹胀痛。前方去八月札，加九香虫 5g，桂枝 5g。

复诊：2020 年 7 月 8 日。现小腹隐痛。拟前法进退。

处方：炒党参 10g，炒白术 10g，茯苓 10g，陈皮 10g，姜半夏 5g，海螵蛸 20g，白及 10g，黄连 6g，吴茱萸 3g，黄芩 5g，瓜蒌皮 10g，防风 10g，炒白芍 10g，茜草炭 10g，茯神 10g，远志 10g，生地黄 10g，玄参 10g，栀子 10g，赤芍 10g，高良姜 3g，乌药 10g，失笑散 10g（包煎），九香虫 5g，荔枝核 10g，延胡索 20g，桂枝 5g，肉桂 3g，知母 10g，黄柏 10g，车前草 10g，石见穿 30g，红豆杉 5g，炙甘草 6g。

复诊：2020 年 9 月 16 日。诸症缓解，舌红，苔白腻，脉细弦。前方去石见穿，加半枝莲 20g，藤梨根 20g。

复诊：2020 年 11 月 18 日。患者胃癌未手术近 1 年，单纯服用中药，一般情况可，唯夜寐欠安。前方去荔枝核、车前草，改茯神 20g，加白花蛇舌草 15g。

验案 30：胃癌姑息手术后

李某，男，49 岁。初诊日期：2012 年 5 月 17 日。

患者患胃印戒细胞癌伴肠系膜种植及周围转移，无法根治切除，改为姑息手术治疗。现神疲乏力，身目黄染，纳差，上腹部时有不适。舌淡红，苔薄白，脉弱。

辨证：脾胃虚弱。

治法：健脾和胃，理气止痛。

处方：炒白术 10g，炒党参 10g，茯苓 10g，茯神 10g，焦稻芽 10g，姜半夏 10g，陈皮 10g，炒山药 10g，炒柴胡 6g，黄芩 10g，桂枝 5g，郁金 10g，延胡索 20g，枳壳 5g，台乌药 10g，白芍 10g，炙甘草 6g，藤梨根 30g。

复诊：2012 年 5 月 31 日。现皮肤瘙痒，小便色黄，舌淡，苔薄。前方加六一散 10g（包煎），车前子 10g（包煎），白鲜皮 20g，地肤子 15g。

复诊：2012 年 6 月 20 日。现患者黄疸已退，无明显皮肤瘙痒。5 月 17 日方加高良姜 3g，生蒲黄 10g（包煎），黄连 15g，栀子 10g，车前子 10g（包煎）。

验案 31：胃癌加肺癌

顾某，男，67 岁。初诊日期：2001 年 5 月 15 日。

患者于 1999 年 12 月在无锡市第三人民医院行胃癌根治术，病理检查示胃小弯腺癌，Ⅱ级，侵犯基层。术后化疗 7 个疗程，无明显不良反应，末次化疗时间为 2001 年 2 月 26 日。现复查白细胞 3×10^9/L。胃纳可，进食半流质，无嗳气反酸，无胃脘不适，大便 2～3 日一行，质干，小便调，夜寐安。舌淡红，苔薄白，脉弦。

辨证：脾胃虚弱。

治法：健脾运中，扶正祛邪。

处方：炒党参 10g，炒山药 10g，炒薏苡仁 30g，炒白术 10g，茯苓 10g，茯神 10g，陈皮 10g，姜半夏 10g，枇杷叶 10g，焦稻芽 10g，焦麦芽 10g，猪苓 30g，瓜蒌皮 30g，广木香 6g。

复诊：2001 年 6 月 5 日。现胃纳可，大便干，小便调，夜寐安。舌淡红，苔薄白，脉细弦。前方加紫苏梗 10g，决明子 10g，吴茱萸 10g，枳壳 10g，甘草 3g。

复诊：2001 年 6 月 26 日。现大便日行 2 次，纳可。舌淡红，苔白腻，脉细弦。前方去紫苏梗，加苍术 10g。

复诊：2001 年 7 月 14 日。胃纳可，二便调，夜寐安。苔薄白腻，脉细。

处方：炒党参 10g，炒山药 10g，炒薏苡仁 30g，炒白术 10g，茯苓 10g，茯神 10g，陈皮 10g，姜半夏 10g，枇杷叶 10g，焦稻芽 10g，焦麦芽 10g，猪苓 30g，苍术 10g，车前子 10g（包煎），白花蛇舌草 30g。

复诊：2001 年 8 月 7 日。近日查白细胞 2.8×10^9/L，自我感觉尚可，大便 2 日一行。舌淡红，苔薄白，脉细弦。前方去苍术、车前子，加重楼 10g，枳实 10g，甘草 3g。

复诊：2001 年 9 月 5 日。患者自我感觉尚可，神倦乏力，大便 2 日一行。苔薄白，脉细。7 月 14 日方去苍术、车前子，加黄芪 10g，女贞子 10g。

复诊：2001 年 11 月 27 日。患者于 9 月 7 日查 B 超示脾下极淋巴结肿大；11 月 7 日复查 B 超未见异常。患者感觉右耳鸣响，大便 2 日一行。苔薄白，脉细。7 月 14 日方去苍术、车前子、白花蛇舌草，加瓜蒌皮 30g，瓜蒌子 30g，枳实 10g，甘草 3g。

此后患者多次复诊，随症加减治疗。

复诊：2002 年 11 月 20 日。现胃中胀气，反酸，嗳气，胃纳一般，二便顺，夜寐欠安。舌淡红，苔薄白，脉细。

处方：炒党参 10g，山药 10g，炒薏苡仁 10g，炒白术 10g，陈皮 6g，焦稻芽 30g，炒麦芽 30g，天冬 10g，麦冬 10g，黄连 2g，吴茱萸 2g，紫苏梗 10g，莱菔子 10g，茯神 10g，炒酸枣仁 10g，柏子仁 10g，白芍 10g，姜衣 6g，白花蛇舌草 20g，炙甘草 3g。

此后患者多次复诊，随症加减治疗。

复诊：2004 年 5 月 26 日。患者口干，胃纳差，二便调，夜寐欠安。舌红，苔薄白，脉细。

处方：熟地黄 10g，天冬 30g，麦冬 30g，枸杞子 10g，陈皮 5g，焦稻芽 30g，炒麦芽 30g，山楂曲 10g，黄芩 10g，车前子 30g（包煎），煅牡蛎 30g（先煎），龙骨 30g（先煎），知母 10g，姜衣 10g，莱菔子 10g，炒酸枣仁 15g，首乌藤 30g。

复诊：2004 年 9 月 8 日。现时有肢体酸痛，苔脉同前。前方加木瓜 10g。

此后多次复诊，据症微调，连续服用中药 5 年后停药。

复诊：2015 年 1 月 31 日。患者于 1999 年行胃癌手术，术后口服中药 5 年。2014 年

10 月 13 日于复旦大学附属中山医院在全麻下行 VATS 右中肺癌根治术，术后病理示（右中肺）腺癌，支气管切缘未见癌累及，送检淋巴结均未见癌转移（0/5）。2015 年 1 月 14 日查 CT 示两肺小结节。现偶有咳嗽，胸闷气短，胃纳可，二便顺，夜寐安。舌淡红，苔薄白，脉细。

处方：炒党参 10g，炒山药 10g，炒薏苡仁 30g，炒白术 10g，茯苓 10g，茯神 10g，陈皮 10g，姜半夏 10g，枇杷叶 10g，焦稻芽 10g，焦麦芽 10g，黄芩 10g，玄参 10g，杏仁 10g，桔梗 5g，象贝母 10g，苏子 10g，金荞麦 20g。

验案 32：贲门癌保守治疗

王某，男，67 岁。初诊日期：2016 年 6 月 16 日。

患者自述 1 个多月前因体检查电子胃镜示贲门肿块，性质待定，慢性浅表性胃炎，病理检查示贲门部送检黏膜腺体中度不典型增生伴部分区域绒毛状腺瘤样生长，建议肿瘤完整切除后送检病理；幽门螺杆菌阴性。CT 检查示胃贲门处结节性占位；双肺上叶灶性肺气肿；左肺上叶陈旧性病变；右侧胸膜多发结节样不规则局限性增厚；双肾囊肿；胆总管轻度水肿。现胃纳欠佳，进食无哽噎感，腹胀，时有咳嗽，咯少量白黏痰，偶有胸闷心慌，口干，夜寐差，无腹痛腹泻。舌淡，苔黄腻，左脉细滑，右脉滑。

辨证：脾虚痰湿，癌毒内阻。

治法：健脾化湿，解毒散结。

处方：炒党参 10g，炒山药 10g，炒白术 10g，茯苓 10g，茯神 10g，焦稻芽 10g，焦麦芽 10g，炒薏苡仁 30g，姜半夏 10g，陈皮 10g，枇杷叶 10g，麦冬 10g，黄连 3g，黄芩 10g，竹茹 5g，象贝母 10g，瓜蒌皮 10g，防风 10g，炒白芍 10g，紫苏梗 10g，佛手 10g，厚朴 10g，炒酸枣仁 10g，远志 5g，白花蛇舌草 20g，藤梨根 15g，炙甘草 6g。

此后据症多次复诊微调。

复诊：2017 年 2 月 14 日。患者胃纳增，腹胀较前减轻，夜寐转安，仍有口干。舌红，苔白腻。

处方：炒党参 10g，炒山药 10g，炒白术 10g，茯苓 10g，茯神 10g，焦稻芽 10g，焦麦芽 10g，炒薏苡仁 30g，姜半夏 10g，陈皮 10g，佩兰 10g，枇杷叶 10g，芦根 10g，佛手 10g，乌药 10g，竹茹 5g，炙甘草 6g。

复诊：2017 年 6 月 19 日。患者口干明显，夜寐欠安。舌红，苔薄有裂纹。考虑气阴不足，津液亏虚，拟加强益气养阴、生津止渴之力。

处方：生地黄 10g，北沙参 10g，麦冬 10g，天冬 10g，炒白术 10g，茯苓 10g，茯神 10g，姜半夏 10g，陈皮 10g，黄芩 10g，竹茹 5g，干姜 3g，海螵蛸 20g，佛手 10g，枳壳 10g，厚朴 10g，炒白芍 10g，乌药 10g，瓜蒌皮 10g，焦山楂 10g，红曲米 6g，丹参 10g，乌梅 10g，天花粉 10g，知母 10g，巴戟天 10g，炒酸枣仁 10g，远志 5g，合欢皮 10g，龙骨 30g（先煎），生牡蛎 30g（先煎），石见穿 20g，炙甘草 6g。

此后据症多次复诊微调。

复诊：2019 年 10 月 16 日。患者病情平稳，纳寐可，二便调。前方加炒薏苡仁 20g。

此后据症多次复诊微调。

复诊：2020 年 9 月 2 日。患者患贲门癌未手术治疗，从 2016 年开始服中药至今，现已无不适症状，生活能自理，Karnofsky 评分为 100 分，继续前方加减治疗。

验案 33：胃癌肝转移

徐某，男，45 岁。初诊日期：2019 年 10 月 2 日。

患者患胃癌肝转移，胃体小弯周围稍增大淋巴结，拒绝化疗。现神疲乏力，纳差，腹部不适，时有肠鸣腹泻，痛即欲泻，泻后痛减，腰酸。舌淡红，苔薄白，脉细。既往有巨幼细胞性贫血、脑梗死病史。

辨证：肝郁脾虚。

治法：疏肝健脾，扶正祛邪。

处方：黄芪 20g，炒党参 10g，炒山药 10g，炒薏苡仁 30g，炒白术 10g，茯苓 10g，茯神 10g，陈皮 10g，姜半夏 10g，焦稻芽 10g，焦麦芽 10g，枇杷叶 10g，炒白芍 10g，柴胡 3g，枳壳 5g，防风 5g，乌药 10g，桑寄生 15g，八月札 10g，石见穿 10g，红豆杉 5g，炙甘草 6g。

复诊：2019 年 12 月 4 日。患者近日查 Hb 72g/L，现贫血貌，纳差，时有呃逆，下肢无力。舌淡红，苔薄白，脉弦。前方改黄芪 30g，加柿蒂 10g，六神曲 10g，女贞子 10g。

复诊：2019 年 12 月 28 日。患者服药后病情好转，感腹部冷痛。舌淡红，边有齿印，脉细。前方去女贞子、枇杷叶，加厚朴 10g，桂枝 5g，九香虫 5g，桑叶 10g。

复诊：2020 年 3 月 11 日。患者现大便调，胃纳可。前方去焦稻芽、炒薏苡仁、焦麦芽，改石见穿 20g，八月札 20g，加桑椹 10g，徐长卿 20g。

复诊：2020 年 4 月 17 日。患者一般情况可，二便调，胃纳可。前方去徐长卿，加木馒头 10g。

复诊：2020 年 7 月 25 日。患者胃癌肝转移未手术，已服用中药近 10 个月，复查 WBC 3.9×10^9/L，Hb 73g/L。现感乏力，余无明显不适。左脉细，重按弦，右脉大，重按无力。前方加女贞子 10g。

复诊：2020 年 11 月 18 日。患者胃癌肝转移未手术 1 年余，诸症好转。舌淡红，苔薄白，脉弱。前方去九香虫、木馒头、桑叶，加仙鹤草 20g。

验案 34：胃腺癌伴转移、肺多发结节

俞某，男，63 岁。初诊日期：2018 年 10 月 12 日。

患者于 2018 年 9 月 26 日行胸部 CT 检查示两肺多发结节，考虑为转移癌可能性大；右肺中叶及两肺下叶慢性炎症；两侧胸膜增厚、粘连。胃镜检查示胃窦部癌性溃疡存疑。病理检查示（胃窦）中等分化腺癌。于 2018 年 9 月 30 日在皖南医学院第二附属医院查上腹部 CT 平扫＋增强示胃窦小弯侧胃壁增厚、强化，考虑癌症可能，胃周、腹膜后淋巴结增大；肝右叶少许钙化灶。考虑其转移为血行转移，至今化疗 1 次（目前正在化疗）。现纳差乏力，偶有咳嗽，口干，肩膀酸疼不适。舌淡红，有裂纹，脉细滑。

辨证：脾气亏虚，癌毒内阻。

治法：益气健脾，消癥散结。

处方：炒党参 10g，炒山药 10g，炒薏苡仁 30g，炒白术 10g，茯苓 10g，茯神 10g，姜半夏 10g，陈皮 10g，焦稻芽 10g，焦麦芽 10g，枇杷叶 10g，黄连 1.5g，吴茱萸 1.5g，黄芩 5g，炒白芍 10g，防风 5g，乌药 10g，片姜黄 6g，葛根 20g，僵蚕 10g，象贝母 10g，石见穿 15g，红豆杉 5g，炙甘草 6g。

此后以此方随症加减治疗。

复诊：2019 年 6 月 5 日。2019 年 3 月 29 日复查胸部 CT 示两肺多发结节，结合病史考虑转移；纵隔少许淋巴结稍大；右侧胸膜增厚、粘连。2019 年 4 月 15 日胃镜复查示萎缩性胃窦炎伴黄斑瘤，胃窦小弯病变（已明确胃癌），胃窦溃疡。

处方：炒党参 10g，炒山药 10g，炒薏苡仁 30g，炒白术 10g，陈皮 5g，姜半夏 10g，黄连 3g，吴茱萸 1.5g，白及 10g，海螵蛸 20g，黄芩 5g，栀子 10g，厚朴 10g，乌药 10g，炒白芍 10g，防风 5g，知母 10g，瓜蒌皮 10g，茯神 10g，合欢皮 10g，片姜黄 6g，威灵仙 20g，桑枝 10g，象贝母 10g，石见穿 15g，红豆杉 5g，炙甘草 6g。

复诊：2019 年 9 月 26 日。2019 年 9 月 12 日复查胸部高分辨率 CT 平扫示两肺多发结节，结合病史考虑转移灶，较前片（2019 年 3 月 29 日）大致相仿；纵隔少许稍大淋巴结；双侧胸膜增厚、粘连。2019 年 9 月 12 日复查胃镜示胃窦病变（性质待定）。病理检查示（胃窦 3 块）中分化腺癌。现偶有咳嗽，余症同前。前方加款冬花 10g，僵蚕 10g。

此后多次随访，患者病情稳定，Karnofsky 评分为 100 分。

验案 35：贲门癌肝转移

朱某，男，60 岁。初诊日期：2011 年 2 月 12 日。

患者于 2010 年 9 月 14 日因贲门癌行根治术，术后病理检查示胃小弯浸润溃疡型腺癌Ⅱ级，突破浆膜层至浆膜外纤维脂肪组织，脉管内见癌栓，神经未侵犯，切缘阴性，贲门

旁淋巴结（0/2）、大弯淋巴结（0/7）无转移，小弯淋巴结（2/2）、胃左淋巴结（1/2）有转移，分期为 $T_3N_1M_0$，ⅢA 期。至今化疗 2 次，白细胞计数下降（$3.2 \times 10^9/L$）。现乏力，胃纳一般，时有胃脘不适，嗳气反酸。舌淡红，苔薄白，有裂纹，脉细弦。

辨证：脾胃虚弱，气血不足。

治法：健脾和胃，益气生血。

处方：黄芪 20g，北沙参 10g，山药 10g，炒白术 10g，陈皮 5g，海螵蛸 20g，瓦楞子 30g，白及 10g，佛手 10g，蒺藜 10g，郁金 5g，鸡血藤 20g，石见穿 15g，半枝莲 15g，炙甘草 3g。

复诊：2011 年 6 月 29 日。患者服药后大便次数增多。舌淡红，苔白腻，脉细。

处方：黄芪 20g，炒党参 10g，山药 10g，炒白术 10g，陈皮 5g，姜半夏 10g，海螵蛸 20g，瓦楞子 30g，白及 10g，桂枝 3g，炮姜 3g，佛手 10g，蒺藜 10g，郁金 5g，鸡血藤 20g，石见穿 15g。

复诊：2011 年 9 月 17 日。近日患者出现腰酸，苔脉同前。前方去蒺藜、鸡血藤，改黄芪 15g，桂枝 5g，加川芎 10g，炒白芍 10g，桑寄生 10g，片姜黄 10g，炒柴胡 6g。

复诊：2011 年 11 月 1 日。现患者胃有不适，反酸，口水多，胃纳可，苔脉同前。前方去川芎、炒白芍、桑寄生、柴胡，加焦栀子 10g，牡丹皮炭 10g。

复诊：2011 年 12 月 8 日。近日复查 Hb 94g/L，现胃纳可，仍有反酸，自觉皮肤瘙痒，苔脉同前。拟前法进退。

处方：黄芪 15g，炒党参 10g，山药 10g，炒白术 10g，陈皮 5g，姜半夏 10g，海螵蛸 20g，瓦楞子 30g，白及 10g，焦栀子 10g，牡丹皮炭 10g，赤芍 10g，桂枝 3g，炮姜 3g，佛手 10g，郁金 5g，地肤子 15g，片姜黄 6g，鸡血藤 20g，石见穿 15g。

复诊：2012 年 3 月 28 日。现胃脘不适缓解，反酸虽缓解，但有嗳气，皮肤常有瘙痒感，苔脉同前。前方去山药，加白鲜皮 20g，炒薏苡仁 10g，玄参 10g。

复诊：2012 年 9 月 14 日。症如前述，拟前法进退。

处方：黄芪 15g，北沙参 10g，炒白术 10g，陈皮 5g，姜半夏 10g，海螵蛸 20g，瓦楞子 30g，白及 10g，莱菔子 10g，焦栀子 10g，赤芍 10g，桂枝 3g，炮姜 3g，佛手 10g，郁金 5g，地肤子 15g，片姜黄 6g，鸡血藤 20g，石见穿 15g。

复诊：2012 年 11 月 9 日。现天气变化或者阴雨天时，手术瘢痕处有胀感。前方加香附 10g。

复诊：2013 年 1 月 25 日。患者于 2013 年 1 月 21 日起在无锡市第四人民医院住院，查肿瘤标志物 CEA 708ng/mL，CA72-4 56.13U/mL，CA12-5 55.84U/mL，CA50 384.4U/mL，CA24-2 381.8U/mL。胸腹部增强 CT 检查提示贲门癌术后，肝多发转移，少量腹水，右肺背段小结节。胃镜检查示吻合口增生。病理检查提示鳞状上皮下肉芽组织增生。现皮肤瘙痒好转。舌淡红，苔薄，脉弦。前方加白鲜皮 20g。

复诊：2013 年 3 月 5 日。肝多发转移（$cT_XN_XM_1$，Ⅳ期）。2012 年 9 月 14 日方加乌梅5g，龙葵 20g，半枝莲 20g，喜树果 10g。

复诊：2013 年 6 月 21 日。患者服药后诸症好转，无明显不适，苔脉同前。Karnofsky评分为 100 分。2012 年 9 月 14 日方加半枝莲 20g。

验案 36：胃癌复发伴骨转移

王某，男，56 岁。初诊日期：2016 年 6 月 10 日。

患者于 2013 年 12 月 17 日在常州市武进人民医院行胃癌根治术（毕Ⅰ式），术后病理检查示胃窦小弯及前壁溃疡型腺癌 2 级，大小为 3cm×2.5cm，上下未见累及，小弯淋巴结（1/16）、大弯淋巴结（2/6）有转移。近日复查发现肿瘤复发伴骨转移，已行化疗 1 次，现口服阿帕替尼。现患者腹部疼痛，饱胀嗳气，自觉恶心，呕吐胃内容物，大便难解，矢气减少，小便量少，腰背酸痛，夜寐不安。舌质淡，苔白腻，脉弦滑。

辨证：脾虚气滞，湿热毒蕴。

治法：健脾疏肝理气，清热化湿解毒。

处方：炒党参 10g，炒白术 10g，茯苓 10g，茯神 10g，焦稻芽 10g，焦麦芽 10g，姜半夏 10g，陈皮 10g，蜜枇杷叶 10g，炒山药 10g，猪苓 30g，防风 10g，白芍 10g，台乌药10g，佛手片 10g，干姜 3g，吴茱萸 1.5g，黄连 1.5g，红豆杉 5g，炙甘草 6g。

复诊：2016 年 6 月 24 日。患者胃癌术后 2 年余，日前发现肿瘤复发。现不全性肠梗阻好转，腹部胀痛缓解，能进食半流质，无恶心呕吐，大便日解，量不多，小便调，夜寐欠安。腰背酸痛与肿瘤骨转移有关，口服洛芬待因片能控制疼痛。前方加高良姜 3g，巴戟天10g，延胡索 15g。

验案 37：胃癌术后化疗联合靶向治疗出现不良反应

陆某，女，70 岁。初诊日期：2018 年 12 月 27 日。

患者于 2017 年 11 月因胃痛不适至本院行胃镜检查及病理检查提示胃窦腺癌，于 2017年 12 月 28 日全麻下行胃癌根治术，术后予奥沙利铂＋替吉奥化疗 6 个周期。于 2018 年8 月复查 CT 示胃癌术后，胃周间隙及腹膜后多发淋巴结转移，胃窦壁明显增厚，改紫杉醇＋卡培他滨化疗 3 个周期。于 2018 年 11 月再次复查 CT 提示病情进展，故改用卡培他滨联合靶向药阿帕替尼治疗。患者服药期间出现明显的毒副反应。现面色无华，体倦乏力，双手皮下有暗红色瘀斑，饭后胃脘部饱胀感，伴嗳气、反酸，肠鸣偶作，大便稀溏，夜寐尚可，小便正常。舌质紫暗有瘀点，苔薄，脉细涩。

辨证：脾虚瘀结，气血两伤。

治法：健脾益气扶正，活血祛瘀解毒。

处方：潞党参 10g，炒白术 10g，茯苓 10g，山药 20g，黄芪 20g，柿蒂 10g，刀豆 10g，紫苏梗 10g，佛手 10g，炒薏苡仁 30g，炮姜 3g，防风 5g，炒白芍 10g，海螵蛸 30g（先煎），白及 10g，三七 10g，茜草根 10g，石见穿 20g，炙甘草 6g。

复诊：2019 年 1 月 15 日。患者服药后胃脘部不适症状较前改善，双手皮下瘀斑颜色变浅，近日查尿常规示尿蛋白（++）。前方去海螵蛸、柿蒂、刀豆，加菟丝子 10g，芡实 10g，五味子 10g。

复诊：2019 年 1 月 30 日。皮下瘀斑基本消退，复查尿常规示尿蛋白（+），体力较前明显增加，食纳正常，守方续进。目前患者仍在随访治疗中。

验案 38：胃癌广泛转移剑突下疼痛

孙某，男，72 岁。初诊日期：2013 年 5 月 27 日。

患者患胃底贲门恶性肿瘤，伴腹部淋巴结转移。CT 检查示局部胃壁增厚并异常强化，表面黏膜有溃疡或有隆起，纵隔淋巴结肿大。患者及家属拒绝手术及化疗。现患者时有上腹部疼痛，以剑突下疼痛为主，乏力纳差，进食有哽噎感，反酸、恶心、胃胀，寐一般，有黑便。舌红，苔薄少，脉细弱。

辨证：脾胃虚弱。

治法：健脾和胃。

处方：炒党参 10g，山药 10g，炒白术 10g，茯苓 10g，茯神 10g，稻芽 10g，麦芽 10g，薏苡仁 15g，姜半夏 10g，陈皮 10g，枇杷叶 10g，莱菔子 10g，紫苏梗 10g，刀豆 10g，僵蚕 10g，地龙 10g，黄芩 10g，黄连 1.5g，吴茱萸 1.5g，三七 5g，石见穿 20g，藤梨根 10g，半枝莲 20g，大枣 15g。

复诊：2013 年 10 月 4 日。现腹痛有好转，有哽噎感，黑便消失，胃纳好转。舌红，苔薄少，脉细弱。

处方：陈皮 5g，白术 10g，姜半夏 10g，黄连 1.5g，黄芩 5g，干姜 3g，吴茱萸 1.5g，乌药 10g，枳壳 10g，紫苏梗 10g，竹茹 5g，莱菔子 15g，莪术 10g，三七 10g，威灵仙 30g，小茴香 3g，炒柴胡 6g，藤梨根 15g，蛇六谷 10g（先煎），半枝莲 20g，厚朴 10g，炙甘草 3g。

复诊：2013 年 12 月 7 日。现腹胀，上腹部疼痛。前方加木香 5g，砂仁 3g（后下），延胡索 20g。

复诊：2014 年 4 月 8 日。现服药 10 月余，症状好转，无痛感，哽噎感消失，纳可，无胃胀，心情舒畅。2013 年 10 月 4 日方改干姜 5g，加乌药 10g，旋覆花 10g（包煎），延胡索 15g。

验案 39：贲门体部恶性肿瘤肝广泛转移

吴某，男，64 岁。初诊日期：2014 年 1 月 8 日。

患者患贲门体部恶性肿瘤合并溃疡，伴胃周淋巴结肿大，肝内广泛转移。未化疗。查 AFP 206ng/mL，CEA 62.74ng/mL。B 超检查示肝大、腹水及盆腔肿物。现乏力消瘦，胸骨后不适或疼痛，间歇性或快速进食时加重，纳差，只能进食流质，时有偏头痛，寐可，下肢酸软，大便偏干。舌红，苔薄，脉细弦。

辨证：脾胃虚弱，气滞血瘀。

治法：健脾和胃，行气化瘀止痛。

处方：党参 10g，炒白术 10g，苍术 10g，陈皮 10g，姜半夏 10g，茯苓 10g，薏苡仁 30g，黄连 1.5g，吴茱萸 1.5g，干姜 3g，栀子 10g，海螵蛸 20g，白及 10g，生白芍 10g，香附 10g，乌药 10g，郁金 10g，川芎 10g，莪术 10g，延胡索 10g，蒲公英 15g，泽泻 20g，防风 10g，桃仁 10g。

复诊：2014 年 2 月 21 日。患者服药后，疼痛明显好转，大便转畅。前方加夏枯草 10g，蒲公英 10g。

复诊：2014 年 3 月 19 日。患者服药 2 月余，复查 AFP 81.55ng/mL，CEA 62.7ng/mL，指标较前明显下降，表明目前已取得很好的疗效。前方继服 14 剂。

验案 40：贲门腺癌进食哽噎

徐某，女，36 岁。初诊日期：2020 年 7 月 16 日。

患者有慢性胃炎病史 3 年，于 2020 年 7 月 6 日查胃镜提示贲门占位，浅表性胃炎。病理检查提示（贲门）腺癌，幽门螺杆菌阴性。现进食哽噎，乏力纳差，嗳气反酸。舌有裂纹，苔薄白，脉细。

辨证：脾胃虚弱。

治法：健脾和胃。

处方：炒党参 10g，炒山药 10g，炒白术 10g，茯苓 10g，茯神 10g，陈皮 10g，炒薏苡仁 30g，姜半夏 10g，枇杷叶 10g，柿蒂 10g，竹茹 5g，枳壳 5g，防风 10g，炒白芍 10g，黄芩 5g，黄连 3g，吴茱萸 1.5g，高良姜 3g，桂枝 5g，乌药 10g，石见穿 15g，八月札 10g，红豆杉 5g，炙甘草 6g。

复诊：2020 年 7 月 31 日。现仍感胃脘部不适，进食哽噎。舌淡红苔薄，脉细。前方改黄连 6g，加瓜蒌皮 10g，炒蜂房 20g，壁虎 5g。

复诊：2020 年 9 月 5 日。患者进食哽噎，舌淡红，苔薄，脉细。前方加山慈姑 15g，天葵子 15g。

复诊：2020 年 11 月 30 日。患者感腹部有股寒气，口干舌燥，腰痛。前方改桂枝 10g，加续断 10g。

复诊：2020 年 12 月 25 日。患者进食哽噎好转，原来不能进食米饭，现能进食，时感口干。前方改石见穿 30g，加天花粉 10g。

此后据症多次复诊微调。

验案 41：贲门癌双下肢水肿

郁某，男，83 岁。初诊日期：2014 年 11 月 12 日。

患者于 2014 年 10 月 29 日在外院查胃镜提示贲门占位，于 2014 年 10 月 31 日在无锡市第四人民医院查上消化道造影提示贲门癌，累及高位胃体可能。因患者高龄，拒绝手术。现胃纳差，胃脘部隐痛，双下肢水肿，二便调，夜寐安。舌淡胖，苔薄白腻，脉细弦。

辨证：脾胃虚弱，水湿内停。

治法：健脾和胃，化湿利水。

处方：生黄芪 15g，炒党参 10g，炒白术 10g，炒山药 10g，茯苓 10g，茯神 10g，炒薏苡仁 30g，姜半夏 10g，陈皮 10g，枇杷叶 10g，焦稻芽 10g，焦麦芽 10g，泽泻 20g，桂枝 3g，干姜 3g，枳壳 10g，炒柴胡 3g，竹茹 5g，白芍 10g，茜草根 20g，炙甘草 6g。

复诊：2014 年 11 月 28 日。现患者时有头晕，小便次数多。舌淡胖，苔薄白腻，脉细弦。前方加益智仁 10g。

复诊：2014 年 12 月 30 日。现纳可，时有反酸，无进食哽噎，无头昏，二便调，夜寐可。舌淡红，苔薄白，脉弦细。前方加乌贼骨 20g，藤梨根 20g。

复诊：2015 年 1 月 31 日。患者于 2014 年 12 月 31 日查 CEA、CA12-5、CA19-9 均正常。乏力好转，胃纳可，二便调，夜寐可。舌淡红，苔薄白，有裂纹，脉弦细。前方改黄芪 30g，加北沙参 10g。

此后多次据症复诊微调，患者病情平稳。

验案 42：胃癌肝转移黄疸

周某，男，73 岁。初诊日期：2012 年 6 月 21 日。

患者因胃癌行全胃切除术，后出现肝转移，行支架置入术。现乏力消瘦，身目黄染，食欲不振，时有呃逆嗳气，皮肤瘙痒。舌红，苔薄白，脉弱。

辨证：脾胃虚弱。

治法：健脾开胃，利湿退黄。

处方：炒白术 10g，茯苓 10g，薏苡仁 20g，陈皮 5g，姜半夏 10g，鸡内金 10g，神曲 10g，黄芩 10g，黄连 1.5g，吴茱萸 1.5g，台乌药 10g，炮姜 3g，厚朴 10g，枳壳 5g，炒柴胡

6g，桂枝 5g，旋覆花 10g（包煎），茵陈 5g，郁金 10g，巴戟天 10g，藤梨根 20g。

复诊：2012 年 7 月 6 日。黄疸已消退，小便色淡，皮肤瘙痒好转。前方改藤梨根 30g，巴戟天 5g，加地肤子 15g，虎杖 10g。

验案 43：胃癌广泛转移

陈某，男，70 岁。初诊日期：2012 年 8 月 15 日。

患者于 2011 年 5 月发现胃癌Ⅳ期，肝转移，胃窦转移，转移侵犯胰头，伴肝及左侧肾上腺转移。行化疗 4 次。现自觉腹胀、腹痛，消瘦乏力，纳差，寐可，大便干结。舌红，苔薄腻，脉细弦。

辨证：脾胃虚弱，气滞癌阻。

治法：健脾和胃，理气散结。

处方：党参 10g，白术 10g，茯苓 10g，茯神 10g，焦稻芽 10g，焦麦芽 10g，山药 10g，薏苡仁 30g，姜半夏 10g，陈皮 10g，枇杷叶 10g，黄芩 10g，黄连 1.5g，吴茱萸 1.5g，佩兰 10g，厚朴 10g，竹茹 5g，枳壳 5g，柴胡 3g，炙甘草 3g，藤梨根 10g，石见穿 20g。

复诊：2012 年 8 月 31 日。现胃纳增，腹部不适，有便血。前方去稻芽、麦芽、石见穿，加三七 5g，仙鹤草 20g。

复诊：2012 年 9 月 19 日。现行第 7 次化疗，CT 检查提示肝多发转移及左肾上腺较多转移。舌红，苔腻，脉细。前方加龙葵 30g，土茯苓 10g，藤梨根 30g，八月札 20g。

复诊：2012 年 10 月 20 日。复查血白细胞 3.2×10^9/L。前方去土茯苓，加平地木 10g。

复诊：2012 年 12 月 17 日。查血白细胞恢复正常，现便血好转，体力恢复。前方加蛇六谷 20g（先煎），肿节风 20g。

此后患者长期门诊调理，Karnofsky 评分为 100 分。

验案 44：胃癌术后胃轻瘫

胡某，女，61 岁。初诊日期：2014 年 7 月 2 日。

患者于胃癌术后出现胃轻瘫，现乏力，胃纳差，不欲食，进食后脘腹胀满，嗳气多，时有反酸恶心，偶有呕吐，睡眠差，不易入睡，易惊醒，出汗不多，出汗时身痒，小便有时不易解出，大便不成形，或 2～3 日一行，或日行数次。舌淡红，苔薄黄腻，脉细。近期查 B 超示甲状腺小结节，胆囊壁胆固醇结晶，高脂血症。

辨证：脾胃亏虚。

治法：补脾益气，健脾化湿。

处方：炒党参 10g，炒白术 10g，茯苓 10g，茯神 10g，炒薏苡仁 30g，姜半夏 10g，陈皮 10g，枇杷叶 10g，焦稻芽 10g，焦麦芽 10g，砂仁 3g（后下），鸡内金 10g，焦六曲 10g，乌贼骨 20g（先煎），白及 10g，川黄连 1.5g，吴茱萸 1.5g，木香 10g，莱菔子 15g，旋覆花 10g（包煎），淡干姜 3g，炮姜 5g，车前子 10g（包煎），泽泻 10g，煅牡蛎 30g（先煎），龙骨 30g（先煎），炙甘草 6g。

复诊：2014 年 8 月 20 日。现入睡难，易惊醒，纳食、食后腹胀较前好转，乏力，小便情况有好转。舌淡红，苔薄黄腻，脉细。前方去车前子，加酸枣仁 10g。

复诊：2014 年 11 月 19 日。现进食好转，进食时偶有咳嗽，胃轻瘫治愈。大便每日一行，小便顺，夜寐尚安。舌淡红，苔薄黄腻，脉细。Karnofsky 评分为 100 分。前方加杏仁 10g。

此后多次复诊，据症微调，患者病情平稳。

验案 45：胃癌术后多发转移出现呕吐

刘某，男，56 岁。初诊日期：2014 年 11 月 13 日。

患者于 2013 年 7 月行胃癌手术，CT 检查示肝门多发转移，腹腔广泛转移，外院建议患者放弃治疗。现患者诉胃纳差，每日呕吐 3 次，夜寐欠安。舌淡红，苔薄白，脉细弱。

辨证：脾虚气滞。

治法：行气健脾。

处方：炒党参 10g，炒山药 10g，炒白术 10g，茯苓 10g，茯神 10g，焦稻芽 10g，焦麦芽 10g，炒薏苡仁 30g，姜半夏 10g，陈皮 10g，枇杷叶 10g，淡干姜 3g，竹茹 5g，防风 5g，炒白芍 10g，紫苏梗 10g，片姜黄 6g，合欢皮 10g，石见穿 10g，炙甘草 6g。

复诊：2014 年 11 月 28 日。患者诉服药后病情好转，已不呕吐，稍有咳嗽。舌红，苔白腻，脉滑。前方加豆蔻 3g，杏仁 10g，桔梗 5g，乌药 10g。

复诊：2014 年 12 月 11 日。现胃纳差，余症如前。前方去石见穿、姜半夏，改炒薏苡仁 20g，焦稻芽 30g，焦麦芽 30g，防风 10g，加红曲米 6g，莱菔子 10g，砂仁 3g（后下）。

复诊：2014 年 12 月 16 日。患者诉服药后症状大有好转，以前方巩固。

验案 46：贲门癌进食哽噎

孙某，男，70 岁。初诊日期：2014 年 7 月 23 日。

患者于 2014 年 5 月因进食哽噎在外院做胃镜示贲门占位，病理检查考虑低分化印戒细胞癌。未予手术治疗。现进食哽噎明显，反酸，嗳气，上腹部偶有不适，无呕吐，乏力，无发热，纳差，寐差，二便尚可。舌红，苔黄腻，脉细。

辨证：脾胃虚弱。

治法：益气健脾，扶正祛邪。

处方：炒党参 10g，炒白术 10g，茯苓 10g，茯神 10g，焦稻芽 10g，焦麦芽 10g，炒薏苡仁 30g，姜半夏 10g，陈皮 10g，枇杷叶 10g，苍术 10g，厚朴 10g，吴茱萸 1.5g，干姜 5g，瓜蒌皮 10g，枳壳 10g，莱菔子 15g，竹茹 5g，瓜蒌子 10g，黄连 1.5g，半枝莲 20g，藤梨根 20g，红豆杉 5g，炙甘草 6g，大枣 15g。

复诊：2014 年 8 月 7 日。患者服药后哽噎减轻，乏力也有减轻，纳少，寐差，易醒，二便调。舌红有紫气，苔厚腻，脉细弦。前方去茯神，加木香 5g，郁金 10g，石见穿 20g。

复诊：2014 年 9 月 4 日。患者服药后病情改善，近 1 周因感冒而致咳嗽，纳食又减，呃逆。舌红，苔厚腻。前方去枇杷叶，加桂枝 5g，旋覆花 10g（包煎），象贝母 10g，桔梗 5g，黄芪 15g。

复诊：2014 年 9 月 17 日。患者服药后咳嗽已愈，纳食欠佳，能进半流质饮食，无嗳气、反酸、呃逆，大便 1 周 1 次，小便可。舌暗红，苔黄腻，脉细。前方去焦麦芽、焦稻芽，加杏仁 10g，豆蔻 3g。

复诊：2014 年 10 月 7 日。患者服药后哽噎已明显好转，纳食一般。前方改瓜蒌子 20g，加制附片 3g。

验案 47：贲门癌加结肠肝曲癌

徐某，男，85 岁。初诊日期：2013 年 6 月 12 日。

患者体检时发现贲门腺癌、结肠肝曲腺癌。考虑患者年龄大，家属拒绝手术，遂求治于尤建良教授。现患者大便干结难解，口干舌燥，时有腹痛，嗳气频。舌红，有裂纹，脉弦。

辨证：肝失疏泄，湿热内蕴，脾胃失和。

治法：疏肝理气导滞，清热祛湿和胃。

处方：柴胡 15g，黄芩 20g，姜半夏 10g，炒白术 10g，茯苓 10g，茯神 10g，焦稻芽 10g，焦麦芽 10g，陈皮 10g，枇杷叶 10g，炒山药 10g，藤梨根 30g，莱菔子 30g，枳实 30g，玄参 20g，炒白芍 10g，天花粉 20g，半枝莲 20g，全瓜蒌 30g，石膏 30g（先煎）。

复诊：2013 年 6 月 21 日。患者大便难解，数日而行，口干较前好转，嗳气缓解。舌红，有裂纹，脉弦。前方加生大黄 6g。

复诊：2013 年 7 月 17 日。患者大便已通，日一行，腹痛止，食纳稍欠佳。舌红，有裂纹，脉弦。Karnofsky 评分为 100 分。前方加六神曲 10g，广木香 5g。

大肠癌

验案 1：结肠癌术后身体虚弱

蔡某，女，58 岁。初诊日期：2007 年 2 月 20 日。

2007 年 1 月起患者出现腹部隐痛不适，大便变细，于当地医院查腹部 CT 示左半结肠占位。后因呕吐胃内容物，腹痛加重，腹胀，大便不通，急行左半结肠癌根治术和造瘘术，病理检查提示腺癌。于术后 50 天就诊。症见腹部隐痛，神疲乏力，消瘦，面色萎黄，腹胀，胃纳欠馨，夜寐差，大便时干时稀。体检：腹部正中可见约 20cm 手术瘢痕，尚未完全愈合，腹软，轻压痛。舌淡，边有齿印，苔薄腻，脉细弦。查肿瘤标志物 CEA 85ng/mL，CA19-9 43U/mL。同步 FOLFOX4 方案化疗。

辨证：正虚瘀阻，脾胃失调。

治法：调和脾胃，理气行滞。

处方：潞党参 15g，炒白术 10g，茯苓 10g，姜半夏 10g，陈皮 5g，炒白芍 10g，炙黄芪 15g，延胡索 30g，炮姜炭 10g，五味子 3g，鸡内金 10g，生麦芽 20g，煅龙骨 15g，煅牡蛎 30g，炙甘草 6g。

复诊：2007 年 3 月 17 日。服药 1 个月后，患者病情逐渐好转，腹部疼痛减轻，精神转好，胃纳及夜寐均有改善，大便调。化疗过程顺利，轻度胃肠道反应及神经毒性。以前方加减进退。

其后坚持以前方加减，复查 CT 提示病情稳定，肿瘤指标正常。半年后患者体重已增长 6kg，生活如常人。Karnofsky 评分为 90 分。

验案 2：结肠癌术后突发肠梗阻

孟某，男，62 岁。初诊日期：2008 年 5 月 11 日。

患者为乙状结肠癌术后 14 个月，诉恶心呕吐，腹部疼痛，伴恶寒发热，大便 4 日未行，小便黄。舌红，苔黄腻，脉弦紧。查体：体温 37.9℃，全腹压痛，以左腹尤甚，无反跳痛，无肌紧张，肠鸣音亢进，腹部 X 线立位片示腹部有多个气液平面，诊断为肠梗阻。

诊断：邪犯少阳阳明，腑气不通。

治法：和解少阳阳明，内泻热结。

处方：大柴胡汤化裁。柴胡 15g，黄芩 15g，法半夏 6g，枳实 10g，厚朴 10g，芒硝 10g

（冲），生大黄 20g（后下），当归 10g，白芍 15g，木香 10g。

服 1 剂后，热退，恶心呕吐减轻，解大量干结大便，减大黄用量后，继进 3 剂，解稀便 7 次，无恶心呕吐，腹部 X 线立位片示腹部气液平面消失，腹部隐痛。增加白芍、木香的剂量以加强缓急行气止痛之力，半月调理而愈。

验案 3：直肠癌姑息术后肠梗阻

徐某，女，77 岁。初诊日期：2011 年 1 月 22 日。

患者直肠癌姑息术后 2 年余，诉腹痛腹胀 1 周，并逐渐出现恶心呕吐，呕吐物为胃内容物，左下腹部造瘘口袋中出现少量粪水。查体：腹膨隆，肠鸣音亢进，9 次 / 分，全腹有压痛，无反跳痛。舌暗红，舌下有瘀点，苔黄厚腻，脉弦滑。腹部 CT 示左下腹占位性病变，大小约为 3cm×3cm，考虑肿瘤复发转移致肠梗阻可能性大。

辨证：气滞血瘀，通降失常。

治法：疏通气机，活血化瘀。

处方：生大黄 30g（后下），芒硝 15g（冲），川厚朴 10g，枳壳 10g，三七 15g，生蒲黄 10g，桃仁 9g，郁金 12g，杏仁 15g，火麻仁 30g，炒莱菔子 30g，大腹皮 12g，蒲公英 30g，败酱草 15g。

另：自制消癥止痛膏贴敷于患者腹痛最甚处。

复诊：2011 年 2 月 1 日。腹痛未缓解。舌暗红，苔黄厚腻。前方改大黄 45g，枳壳 20g，厚朴 20g，加莱菔子 15g。

复诊：2011 年 2 月 5 日。患者造瘘口袋中流出大量粪水和大便，腹痛腹胀明显缓解，腹部变平变软。舌质红，苔薄黄腻。前方将生大黄减至 30g，余药同前。

患者服 3 剂药后，梗阻缓解。

验案 4：升结肠癌姑息术后完全性肠梗阻

孙某，男，59 岁。初诊日期：2013 年 7 月 15 日。

患者升结肠癌姑息术后 22 个月，诉腹胀腹痛 4 天，后逐渐出现肛门停止排气、排便，恶心呕吐频作，咳嗽、咳痰，痰多色白易出。查体：腹部膨隆，全腹压痛，可见肠型及蠕动波，肠鸣音活跃，可闻及气过水声，腹部 X 线立位片示肠胀气及多个气液平面。舌胖大，边有齿痕，苔黄，脉滑数有力。诊断为完全性肠梗阻。

辨证：饮停于肠，腑气不通。

治法：利水渗湿，通腑泄浊。

处方：防己 10g，川椒 3g，葶苈子 20g，车前子 10g，泽泻 20g，生大黄 30g（后下），枳实 10g，厚朴 10g，郁李仁 30g，茯苓 15g，薏苡仁 30g，白术 10g，白花蛇舌草 30g，败酱草 30g，大枣 15g。

复诊：2013 年 7 月 20 日。患者解大量水样便，色黑，腹痛、腹胀缓解，呕恶未见，咳嗽时作。舌胖大，边有齿痕，苔黄，脉滑数有力。前方加款冬花 15g，紫菀 10g，枳壳 10g，鱼腥草 30g。

复诊：2013 年 7 月 27 日。患者腹痛、腹胀消失，咳嗽、咳痰偶作，无呕恶，饮食得复。

验案 5：十二指肠乳头癌无法手术

吴某，男，48 岁。初诊日期：2012 年 12 月 18 日。

患者因目黄、尿赤 14 天，伴上腹痛，行上腹部 B 超及 MRI 检查提示壶腹部肿瘤伴肝转移。CT 检查示肝右叶两处转移灶，大小分别为 3cm×4cm、2cm×3cm。于 2012 年 12 月 5 日行经内镜逆行胰胆管造影术（ERCP），术中确诊为十二指肠乳头癌，行内镜下逆行胰胆管造影术（ERC）和胆管支架植入术后，黄疸消退，予以出院。患者为肿瘤晚期，未行进一步手术、放疗、化疗等。查 CA72-4 300U/mL，CA19-9 200U/mL，血压 150/90mmHg，血糖正常。B 超检查提示腹水深 4.6cm。现患上腹部时感胀痛，间断发作，进食后尤甚，右胁隐痛，发热，体温 38.3℃，纳差，乏力明显，情绪低落，无恶心呕吐，无嗳气反酸，无胸闷气急，大便干结，小便偏黄、量不多，无头晕头痛，夜寐差，无身目黄染。舌淡，苔黄腻，脉弦。

辨证：少阳不和，脾胃失调。

治法：和解少阳，调和脾胃。

处方：柴胡桂枝汤加减。柴胡 10g，桂枝 5g，姜半夏 10g，党参 10g，生姜 3g，黄芩 10g，炒白芍 10g，枳实 10g，麻子仁 20g，延胡索 15g，大枣 15g，炙甘草 6g。

复诊：2012 年 12 月 25 日。患者自觉胁痛好转，无发热，心情较前开朗，大便较前好转，小便量增多，唯仍偶感腹痛。知"入口"已开，以前方加木香 5g，砂仁 3g，陈皮 5g，莱菔子 20g，香附 10g，郁金 10g，白花蛇舌草 20g，半枝莲 20g，藤梨根 20g，山慈姑 20g，八月札 20g，夏枯草 10g。

复诊：2012 年 12 月 29 日。患者诸症皆好转，但觉皮肤瘙痒，偶感上腹部胀痛。前方加地肤子 10g，白鲜皮 20g。

此后在辨证论治的基础上，着重开利"三个出口"，用莱菔子、厚朴、紫苏梗、鸡内金、红曲米去积排气，排出毒素；用泽泻、葶苈子、防风、荆芥、防己开鬼门，洁净府，开发腠理与调节水液代谢；用虎杖、枳实、决明子去宛陈莝。

复诊：2013 年 4 月 5 日。患者诉上腹部疼痛完全好转，腹水消退，查 MRI 示癌灶较前相仿。坚持"隧道逆癌疗法"调理。

其间患者又出现几次波动，则重新探寻"入口"，辨证施治。2016 年随访，患者仍病情稳定，全身情况良好，精神状态佳，生活质量提高，未发现肿瘤继续扩散的迹象。Karnofsky 评分为 95 分。

验案 6：直肠癌转移放疗后出现脓血便

朱某，男，74 岁。*初诊日期：1997 年 11 月 5 日。*

患者自述于 1997 年 4 月出现大便变细，并夹有脓血，肛门指检发现距肛门约 5cm 处有 5cm×5.5cm 质硬菜花样肿块，病理活检提示直肠低分化腺癌，CT 检查示直肠癌侵犯前列腺、精囊。患者未手术治疗，曾行放疗，化疗因骨髓抑制明显而未完成。就诊前 1 个月曾夜尿淋沥难解，一夜数十次，无尿急尿痛。于今日住院做进一步治疗。入院时症见大便夹脓血少量，夜尿淋沥，小腹作胀，纳尚可，头晕乏力，消瘦。舌淡红，苔薄白，脉细。查体：锁骨上未见肿大淋巴结，心肺无异常，下腹部轻压痛。

辨证：放疗热毒损伤肠膜。

治疗方案：中药清肠护膜，保留灌肠。药用五倍子 10g，大黄炭 10g，仙鹤草 30g，白花蛇舌草 30g，浓煎至 70～100mL，每晚保留灌肠 1 次，保留时间约 40 分钟。同时配合其他对症、支持治疗。

5 天后大便脓血减少，小腹作胀、夜尿淋沥等亦好转。守方继续，灌肠治疗 1 个月后，脓血便基本消失，小便畅通，夜尿次数减少，一夜 4～5 次，无腹胀腹痛，无尿频、尿急、尿痛，复查血常规基本正常。病情好转出院。

验案 7：直肠癌放疗后便血

李某，男，36 岁。*初诊日期：1997 年 3 月 16 日。*

患者于 1996 年 6 月 5 日因直肠腺癌行乙状结肠造瘘术，术中发现肝转移。术后予根治性放疗，放疗后直肠肿瘤消失，肝缩小，但出现便血，给予庆大霉素、思密达等灌肠治疗后仍有反复。1 个月后患者因头痛做 CT 检查，提示左额颞侧巨大占位，予全脑及缩野放疗，于 1997 年 3 月 10 日结束。于今日住院继续治疗。入院时症见大便呈紫褐色血便，日解 20 余次，量约 200mL，伴头昏头晕，疲倦乏力，纳少，每日进食约 3 两，夜寐不安。舌嫩红，苔薄白腻，脉细软无力。查体：精神萎靡，扶入病房，贫血貌，浅表淋巴结未见肿大，心肺无异常，腹平软，肝剑突下 3cm，质软，轻压痛，下腹部皮下造瘘口渗血。查大便常规示褐色稀便，红细胞阳性。

辨证：气阴两虚，热伤肠膜。

治疗方案：予益气养阴摄血中药及对症支持治疗，便血有所减少，但仍日行数次。于 4 月 11 日起以中药保留灌肠，药用白及 10g，侧柏炭 10g，大黄炭 10g，仙鹤草 30g，每晚 1 次。

治疗半个月后大便成形，日一行，便血止，胃纳增加，夜寐安，行动自如，一般情况改善，复查大便常规正常，病情好转出院。

验案 8：直肠癌肠周淋巴结、双肺转移

曹某，男，51 岁。初诊日期：2013 年 6 月 21 日。

患者于 2013 年 3 月发现直肠癌肠周淋巴结、双肺转移，未手术治疗。患者有高血压、糖尿病、右肾萎缩、左肾代偿性增大病史。查 CEA 10ng/mL。予化疗 4 次，放疗 25 次，Karnofsky 评分为 70 分。现患者胃纳欠佳，嗳气频，腹胀刺痛，下利紫黑脓血，里急后重，小便频数。舌淡，苔薄白，有瘀斑，脉细涩。

辨证：脾虚湿滞，气虚血瘀。

治法：健脾清肠利湿，补气行气活血。

处方：炒党参 10g，炒白术 10g，茯苓 10g，茯神 10g，焦稻芽 10g，焦麦芽 10g，炒薏苡仁 30g，姜半夏 10g，陈皮 10g，枇杷叶 10g，炒山药 10g，黄芩 20g，台乌药 10g，益智仁 10g，白头翁 10g，升麻 10g，藤梨根 20g，半枝莲 20g，炙甘草 6g，防风 10g，肉桂 3g，赤芍 10g，三七 5g，大枣 15g。

复诊：2013 年 7 月 3 日。患者食纳渐增，下腹痛较前缓解，肛门有下坠感，夹杂少量鲜红血便，PET-CT 检查示肿瘤活性受抑制。舌淡，苔薄白，有瘀斑，脉细涩。前方改升麻 15g，加延胡索 15g，地榆 20g。

复诊：2013 年 7 月 19 日。食纳可，大便结束时肛门痛，脉细。前方去稻芽、麦芽、薏苡仁，加石见穿 10g。

复诊：2013 年 8 月 2 日。患者诸症皆可，舌苔黄，脉细。前方去石见穿，加蒲公英 10g，改延胡索 20g。

复诊：2013 年 8 月 16 日。于无锡市人民医院复查 CEA 4.31ng/mL，AFP 2.51ng/mL，CA12-5 3.6U/mL，CA19-9 21.2U/mL。Karnofsky 评分为 100 分，患者自述肛门痛止。拟前法进退。

处方：党参 10g，茯苓 10g，炒白术 10g，陈皮 5g，山药 10g，姜半夏 5g，茯神 10g，枇杷叶 10g，黄芩 20g，乌药 10g，益智仁 10g，白头翁 10g，升麻 15g，藤梨根 30g，半枝莲 20g，炙甘草 6g，防风 10g，赤芍 10g，肉桂 3g，三七 5g，大枣 15g，延胡索 20g，地榆 20g，蒲公英 20g。

验案 9：直肠癌肺转移

程某，男，67 岁。初诊日期：2013 年 9 月 3 日。

患者于 2013 年 4 月 10 日行直肠癌手术，术后病理检查示腺癌，肠周淋巴结见癌转移

（4/4），肠周癌结节4枚（p-T$_{4a}$N$_{2a}$M$_0$，ⅢA期），予FOLFOX化疗4个疗程，患者不良反应剧烈。现面色萎黄，乏力，咳嗽，咯黄浓痰，胸闷，时有恶心，胃纳欠佳，二便顺，夜寐安。舌淡红，苔薄白，脉细。患者既往有糖尿病病史。

辨证：脾胃虚弱，痰热阻肺。

治法：健脾和胃，清肺化痰。

处方：炒党参10g，炒白术10g，茯苓10g，炒山药10g，茯神10g，炒薏苡仁30g，姜半夏10g，陈皮10g，枇杷叶10g，焦稻芽10g，焦麦芽10g，黄芩10g，桔梗5g，炙甘草6g，鱼腥草10g，紫苏梗10g，金荞麦10g。

复诊：2013年10月15日。患者服上药后咳嗽好转，咯少量白痰，小便色黄，双目干涩。舌淡红，苔薄白，脉细沉。前方去稻芽、麦芽、山药、金荞麦，加枸杞子10g，杭菊花10g，栀子10g，夏枯草10g，车前子10g，生地黄10g。

复诊：2013年10月27日。患者有时头晕腰酸，舌淡红，苔薄白，脉细沉。前方去枇杷叶，加川芎10g，杜仲10g。

复诊：2013年11月19日。口干，舌淡红，苔少，脉细。前方加麦冬10g，泽泻20g。

复诊：2013年12月19日。右肩痛，目干涩，舌有裂纹，苔薄白，脉细。前方去枸杞子，加菟丝子10g，乌梅5g。

复诊：2014年2月25日。复查CEA 13.35 ng/mL。复查胸部CT示左下肺见直径约1.8cm结节，考虑为转移灶。现口干，舌有裂纹，苔薄白，脉细。前方加红豆杉5g，藤梨根20g，半枝莲20g。

复诊：2014年3月25日。患者服药后无不适，舌有裂纹，苔薄白，脉细。前方去薏苡仁续服。

复诊：2014年5月6日。患者关节疼痛，舌有裂纹，苔薄白，脉细。前方加蛇六谷10g（先煎）续服。

复诊：2014年6月3日。脚肿好转，腰酸，夜尿频数。舌有裂纹，苔薄白，脉细。前方加益智仁10g，紫石英10g，桂枝5g，五倍子3g，半枝莲20g。

复诊：2014年7月8日。手臂疼痛，舌有裂纹，苔薄白，脉细。前方去鱼腥草、蛇六谷，加片姜黄10g，葛根10g。

复诊：2014年8月5日。齿龈肿痛，舌有裂纹，苔薄白，脉细。前方加石膏30g（先煎），细辛3g。

复诊：2014年9月28日。复查CEA 9.64ng/mL。复查胸部CT示左下肺见直径约2cm的结节灶。舌淡红，苔薄白，脉细。前方加象贝母10g续服。

复诊：2014年12月9日。小便刺痛，舌淡红，苔薄白，脉细。前方加六一散10g（包煎），栀子10g，肉桂3g。

复诊：2015年1月6日。腰腿酸痛，小便刺痛减轻，舌淡红，苔薄白，脉细。前方去六一散、肉桂，加牛膝10g。

验案 10：直肠癌腋下肿块

过某，男，88岁。初诊日期：2014年2月25日。

患者因出现腹痛、大便次数增多3个月，经腹部CT检查提示直肠占位。考虑患者年老体弱，未行手术治疗，遂来寻求中药调理。现患者小腹部阵发性胀痛，大便日行6～7次，便出不尽，伴里急后重感，左腋下触及2.5cm×1.9cm肿块，质硬，固定不移，压痛明显，口干，纳差，夜寐一般。苔薄黄腻，脉细。

辨证：脾虚气滞，痰湿互阻。

治法：理气健脾和胃，软坚散结化湿。

处方：夏枯草20g，蒲公英20g，黄芩10g，葛根10g，乌药10g，炒白芍10g，延胡索10g，炒白术10g，茯苓10g，莱菔子10g，姜半夏10g，陈皮5g，薏苡仁15g，半枝莲15g，山药15g，干姜3g，麦冬10g，炙甘草3g，竹茹5g，枳壳5g，焦麦芽10g，焦稻芽10g。

复诊：2014年3月15日。患者左腋下肿块大小为1.5cm×1cm，较前变软，固定不移，仍有压痛，小腹部胀痛较前缓解，大便日行4～5次，仍有里急后重感，食纳渐佳，夜寐一般。苔薄黄腻，脉细。前方加木香5g。

此后据症多次复诊微调。于2016年死于脑血管病变。

验案 11：结肠癌术后舌尖碎痛、无法讲话

黄某，女，75岁。初诊日期：2010年6月1日。

患者因体检行肠镜检查发现结肠肿物，后于外院行结肠癌切除术，术后病理检查示中分化腺癌，淋巴结转移（3/18）。予FOLFOX方案化疗6次。现舌尖碎痛，无法讲话，口干，心烦失眠，多梦，腰酸，纳差。舌红，苔少，脉细数。Karnofsky评分为80分。

辨证：心火偏亢，心肾不交。

治法：清降心火，交通心肾，安神定志。

处方：黄连3g，肉桂3g，酸枣仁10g，姜半夏10g，陈皮10g，炒白术10g，茯神10g，薏苡仁20g，防风5g，白芍10g，生牡蛎30g，生龙骨30g（先煎），干姜3g，北沙参10g，炙甘草3g。

复诊：2010年7月2日。舌尖碎痛明显好转，不影响正常生活，夜寐渐安，食纳一般。舌红，苔少，脉细。Karnofsky评分为100分。前方续服14剂。

验案 12：结肠癌术后肝转移一

刘某，女，59 岁。初诊日期：2014 年 10 月 29 日。

患者因结肠癌术后 8 个月，发现肝转移 20 余天就诊。患者 8 个月前因便血查肠镜示结肠癌，于 2014 年 2 月 12 日在无锡市第四人民医院行结肠癌根治术，术后病理提示腺癌。术后予 FOLFOX6 化疗 4 次。查肿瘤标志物 CA19-9 666U/mL，GP73 162ng/mL（正常范围 < 20ng/mL），更换化疗方案。化疗后复查 CA19-9 300U/mL，6 月底查 PET-CT 示肝转移、后腹膜淋巴结转移。现神倦乏力，略有口干，无肝区痛，腰酸，食纳欠佳，夜寐欠安，大便有时不成形，小便调。舌淡红，苔薄白，脉细。

辨证：正气不足，脾虚湿阻。

治法：扶正祛邪，健脾化湿。

处方：炒党参 10g，炒白术 10g，茯苓 10g，茯神 10g，焦稻芽 10g，焦麦芽 10g，炒薏苡仁 30g，姜半夏 10g，陈皮 10g，炒山药 10g，半枝莲 30g，藤梨根 20g，黄芪 10g，黄精 10g，桑寄生 10g，炒酸枣仁 10g，紫苏梗 10g，炙甘草 6g，炮姜 3g。

复诊：2014 年 11 月 15 日。患者诉口干改善，无不适症状。舌淡红，苔薄白，脉缓。Karnofsky 评分为 100 分。针对患者病情发生发展的规律，继续予"隧道逆癌疗法"分阶段治疗。

处方：炒党参 10g，炒白术 10g，茯苓 10g，茯神 10g，焦稻芽 10g，焦麦芽 10g，炒薏苡仁 30g，姜半夏 10g，陈皮 10g，枇杷叶 10g，炒山药 10g，凌霄花 10g，水红花子 10g，夏枯草 10g，蒲公英 10g，炒白芍 10g，炒柴胡 6g，香附 10g，红曲米 6g，延胡索 20g，片姜黄 10g，炙甘草 6g，牛膝 10g，莱菔子 10g。

验案 13：结肠癌术后肝转移二

马某，女，76 岁。初诊日期：2012 年 6 月 9 日。

患者于 2012 年 3 月 5 日因升结肠癌行右半结肠切除术，术后病理检查示中分化管状腺癌，侵至浆膜层，肠周淋巴结转移（3/13），分期为 $T_3N_1M_0$，患者抗拒进一步化疗。术后 3 个月行上腹部 CT 提示肝转移。查 CEA 6.12ng/mL。现乏力，间有右上腹隐痛，无发热寒战，无头晕、恶心呕吐，无咳嗽、咳痰，无心悸气促，无身目黄染，大小便正常，胃纳尚可，寐欠安。舌淡，苔薄，脉细。

辨证：正气不足，脾胃气虚，气滞瘀阻。

治法：扶正益气，健脾和胃，行气化瘀。

处方：炒党参 10g，炒白术 10g，茯苓 10g，茯神 10g，炒薏苡仁 30g，陈皮 10g，炒山药 10g，乌药 10g，红藤 30g，高良姜 3g，黄芩 5g，酸枣仁 10g，煅牡蛎 30g（先煎），龙骨

10g（先煎），生蒲黄 10g，白芍 10g，延胡索 20g，石见穿 20g。

复诊：2012 年 6 月 22 日。复查 CEA 5.34ng/mL。右上肢牵涉痛，腰酸痛，余症同前。舌淡，苔薄，脉细。前方去石见穿，加片姜黄 10g，藤梨根 20g，桑寄生 10g。

复诊：2012 年 7 月 7 日。右上肢仍有牵涉痛，腹部稍胀痛。舌淡，苔薄，脉细。前方加莱菔子 10g。

复诊：2012 年 7 月 21 日。复查 CEA 4.29ng/mL。患者双目干涩，余症同前。舌淡，苔薄，脉细。前方加枸杞子 10g。

复诊：2012 年 8 月 17 日。患者诸症皆可，予前方续服 14 剂。

复诊：2012 年 9 月 18 日。症如前述，唯睡眠仍欠安。舌淡，苔薄，脉细。前方加酸枣仁 10g，莪术 10g。

复诊：2012 年 11 月 21 日。复查 CEA 7.63ng/mL。上腹部 CT 检查提示肝脏多发转移。右上腹时有胀痛，口干，食纳、夜寐皆可。舌淡，苔薄，脉细。前方加麦冬 10g，龙葵 30g。

复诊：2012 年 12 月 16 日。诸症同前，予前方续服 14 剂。

复诊：2013 年 2 月 4 日。患者自觉右上腹胀痛未缓解，口干已好转，食纳可，夜寐安。舌淡，苔薄，脉细弦。前方改延胡索 15g，加喜树果 10g。

此后据症多次复诊微调。

复诊：2013 年 10 月 18 日。患者诸症皆可，唯头痛时作，且有定处。舌淡，苔薄，脉细涩。前方加川芎 10g。

复诊：2013 年 12 月 3 日。升结肠癌术后 3 个月肝转移，纯中药治疗 1 年半，诸症好转，面色红润。舌淡，苔薄，脉缓。继续予益气健脾、调补肝肾法巩固治疗。

处方：党参 10g，炒白术 10g，莱菔子 10g，玄参 10g，山药 10g，煅牡蛎 20g（先煎），片姜黄 10g，白花蛇舌草 30g，猪苓 20g，炒白芍 10g，炙甘草 6g，酸枣仁 20g，黄芩 10g，麦冬 20g，菟丝子 10g，乌药 10g，龙骨 10g（先煎），枸杞子 10g，射干 10g，红藤 20g，半枝莲 20g，象贝母 10g，陈皮 5g，女贞子 10g，川芎 10g。

验案 14：直肠癌术后多发转移

强某，女，66 岁。初诊日期：2016 年 9 月 14 日。

患者于 2011 年 7 月行直肠癌手术，病理检查提示腺癌。于 2016 年 8 月复查发现肺、脑转移，患者及家属拒绝进一步西医治疗，遂求治于尤建良教授。现患者乏力，面色无华，动则汗出，腰酸痛，刺激性咳嗽，左上肢疼痛，食纳尚可，夜寐梦多，二便尚调。舌质紫暗，苔薄，脉涩细沉。

辨证：正气不足，肝肾亏虚，热毒蕴肺。

治法：益气固表止汗，补肝肾，壮筋骨，清解肺中热毒。

处方：黄芪 30g，炒白术 10g，防风 5g，巴戟天 10g，仙茅 10g，牛膝 10g，桑寄生 10g，杜仲 10g，煅牡蛎 30g（先煎），龙骨 10g（先煎），生地黄 10g，片姜黄 6g，威灵仙 10g，牡丹皮 10g，蝉蜕 10g，乌梢蛇 10g，姜半夏 5g，茯苓 10g，知母 10g，栀子 10g，细辛 3g，炒白芍 15g，玄参 10g，红花 10g，麻黄根 20g，碧桃干 30g，僵蚕 10g，威灵仙 20g，陈皮 10g，黄柏 10g，天花粉 10g。

复诊：2016 年 10 月 16 日。服药后患者上肢疼痛缓解，咳嗽仍较频，食纳尚可，夜寐梦多，二便尚调。舌质紫暗，苔薄，脉涩细沉。前方去威灵仙，加地龙 10g。

此后多次复诊，据症微调。

复诊：2019 年 9 月 25 日。直肠癌伴肺转移、脑转移，服用中药 3 年，患者诸症皆可，近日眼睛受伤，目赤，继续予扶正祛邪、调补肝肾、清肺之法主之。Karnofsky 评分为 85 分。

处方：黄芪 30g，炒白术 10g，防风 5g，巴戟天 10g，仙茅 10g，牛膝 10g，桑寄生 10g，杜仲 10g，煅牡蛎 30g（先煎），龙骨 10g（先煎），生地黄 10g，牡丹皮 10g，蝉蜕 10g，乌梢蛇 10g，姜半夏 5g，茯苓 10g，知母 10g，栀子 10g，细辛 3g，炒白芍 15g，黄柏 10g，玄参 10g，红花 10g，僵蚕 10g，威灵仙 20g，陈皮 10g，天花粉 10g，夏枯草 10g，密蒙花 10g。

验案 15：直肠癌术后失眠

施某，女，72 岁。初诊日期：2002 年 7 月 8 日。

患者于 2002 年初在外院行直肠癌根治术，术后化疗 6 次，现患者睡眠极差，每夜睡 4～5 小时，易醒，早醒，有时惊梦，口干，纳一般。舌红，苔少，有裂纹，脉细弦。

辨证：正气不足，肝脾不和，心神不宁。

治法：扶正祛邪，疏肝健脾，安神定志。

处方：炒党参 10g，炒白术 10g，茯苓 10g，茯神 10g，焦稻芽 10g，焦麦芽 10g，炒薏苡仁 30g，姜半夏 10g，陈皮 10g，枇杷叶 10g，炒酸枣仁 20g，首乌藤 10g，夏枯草 10g，煅牡蛎 30g（先煎），龙骨 10g（先煎），炙甘草 6g，茜草根 20g，炒白芍 10g，蜜远志 5g，知母 10g，大蓟 30g，麦冬 10g，黄芪 20g，三七 5g，生地黄 10g。

此后多次复诊，据症微调。

复诊：2004 年 5 月 20 日。患者服药后病情好转，晚上偶有胀气，能排气，大便时稀时干结，纳一般，睡眠尚可。舌红，苔薄黄腻，脉细弦。Karnofsky 评分为 100 分。予清化湿热、疏肝理气、活血散瘀法主之。

处方：黄连 1.5g，黄芩 10g，姜半夏 10g，柴胡 3g，防风 10g，炒白芍 10g，炒白术 10g，陈皮 5g，台乌药 10g，吴茱萸 1.5g，莱菔子 10g，佩兰 10g，佛手 10g，干姜 3g，失笑散 10g（包煎），枳壳 5g。

验案 16：升结肠癌便血、腹痛

王某，女，82 岁。初诊日期：2014 年 2 月 23 日。

患者于 2 月 3 日因突发性大便出血在外院做肠镜发现升结肠占位，大小为 1.5cm×2cm，后因心功能差未予手术、化疗、放疗。既往有房颤病史。现患者大便带血，色紫暗，大便不成形，上腹部隐痛不适，以脐上部为主，无反酸、嗳气，胃纳差，寐一般，大便日 1～2 次。舌红，苔薄腻，边有齿印，脉滑。目前口服洛芬待因片（具体剂量不详）。

辨证：瘀毒内结，湿热内蕴。

治法：化瘀解毒消癥，理气清热除湿。

处方：红藤 30g，败酱草 10g，地榆 10g，乌药 10g，藤梨根 30g，石见穿 30g，半枝莲 30g，茜草根 10g，生蒲黄 10g（包煎），防风 10g，炒白术 10g，陈皮 5g，赤芍 10g，白芍 10g，升麻 10g，蒲公英 10g，生地黄 10g，栀子 10g，杜仲 10g。

复诊：2014 年 3 月 16 日。患者少量便血，腹痛有所减轻，食纳渐增，夜寐时间 4～5 小时。舌红，苔薄腻，边有齿印，脉滑。前方加酸枣仁 10g，芡实 10g。

复诊：2014 年 5 月 16 日。患者服药后大便无出血，双下肢水肿明显，按之不反弹，腹胀较前减轻，寐可。舌红，苔薄腻，边有齿印，脉滑。前方去败酱草，加莱菔子 10g，紫苏梗 10g。

复诊：2014 年 9 月 14 日。患者脐上疼痛不适已减轻，有时还有胀痛，无反酸、嗳气，胃纳可，寐一般，二便可。舌红，苔薄黄，有裂纹，脉细弦。继续予清热解毒化瘀法主之。

处方：地榆 30g，乌药 10g，藤梨根 30g，半枝莲 30g，茜草根 10g，炒白术 10g，生蒲黄 10g（包煎），陈皮 5g，赤芍 10g，紫苏梗 10g，泽泻 30g，白芍 10g，升麻 10g，杜仲 10g，蒲公英 10g，生地黄 10g，栀子 10g，红藤 30g，石见穿 30g，防风 10g，莱菔子 10g。

复诊：2014 年 10 月 14 日。患者近 1 周气喘，仍有腹胀，头晕时作，纳可，寐安。目前 Karnofsky 评分为 100 分。已停用洛芬待因片。前方加败酱草 10g。

验案 17：十二指肠癌肝转移未手术

吴某，男，65 岁。初诊日期：2013 年 4 月 11 日。

患者于 2012 年 12 月 3 日因眼黄、尿黄伴上腹痛 1 周在常州市武进人民医院门诊以胆胰管扩张、阻塞性黄疸住院完善检查。上腹部 MRI 检查示壶腹部肿瘤，肝多发占位，胆总管、肝内胆管扩张，考虑壶腹部肿瘤伴肝转移，于 2012 年 12 月 5 日给予 ERCP，术中确诊为十二指肠乳头癌，行 ERC 和胆管支架置入。病理检查示（十二指肠乳头）腺癌，后在其他医院行伽玛刀治疗。化疗 1 次后不良反应明显，无法耐受。查 CEA、CA72-4、CA19-9

均正常，现偶感皮肤瘙痒，眼黄，尿黄，尿量无减少，伴上腹部胀痛，间断发作，进食后明显，食纳一般，大便干结。舌淡，苔黄腻，脉弦数。

辨证：湿毒内蕴，肝郁痰凝。

治法：疏肝理气，解毒化湿。

处方：春柴胡 6g，黄芩 10g，炒白术 10g，枳壳 10g，茯苓 10g，茯神 10g，赤芍 10g，炒白芍 10g，陈皮 5g，当归 10g，郁金 10g，黄芩 10g，栀子 10g，延胡索 20g，乌药 10g，莱菔子 15g，炙甘草 6g，乌梅 5g，瓜蒌皮 10g，龙葵 20g，藤梨根 20g，片姜黄 10g。

复诊：2013 年 4 月 26 日。患者上腹痛间断发作，大便仍干结难解。舌淡，苔黄腻，脉弦数。前方改莱菔子 20g，加莪术 10g，厚朴 10g。

复诊：2013 年 5 月 20 日。患者仍感上腹胀痛，口苦，食纳一般，大便较畅。舌淡，苔稍腻，脉弦数。前方加柴胡 10g，黄芩 20g，石膏 30g（先煎）。

复诊：2013 年 6 月 6 日。患者因上腹痛伴发热 1 天于 2013 年 5 月 27 日在常州市武进人民医院住院，行 ERC 和胆管支架内清理术，术后情况良好。现上腹部稍胀痛，胃纳欠佳。舌淡红，苔黄腻，脉弦。继续予疏肝理气、和胃解毒法主之。

处方：黄芩 10g，柴胡 6g，陈皮 10g，炒白术 10g，炒白芍 10g，赤芍 10g，茯苓 10g，茯神 10g，枳壳 10g，郁金 10g，炒当归 10g，栀子 10g，延胡索 20g，乌药 10g，莱菔子 15g，炙甘草 6g，乌梅 5g，瓜蒌皮 10g，龙葵 20g，藤梨根 20g，片姜黄 10g，山慈姑 10g。

复诊：2013 年 7 月 10 日。复查胃镜示十二指肠降部乳头区见溃疡性病灶，表面糜烂易出血。平素反酸，喉间有灼热感，口干苦。舌红，苔薄，脉细弦。前方去乌梅、龙葵，加黄连 1.5g，白及 10g，吴茱萸 1.5g，海螵蛸 20g。

复诊：2013 年 8 月 14 日。患者服药后胃脘不适已好转，纳可，上腹胀痛已止，不需要使用止痛药。Karnofsky 评分为 100 分。

处方：黄芩 10g，柴胡 6g，陈皮 10g，炒白术 10g，炒白芍 10g，赤芍 10g，茯苓 10g，茯神 10g，枳壳 10g，郁金 10g，炒当归 10g，栀子 10g，延胡索 20g，乌药 10g，莱菔子 15g，炙甘草 6g，瓜蒌皮 10g，藤梨根 20g，片姜黄 10g，山慈姑 10g，黄连 1.5g，白及 10g，吴茱萸 1.5g，海螵蛸 20g。

验案 18：直肠癌便血、大便黏冻

虞某，女，82 岁。初诊日期：2014 年 4 月 11 日。

患者因黏液血便 1 个月行直肠镜穿刺病理活检，提示直肠腺癌。考虑患者高龄，既往有心房纤颤病史，不能手术治疗，遂求治于尤建良教授。现乏力，恶寒，大便黏冻，有紫黑色血便，伴里急后重，食纳欠佳，夜寐一般。舌苔白腻，边有齿痕，中有裂纹，脉细。

辨证：正气不足，脾肾阳虚，热毒内蕴。

治法：扶正益气，温补脾肾，解毒消癥。

处方：制附子 3g，炒党参 10g，炒白术 10g，茯苓 10g，茯神 10g，炒薏苡仁 30g，陈皮 10g，焦稻芽 10g，焦麦芽 10g，地榆 20g，茜草根 20g，防风 10g，赤芍 10g，升麻 10g，半枝莲 20g，藤梨根 30g，地黄炭 10g，白头翁 10g，桔梗 5g，海蛤壳 30g，黄芩 10g，黄连 3g，紫石英 10g，栀子 10g，生甘草 10g。

复诊：2014 年 11 月 28 日。患者乏力、恶寒好转，已无血便，每日 3～4 次黏液便，伴里急后重感，腹部隐痛。舌淡紫，苔微黄腻，脉细。予化湿解毒消癥法主之。

处方：防风 10g，白芍 10g，炒白术 10g，陈皮 5g，茜草根 20g，炒薏苡仁 10g，炒柴胡 3g，茯苓 10g，升麻 10g，黄芩 10g，杏仁 10g，桔梗 5g，豆蔻 3g，苍术 10g，石榴皮 10g，蒲公英 10g，乌药 10g。

复诊：2015 年 1 月 9 日。大便量中频多，食纳、夜寐可，腹胀，夜间口干，怕冷，乏力。舌淡紫，苔微黄腻，脉细。前方去茜草根、薏苡仁，加佩兰 10g，巴戟天 10g，山药 10g，桂枝 5g。

复诊：2015 年 2 月 18 日。患者自觉乏力，腹部隐痛，大便黏液减少。舌淡紫，苔微黄腻，脉细。前方去苍术、蒲公英、杏仁、桔梗，改炒柴胡 6g，加生黄芪 15g，黄连 3g，炮姜 3g，失笑散 10g（包煎），高良姜 3g。

复诊：2015 年 3 月 20 日。直肠癌未手术 1 年，大便黏冻已止。舌淡紫，苔微黄腻，脉细。前方加薏苡仁 30g，苍术 10g，黄柏 10g，肉桂 3g，五倍子 10g，地榆 20g，白头翁 10g，紫石英 10g，海蛤壳 30g，桔梗 5g。

验案 19：结肠癌术后出现卵巢肿块

朱某，女，45 岁。初诊日期：2014 年 5 月 4 日。

患者于 2013 年 3 月行结肠癌根治术（$T_4N_0M_0$），术后行化疗 8 次。2014 年 4 月复查肠镜提示吻合口息肉、直肠息肉。现患者自觉无力，腹部有胀气，纳一般，寐安，二便调。舌红，苔薄黄腻，脉细滑。

辨证：正气不足，脾虚气滞，湿热内蕴。

治法：扶正益气健脾，理气清热除湿。

处方：炒党参 10g，炒白术 10g，茯苓 10g，茯神 10g，稻芽 10g，麦芽 10g，薏苡仁 15g，姜半夏 10g，陈皮 10g，枇杷叶 10g，山药 10g，黄芩 10g，栀子 10g，炙甘草 6g，紫苏梗 10g，炒白芍 10g，石见穿 10g，藤梨根 10g，半枝莲 15g，乌药 10g。

此后多次复诊，据症微调。

复诊：2015 年 7 月 11 日。患者查子宫附件彩超示左侧附件囊性包块，大小约 5.7cm×5cm×4.5cm。现乏力，脚肿，纳一般，寐差，大便干结。舌红，苔薄黄腻，脉细滑。予理气清热、利湿散结法治之。

处方：蜀羊泉 10g，半枝莲 20g，龙葵 10g，金钱草 10g，片姜黄 10g，火麻仁 10g，枳壳 10g，黄芩 10g，栀子 10g，生白术 10g，陈皮 5g，玄参 10g。

复诊：2015 年 9 月 15 日。患者左下腹时有胀痛，腰痛，双下肢酸软无力，夜间盗汗，大便干结难解。舌红，苔薄黄腻，脉细沉。予软坚散结、调补肝肾、泻下通便、收敛止汗法主之。

处方：炒山药 10g，牡丹皮 10g，薏苡仁 15g，姜半夏 5g，茯神 10g，泽泻 10g，山茱萸 10g，桑寄生 10g，茯苓 10g，生地黄 10g，夏枯草 20g，蒲公英 30g，半枝莲 20g，黄芩 10g，炒白芍 10g，龙骨 30g（先煎），炙甘草 3g，煅牡蛎 30g（先煎），玄参 10g，象贝母 10g，炒白术 10g，巴戟天 10g，瓜蒌子 10g，乌药 10g，知母 10g，乌药 10g，桃仁 20g，麻黄根 20g，栀子 10g，牛膝 10g，陈皮 5g。

复诊：2015 年 10 月 12 日。患者复查子宫附件彩超提示卵巢肿块消失。现自觉乏力明显好转，可以做家务，食纳可，大便调，夜寐尚安。舌淡，苔白腻，脉稍弦沉细。前方去山茱萸，加菟丝子 10g，香附 10g。

验案 20：结肠癌术后夜间胸闷

邹某，男，72 岁。初诊日期：2014 年 6 月 6 日。

患者于 2013 年 5 月 31 日行左半结肠根治术，术后病理检查示降结肠溃疡性腺癌，浸润肠壁，无淋巴结转移。现乏力消瘦，夜间胸闷明显，需要坐起，咳嗽，咯黄痰，纳差，寐差，大便干。舌红，苔腻，脉细滑。

辨证：正气不足，脾胃虚弱，痰热蕴肺。

治法：扶正祛邪，补脾和胃，清热化痰，宽胸散结。

处方：党参 10g，瓜蒌皮 10g，泽泻 10g，白芥子 10g，酸枣仁 10g，柴胡 6g，麦冬 10g，白芍 10g，丹参 20g，五味子 5g，夏枯草 10g，栀子 10g，杏仁 10g，辛夷 3g，玄参 10g，贝母 10g，知母 10g，防风 5g，巴戟天 10g，石膏 30g（先煎），桔梗 5g，莱菔子 10g，金荞麦 10g。

复诊：2014 年 6 月 20 日。患者服药后夜间胸闷明显好转，无须坐起，痰量减少，自觉口干，食纳渐增，夜寐一般，大便日一行。舌红，苔薄腻，脉细。前方加天冬 10g。

验案 21：肠癌术后肝转移一

陆某，女，66 岁。初诊日期：2017 年 11 月 17 日。

患者 3 年前于外院发现肠癌术后肝转移，未行手术治疗，化疗 8 次。既往有胆囊炎、高血压病史。现乏力，耳鸣鼻塞，腹部胀痛，腰膝酸痛，失眠健忘，大便干结难解，小便色黄。舌淡红，苔薄黄腻，脉细弦数。Karnofsky 评分为 60 分。

辨证：脾肺气虚，肝脾气滞，湿热内蕴，肝阳上亢，肝肾不足。

治法：补气润肠，疏肝理气，清热化湿，平肝潜阳，滋补肝肾。

处方：黄芪 20g，党参 10g，炒白术 10g，陈皮 10g，牛膝 10g，桑寄生 10g，姜半夏 10g，肉苁蓉 10g，炒白芍 10g，瓜蒌子 30g，僵蚕 10g，蝉蜕 10g，火麻仁 30g，生地黄 10g，栀子 10g，乌药 10g，片姜黄 10g，玄参 10g，决明子 30g，川芎 10g，象贝母 10g，炙甘草 6g，麦冬 10g，延胡索 20g，白芷 10g，茵陈 20g，郁金 10g，虎杖 10g，茯神 10g，金钱草 20g，苍耳子 10g，蔓荆子 10g，煅牡蛎 30g（先煎），龙骨 30g（先煎）。

复诊：2017 年 12 月 15 日。患者服药后大便已通，夜寐渐安，仍感乏力。舌淡红，苔薄黄腻，脉细弦数。前方去龙骨续服。

复诊：2018 年 1 月 19 日。查腹部 B 超示胆囊内中等回声团块，大小为 4.3cm×1.6cm，时腹胀，大便不畅。舌淡红，苔薄黄腻，脉细弦数。前方去茵陈、白芷，加枳实 20g。

复诊：2018 年 3 月 16 日。目赤肿痛，口干，夜寐不熟。舌淡红，苔薄黄腻，脉细弦数。前方去苍耳子、蔓荆子，加夏枯草 10g，玉竹 10g。

复诊：2018 年 4 月 13 日。Karnofsky 评分为 100 分。胆小易惊，肩酸，耳鸣。舌尖红，脉细。前方去玉竹，加天麻 10g。

验案 22：肠癌术后肝转移二

郭某，男，78 岁。初诊日期：2013 年 5 月 22 日。

患者于 2011 年 6 月行结肠癌切除术，术后病理检查示中分化腺癌，肿瘤侵犯肌层，术后未行放、化疗。2013 年 5 月复查发现肝多发转移灶。考虑患者年龄偏大，家属不予进一步西医治疗，遂寻求中医药治疗。现患者精神尚可，胃纳不佳，食后腹胀，大便干结，夜尿频，喜叹息，夜寐欠安。舌淡红，苔薄白，脉细软弦。既往有气管炎、高血压病史，血压控制尚可。Karnofsky 评分为 60 分。

辨证：肝胃不和，腑气不通。

治法：疏肝和胃，行气导滞。

处方：枳壳 10g，炒白术 10g，紫苏梗 10g，台乌药 10g，茯苓 10g，郁金 10g，白花蛇舌草 20g，火麻仁 20g，莱菔子 10g，炙甘草 6g。

此后据症多次复诊微调。

复诊：2014 年 12 月 12 日。2014 年 11 月 22 日于无锡市人民医院行胸、腹、盆腔 CT 平扫 + 增强，提示两肺肺气肿，左肺少许间质改变，右肺中叶支扩，伴斜裂胸膜增厚；结肠术后改变，脏脏多发转移灶，较前稍有增多，肝脏钙化灶；肝脏及双肾囊肿，右肾小结节可能；胃窦部软组织增厚；前列腺钙化；直肠壁增厚。患者现食欲增，纳食、腹胀较前好转，大便干结，夜尿频，夜寐欠安。舌淡红，苔薄白，脉细软。Karnofsky 评分为 95 分。

前方加枳实 10g，合欢皮 10g。

验案 23：肠癌肝、肺转移

杭某，男，55 岁。初诊日期：2015 年 11 月 11 日。

患者因腹痛伴大便性状改变检查肠镜，提示直肠占位，病理检查提示腺癌。CT 检查示肝脏转移，最大转移灶为 9.1cm×7.8cm，两肺多发转移。肿瘤标志物 CEA 541.1ng/mL，CA19-9 306U/mL。予 FOLFOX6 化疗 1 次，消化道反应明显，特来寻求中医药调理。现乏力，恶心，大便不成形，日行 7～8 次，双下肢酸软，左上肢酸痛，胃纳差，喜食热饮，夜寐不安。舌淡红，苔薄白，脉细。

辨证：脾胃虚弱，寒湿内阻。

治法：健脾养胃，温中化湿，安神定志。

处方：炒党参 10g，炒白术 10g，茯苓 10g，炒山药 10g，茯神 10g，炒薏苡仁 30g，姜半夏 10g，陈皮 10g，枇杷叶 10g，焦稻芽 10g，焦麦芽 10g，防风 10g，白芍 10g，牛膝 10g，炮姜 3g，高良姜 3g，片姜黄 6g，石榴皮 20g，红豆杉 5g，藤梨根 10g，炒酸枣仁 10g，大枣 15g。

复诊：2015 年 12 月 17 日。患者服药后乏力好转，左上肢酸痛稍缓解，腹胀，大便稍成形，日行 5～6 次，胃纳差，夜寐不安。舌淡红，苔薄白，脉细。前方加木香 5g，远志 5g。

复诊：2016 年 1 月 8 日。患者已化疗 3 个疗程，查 CEA 235ng/mL（较前下降）。现胸闷，舌淡红，苔薄白，脉细。前方加当归 5g，紫苏梗 10g。

复诊：2016 年 1 月 28 日。胃纳欠佳，腹胀，夜寐不安。舌淡红，苔薄白，脉细。前方加木香 10g，砂仁 3g（后下）。

复诊：2016 年 2 月 5 日。腹胀好转，头目昏眩，皮肤瘙痒，胃纳渐增，夜寐不安。舌红，少苔，脉细弦。前方加蒺藜 10g，凌霄花 10g。

复诊：2016 年 3 月 29 日。复查 CEA 30ng/mL。CT 检查示肝脏最大转移灶明显缩小，由 9.1cm×7.8cm 缩小至 2.9cm×2.3cm。现手指麻木，左肾小结节。舌淡红，苔薄白，脉细。前方去焦稻芽，加丹参 10g，金钱草 10g。

此后据症多次微调。

复诊：2016 年 5 月 6 日。皮肤已无瘙痒，脐周发冷隐痛，大便溏。舌苔黄腻，脉弦。前方去凌霄花、金钱草、枇杷叶，加煨诃子 15g。

此后据症多次微调。

复诊：2017 年 4 月 14 日。右上腹隐痛，胃纳一般，大便溏，下利红白黏冻，小便调。舌苔黄腻，脉弦。证属热毒熏灼，气机阻滞，以清热解毒、行气止痛、涩肠止泻为大法。

处方：防风 10g，赤芍 10g，白芍 10g，炒白术 10g，陈皮 5g，红藤 30g，白头翁 10g，地榆 20g，地榆炭 10g，升麻 15g，煨诃子 15g，山药 10g，炒薏苡仁 20g，黄芩 10g，黄连 3g，乌药 10g，石榴皮 10g，延胡索 15g，炮姜 3g，五倍子 5g。

复诊：2017 年 6 月 12 日。患者确诊为结肠癌伴肝转移、两肺多发转移 1 年半，曾服加巴喷丁、美洛昔康止痛，现在改为曲马多缓释片。现乏力，腹痛，腹泻，每日 3～4 次，胃纳差，夜寐不安。舌淡红，少苔，脉沉细。证属正气不足，热毒内蕴，气机阻滞，予扶正固本、调和脾胃、行气止痛、固肠止泻为大法。

处方：炒党参 10g，炒白术 10g，茯苓 10g，茯神 10g，炒薏苡仁 30g，姜半夏 10g，陈皮 10g，枇杷叶 10g，防风 10g，赤芍 10g，白芍 10g，升麻 10g，乌药 10g，佛手片 10g，醋柴胡 3g，黄连 1.5g，黄芩 10g，大血藤 10g，白头翁 10g，五倍子 5g，煨诃子 10g，地榆 10g，马齿苋 10g，炙甘草 6g。

验案 24：乙状结肠癌术后吻合口肉芽肿

蒋某，男，58 岁。初诊日期：2014 年 2 月 14 日。

患者为乙状结肠癌术后 2 年，术后未予化疗。2013 年 7 月 18 日复查肠镜提示吻合口炎。查肿瘤标志物 CEA 12.23ng/mL。患者有结肠多发息肉病史，已行数次息肉摘除术。为进一步治疗，遂求治于尤建良教授。现胃纳一般，口干苦，腰酸，时有便血，夜寐欠安。舌淡红，苔薄，脉沉细。

辨证：湿毒内蕴。

治法：清热除湿解毒。

处方：炒白术 10g，茯神 10g，陈皮 5g，柴胡 6g，黄连 3g，知母 10g，生地黄 10g，干姜 3g，莱菔子 10g，黄芩 15g，麦冬 10g，红豆杉 5g，喜树果 10g，石见穿 20g，蛇六谷 20g（先煎），山慈姑 10g，龙葵 30g，地榆 10g，地龙 10g，牛膝 10g，半枝莲 30g，栀子 10g，炒酸枣仁 20g，巴戟天 10g，杜仲 10g，龙骨 30g（先煎），煅牡蛎 30g（先煎），苎麻根 10g，三七 10g，炙甘草 6g，首乌藤 10g，合欢皮 10g。

复诊：2014 年 4 月 12 日。患者服药后便血已止，锻炼时脚酸，胃纳一般，口干，二便顺，夜寐欠安。舌淡红，苔薄，脉沉细。前方去石见穿，加泽泻 10g，夏枯草 10g，蒲公英 10g。

复诊：2014 年 6 月 21 日。6 月 15 日复查肝功能：γ-GT 70U/L；复查肿瘤标志物 CEA 8.92ng/mL。胃肠镜检查提示吻合口息肉，遂行 APC 灼烧术。目前吻合口瘢痕反应，余症皆可。遂予前方辅以凉血止血之法。前方去地龙、山慈姑、龙葵，加地肤子 15g，白英 15g，赤芍 10g，牡丹皮 10g，玄参 10g。

复诊：2014 年 8 月 22 日。患者夜寐较前好转，能睡 4～5 小时，胃纳可，二便顺。舌淡红，苔薄，脉沉细。前方去首乌藤，加红曲米 6g，蜜远志 5g。

复诊：2014 年 10 月 11 日。复查 CEA 7.48ng/mL。现纳眠可，舌淡红，苔薄，脉沉细。前方去喜树果、合欢皮，加白头翁 10g，炒芥子 10g。

复诊：2015 年 3 月 14 日。患者于 2014 年 11 月行第 10 次息肉摘除术，至今已 5 月余，复查乙状结肠镜未见异常。2015 年 3 月 5 日复查 CEA 4.49ng/mL。现纳眠可，舌淡红，苔薄，脉沉细。前方加铁树叶 15g，白花蛇舌草 10g。

验案 25：横结肠癌广泛转移出现肠梗阻

刘某，男，18 岁。初诊日期：2013 年 3 月 14 日。

患者因腹痛便血查腹部 CT 示横结肠癌腹腔广泛转移、盆腔转移，腹腔大量积液，活检穿刺提示盆腔黏液腺癌。胸部 CT 检查无异常。肿瘤标志物 CEA 13.6ng/mL。于外院行化疗 2 次，不良反应颇剧，出现肠梗阻症状，病情危重，西医院已拒绝治疗。现患者形体羸弱，腹胀腹痛，不排气，恶心欲呕，纳差，寐差，乏力。脉细弦，舌红，苔薄腻。

辨证：正气不足，气滞血瘀，津液痰结。

治法：扶正祛邪，理气活血，化痰消癥。

处方：防风 5g，白芍 10g，干姜 3g，姜半夏 6g，陈皮 6g，生白术 10g，大血藤 15g，木香 6g，乌药 10g，生蒲黄 10g，三七 10g，苍术 10g，黄芩 10g，厚朴 6g，桃仁 10g，藤梨根 15g，枳实 10g，柴胡 6g。

复诊：2013 年 3 月 23 日。患者腹胀感较前好转，腰酸，夜间盗汗，口干。舌红，苔薄腻，脉细弦。前方加巴戟天 10g，石膏 10g（先煎），麻黄根 10g。

复诊：2013 年 5 月 13 日。复查 CEA 4.16ng/mL。CT 检查示肠梗阻解除。现已能进食薄粥，大便调，诸症皆可。Karnofsky 评分为 100 分。前方去麻黄根，加乌梅 10g。

验案 26：直肠恶性黑色素瘤术后兼白癜风

马某，男，75 岁。初诊日期：2012 年 1 月 7 日。

患者于 2011 年 12 月 5 日行直肠恶性黑色素瘤切除手术。术后肛门坠胀不适，伴有肛门疼痛，便血，自述吃红景天后引起口唇、手臂、手背部白癜风，乏力，胃纳欠佳。舌紫红，苔薄白，脉弦细。

辨证：正气不足，脾虚湿阻，脾胃失和。

治法：益气扶正祛邪，健脾化湿和胃。

处方：炒党参 10g，炒白术 10g，茯苓 10g，炒薏苡仁 10g，山药 10g，麦芽 20g，稻芽 20g，陈皮 5g，姜半夏 5g，楮实子 10g，石见穿 20g，半枝莲 15g，乌药 10g，大枣 15g，炙甘草 3g。

复诊：2012年1月22日。患者仍感乏力，腰酸痛，食纳欠佳。舌紫红，苔薄白，脉弦细。继续予扶正健脾和胃之法主之，佐以补肝肾。前方加杜仲10g，枸杞子10g，芡实10g。

复诊：2012年2月11日。患者正在放疗中，小便时会有一点大便排出。舌红，苔薄腻，脉细。佐以祛湿清热止泻之品。前方去楮实子、石见穿、芡实，加升麻15g，黄芩10g，补骨脂10g，蒲公英10g。

复诊：2012年3月17日。患者乏力思睡，眼皮沉重，食纳渐增，小便时已无大便排出。苔薄腻，脉涩。前方加黄芪20g，漏芦10g，莪术10g。

复诊：2012年3月31日。患者仍觉乏力，思睡，腰酸痛，食纳可。舌淡，苔薄，脉细沉。前方加淫羊藿10g。

此后据症多次复诊微调。

复诊：2013年1月12日。患者自觉乏力好转，下肢肿胀，膝盖活动不灵活，稍受限。舌淡，苔薄腻，脉细滑。以利水补肾为治疗大法。

处方：桑寄生10g，菟丝子10g，补骨脂10g，枸杞子10g，炒白术10g，茯苓10g，陈皮5g，半枝莲15g，炒薏苡仁10g，杜仲10g，乌药10g，蒲公英10g，炙甘草3g，藤梨根10g，牛膝10g，炮姜3g，独活10g，防己10g，桂枝5g，泽泻20g。

复诊：2013年2月16日。服药后下肢水肿消退，左手筋痛，膝盖酸痛，大便稀薄。舌淡，苔薄腻，脉细。前方加石榴皮20g，炮姜3g。

复诊：2013年7月19日。服药后大便已调，左手、双膝疼痛缓解，手背部白癜风皮损范围缩小。舌淡，苔薄，脉细。前方加白芷10g，赤芍10g，黄芩10g。

复诊：2013年9月18日。唇部、手臂白癜风皮损消退，余症皆可。舌苔薄黄，脉细沉。前方继服14剂。

复诊：2014年1月5日。患者自感头晕乏力，双下肢酸软无力，唇部、手臂白癜风皮损未发，纳可，寐一般，矢气频，二便调。舌淡红，苔薄，脉细软无力。以补肾健脾为治疗大法。

处方：陈皮5g，炙甘草6g，薏苡仁10g，茯苓10g，车前子10g（包煎），牛膝10g，桑寄生10g，黄芩10g，炒白术10g，独活10g，补骨脂10g，赤芍10g，石榴皮10g，乌药10g，白芷10g，炮姜5g，藤梨根10g，杜仲10g，半枝莲10g，蒲公英10g，枸杞子10g。

复诊：2014年4月26日。患者诉双下肢酸软明显好转，大便清稀，完谷不化。舌淡，苔薄，脉细弱。前方加煨肉豆蔻10g，煨诃子10g。

验案27：直肠癌术后大便习惯改变

强某，男，73岁。初诊日期：2013年10月5日。

患者于2013年9月22日行直肠癌手术（$T_3N_0M_0$，Ⅱ期），术后病理检查提示腺癌。术后予奥沙利铂＋卡培他滨方案化疗 6 次，大便日行数十次，甚是痛苦，遂求治于尤建良教授。现患者乏力口干，大便日解 20 次，大便干稀不调，肛门坠胀，时腹痛，食纳一般，小便调，夜寐尚安。舌紫红，苔少，脉细。

辨证：气虚升举乏力，气滞瘀毒内蕴。

治法：益气升举阳气，行气解毒化瘀。

处方：升麻 15g，炒柴胡 6g，黄芪 10g，麦冬 10g，枳壳 5g，火麻仁 10g，炒白芍 10g，炒白术 10g，桃仁 10g，茯苓 10g，炒薏苡仁 10g，炙甘草 6g，半枝莲 20g，乌药 10g，黄芩 10g。

复诊：2013 年 11 月 26 日。患者服药后大便明显好转，次数由每日 20 次减少至每日 3 次，肛门坠胀感缓解，时有腹痛，食纳一般，小便调，夜寐尚安。舌紫红，苔少，脉细。继续予益气升阳、解毒化瘀之法。前方加石见穿 10g。

验案 28：肠癌肝转移术后复发

宋某，女，46 岁。初诊日期：2011 年 8 月 18 日。

患者于 2010 年 6 月发现肠癌肝转移，遂行肠癌手术，同年 9 月行肝癌手术。后进行化疗 40 ～ 50 次，先后行贝伐珠单抗、西妥昔单抗、安罗替尼、瑞戈非尼等靶向药治疗，疗效不明显。肝内多发肿块，最大者达 7 ～ 8cm，查 CEA 100ng/mL。为进一步诊治，遂求治于尤建良教授。现面色萎黄，食欲不振，反酸嗳气，夜寐梦多，手心潮热，膝软腰酸，矢气多，大便日行 3 次。舌苔黄腻，脉细。

辨证：正气不足，肝郁脾虚，胃肠湿热。

治法：益气扶正，健脾疏肝，清利湿热。

处方：炒党参 10g，麦冬 10g，五味子 5g，防风 5g，炒白芍 10g，炒白术 10g，陈皮 5g，台乌药 10g，郁金 10g，佛手片 10g，巴戟天 10g，龙骨 30g（先煎），煅牡蛎 30g（先煎），炮姜 3g，乌贼骨 20g，姜半夏 5g，薏苡仁 10g，炙甘草 3g，焦栀子 5g。

复诊：2011 年 9 月 20 日。患者服药后食纳渐增，反酸好转，右上腹胀满，夜寐梦多，矢气多，大便日行 3 次。舌苔黄腻，脉细。前方加青蒿 10g，鳖甲 10g，白芍 10g，香附 10g，肉桂 3g，车前子 10g。

此后多次复诊，据症微调。

复诊：2012 年 8 月 11 日。患者神倦乏力，反酸，腰酸，手心发热，大便稀薄，日行 2 ～ 3 次。舌红，苔黄腻，脉细。予温补脾阳、清化湿热法主之。

处方：党参 10g，焦麦芽 10g，焦谷芽 10g，炒白术 10g，茯苓 10g，姜半夏 6g，黄芩 10g，佩兰 10g，黄连 1.5g，知母 10g，巴戟天 10g，炮姜 3g，乌贼骨 20g，麦冬 10g，白及 10g，炙甘草 6g。

复诊：2012 年 9 月 14 日。患者乏力好转，手心发热缓解，大便已成形，日行 2～3 次。舌红，苔薄黄腻，脉细。前方去黄连、党参，加白花蛇舌草 15g，半枝莲 10g。

此后多次复诊，据症微调。

复诊：2018 年 5 月 14 日。患者复查 CEA 225ng/mL，CA19-9 273U/mL，CRP 0.08mg/L。患者在服西乐葆及乐伐替尼，偶有发热，最高体温为 37.9℃。患者腹痛即泻，大便稀薄，日行 4～5 次，口中黏腻，时有右上腹胀痛。舌红，苔黄腻，脉弦细。予疏肝健脾、化湿止泻法主之。

处方：防风 10g，炒白芍 10g，陈皮 10g，炒白术 10g，炮姜 3g，石榴皮 15g，黄连 3g，佛手 10g，煨肉豆蔻 10g，石见穿 15g，山药 20g，补骨脂 10g，炙甘草 6g。

验案 29：结肠神经内分泌癌

王某，男，49 岁。初诊日期：2012 年 10 月 11 日。

患者于 1999 年 5 月诊断为乙状结肠癌（腺癌），介入治疗 7 次。2012 年 7 月因结肠肝曲恶性肿瘤行手术治疗，病理检查示低分化神经内分泌癌，侵及浆膜外，肝和十二指肠浆膜转移性低分化神经内分泌癌Ⅳ期，肝转移（切除小部分肿块），术前介入化疗 1 次，术后化疗 4 次。现耻前部位隐痛，股骨头痛，右上腹痛，睡眠差，胃纳欠佳，里急后重感。舌红，苔薄白，脉弦滑。患者有 2 型糖尿病病史。

辨证：肝肾不足，湿毒内蕴。

治法：补肝肾，壮筋骨，解毒化湿消癥。

处方：红藤 20g，乌药 10g，酸枣仁 10g，知母 10g，煅牡蛎 30g（先煎），龙骨 30g（先煎），高良姜 3g，牛膝 10g，片姜黄 10g，炒白芍 10g，防风 5g，炒柴胡 3g，炒白术 10g，陈皮 5g，藤梨根 30g，半枝莲 30g，炙甘草 6g，黄芩 10g，麦冬 10g，大枣 15g，生蒲黄 10g。

复诊：2012 年 10 月 27 日。患者服药后股骨头疼痛仍作，右上腹痛明显减轻，食纳渐增，里急后重感缓解。舌边有齿印，苔薄腻，脉弦。前方加独活 10g，大枣 15g。

复诊：2012 年 11 月 16 日。病情同前，肩部肌肉酸痛。舌边有齿印，苔薄腻，脉弦。前方加葛根 10g。

复诊：2012 年 12 月 1 日。症如前述。舌边有齿印，苔薄腻，脉弦。前方续服 7 剂。

复诊：2013 年 1 月 11 日。面部红痘，肩部酸痛。舌边有齿印，苔薄腻，脉弦。前方加栀子 10g，桂枝 5g。

复诊：2013 年 2 月 2 日。患者右肩痛重，左肩痛轻，耻骨右侧筋痛。舌边有齿印，苔薄腻，脉弦。前方加地龙 10g。

复诊：2013 年 4 月 12 日。右肩酸，左肩痛好转，视物模糊。舌边有齿印，苔薄，脉细。前方加夏枯草 10g，杭菊花 10g，枸杞子 10g。

复诊：2013 年 5 月 4 日。双肩酸，视物模糊好转，唇周疱疹。舌边有齿印，苔薄，脉细。前方加细辛 3g。

复诊：2013 年 6 月 22 日。右肩隐痛，余症好转。前方去柴胡，加老鹳草 30g。

复诊：2013 年 7 月 17 日。耻前部位隐痛、股骨头痛均好转，睡眠改善，纳可。舌红，苔薄白，脉弦滑。拟健脾通络和胃法主之。

处方：红藤 30g，乌药 10g，酸枣仁 10g，知母 10g，煅牡蛎 30g（先煎），龙骨 10g，高良姜 3g，牛膝 10g，片姜黄 10g，生白芍 10g，防风 5g，炒白术 10g，陈皮 5g，藤梨根 30g，栀子 10g，桂枝 5g，半枝莲 30g，黄芩 10g，麦冬 10g，炙甘草 6g，川芎 10g，生蒲黄 10g，独活 10g，大枣 15g，葛根 10g，地龙 10g，石膏 30g（先煎），细辛 3g，桑寄生 10g，延胡索 15g。

验案 30：直肠癌术后口腔扁平癣

杨某，男，64 岁。初诊日期：2014 年 7 月 22 日。

患者为直肠癌术后，分期为 $P-T_2N_0M_0$，I 期，行化疗 6 个疗程。现乏力，口腔出现白色斑块，口干，食纳欠佳，夜寐一般；二便调。舌红，少苔，脉弦。

辨证：正气不足，气阴两虚，脾胃虚弱。

治法：益气扶正养阴，疏肝健脾和胃。

处方：炒白术 10g，炒党参 10g，茯苓 10g，炒山药 10g，茯神 10g，炒薏苡仁 30g，姜半夏 10g，陈皮 10g，枇杷叶 10g，焦稻芽 10g，焦麦芽 10g，紫苏梗 10g，石见穿 20g，半枝莲 20g，黄芩 5g，炒柴胡 3g，白芍 10g，麦冬 10g。

复诊：2014 年 8 月 5 日。患者服药后仍觉乏力，食纳渐增，大便质稀，日行 3～5 次。舌红，少苔，脉弦。前方去枇杷叶、稻芽、麦芽、山药、茯神，加生黄芪 15g，炮姜 3g，柴胡 6g，石榴皮 20g，升麻 10g，干姜 3g。

复诊：2014 年 11 月 13 日。患者脚趾麻木，大便次数多，已成形，矢气多。舌红，少苔，脉弦。前方去紫苏梗、薏苡仁，加细辛 3g，丹参 10g，广木香 5g，焦神曲 10g。

复诊：2015 年 3 月 30 日。患者口腔内白色斑块较前减少，咽痒，大便次数多，矢气多。舌红，少苔，脉弦。予清热养阴、理气健脾法主之。

处方：绞股蓝 10g，薏苡仁 30g，马勃 10g，黄连 3g，肉桂 3g，生甘草 12g，牛膝 10g，升麻 10g，炒白术 10g，茯苓 10g，陈皮 10g，黄芩 10g，炒柴胡 6g，白芍 10g，麦冬 10g，炮姜 3g，石榴皮 20g，木香 5g，北沙参 10g。

复诊：2015 年 4 月 28 日。患者走路时小腿骨痛，口腔扁平苔藓明显好转。舌红，少苔，脉弦。前方加白芷 10g，台乌药 10g，高良姜 3g，失笑散 10g（包煎）。

验案 31：直肠癌术后便血

周某，男，63 岁。初诊日期：2014 年 1 月 24 日。

患者于 2010 年在外院行直肠癌根治术，术后病情好转出院，未予化疗等治疗。2013 年 12 月复发，家属及患者本人拒绝手术、化疗。现乏力，大便数日 1 次，不成形，有黏液，时有血丝，腹部隐隐不适，胃纳差，无恶心呕吐，无胸闷胸痛，寐安。舌红，苔薄白，有裂纹，脉细弦。

辨证：正气不足，气滞湿阻，毒热互结。

治法：扶正祛邪，行气化湿，解毒清热。

处方：炒党参 10g，炒白术 10g，茯苓 10g，茯神 10g，焦麦芽 10g，炒薏苡仁 30g，姜半夏 10g，陈皮 10g，地榆 20g，生地黄炭 10g，茜草根 20g，大蓟 30g，栀子 10g，藤梨根 20g，半枝莲 20g，蛤壳 20g，白头翁 10g，火麻仁 10g，黄芩 10g，夏枯草 10g，海藻 20g。

复诊：2014 年 2 月 2 日。患者复查大便常规仍有隐血，时有大便感，小腹胀满，胃纳差。前方加蛇六谷 20g（先煎），改火麻仁 20g。

复诊：2014 年 4 月 9 日。患者复查腹部 CT 示肠梗阻，大便出血，为鲜血，既往有痔疮病史。现大便不多，胃纳一般，寐安。前方去海藻，加决明子 30g，五倍子 10g。

复诊：2014 年 5 月 18 日。患者服药后胃纳一般，肛门有坠胀感，有便血，大便成形，寐安。前方去夏枯草，加竹茹 5g。

复诊：2014 年 7 月 18 日。患者大便带血，偏硬，量少，纳可。Karnofsky 评分为 100 分。1 月 24 日方加决明子 10g，生地黄 10g，五倍子 10g。

验案 32：结肠肝区占位广泛转移

庄某，男，63 岁。初诊日期：2014 年 6 月 18 日。

患者于 2014 年 6 月 17 日因右上腹部隐痛至无锡市人民医院做 CT 检查示结肠肝区占位伴邻近肝脏直接侵犯，肝内多发转移，腹腔、肝门及腹膜多发稍大淋巴结。拟诊为肝转移性癌Ⅳ期。既往有血吸虫病史。现身倦乏力，无腹部压痛、反跳痛，偶有上腹部牵扯不适，吸气时明显有痛感，纳欠佳，二便可，寐安。舌红，苔少，脉细弦。

辨证：正气不足，脾胃失和，气滞痰凝血瘀。

治法：扶正祛邪，健脾和胃，理气活血，化痰消癥。

处方：炒党参 10g，炒白术 10g，茯苓 10g，茯神 10g，焦稻芽 10g，焦麦芽 10g，炒薏苡仁 30g，姜半夏 10g，陈皮 10g，枇杷叶 10g，炒山药 10g，延胡索 20g，白芍 10g，炙甘草 6g，八月札 10g，石榴皮 10g，栀子 10g，干姜 3g，炮姜 3g，煨木香 5g。

复诊：2014 年 7 月 17 日。患者吸气痛稍有减轻，但仍有感觉，纳渐增，寐安。前方加香附 10g。

复诊：2014 年 8 月 14 日。患者近日血压偏高，吸气痛、牵扯痛均明显好转，纳可，寐安。Karnofsky 评分为 100 分。前方加蒺藜 10g，龙葵 15g。

验案 33：结肠癌术后肺结节

王某，女，70 岁。初诊日期：2011 年 2 月 9 日。

患者于 2009 年 2 月在外院行升结肠癌根治术。2011 年 1 月 19 日复查 CT 示右下肺结节，最大直径达 1.2cm，左肺舌叶炎症，肝内多发囊肿。现左边肋骨有隐痛，腰骶骨也有疼痛，难以行走、站起，胸闷气喘，痰多，纳可，寐安。舌红，苔薄腻，脉细沉滑。

辨证：肝肾不足，筋脉受损，痰湿蕴肺。

治法：补肝肾，强筋骨，清热祛湿化痰。

处方：独活 10g，桑寄生 10g，细辛 4g，川芎 10g，炒白芍 10g，茯苓 10g，杜仲 10g，牛膝 10g，片姜黄 10g，防风 5g，延胡索 20g，黄芩 10g，姜半夏 10g，陈皮 5g，炒薏苡仁 10g，莱菔子 10g，炙甘草 3g。

复诊：2011 年 5 月 5 日。患者服药后仍有左肋骨疼痛，但能忍受，偶有轻咳，有痰，纳可，二便调。前方加杏仁 10g，射干 10g，玄参 10g。

复诊：2011 年 7 月 5 日。患者服药后咳痰减轻，肋骨疼痛也有减轻，胸闷气喘仍有，纳可，二便调。舌红，苔薄腻，脉细沉。前方去杏仁、射干、玄参，加乌药 10g，蒺藜 10g，香附 10g。

复诊：2011 年 9 月 29 日。患者目前上腹部有压痛感，右手麻木，心慌胸闷、稍痛，行走已可，二便可，精神较前明显好转。8 月复查胸部 CT 示右下肺结节较前明显缩小，直径约 7mm。拟前法进退。

处方：独活 10g，桑寄生 10g，细辛 4g，川芎 10g，白芍 10g，茯苓 10g，杜仲 10g，牛膝 10g，片姜黄 10g，防风 5g，延胡索 20g，黄芩 10g，姜半夏 10g，陈皮 5g，炒薏苡仁 10g，莱菔子 10g，石榴皮 30g，炮姜 5g，补骨脂 10g，旋覆花 10g（包煎），炙甘草 3g。

验案 34：结肠低分化腺癌术后胃溃疡伴出血

朱某，女，82 岁。初诊日期：2006 年 6 月 13 日。

患者于 2006 年 5 月 24 日行结肠癌根治术，术后病理检查示结肠低分化腺癌（$T_3N_0M_0$，Ⅱ期）。化疗方法采用艾恒（注射用奥沙利铂）+5- 氟尿嘧啶 + 亚叶酸钙，已术后化疗 2 次，复查血白细胞计数 3.5×10^9/L。现乏力，关节酸痛，食纳欠佳，偶有便秘。舌有裂纹，苔薄白，脉细。

辨证：正气不足，肝肾亏虚，脾胃不和。

治法：扶正益气，健脾和胃，补益肝肾。

处方：炒党参 10g，炒白术 10g，茯苓 10g，茯神 10g，焦稻芽 10g，焦麦芽 10g，炒薏苡仁 30g，姜半夏 10g，陈皮 10g，炒山药 10g，藤梨根 10g，枳实 10g，全瓜蒌 10g，炒柴胡 6g，防风 10g，炒白芍 20g，桑寄生 10g，炙甘草 6g，延胡索 30g。

复诊：2006 年 9 月 4 日。第 4 次化疗结束，患者自觉口干，便秘严重，排便困难，时有腹痛。舌有裂纹，苔少，脉细弦。予补气健脾养阴、疏肝行气导滞法主之。

处方：炒党参 10g，炒白术 10g，茯苓 10g，茯神 10g，焦稻芽 10g，焦麦芽 10g，炒薏苡仁 30g，姜半夏 10g，陈皮 10g，炒山药 10g，生何首乌 30g，生地黄 10g，熟地黄 10g，玄参 30g，全瓜蒌 40g，枳实 10g，延胡索 30g，炙甘草 6g，生大黄 20g，炒白芍 20g，防风 10g。

复诊：2006 年 11 月 16 日。患者服药后大便已通，能顺利排便，但仍大便干结，口中黏腻，夜寐梦多。舌淡红，苔薄白腻，脉细数。予化湿导滞、安神定志法主之。

处方：生大黄 20g，生何首乌 30g，龙骨 15g，煅牡蛎 30g（先煎），玄参 30g，全瓜蒌 40g，枳实 10g，肉苁蓉 15g，莱菔子 30g，炒白芍 30g，郁金 15g，茯苓 10g，茯神 10g，姜半夏 10g，陈皮 6g，竹茹 6g，佩兰 10g，黄芩 10g，苍术 10g，炒白术 10g。

此后以此方随症加减治疗。

复诊：2007 年 5 月 24 日。患者睡眠不稳定，自服艾司唑仑 1mg，每晚给药 1 次。舌淡红，苔薄，脉细。

处方：莱菔子 30g，全瓜蒌 40g，枳实 10g，肉苁蓉 20g，郁李仁 20g，桃仁 20g，杏仁 10g，黄芪 15g，炒柴胡 10g，玄参 30g，炒白芍 30g，炙甘草 6g，煅牡蛎 30g（先煎），龙骨 15g（先煎），大黄 30g（后下），合欢皮 30g。

此后多次复诊，据症微调。

复诊：2013 年 5 月 24 日。近期患者出现胃脘部胀痛及黑便，胃镜复查示胃溃疡伴出血。舌有裂纹，苔薄白，脉细。予益气清热、养胃止血法主之。

处方：炒党参 10g，炒白术 10g，茯苓 10g，茯神 10g，焦稻芽 10g，焦麦芽 10g，炒薏苡仁 30g，陈皮 10g，枇杷叶 10g，炒山药 10g，茜草根 10g，枳壳 10g，火麻仁 30g，炙甘草 6g，大蓟 20g，熟大黄 10g，枳实 10g，栀子 10g，蛇六谷 10g（先煎），生蒲黄 10g，莱菔子 15g，地榆 20g，生地黄 20g。

复诊：2013 年 6 月 27 日。患者服药后已无黑便，腹痛亦止，大便干结难解，食纳可，夜寐一般。舌有裂纹，苔薄，脉细。前方去熟大黄，改大黄 10g，加丁香 3g，三七 10g。

验案 35: 直肠癌肺转移

吴某,男,43 岁。初诊日期:2011 年 12 月 9 日。

患者患直肠腺癌 4 年,发现肺转移,现口服希罗达(卡培他滨),查肿瘤标志物 CEA 12.8ng/mL。现刺激性咳嗽,咯少量黏痰,胸闷,爬楼尤甚,下腹胀痛,里急后重,食纳尚可,夜寐一般。舌边有齿印,苔薄腻,脉细。Karnofsky 评分为 70 分。

辨证:痰湿蕴肺,热毒内结。

治法:健脾化痰祛湿,清热解毒散结。

处方:炒白术 10g,陈皮 5g,石膏 30g(先煎),藤梨根 30g,蛇六谷 30g(先煎),半枝莲 30g,龙葵 30g,蛇莓 20g,山慈姑 10g,郁金 10g,台乌药 10g,薏苡仁 20g,旋覆花 10g(包煎),炙甘草 6g。

复诊:2012 年 1 月 5 日。患者服药后腹胀、里急后重明显缓解,胸闷好转,乏力,仍咳嗽,咯少量黄痰,食纳尚可,夜寐一般。舌边有齿印,苔薄腻,脉细。予益气清肺、化痰止咳法主之。

处方:炒党参 10g,黄芩 10g,栀子 10g,蜜桑白皮 10g,苦杏仁 5g,桔梗 5g,姜半夏 5g,象贝母 10g,炒莱菔子 10g,瓜蒌皮 10g,玄参 10g,海浮石 30g,蛤壳 30g,炙甘草 3g,连翘 30g,大枣 15g。

复诊:2012 年 5 月 10 日。患者诉痰中有粉色血丝,余症皆可。舌边有齿印,苔薄腻,脉细。Karnofsky 评分为 100 分。前方加茜草根 10g,生地黄 10g,生蒲黄 10g(包煎)。

验案 36: 结肠癌姑息术后

沈某,女,78 岁。初诊日期:2004 年 4 月 28 日。

患者于 2003 年 6 月 18 日在无锡市人民医院行升结肠姑息性切除术,病理检查示黏液腺癌,侵及全层,系膜淋巴结转移(9/12)。胸部 CT 检查示双肺转移,左上肺最大病灶为 3cm×4cm。化疗 3 次后,患者无法耐受。2004 年 6 月 15 日查血白细胞 3.5×10^9/L。家属考虑患者年事已高,放弃西医治疗,遂求助于尤建良教授。现乏力,睡后有浮肿,口淡乏味,口苦,怕冷,二便正常,夜寐一般。舌淡红,苔薄白,脉细。

辨证:正气不足,脾胃虚弱,肝胃不和。

治法:扶正益气祛邪,健脾疏肝和胃。

处方:黄芪 20g,车前子 30g,防己 10g,知母 10g,炒柴胡 6g,黄连 2g,吴茱萸 2g,山药 30g,炒薏苡仁 10g,天冬 10g,麦冬 10g,姜半夏 6g,茯苓 10g,茯神 10g,焦山楂 10g,六神曲 10g,莱菔子 10g,焦麦芽 30g,焦稻芽 30g,炙甘草 6g。

复诊:2004 年 5 月 12 日。患者服药后乏力好转,近日出现头昏,腰酸。舌淡,苔薄,脉细沉。拟前方佐以调补肝肾之法，加枸杞子10g。

复诊：2004年6月2日。近日复查肾功能：血尿素氮（BUN）7.92mmol/L，Cr 119μmol/L。现患者大便稀薄，饮食不化，日行3～次，时有腹痛。舌苔薄腻，脉细。予益气健脾、化湿和胃、清热利尿之法。

处方：党参20g，山药30g，炒薏苡仁10g，姜半夏10g，陈皮6g，茯苓10g，茯神10g，焦山楂10g，六神曲10g，莱菔子10g，焦麦芽10g，焦稻芽10g，炙甘草10g，车前子30g，延胡索30g，炒白芍15g，白扁豆10g，炒白术6g。

复诊：2004年7月14日。患者恶寒，四肢怕冷，腰及双下肢酸软，食纳渐增，夜寐一般。舌淡，苔白腻，边有齿痕，脉细沉。予温补脾肾、调和脾胃之法主之。

处方：制附子6g，肉桂2g，熟地黄15g，知母10g，山药30g，炒薏苡仁15g，茯苓10g，茯神10g，焦山楂10g，六神曲10g，莱菔子10g，车前子30g，延胡索30g，炒白芍15g，炙甘草15g，木瓜10g，牛膝6g。

复诊：2004年7月28日。患者诉恶寒稍好转，余症同前。舌淡，苔白腻，边有齿痕，脉细沉。予前方续服14剂。

复诊：2004年8月25日。患者仍恶寒，夜间尿频，小便清长，食纳一般，夜寐一般。舌淡，苔薄腻，边有齿痕，脉细沉。予温补脾肾法主之。

处方：制附子6g，肉桂3g，桂枝4g，熟地黄15g，炒白芍15g，炙甘草15g，木瓜10g，山药20g，炒薏苡仁20g，鹿角霜6g，延胡索30g，牛膝6g，茯苓10g。

此后多次复诊，据症微调。

复诊：2006年3月12日。患者自觉乏力，矢气较多，腹胀痛，里急后重感。舌暗，苔白腻，脉细。予益气健脾、理气化瘀消癥法主之。

处方：黄芪15g，桂枝4g，白芍15g，茯苓10g，茯神10g，炒薏苡仁10g，紫苏梗6g，陈皮6g，炒白术6g，太子参10g，姜半夏10g，炙甘草6g，山药15g，莱菔子6g，木香6g，白扁豆6g，五灵脂6g，藤梨根6g，炒柴胡4g，延胡索20g。

复诊：2006年5月2日。患者仍觉乏力畏寒，腹中冷痛。舌淡，苔白腻，脉细沉。前方去白扁豆，加石见穿10g，细辛3g。

复诊：2006年6月29日。患者腹中冷痛明显好转，大便次数较多，有肛门下坠感。舌淡，苔薄，脉细。前方加葛根30g，炒柴胡6g，枳壳6g。

复诊：2006年7月13日。患者近日出现胃中嘈杂，心烦易躁，口中发苦，食纳不馨，大便较稀，日行2～3次，夜寐安。舌边尖红，苔薄，脉弦细。予益气扶正祛邪、清肝泻火和胃法主之。

处方：炒党参10g，炒白术10g，茯苓10g，茯神10g，焦稻芽10g，焦麦芽10g，炒薏苡仁30g，姜半夏10g，陈皮10g，炒山药10g，炒柴胡6g，炒白芍15g，延胡索10g，黄连

3g，吴茱萸 2g，炮姜炭 6g，桂枝 3g，炙甘草 6g。

此后多次复诊，据症微调。

复诊：2018 年 8 月 2 日。2018 年 7 月 20 日 CT 检查示左肺上叶磨玻璃斑片影；右肺下叶结节，右肺中叶、小叶斑片影，占位待查；两肺多发小结节，需随访；两肺间质性改变，右肺下叶肺大疱；心影增大，冠脉及主动脉钙化；右侧少量胸腔积液；右侧部分肋骨骨密度增高；甲状腺密度不均；肝脏钙化灶；胆囊壁钙化；右肾低密度灶。查血红蛋白 90g/L，血肌酐 134.3μmol/L。现患者乏力，口干，大便稀薄，日行 3～4 次，阵发性咳嗽，食纳一般。舌红，少苔，脉弦。予益气扶正和胃、清热养阴散结法主之。

处方：黄芪 15g，炒党参 10g，炒白术 10g，茯苓 10g，茯神 10g，焦稻芽 10g，焦麦芽 10g，炒薏苡仁 30g，陈皮 10g，枇杷叶 10g，炒山药 10g，麦冬 10g，炒白芍 10g，象贝母 10g，合欢皮 10g，防风 5g，五味子 3g，杏仁 10g，丹参 10g，前胡 10g，红豆杉 5g，石榴皮 10g，炙甘草 6g，猫爪草 10g，鱼腥草 20g。

验案 37：直肠癌术后

钱某，女，67 岁。初诊日期：2003 年 3 月 12 日。

患者于 2002 年 4 月因直肠恶性肿瘤予以手术治疗，术后病理检查示直肠溃疡型腺癌Ⅱ、Ⅲ级（ⅢC 期），侵及肌层至外膜，脉管内见癌栓，神经未见明显侵犯，肠系膜淋巴结见癌转移（4/18）。予奥沙利铂＋卡培他滨方案化疗 4 次后，行回肠造口回纳术。化疗结束后于外院服用中药调理数月，仍觉乏力，里急后重感。Karnofsky 评分为 70 分。遂求治尤建良教授。现患者自觉身倦乏力，大便时硬时溏，腹痛即泄，伴里急后重，胸闷口渴，恶心纳差，夜寐一般，小便调。舌淡，苔中后段薄黄腻，脉细滑。

辨证：正气不足，脾虚湿盛，热毒内蕴。

治法：健脾扶正祛邪，化湿解毒和胃。

处方：炒党参 10g，炒白术 10g，茯苓 10g，焦稻芽 10g，姜半夏 10g，陈皮 10g，炒山药 10g，黄芩 10g，白芍 10g，牛膝 10g，片姜黄 10g，藤梨根 30g，半枝莲 30g，龙葵 30g。

复诊：2003 年 4 月 14 日。患者大便正常，日行 1～2 次，无胸闷口干，无恶心呕吐，无里急后重，食纳渐增，夜寐好转。前方续服 14 剂。

此后多次复诊，随症微调。

复诊：2012 年 2 月 19 日。患者已服中药 9 年，精神可，腰酸痛，大便日一行，睡眠浅，食纳可。舌淡，苔薄腻，脉缓。Karnofsky 评分为 100 分。予健脾和胃法主之，佐以补肾壮筋骨之品。

处方：党参 10g，炒白术 10g，茯苓 10g，陈皮 6g，生山药 15g，姜半夏 10g，炒薏苡仁 20g，木香 6g，藤梨根 15g，杜仲 10g，桑寄生 10g，牛膝 10g，甘草 5g。

验案 38：直肠癌术后复发腹痛便血

陆某，男，75 岁。初诊日期：2013 年 11 月 15 日。

患者因直肠癌术后 2 年复发，行伽玛刀治疗，放射性粒子形成，肛门已改道。现情绪低落，腹痛剧烈难忍，下利红色血便，食纳一般，夜寐尚可。舌红，苔黄腻，脉细弦。

辨证：下焦湿热，热毒血瘀，痰凝气结。

治法：清化湿热，化瘀解毒，理气消癥。

处方：升麻 15g，蒲公英 20g，黄芩 20g，石膏 30g（先煎），藤梨根 30g，淡干姜 6g，红豆杉 10g，蛇六谷 20g（先煎），生白术 10g，地肤子 15g，茯苓 10g，三七 10g，海藻 20g，炙鳖甲 20g，炒柴胡 6g，姜半夏 10g，陈皮 5g，炙甘草 6g。

复诊：2013 年 12 月 5 日。患者便血量减少，以便中带血为主，色较暗，情绪渐佳，腹痛渐缓，食纳一般，夜寐尚可。舌红，苔薄腻，脉细弦。前方加茜草根 20g，地榆 20g，大蓟 30g，茜草根炭 10g，五倍子 30g。

复诊：2014 年 1 月 2 日。患者无腹痛，大便稍成形，无黑便，情绪改善。舌红，苔薄，脉细。前方续服 7 剂，以资巩固。

验案 39：结肠癌肝转移

任某，男，66 岁。初诊日期：2015 年 11 月 14 日。

患者因腹部胀痛数月于上海复旦大学附属中山医院查腹部 B 超示肝脏占位（最大为 43cm×39mm），考虑转移可能。为明确诊断，行腹部 MRI 检查提示肝脏多发恶性肿瘤（转移瘤机会大）；胃镜检查示慢性胃炎（胃窦糜烂型），贲门糜烂灶；肠镜检查提示结肠恶性肿瘤，结肠息肉；病理检查示腺瘤 Ⅱ 级。2015 年 10 月 13 日查 AFP、CA19-9、CA72-4 均阴性。10 月 15 日查腹部 CT 提示肝脏转移性恶性肿瘤机会大，乙状结肠恶性肿瘤，突破浆膜，侵袭周围脂肪间隙。10 月 21 日查 PET-CT：①考虑为降结肠近乙状结肠处恶性肿瘤伴转移（3 枚），肠周淋巴结转移不除外，脂肪肝。②双肺慢性炎性结节，两肺下叶间质性改变。KRAS 基因检测示野生型；BRAF 基因检测示野生型。NRAS 基因检测示野生型。家属考虑患者一般状况差，拒绝手术及化疗。现气短神疲，面色苍白，口淡乏力，嗳气打嗝，胃纳欠佳，胁肋胀痛，大便日行 2～3 次。舌红，少苔，脉弦细。

辨证：肝郁脾虚，脾胃失调，脾虚气滞。

治法：疏肝止痛，健脾和胃，清热消癥。

处方：炒柴胡 6g，姜半夏 10g，黄连 1.5g，黄芩 10g，焦栀子 10g，防风 10g，陈皮 6g，白芍 10g，吴茱萸 1.5g，茯苓 10g，藤梨根 20g，半枝莲 20g，乌药 10g，高良姜 3g，焦谷芽 10g，炒麦芽 10g。

复诊：2015 年 11 月 28 日。患者服药后食纳渐增，肝区仍感胀痛，里急后重感减轻，大便日行 4 ～ 5 次。舌红，苔薄腻，脉细弦。前方加蒺藜 10g，八月札 10g。

此后据症多次复诊微调，以柔肝消癥为大法。

验案 40：直肠癌术后顽固性阴道瘘

宦某，女，67 岁。初诊日期：2014 年 4 月 4 日。

患者于 2011 年 4 月 27 日行直肠癌根治术加预防性回肠造瘘术，术后病理检查示直肠浸润溃疡型腺癌 Ⅱ 级伴坏死，术后化疗 2 周期，不良反应较大而终止进一步西医治疗。术后并发阴道瘘，曾在外院以中药治疗，效果不佳。现顽固性阴道瘘，直径大小约 1.8cm，边缘红肿，乏力，消瘦，两胁胀痛，纳差，寐差，夜尿，每晚 4 ～ 5 次，大便调。舌红，苔薄，脉弦细。

辨证：正气不足，疮毒内陷，肝胃不和，心神不宁。

治法：补气扶正，托毒生肌，疏肝和胃，安神定志。

处方：黄芪 15g，炒白术 10g，紫石英 10g，防风 10g，炒白芍 10g，白及 10g，姜半夏 10g，陈皮 5g，柴胡 3g，煅牡蛎（先煎）10g，龙骨 30g（先煎），益智仁 10g，片姜黄 10g，巴戟天 10g，黄芩 10g，栀子 10g，牛膝 10g，夏枯草 10g，蒲公英 10g，石榴皮 10g，五倍子 5g，炙甘草 6g，乌药 10g，香附 10g，旋覆花 10g（包煎），半枝莲 20g。

复诊：2014 年 4 月 24 日。患者仍感乏力，阴道瘘边缘红肿渐退，咽痒咳嗽，咯少量白痰，食纳渐增，夜寐欠佳，夜尿每晚 2 ～ 3 次，大便调。舌红，苔薄，脉弦细。前方改五倍子 10g，加鸡血藤 30g，干姜 10g，象贝母 10g，桔梗 5g。

复诊：2014 年 5 月 6 日。患者乏力较前好转，阴道瘘口直径缩小至 0.7cm，边缘无红肿，两胁隐痛，食纳尚可，夜寐一般，夜尿每晚 2 ～ 3 次，大便调。舌红，苔薄，脉细。Karnofsky 评分为 100 分。前方改柴胡 6g。

验案 41：横结肠癌术后肝转移

丁某，男，63 岁。初诊日期：2013 年 1 月 12 日。

患者于 2012 年 8 月出现腹痛、大便不通，经相关检查后考虑横结肠占位，于 2012 年 12 月 8 日行横结肠癌手术，术时发现肝转移，腹腔内广泛转移，满腹巨大肿块，予介入治疗后无效，经中西医多方治疗效果欠佳，特来就诊。现乏力，形体消瘦，腹部胀满，左肩疼痛，下肢浮肿，胃纳欠佳，大便偏干，夜寐差。舌淡红，苔薄腻，脉细数。Karnofsky 评分为 70 分。

辨证：正虚邪实，脏毒内结，脾胃不和。

治法：扶正祛邪，疏肝和胃，通腑安神。

处方：炒党参 10g，炒白术 10g，茯苓 10g，茯神 10g，焦稻芽 10g，焦麦芽 10g，姜半夏 10g，陈皮 10g，炒酸枣仁 10g，知母 10g，煅牡蛎 30g（先煎），龙骨 30g（先煎），半枝莲 30g，藤梨根 30g，炙甘草 6g，乌药 10g，紫苏梗 10g，炒柴胡 3g，赤芍 10g，火麻仁 20g，巴戟天 10g，枳实 20g，制香附 10g，淡干姜 3g，广木香 5g。

复诊：2013 年 2 月 6 日。诸症稍改善，唯皮肤瘙痒，腹部胀满。舌淡红，苔薄腻，脉细滑。前方去紫苏梗、党参，加瓜蒌皮 10g，郁金 10g，地肤子 15g，白鲜皮 10g。

复诊：2013 年 5 月 9 日。腹部仍感胀满不适，排便不畅。舌淡红，苔薄腻，脉沉弦。

处方：炒党参 10g，炒白术 10g，茯苓 10g，茯神 10g，焦稻芽 10g，焦麦芽 10g，炒薏苡仁 30g，姜半夏 10g，陈皮 10g，枇杷叶 10g，炒山药 10g，乌药 10g，白芍 10g，火麻仁 30g，枳实 10g，枳壳 10g，郁金 10g，延胡索 15g，莱菔子 15g，乌梅 5g，半枝莲 20g。

复诊：2013 年 6 月 8 日。仍感腹胀，下肢浮肿，皮肤瘙痒。舌淡红，苔薄腻，脉沉弦。前方改枳实 20g，莱菔子 20g，加厚朴 10g，泽泻 40g，防己 10g，地肤子 10g。

复诊：2013 年 6 月 20 日。腹胀好转，下肢肿，大便干燥，食纳可。舌淡红，苔薄，脉沉。前方去焦麦芽、焦稻芽，改莱菔子 30g。

复诊：2013 年 7 月 5 日。小便不利，口中黏腻。舌淡红，苔薄白腻，脉沉。前方加六一散 10g（包煎），肉桂 3g，车前子 10g（包煎）。

复诊：2013 年 7 月 23 日。患者体力增加，生活如常人，下肢肿退，腹部有牵拉感。舌淡，苔薄，脉缓。Karnofsky 评分为 90 分。前方改延胡索 20g。

验案 42：结肠癌术后伴腹盆腔转移

陈某，女，39 岁。初诊日期：2012 年 7 月 17 日。

患者于 2012 年 6 月行结肠肝区腺癌伴腹盆腔转移姑息术，术后予 FOLFOX 方案化疗 2 个疗程，因患者的不良反应明显，抗拒进一步化疗，遂求中医药治疗。现患者乏力，胃纳欠佳，时有恶心，下腹部阵痛，里急后重，夜寐一般。舌苔黄腻，脉细数。

辨证：脾胃虚弱，湿热内阻。

治法：补气健脾和胃，清热利湿解毒。

处方：炒党参 10g，炒白术 10g，茯苓 10g，炒山药 10g，茯神 10g，炒薏苡仁 30g，姜半夏 10g，陈皮 10g，枇杷叶 10g，焦稻芽 10g，焦麦芽 10g，炒柴胡 3g，黄芩 5g，乌药 10g，石见穿 15g，红藤 10g，炙甘草 3g。

此后据症多次复诊微调。

复诊：2012 年 9 月 4 日。腰酸痛，口干，胃纳一般，大便日行数次，不成形，夜寐一般。舌苔黄腻，脉细数。前方去柴胡、黄芩，加炮姜 3g，麦冬 10g，藤梨根 20g，半枝莲

10g，杜仲 10g。

复诊：2012 年 10 月 9 日。患者仍感腰酸，胃纳渐增。舌尖红，有点紫气，脉细弦。前方去石见穿、焦稻芽、焦麦芽，加枸杞子 10g，桑寄生 10g，黄芩 5g。

此后据症多次复诊微调。

复诊：2014 年 3 月 25 日。腰酸减轻，右胁下胀痛，大便质稀，日行 3～5 次，小便尚调，夜寐安。舌尖红，有点紫气，脉细弦。

处方：炒党参 10g，炒白术 10g，茯苓 10g，炙鳖甲 30g，桑椹子 10g，鱼腥草 30g，半枝莲 20g，姜半夏 10g，陈皮 5g，石见穿 15g，炒薏苡仁 10g，杭菊花 10g，炮姜 3g，石榴皮 10g，黄芩 10g，炙甘草 6g，白花蛇舌草 20g。

复诊：2014 年 8 月 12 日。口干，情绪易急躁，纳食可，二便尚调，夜寐安。舌红，少苔，脉细数。前方去党参，加北沙参 10g，栀子 10g。

复诊：2014 年 9 月 15 日。复查 CT 示腹盆腔肿块基本消失。现右胁下时有不适，腰酸好转。舌暗红，少苔，脉细弦。前方改石见穿 20g，加龙葵 20g，莪术 10g。

验案 43：结肠癌术后干燥综合征

徐某，女，63 岁。初诊日期：2013 年 1 月 18 日。

患者为乙状结肠癌术后，病理检查提示溃疡型，高分化，腺癌，浸润肠壁全程至肠壁外脂肪组织，淋巴结转移（1/24）。未行化疗。现乏力，口干，胃纳一般，二便顺，夜寐安。舌燥而白，脉细。

辨证：气阴不足，脾胃虚弱，湿邪内蕴。

治法：益气养阴，健脾和胃，化湿解毒。

处方：炒白术 10g，炒党参 10g，茯苓 10g，炒山药 10g，茯神 10g，炒薏苡仁 30g，姜半夏 10g，陈皮 10g，枇杷叶 10g，焦稻芽 10g，焦麦芽 10g，麦冬 10g，黄芩 10g，石见穿 15g，蛇六谷 20g（先煎），半枝莲 20g，炙甘草 6g，乌药 10g，藤梨根 10g。

此后多次复诊，据症微调。

复诊：2015 年 6 月 26 日。患者自觉牙龈痛，口唇红，口干，外院诊断为干燥综合征，现夜间潮热汗出。舌红，苔燥，脉细沉。证属肾阴不足，阴虚内热。治以滋肾养阴、清热泻火、固表止汗。

处方：黄连 3g，栀子 10g，升麻 10g，石膏 30g（先煎），天冬 10g，甘草 15g，姜半夏 10g，牛膝 10g，肉桂 3g，陈皮 10g，炒薏苡仁 10g，菊花 10g，赤芍 10g，麦冬 10g，蒲公英 10g，地黄 10g，炒白术 10g，枸杞子 10g，茯苓 10g，熟地黄 10g，玄参 10g，青蒿 10g，知母 10g，黄柏 10g，枳壳 10g，天花粉 10g，牡丹皮 10g，仙茅 10g，银柴胡 10g，乌梅 10g，巴戟天 10g，藤梨根 20g，菟丝子 10g。

复诊：2015 年 7 月 31 日。患者唇红、口干明显好转。舌淡红，苔薄，脉细。继续予前方治疗，佐以清热凉血之品。前方加茜草根 10g，茜草根炭 10g。

肾　癌

验案 1：肾癌尿血

蒋某，男，60 岁。初诊日期：1998 年 7 月 13 日。

患者于 1997 年 11 月出现无痛性血尿，经多次 B 超、CT、MRI 检查，发现右肾中上极外前方有 5.2cm×5cm×3.2cm 肿块，肝右前段有 5.1cm×3.2cm 肿块，确诊为右肾癌，肝转移。用西药止血剂仍尿血不止，故来诊治。现尿血鲜红、量多，无淋急刺痛感，轻度腰酸。舌苔黄腻，脉滑数。

辨证：下焦湿热，迫血妄行。

治法：清利下焦，凉血止血。

处方：白术 10g，黄柏 10g，薏苡仁 30g，车前子 10g，仙鹤草 30g，生地黄 10g，大蓟 30g，小蓟 30g，猪苓 30g，茯苓 10g，茯神 10g，陈皮 6g，制乳香 6g，制没药 6g，白茅根 30g。

另：自制消癥胶囊，每次 2 粒，每日 3 次，以清热软坚散结；杞菊地黄丸，每次 8 粒，每日 3 次，以补肾壮腰。

复诊：1998 年 9 月 3 日。患者血尿止。1998 年 9 月 2 日复查 CT 示右肾肿块稳定，肝右前段肿块 3cm×3cm。

验案 2：肾恶性肿瘤术后肺转移

陆某，男，73 岁。初诊日期：2018 年 7 月 20 日。

患者为右肾恶性肿瘤切除术后 3 年，病理检查提示肾透明细胞癌。2018 年 5 月查胸部 CT 提示两肺多发结节，较 2018 年 1 月增大，最大者为 1.8cm，考虑为转移灶。家属考虑患者年龄较大，拒绝进一步西医治疗，遂求治于尤建良教授。现患者阵发性咳嗽，咯黄色痰，口干乏力，食纳欠佳，大便较干，夜寐一般。舌红，苔薄黄腻，脉弦数。

辨证：痰热蕴肺，痰气交阻。

治法：清泄肺热，除痰散结。

处方：桑白皮 10g，杏仁 5g，桔梗 5g，姜半夏 5g，象贝母 10g，莱菔子 10g，瓜蒌皮 10g，炒党参 10g，玄参 10g，栀子 10g，黄芩 10g，红豆杉 5g，鱼腥草 30g，炙甘草 6g，防风 10g，射干 10g，僵蚕 10g，蝉蜕 10g，生地黄 10g，六神曲 10g，炒白芍 10g。

复诊：2018 年 8 月 1 日。患者服药后咳嗽较前缓解，自觉咽中有起毛感。舌红，苔薄黄，脉弦。继续予清热化痰散结法主之。前方加黄连 3g，石上柏 15g。

复诊：2018 年 9 月 4 日。患者复查胸部 CT 示两肺多发结节，最大者为 1.9cm，与前片相仿。诸症同前。前方改石上柏 20g。

复诊：2018 年 9 月 30 日。患者咳嗽明显好转，自觉咽部麻木感，大便干结，纳寐一般。舌红，苔薄黄，脉弦。前方加天花粉 10g。

此后据症多次复诊微调，以清肺散结化痰为大法。

复诊：2020 年 5 月 26 日。患者复查胸部 CT 提示两肺多发结节，与前片相仿。患者病情稳定，继续予清肺化痰散结法主之。前方加猫爪草 20g。

验案 3：肾癌术后

宋某，男，11 岁。初诊日期：2010 年 10 月 11 日。

患者为左肾癌术后 1 年半，病理检查示透明细胞癌，肾周淋巴结转移（11/11），另见癌结节 1 枚。近期使用干扰素治疗。现患者疲劳乏力，口干，无痛性血尿，腰部钝痛，面部浮肿，精神萎靡，无法正常上课，近期体重下降约 3kg，血压偏高（160/95mmHg），纳差，寐安，二便调。舌红，苔少，脉细。Karnofsky 评分为 60 分。

辨证：气阴两虚，肾虚毒蕴，水湿内停。

治法：益气养阴，补肾解毒，清热利湿。

处方：黄芪 10g，党参 5g，麦冬 5g，炒白术 10g，茯苓 10g，猪苓 10g，半枝莲 15g，黄芩 5g，柴胡 3g，女贞子 15g，菟丝子 10g，佛手 5g，麦芽 20g，炙甘草 3g，大枣 15g。

复诊：2010 年 11 月 2 日。10 月 28 日复查肝功能示 ALT 152U/L，考虑干扰素引起的肝功能异常，已停止使用。现患者入睡困难，仍觉口干，无血尿，大便调。舌红，苔少，脉细。前方加党参 10g，五味子 5g，酸枣仁 10g。

复诊：2010 年 11 月 25 日。11 月 22 日复查肝功能示 ALT 35U/L，指标已恢复正常。患者两天前出现咽痛，有异物感，乏力好转，睡眠渐安，食纳一般，二便调。舌红，苔少，脉细。前方去女贞子、麦芽，加连翘 10g。

此后多次复诊，随症加减。

复诊：2011 年 11 月 6 日。复查 CT 示膀胱内多发淋巴结，少量积液。患者状态渐佳，已正常入学，3 天前出现牙龈肿痛，二便调。脉细，舌红，苔少。Karnofsky 评分为 100 分。前方加夏枯草 10g，蒲公英 20g，玄参 10g，贝母 5g，煅牡蛎 15g（先煎）。

验案 4：左肾癌加结肠癌广泛转移

孙某，男，66 岁。初诊日期：2011 年 3 月 8 日。

患者于 2010 年 12 月在无锡市第三人民医院因左肾占位行左肾癌根治术加降结肠部分切除，病理检查示左肾透明细胞癌，左半结肠溃疡性腺癌，淋巴结无转移（0/4），化疗 10 次后评估无效。家属寻求中医治疗。现患者乏力，腹胀恶心，腰酸，夜寐欠佳，食纳差，二便尚调。舌淡红，苔薄，脉细弦。

辨证：肾气不足，脾胃虚弱，湿毒内蕴。

治法：益气补肾，健脾和胃，清热解毒。

处方：炒党参 10g，炒白术 10g，茯苓 10g，茯神 10g，焦稻芽 10g，焦麦芽 10g，姜半夏 10g，陈皮 10g，炒山药 10g，半枝莲 20g，桑寄生 10g，知母 10g，牛膝 10g，杜仲 10g，煅牡蛎 15g（先煎），龙骨 15g（先煎），酸枣仁 10g，炙甘草 3g。

复诊：2011 年 4 月 1 日。患者于昨天情绪不佳后出现胃部隐痛，腹中胀气，腹痛即泻，夜寐较前好转，食欲渐增。舌淡红，苔薄，脉细弦。证属肝胃不和，治以疏肝理气和胃。

处方：炒党参 10g，炒白术 10g，茯苓 10g，姜半夏 10g，陈皮 10g，炒山药 10g，淡干姜 3g，佛手 10g，半枝莲 10g，乌药 10g，牛膝 10g，郁金 10g，炙甘草 3g，炒白芍 10g，防风 5g。

此后多次复诊，随症加减。

复诊：2012 年 11 月 1 日。近日患者感觉疲倦，时有腹胀，反酸嗳气，纳寐一般，二便尚调。舌淡红，苔薄，脉细弦。予扶正健脾、和胃化湿法主之。

处方：炒党参 10g，升麻 10g，炒柴胡 3g，莱菔子 10g，北沙参 10g，炒白术 10g，茯苓 10g，姜半夏 10g，陈皮 5g，薏苡仁 20g，乌药 10g，黄芩 10g，乌贼骨 20g，白及 10g，石见穿 20g，半枝莲 20g，炙甘草 6g，枸杞子 10g。

复诊：2012 年 12 月 17 日。2012 年 11 月复查 CT 示右下肺及肝左叶转移可能。PET-CT 检查示右上肺有 1.8cm×1.5cm 病灶，以及腹腔多发淋巴结转移。查 CEA 32.66ng/mL，CA19-9 321.7U/mL，CA72-4 10.53U/mL。患者自觉口苦，食纳尚可，夜寐一般，里急后重感。舌红，苔薄黄腻，脉细。证属湿毒内蕴，治以清热解毒化湿。

处方：藤梨根 30g，栀子 10g，白花蛇舌草 20g，龙葵 30g，炒白术 10g，茯苓 10g，白及 10g，乌贼骨 20g，黄芩 20g，蛇六谷 30g（先煎），炙甘草 6g，炒柴胡 3g，莱菔子 10g，猫爪草 10g，片姜黄 10g，姜半夏 10g，陈皮 5g，紫苏梗 10g。

此后多次复诊，随症加减。

复诊：2013 年 5 月 13 日。2013 年 5 月 5 日复查 CEA 47.2ng/mL，CA19-9 186.3U/mL，CA72-4 8.52U/mL。患者觉头皮发痒，并且有红色皮疹，时腰酸痛，食纳可，夜寐一般，二

便调。舌淡白腻，脉滑细。予祛湿止痒解毒、补肝肾、壮筋骨之法主之。

处方：地肤子 15g，白鲜皮 20g，牡丹皮 10g，赤芍 10g，蜀羊泉 20g，山慈姑 10g，藤梨根 30g，半枝莲 30g，肿节风 20g，炒白术 10g，茯苓 10g，黄芩 30g，乌贼骨 20g，白及 10g，蛇六谷 20g（先煎），薏苡仁 20g，炙甘草 6g，炒柴胡 6g，莱菔子 10g，姜半夏 10g，陈皮 5g，紫苏梗 10g，牛膝 10g，桑寄生 10g。

复诊：2013 年 8 月 3 日。患者近日稍有腰痛，坐或站立明显，头皮发痒明显好转，食纳可，夜寐一般，二便调。舌淡白腻，脉滑细。以前方巩固。

复诊：2013 年 9 月 24 日。患者已正常上班，时有头皮瘙痒，反酸，腰酸，二便一般，偶有里急后重感，夜寐安。舌淡白腻，脉滑细。Karnofsky 评分为 100 分。予祛湿和胃止痒、补肝肾、壮筋骨之法主之。

处方：地肤子 15g，白鲜皮 20g，牡丹皮 10g，赤芍 10g，蜀羊泉 20g，山慈姑 10g，藤梨根 30g，半枝莲 20g，肿节风 20g，生白术 10g，茯苓 10g，黄芩 30g，乌贼骨 20g，白及 10g，蛇六谷 20g（先煎），薏苡仁 20g，三七 10g，炙甘草 6g，炒柴胡 6g，莱菔子 10g，姜半夏 10g，陈皮 5g，紫苏梗 10g，牛膝 10g，桑寄生 10g，生地黄 10g。

验案 5：肾上腺癌脑转移

孙某，女，32 岁。初诊日期：2011 年 11 月 13 日。

患者于 2008 年 3 月发现右侧肾上腺皮质癌，伴两侧卵巢转移、脑转移，予右肾上腺及卵巢切除术。术后未予放、化疗。患者于外院服用中药，疗效不佳，目前已无法站立，遂求治于尤建良教授。现患者乏力，头昏痛，并常伴有低钾血症，查醛固酮水平往往明显高于正常，腹部疼痛，偶有咳嗽，胸闷，纳一般，二便尚调，夜寐一般。舌有瘀斑，舌底络脉增粗，脉弦涩滑。

辨证：正气亏虚，痰瘀互结。

治法：扶正益气，涤痰祛瘀化积。

处方：炒党参 10g，炒白术 10g，茯苓 10g，焦稻芽 10g，焦麦芽 10g，炒薏苡仁 30g，姜半夏 10g，陈皮 10g，淡干姜 3g，延胡索 20g，台乌药 10g，郁金 10g，白芍 10g，炙甘草 10g，蒲黄 10g（包煎），川芎 10g，黄连 1.5g，莪术 10g，鬼箭羽 10g，象贝母 10g，桔梗 10g。

此后多次复诊，随症加减。

复诊：2012 年 1 月 31 日。患者无头痛，近日出现头昏胀，双目肿痛，食纳一般，二便调，夜寐可。舌淡，苔薄腻，脉稍滑。前方去鬼箭羽、莪术、黄连、蒲黄，加夏枯草 10g，泽泻 30g，石菖蒲 10g，钩藤 20g。

复诊：2012 年 8 月 17 日。患者目前诸症好转，Karnofsky 评分为 100 分。前方续服 14 剂。

验案 6：肾癌肺转移

许某，男，55 岁。初诊日期：2014 年 1 月 18 日。

患者于 2013 年 12 月 25 日在外院行右肾根治性切除术，术后病理检查示（右）肾细胞癌，透明细胞型 II 级，癌组织侵及肾被膜。基因检测示 VIM（++），CK7（−），CK8（+），CK18（++），CD10（+），TFE-3（−），Ki67（10% 阳性），P504S（+）。术后未放、化疗。患者于 2013 年 12 月因胸闷、咳嗽在外院查胸部 CT 提示肾癌伴肺转移。2014 年 1 月 4 日行生物治疗（CIK）1 个疗程。既往有高血压病史。现乏力，胃纳欠佳，感胸闷气短、咳嗽，咯少量白黏痰，时有头晕，无头痛，心慌，无腹痛腹泻，无嗳气反酸，夜寐欠安，夜尿多，大便日行 2～3 次，质偏稀，色黄。舌红，苔少，脉细。

辨证：正气不足，脾肾两虚。

治法：扶正益气，益肾健脾。

处方：炒党参 10g，炒白术 10g，茯苓 10g，茯神 10g，焦稻芽 10g，焦麦芽 10g，炒薏苡仁 30g，陈皮 10g，枇杷叶 10g，炒山药 10g，黄芩 10g，半枝莲 20g，乌贼骨 10g，栀子 10g，白及 10g，佛手片 10g，桑寄生 10g。

复诊：2014 年 5 月 26 日。患者近来乏力，咳嗽、咳痰减少，但仍有头晕，胃纳一般，寐欠安。拟前法进退。

处方：炒党参 10g，炒白术 10g，茯苓 10g，茯神 10g，焦稻芽 10g，焦麦芽 10g，炒薏苡仁 30g，姜半夏 10g，陈皮 10g，枇杷叶 10g，炒山药 10g，桑寄生 10g，麦冬 10g，红豆杉 5g，半枝莲 20g，白花蛇舌草 20g，紫苏梗 10g，象贝母 10g，栀子 10g，煅瓦楞子 20g，鱼腥草 30g，白英 20g，牛膝 10g。

复诊：2014 年 6 月 17 日。患者咳嗽减少，咯少量白黏痰，头晕减轻，寐仍差，胃纳一般，二便可。前方去枇杷叶，加射干 10g，干姜 3g，灵芝 10g。

复诊：2014 年 7 月 13 日。患者近来精神状态恢复尚可，Karnofsky 评分为 100 分。咳嗽、咳痰减轻，胃纳佳，寐差，大便可，但仍有夜尿多。前方去灵芝，加女贞子 10g。

验案 7：肺癌术后发现肾癌

虞某，女，78 岁。初诊日期：2014 年 2 月 2 日。

患者有肺癌手术病史，3 个月前发现左肾占位，考虑患者年事已高，未予手术及化疗，遂求治于尤建良教授。现患者常自觉夜间出汗明显，晨起口苦，腰酸，大便稀薄，少食冷食即泻，日行数次，夜尿 3～4 次，纳寐一般。舌质红，边有齿痕，苔薄黄，脉细滑。

辨证：脾肾两虚，胃肠湿热。

治法：健脾补肾，疏肝和胃，清化湿热。

处方：防风 10g，炒白芍 10g，知母 10g，陈皮 5g，炮姜 5g，石榴皮 30g，煨木香 10g，煨肉豆蔻 10g，煨诃子 10g，炙甘草 6g，黄连 3g，浮小麦 20g，半枝莲 15g，白花蛇舌草 15g，桂枝 5g，片姜黄 10g，六神曲 10g，牛膝 10g，桑寄生 10g，黄芩 10g，炒白术 10g，益智仁 10g，乌梅 10g，龙骨 30g（先煎），煅牡蛎 30g（先煎），碧桃干 30g。

复诊：2014 年 3 月 27 日。患者服药后出汗已止，大便已成形，日行 2～3 次，胃纳可，夜寐尚安。舌质红，齿痕渐消，苔薄黄，脉细滑。前方继服 14 剂。

此后多次复诊，据症微调。

复诊：2019 年 4 月 26 日。患者一般情况可，胃纳可，夜寐尚安，时有腰酸、眼花，二便尚调。舌淡红，苔薄，脉细沉。予健脾补肾法主之。

处方：防风 10g，炒白芍 10g，陈皮 5g，炮姜 5g，石榴皮 30g，煨木香 10g，炙甘草 6g，黄连 3g，浮小麦 20g，半枝莲 15g，白花蛇舌草 15g，桂枝 5g，片姜黄 10g，六神曲 10g，牛膝 10g，桑寄生 10g，黄芩 10g，炒白术 10g，桑椹 10g。

复诊：2019 年 8 月 21 日。患者感上腹部时有寒气，腰酸，余症皆可。舌淡红，苔薄，脉细沉。前方改桂枝 10g，加续断 10g。

复诊：2019 年 9 月 25 日。患者肾癌未手术已 5 年，一般情况尚可，唯感腹胀气，时有腹泻。舌红，苔薄白。继续予补脾益肾法主之。前方加禹余粮 20g，芡实 15g。

膀胱癌

验案 1：膀胱癌尿血

张某，男，71 岁。初诊日期：2006 年 2 月 13 日。

患者于 2005 年 10 月发现膀胱癌，合并尿血，西药止血效果不佳。患者症见尿血，血色鲜红，腰酸腰痛，胃纳尚可，夜寐欠佳。舌紫，苔薄白，脉细数，尺脉弱。

辨证：肾气亏虚，血不行经。

治法：补肾养阴血，化瘀止血。

处方：三七 10g，仙鹤草 30g，生地黄 30g，杜仲 10g，阿胶 10g，熟地黄 20g，姜半夏 10g，陈皮 6g，苍术 10g，焦栀子 10g，荆芥炭 20g，煅牡蛎 30g（先煎），龙骨 10g（先煎），乌贼骨 30g，猪苓 15g，茯苓 15g，延胡索 40g，连翘 20g，黄柏 10g，半枝莲 30g，知母 10g，炙甘草 6g。

复诊：2006 年 3 月 11 日。患者尿血止，腰酸腰痛较前明显好转。守方继续。

验案 2：膀胱癌术后下肢水肿

陆某，男，56 岁。初诊日期：2012 年 8 月 15 日。

患者于 2009 年 11 月 25 日行膀胱癌手术。现右膝、右踝关节疼痛，受凉时加重，汗出过多，动则加重，胃纳可，无恶心反酸，时有腹胀，无腹痛，大便干而不硬，小便尚调，夜寐欠安，多梦易醒。舌红，苔薄白腻，脉细数。

辨证：肝肾阴虚兼湿阻。

治法：滋补肝肾，除湿止痹。

处方：独活 10g，桑寄生 10g，防己 10g，牛膝 10g，炒白芍 5g，泽泻 30g，黄芩 10g，川芎 10g，焦栀子 10g，黄芩 10g，巴戟天 15g，炒白术 10g，茯苓 10g，姜半夏 5g，陈皮 5g，片姜黄 10g，大枣 10g，龙骨 30g（先煎），煅牡蛎 30g（先煎），细辛 3g，莱菔子 10g，枳壳 10g，麻黄根 20g，碧桃干 30g，黄芪 20g，黄柏 6g，知母 10g，火麻仁 20g，生地黄 10g，炙甘草 3g。

复诊：2012 年 8 月 29 日。睡眠情况好转，乏力明显，踝关节以下凹陷性水肿，脚酸乏力，汗多，胃纳一般，大便干，小便尚调。舌红，苔薄白腻，脉细数。前方加车前子 10g（包煎），改炒白芍 10g。

此后多次复诊，随症加减。

复诊：2014 年 10 月 27 日。患者汗多，恶风，右膝酸痛，双踝关节以下水肿，纳眠可，二便顺。舌暗红，苔薄白，脉细。

处方：黄芪 20g，防风 10g，白术 10g，茯苓 10g，党参 10g，防己 10g，麦冬 10g，海螵蛸 20g，莱菔子 10g，薏苡仁 10g，栀子 10g，淡干姜 3g，荷叶 10g，麻黄根 10g，地骨皮 10g，车前子 10g（包煎），浮小麦 30g，炙甘草 6g，姜半夏 5g，牛膝 10g，陈皮 5g，龙骨 30g（先煎），煅牡蛎 30g（先煎），紫苏梗 10g，蒲公英 10g，泽泻 20g，半枝莲 20g，白及 10g，黄柏 10g，枳壳 10g，代赭石 15g。

复诊：2014 年 12 月 4 日。下肢水肿已退，出汗多，纳少，夜寐欠安，早醒，大便少，小便时细。舌淡红，苔薄白，脉沉细。前方去茯苓、薏苡仁、蒲公英、代赭石，加碧桃干 30g，蜜远志 5g。

复诊：2015 年 1 月 13 日。患者诉下肢水肿未再出现，出汗减少，近日出现上腭溃疡，二便尚调。舌淡红，苔薄白，脉沉细。前方去黄芪、炙甘草，加黄连 1.5g，生甘草 10g。

前列腺癌

验案 1：前列腺癌术后

杨某，男，77 岁。初诊日期：2017 年 6 月 16 日。

患者于 2017 年 1 月 5 日无明显诱因出现排尿费力、尿线细，无尿痛及血尿，无腰背部疼痛，遂至我院泌尿外科就诊。查 PSA 80.86ng/mL。CT 检查示前列腺增大伴密度不均，癌变的可能性大。全身骨显像提示第 4 腰椎骨病变。患者行穿刺活检示左侧前列腺癌，GS 评分 4+5 分；右侧前列腺癌，GS 评分 5+4 分。于 1 月 21 日在局麻下行去势术（双侧睾丸切除术），术后恢复良好。1 个月前患者感畏寒，腰膝酸软，至我科就诊。现畏寒肢冷，腰膝酸软，稍感乏力，夜尿频多，每晚 5～8 次，时感腹部隐痛，无腹泻，纳尚可，夜寐欠安。舌淡，苔薄白，脉沉细弱。

辨证：脾肾阳虚。

治法：温肾健脾，固精缩尿。

处方：熟地黄 15g，山药 10g，山茱萸 10g，牡丹皮 10g，炒白术 10g，炒白芍 10g，炒党参 10g，桑寄生 10g，杜仲 10g，片姜黄 10g，桂枝 5g，乌药 10g，高良姜 10g，附子 5g，肉桂 3g，红豆杉 5g，陈皮 5g，防风 5g，金樱子 10g，酸枣仁 10g，蜜远志 5g，炙甘草 6g。

复诊：2017 年 7 月 1 日。半个月后患者畏寒、夜尿频多较前明显好转，近期因阴雨天手术切口隐痛。前方去附子、肉桂、金樱子，加延胡索 15g。

患者仍定期至门诊就诊，守方对症加减，复查 PSA 及其他相关指标得到控制，生活质量得到明显提高。

验案 2：前列腺癌睾丸切除术后

袁某，男，73 岁。初诊日期：2012 年 8 月 23 日。

患者于 2011 年 5 月在外院行前列腺癌双睾丸切除术，术后病情平稳。1 个月前复查 B 超示肾囊肿。查肿瘤标志物 TPSA 5.3ng/mL，PAP 5.6ng/mL，FPSA 3.7ng/mL，均有所升高。纳可，小便时有小腹胀，排气则舒，夜尿多，大便调，寐欠安。舌红，苔薄白，有裂纹，脉细弦。

辨证：肝肾亏虚，脾胃失和。

治法：补肝益肾健脾，理气和胃解毒。

处方：炒山药 10g，炒牡丹皮 10g，姜半夏 5g，茯神 10g，泽泻 10g，山茱萸 10g，桑寄生 10g，茯苓 10g，生地黄 10g，细辛 3g，片姜黄 10g，防己 10g，半枝莲 30g，白芍 10g，黄芪 10g，煅牡蛎 30g（先煎），龙骨 10g（先煎），桂枝 5g，炙甘草 6g，六神曲 10g，紫石英 10g，莱菔子 10g。

复诊：2012 年 10 月 2 日。患者服药后小腹胀得减，夜尿仍多，大便可，寐安。舌红，苔薄，有裂纹，脉细。前方去半枝莲、防己，加巴戟天 15g，碧桃干 30g，仙茅 10g，麻黄根 20g，益智仁 10g，知母 10g。

复诊：2012 年 11 月 6 日。患者服药后病情改善明显，潮热明显好转，夜尿也有减少，纳可，寐安。前方加白花蛇舌草 10g，乌药 10g。

复诊：2012 年 12 月 11 日。患者 1 天前复查 PAP 4.48ng/mL，TPSA 0.15ng/mL，FPSA 0.03ng/mL。小便时腹胀得减，大便可，潮热感减少。前方去紫石英、六神曲，加龙葵 30g。

复诊：2013 年 1 月 10 日。患者服药后病情平稳，无腹痛，纳可，小腹胀感减轻。前方去巴戟天、碧桃干、仙茅、麻黄根、益智仁、知母，加肿节风 30g，蛇六谷 30g（先煎）。

复诊：2013 年 2 月 3 日。患者复查 TPSA 0.06ng/mL，PAP 3.94ng/mL，FPSA < 0.01ng/mL，指标均有所下降。现情绪好转，纳可，二便调，寐安。前方加喜树果 10g。

妇科肿瘤

验案 1：输卵管癌术后盆腔、肝转移

陶某，女，50 岁。初诊日期：1996 年 6 月 3 日。

患者于 1995 年 6 月 13 日行输卵管癌手术，术后化疗 2 次，因肝功能异常而停止。1996 年 6 月 1 日 B 超检查示盆腔及肝均有转移，肝右后叶肿块 2.7cm×1.5cm。来本院就诊时，患者症见右季肋部不适，胃脘饱胀，神疲乏力，多汗口干。苔黄腻，脉细弦。

辨证：肝脾不调。

治法：柔肝健脾。

处方：牡丹皮 10g，丹参 10g，春柴胡 6g，栀子 10g，茯苓 10g，茯神 10g，赤芍 10g，白芍 10g，炒白术 10g，潞党参 10g，煅牡蛎 30g（先煎），龙骨 30g（先煎），焦稻芽 10g，焦麦芽 10g，山药 10g，姜半夏 6g，甘草 3g。

另：自制扶正和胃合剂，每次 30mL，每日 3 次口服；自制消癥止痛膏外敷，每 3 天换 1 次药。

复诊：1996 年 6 月 20 日。患者精神好转，腹胀改善，多汗。苔薄白腻，脉细。前方去焦稻芽、焦麦芽，加浮小麦 30g。

复诊：1996 年 7 月 4 日。患者夜寐欠佳，口干，多汗。苔薄黄，质红，脉细。证属心阴不足，无法敛汗，治以养心止汗。

处方：潞党参 30g，麦冬 10g，五味子 6g，茯苓 10g，茯神 10g，生地黄 10g，山药 10g，炒杏仁 10g，浮小麦 30g，煅牡蛎 30g（先煎），龙骨 30g（先煎），青皮 10g，陈皮 10g，茯苓 10g，甘草 3g。

复诊：1996 年 7 月 11 日。B 超复查示肝内转移灶 2.2cm×1.8cm。现夜寐欠安，口干，多汗。苔薄白，脉细。证属心阴虚火旺，治以养心清火。

处方：竹叶 10g，生地黄 10g，茯苓 10g，茯神 10g，炒酸枣仁 10g，山药 10g，煅牡蛎 30g（先煎），龙骨 30g（先煎），陈皮 6g，浮小麦 30g，薏苡仁 30g，六一散 10g（包），远志 6g。

此后患者情况一直稳定，长期以健脾和胃中药调理。

验案 2：输卵管癌术后盆腔多发转移

宋某，女，65 岁。初诊日期：2014 年 1 月 11 日。

患者于 2012 年 5 月 17 日在外院行输卵管癌根治术，术后化疗 10 次，于 2013 年底在外院复查盆腔 CT 示盆腔多发转移。查 CA12-5 85.2U/mL。现下腹部隐痛，无阴道出血，纳差，偶有嗳气，腰酸，二便调。舌红，苔少，脉细。

辨证：脾肾亏虚。

治法：补肾健脾。

处方：炒山药 10g，炒薏苡仁 30g，白术 10g，陈皮 5g，姜半夏 5g，茯苓 10g，茯神 10g，泽泻 20g，山茱萸 10g，桑寄生 10g，仙茅 10g，巴戟天 15g，川芎 10g，干姜 5g，生地黄 10g，炒牡丹皮 10g，知母 10g，麻黄根 15g，龙骨 10g（先煎），煅牡蛎 30g（先煎），鬼箭羽 10g，半枝莲 30g，藤梨根 30g，炙甘草 6g。

复诊：2014 年 1 月 24 日。患者服药后腰酸减轻，小腹隐痛得减。前方加栀子 10g，乌药 10g，红豆杉 5g。

复诊：2014 年 2 月 19 日。患者于 2 月初复查 CA12-5 63.81U/mL。现口苦，头胀，肢体肿胀，下腹隐痛好转，脉弦。前方去鬼箭羽，加夏枯草 10g，蒲公英 20g，龙葵 20g。

复诊：2014 年 3 月 15 日。患者近半个月来口苦，头胀，肢体肿胀，偶有耳鸣，血压偏高，时有潮热，寐差，眼睛干涩。舌红，苔少，脉细弦。复查 CA12-5 71U/mL。拟前法进退。

处方：炒薏苡仁 30g，白术 10g，陈皮 5g，姜半夏 5g，茯苓 10g，泽泻 30g，车前子 10g（包煎），防己 10g，山茱萸 10g，桑寄生 10g，仙茅 10g，巴戟天 15g，川芎 10g，干姜 5g，生地黄 10g，炒牡丹皮 10g，知母 10g，麻黄根 15g，龙骨 10g，煅牡蛎 30g（先煎），栀子 10g，片姜黄 10g，旋覆花 10g（包煎），茯神 10g，炒酸枣仁 10g，白芍 10g，半枝莲 30g，藤梨根 30g，红豆杉 5g，炙甘草 6g。

复诊：2014 年 4 月 22 日。患者复查 CA12-5 109U/mL，现仍有肢体肿胀，腰酸，寐差，苔脉同前。前方去茯苓、旋覆花，加蒲公英 20g，山慈姑 10g，夏枯草 10g，三棱 20g，莪术 20g。

复诊：2014 年 5 月 22 日。患者半个月前又化疗 1 次，肿瘤指标明显升高，CA12-5 131.81U/mL，症状同前。

处方：炒薏苡仁 30g，茯苓 10g，姜半夏 5g，茯神 10g，泽泻 30g，山茱萸 10g，桑寄生 10g，巴戟天 10g，生地黄 10g，赤芍 10g，炒牡丹皮 10g，知母 10g，栀子 10g，黄芩 10g，细辛 4g，片姜黄 10g，柴胡 3g，仙茅 10g，麻黄根 10g，碧桃干 30g，龙骨 10g（先煎），煅牡蛎 30g（先煎），半枝莲 30g，红豆杉 5g，炙甘草 6g。

复诊：2014 年 7 月 19 日。患者于 6 月份复查 CA12-5 109U/mL，7 月份复查 CA12-5 92.27U/mL。现手胀稍好转，头晕，时有出汗，寐差，二便调。Karnofsky 评分为 100 分。前方改麻黄根 15g，巴戟天 15g，加片姜黄 10g，炒酸枣仁 10g，蜜远志 5g。

复诊：2014 年 10 月 16 日。患者半个月前复查 CA12-5 29.3U/mL（已在正常范围内）；查血糖 6.62mmol/L，尿酸 460nmol/L，总胆固醇 7.35mmol/L，甘油三酯 3.45nmol/L。现纳可，夜寐一般，二便可，时有脑鸣，口苦。舌红有紫气，苔白，脉细。前方改柴胡 6g，加川芎 10g，龙葵 20g。

验案 3：子宫内膜癌术后盆腔液性包块

梅某，女，57 岁。初诊日期：2014 年 3 月 22 日。

患者于 2013 年在外院行子宫内膜癌根治术，术后病理检查示子宫内膜癌 I A 期，低分化。复查 B 超提示盆腔液性包块，大小为 68mm×38mm。现白带较多，无血性白带，小腹稍胀痛，腰酸，纳可，二便调，寐安。舌红有裂纹，苔薄，脉细弦。

辨证：脾肾亏虚。

治法：健脾益肾，扶正祛邪。

处方：茯苓 10g，炒白术 10g，陈皮 5g，夏枯草 10g，蒲公英 20g，菊花 10g，栀子 10g，黄芩 10g，泽泻 10g，旋覆花 10g（包煎），乌药 10g，高良姜 3g，干姜 3g，莱菔子 10g，柴胡 10g，当归 10g，香附 10g，知母 10g，巴戟天 10g，仙茅 10g，桑寄生 10g，牛膝 10g，枸杞子 10g，麻黄根 10g，龙骨 10g（先煎），煅牡蛎 30g（先煎），半枝莲 20g，龙葵 20g，红豆杉 5g，炙甘草 6g。

复诊：2014 年 4 月 10 日。现患者腹部仍有隐痛，但较前好转，乏力。舌淡红，脉细。前方去龙葵、当归，加防风 5g，延胡索 20g，白芍 10g。

复诊：2014 年 5 月 13 日。患者服药后腹部隐痛得减。前方去延胡索，改炙甘草 10g，加吴茱萸 1.5g，生蒲黄 10g（包煎）。

复诊：2014 年 5 月 23 日。患者服药后病情平稳，现小腹有下坠感、酸痛，腰酸。前方去旋覆花，加细辛 3g。

复诊：2014 年 6 月 13 日。患者仍有双侧小腹隐痛。舌苔腻，脉细。前方去枸杞子，加高良姜 3g。

复诊：2014 年 6 月 27 日。患者下腹部及双侧腹部隐痛得减，仍有腹痛，大便正常。舌红，苔白腻。前方去菊花，加延胡索 15g，荔枝核 10g，佩兰 10g。

复诊：2014 年 7 月 16 日。患者服药后腹胀得减，纳可，二便调。前方去夏枯草、麻黄根、蒲公英，加片姜黄 10g，失笑散 10g（包煎），高良姜 3g，白芷 10g，吴茱萸 1.5g。

复诊：2014 年 8 月 9 日。患者于 7 月 26 日在外院复查彩超，盆腔未见明显包块，查肿瘤指标未见异常，血常规正常。前方加蛇莓 20g。

复诊：2014 年 8 月 25 日。患者无明显不适，要求调理巩固治疗。拟前法进退。

处方：白术 10g，陈皮 5g，吴茱萸 1.5g，柴胡 6g，高良姜 3g，干姜 3g，乌药 10g，香附 10g，延胡索 20g，失笑散 10g（包煎），生蒲黄 10g（包煎），防风 10g，白芍 10g，黄芩 10g，夏枯草 10g，蒲公英 10g，栀子 10g，泽泻 10g，莱菔子 10g，桑寄生 10g，牛膝 10g，知母 10g，巴戟天 10g，仙茅 10g，麻黄根 15g，龙骨 10g（先煎），煅牡蛎 30g（先煎），红豆杉 5g，甘草 10g。

验案 4：子宫肌瘤一

包某，女，35 岁。初诊日期：2010 年 9 月 8 日。

患者在外院查彩超示子宫肌瘤 3 枚，最大者为 26mm×23mm×21mm。患者平时腰酸，月经量多，口干，纳差，寐一般，小便调，大便干。舌红，苔薄少，脉细。

辨证：肝肾阴虚，痰瘀互结。

治法：补益肝肾，化痰散瘀。

处方：生地黄 10g，玄参 10g，麦冬 10g，天花粉 10g，栀子 10g，土鳖虫 10g，生山楂 10g，炙鸡内金 10g，丹参 10g，炒当归 10g，桃仁 10g，赤芍 10g，生白芍 10g，橘核 10g，炒白术 10g，茯苓 10g，泽泻 10g，知母 10g，巴戟天 10g，蒲公英 20g，龙骨 15g（先煎），煅牡蛎 15g（先煎），石见穿 30g，大枣 20g。

复诊：2011 年 3 月 18 日。患者于 2011 年 3 月 6 日复查彩超仅见子宫肌瘤 1 枚，大小为 26mm×23mm×21mm。患者诸症好转，前方继用。

验案 5：子宫肌瘤二

展某，女，53 岁。初诊日期：2012 年 1 月 20 日。

患者患子宫肌瘤 10 余年，于 2011 年 9 月在外院体检做 B 超示宫体肌壁见多个低回声团块，最大者为 5.2cm×4.2cm，边界清晰，形态规则，左卵巢内见一大小约 2.6cm×2cm 的囊性暗区，其内见一分隔。末次月经为 2012 年 1 月 15 日。现患者寐差，入睡难，早醒，易醒，有时有惊梦，全身关节痛，无腹痛，无恶心、呕吐，无不规则出血，纳可，大便正常。舌暗红，苔少，脉细弦。

辨证：热毒蕴结。

治法：清热解毒。

处方：牡丹皮 10g，栀子 10g，蒲公英 30g，夏枯草 10g，天花粉 10g，香附 10g，柴胡 6g，紫石英 15g，蛤壳 30g，桔梗 5g，象贝母 10g，玄参 10g，龙骨 10g（先煎），煅牡蛎 30g（先煎），蛇莓 20g，龙葵 30g，石见穿 30g，大枣 15g。

复诊：2012 年 2 月 15 日。患者服药后睡眠改善不明显，腰酸，带下色白，纳可。前方加王不留行 10g，红藤 30g，败酱草 10g。

复诊：2012 年 3 月 12 日。患者服药后易醒好转，但睡眠时间仍短，关节酸痛得减。前方加延胡索 10g。

复诊：2012 年 3 月 26 日。患者服药后关节疼痛得减，拟下月复查 B 超。前方去延胡索。

复诊：2012 年 5 月 1 日。患者于 4 月 26 日复查 B 超示宫体见多个低回声团块，最大者为 4.9cm×3.7cm，边界清晰，形态规则，盆腔内探及液性暗区，深约 27mm。现偶有腰酸，带下多，双眼潮湿感。拟前法进退。

处方：牡丹皮 10g，栀子 10g，蒲公英 30g，夏枯草 10g，天花粉 10g，香附 10g，柴胡 6g，玄参 10g，龙骨 10g（先煎），煅牡蛎 30g（先煎），紫石英 15g，巴戟天 10g，黄芩 10g，红藤 30g，败酱草 10g，石见穿 30g，龙葵 30g，大枣 15g，炙甘草 6g。

复诊：2012 年 5 月 23 日。患者服药后腰酸稍有改善，但有时仍有，大便可。前方去红藤、败酱草。

复诊：2012 年 6 月 23 日。患者服药后病情平稳。前方继服 14 剂。

复诊：2012 年 8 月 23 日。患者于 7 月 24 日复查 B 超示宫体见多个低回声团块，最大者为 3.2cm×2.3cm，边界清晰，形态规则。近 1 个月来睡眠较差，已经连续多日没有睡好，早醒。舌红，苔少，脉细弦。前方加炒酸枣仁 10g。

验案 6：子宫腺肌病伴发热

张某，女，68 岁。初诊日期：2014 年 6 月 28 日。

患者因反复发热数月就诊，疑因病毒感染引起。行 B 超检查示子宫内膜低回声，其中一处大小为 33mm×27mm，考虑子宫肌瘤、子宫肌腺病可能。查 CA12-5 76.25U/mL，CA19-9 30.06U/mL，考虑淋巴瘤可能。现时有发热恶寒，口苦咽干，腹部不适。舌红，苔薄白，脉滑。

辨证：肝郁脾虚，气滞血瘀。

治法：疏肝健脾，行气化瘀。

处方：春柴胡 6g，黄芩 10g，炒白术 10g，陈皮 5g，茯苓 10g，茯神 10g，枳壳 10g，赤芍 10g，炒白芍 10g，吴茱萸 1.5g，肉桂 5g，高良姜 3g，当归 10g，郁金 10g，丹参 10g，牡丹皮 10g，栀子 10g，乌药 10g，生蒲黄 10g（包煎），失笑散 10g，牛膝 10g，红藤 20g，蒲公英 20g，夏枯草 20g，地锦草 10g，女贞子 10g，墨旱莲 20g。

复诊：2014 年 8 月 23 日。患者病情平稳，一般情况可，体温 37.4℃，夜间发热为主。前方改春柴胡 10g，加地骨皮 10g，鬼箭羽 10g。

复诊：2014 年 9 月 20 日。患者病情平稳，舌淡红，苔薄腻。前方去地锦草。

复诊：2014 年 11 月 4 日。患者时感头晕，夜尿次数多。前方去鬼箭羽，加川芎 10g。

复诊：2014 年 12 月 2 日。患者发热已退一个半月，怀疑为淋巴瘤，现已不发热。病情较前好转。前方加拳参 15g。

验案 7：宫颈癌保守治疗

唐某，女，49 岁。初诊日期：2012 年 7 月 11 日。

患者于 2012 年 7 月 3 日因阴道分泌物增多 2 个月到南京军区总院（现中国人民解放军东部战区总医院）做阴道镜检查，病理活检示高级别鳞状上皮内瘤变（VIN Ⅱ级），Ⅰ A2 期，未予化疗。现患者活动后脚酸软，乏力，偶有气急，纳可，寐一般，小便正常，大便偏干。舌红，苔薄，脉细。

辨证：脾肾两虚。

治法：健脾补肾。

处方：炒薏苡仁 30g，炒山药 10g，茯苓 10g，姜半夏 5g，茯神 10g，炒牡丹皮 10g，泽泻 10g，山茱萸 10g，桑寄生 10g，生地黄 10g，丹参 10g，巴戟天 10g，煅牡蛎 30g（先煎），龙骨 10g（先煎），麻黄根 20g，知母 10g，栀子 10g，黄柏 10g，火麻仁 20g，半枝莲 20g，炙甘草 6g。

此后多次复诊，随症加减治疗。

复诊：2014 年 7 月 25 日。患者仍乏力，时有气短，口干，大便 2 日一行，偏干。前方去丹参，改火麻仁 30g，加天花粉 10g，熟地黄 10g。

复诊：2014 年 10 月 5 日。患者服药后病情平稳，9 月 19 日阴道镜取病理活检示阴道顶端鳞状上皮增生伴局部低级别上皮内瘤变，并少许挖空细胞形成。患者无明显不适，纳可，寐安。舌红，苔少，脉细弦。7 月 11 日方加龙葵 30g，蛇莓 30g。

验案 8：宫颈癌前病变伴垂体微腺瘤

杨某，女，43 岁。初诊日期：2014 年 8 月 27 日。

患者 3 年多前出现左胁部疼痛，查子宫宫颈上皮内瘤变 2～3 级，为宫颈癌前病变，行子宫全切术。于 2012 年 4 月 22 日行垂体 MRI 平扫示垂体高度约 4mm，诊断为垂体微腺瘤。2014 年 5 月 8 日行垂体 MRI 平扫复查，垂体微腺瘤大小为 2mm×4mm。目前口服溴隐亭治疗。现易疲劳，自觉胃脘部不适，稍有恶心，左胁部疼痛检查无异常，注意力无法集中，大便不成形，易出汗，夜寐可。舌红，苔白，脉细弦。双乳腺小叶增生。

辨证：脾胃亏虚。

治法：健脾和胃，通络止痛。

处方：生黄芪 10g，炒薏苡仁 30g，炒党参 10g，炒白术 10g，茯苓 10g，茯神 10g，姜半夏 10g，陈皮 10g，枇杷叶 10g，浮小麦 30g，白芍 10g，木香 10g，王不留行 10g，紫苏梗 10g，夏枯草 10g，红曲米 6g，香附 10g，蒲公英 10g，炒柴胡 3g，八月札 10g。

复诊：2014 年 12 月 19 日。现夜寐差，进食后上腹部不适，有时影响睡眠，背部冷，纳可，二便可。舌红，苔白，脉细。前方去蒲公英、黄芪，加桂枝 5g，半夏 5g，竹茹 5g，莱菔子 10g，远志 5g，六神曲 10g，秫米 20g。

复诊：2015 年 3 月 6 日。患者近日在无锡市第四人民医院复查头颅 MRI 常规 + 增强、垂体 MRI 平扫 + 增强，未见明显异常。继续目前治疗。

验案 9：子宫内膜癌术后静脉回流障碍

杨某，女，47 岁。初诊日期：2014 年 11 月 27 日。

患者为子宫内膜癌术后。2014 年 10 月 19 日查 CRP 29.6mg/L。现乏力，咳嗽，咯清水痰，反酸，嗳气，咽干咽痒，脚软，腰酸，腹胀，纳寐可，大便每日 3 次，头昏，胸闷，肩颈背部酸，潮热汗出，心慌气喘，双侧小腿以下水肿，左下肢肿尤其，口干，夜尿 2～3 次。舌淡红，苔薄白，脉弦。

辨证：脾肾亏虚，水湿内停。

治法：健脾益肾，化湿利水。

处方：炒白术 10g，陈皮 5g，山药 10g，桔梗 5g，杏仁 10g，射干 10g，莱菔子 10g，桑寄生 10g，仙茅 10g，巴戟天 10g，当归 10g，丹参 10g，知母 10g，黄柏 10g，玄参 10g，泽泻 20g，车前子 20g（包煎），乌药 10g，龙骨 30g（先煎），煅牡蛎 30g（先煎），麻黄根 20g，炙甘草 6g。

复诊：2014 年 12 月 12 日。患者服药后左下肢肿、潮热出汗好转，纳少，口干，进食恶心，嗳气，气短，夜寐梦多，大便每日 3 次，夜尿每晚 1 次。舌红，苔少，脉细。前方加麦冬 10g，淡干姜 3g，竹茹 5g。

验案 10：子宫右侧隐性包块

张某，女，62 岁。初诊日期：2012 年 7 月 30 日。

患者体检查 B 超时发现子宫右侧隐性包块，大小约为 5.7cm×4.2cm×4.4cm。现无明显不适，偶有腰酸，无腹痛，无出血，纳可，寐一般。舌暗红，苔薄，脉细弦。

辨证：痰瘀互结。

治法：化痰散瘀。

处方：炒白术 10g，陈皮 5g，当归 10g，夏枯草 10g，柴胡 6g，土鳖虫 10g，山慈姑 10g，炙鳖甲 20g（先煎），赤芍 10g，白芍 10g，天花粉 10g，桃仁 10g，桂枝 3g，王不留行 10g，生蒲黄 10g（包煎），红藤 30g，蒲公英 20g，龙骨 10g（先煎），煅牡蛎 30g（先煎），石见穿 20g，藤梨根 30g，龙葵 30g，炙甘草 6g，白花蛇舌草 10g。

复诊：2012 年 8 月 25 日。患者病情平稳，无明显不适。前方巩固 14 剂。

复诊：2012 年 9 月 20 日。患者病情平稳，腰酸不明显。前方改桂枝 5g，加芡实 10g。

复诊：2012 年 10 月 25 日。患者病情平稳，无明显不适。前方继服 14 剂。

复诊：2013 年 1 月 13 日。患者近日复查 B 超示右附件暗区 4.6cm×3.9cm×4.8cm，较前缩小，左侧附件暗区大小约为 1.7cm×1.8cm×1.8cm。现劳累时有腰酸，精神可。舌淡红，苔薄白，脉细。前方去芡实，加蜀羊泉 30g。

复诊：2013 年 4 月 3 日。患者复查 B 超示子宫右侧囊性包块，大小为 4cm×4.1cm，较前明显缩小。现纳可，二便调。拟前法进退。

处方：白术 10g，陈皮 5g，莪术 10g，蛇六谷 10g（先煎），当归 10g，夏枯草 10g，柴胡 6g，土鳖虫 10g，山慈姑 10g，炙鳖甲 20g（先煎），赤芍 10g，白芍 10g，天花粉 10g，桃仁 10g，王不留行 10g，煅牡蛎 30g（先煎），龙骨 10g（先煎），生蒲黄 10g（包煎），红藤 30g，蒲公英 20g，石见穿 10g，桂枝 3g，龙葵 30g，藤梨根 30g，炙甘草 6g。

验案 11：子宫平滑肌瘤两肺转移

刘某，女，43 岁。初诊日期：2018 年 3 月 2 日。

患者为子宫肌瘤术后 16 年，2013 年 11 月发现两肺多发转移，复查病理示平滑肌瘤转移。2013 年 10 月 29 日在外院病理切片：（肺部）根据 HE 形态、酶标、病史，首先考虑平滑肌瘤转移。现咳嗽、咳痰偶作，痰黄、质黏稠，上楼容易气喘，膝盖疼痛。舌红，苔黄腻，脉细缓。患者能操持家务，Karnofsky 评分 > 90 分。

辨证：痰瘀互结。

治法：化痰祛瘀散结。

处方：桑白皮 10g，杏仁 5g，桔梗 5g，姜半夏 5g，象贝母 10g，莱菔子 10g，瓜蒌皮 10g，炒党参 10g，红豆杉 5g，猫爪草 15g，射干 10g，僵蚕 10g，合欢皮 10g，黄芩 10g，炙甘草 6g，防风 10g，白芥子 10g，延胡索 20g，玄参 10g，炒白芍 10g，前胡 10g，夏枯草 10g。

复诊：2018 年 3 月 16 日。患者近日出现口干，经常出现饥饿感。前方加熟地黄 10g，乌梅 10g，紫苏梗 10g，片姜黄 10g。

复诊：2018 年 7 月 18 日。两肺多发转移至今已有 5 年。舌红，苔薄白，脉细。前方加泽漆 10g。

复诊：2018 年 9 月 12 日。患者颈部疼痛，后背发凉，能爬楼梯。舌红，苔薄白，脉细。Karnofsky 评分为 100 分。前方加桂枝 5g，葛根 30g，羌活 10g。

复诊：2018 年 11 月 28 日。患者于 2018 年 11 月 27 日行胸部 CT 示两侧弥漫结节影及肿块影，体积较以前变小；右侧胸膜软组织影较前稍变小；右肺上叶肺大疱；两侧腋窝小淋巴结。

处方：黄芩 10g，莱菔子 10g，片姜黄 10g，荷叶 10g，白芥子 10g，葶苈子 10g，前胡 10g，桑白皮 10g，杏仁 5g，合欢皮 10g，炙甘草 6g，姜半夏 5g，延胡索 20g，桂枝 5g，桔梗 5g，紫苏梗 10g，炒党参 10g，熟地黄 10g，防风 10g，象贝母 10g，羌活 10g，瓜蒌皮 10g，石上柏 20g，葛根 30g，猫爪草 15g，乌梅 10g，射干 10g，僵蚕 10g，马勃 5g，红豆杉 5g。

复诊：2019 年 3 月 8 日。两肺转移已有 6 年，复查 CT 示肿块又缩小。Karnofsky 评分为 100 分。前方去马勃，加泽泻 10g。

验案 12：子宫内膜癌、慢性粒细胞白血病并存

殷某，女，43 岁。初诊日期：2014 年 9 月 15 日。

患者因阴道异常出血 8 天于 2014 年 9 月 5 日查 B 超示子宫 66mm×63mm×54mm，子宫内膜 16mm，子宫内见数个低回声团块，其一位于前壁，大小为 14mm×10mm，左卵巢显示不清，右附件见液性暗区，大小为 37mm×23mm，透声佳，见分隔。予诊刮术，病理检查示子宫内膜复杂性增生，部分腺体重度不典型增生，灶性癌变。MRI 检查示子宫多发肌瘤，子宫内膜较薄，右侧附件区囊性占位。患者有慢性粒细胞性白血病，口服苯丁酸氮

芥控制病情。现患者腹痛，痛有定处，腰酸，阴道仍有少量褐色分泌物。舌红，苔薄白，边有齿印。

辨证：肝肾亏虚，湿热瘀蕴结下焦。

治法：清热除湿，化瘀散结，调补肝肾。

处方：炒山药 10g，炒牡丹皮 10g，炒薏苡仁 30g，姜半夏 5g，茯神 10g，泽泻 10g，山茱萸 10g，桑寄生 10g，茯苓 10g，生地黄 10g，栀子 10g，半枝莲 20g，失笑散 10g，夏枯草 10g，蒲公英 10g，乌药 10g，干姜 3g，苍术 10g，黄柏 6g。

复诊：2014 年 9 月 26 日。患者感头晕，夜间出汗，月经量少，尿痛，无尿频尿急，眠纳可，大便尚调。舌暗红，有裂纹，苔黄根腻，脉细。9 月 24 日查血 WBC 12.51×10^9/L，N 82.9%，Hb 93g/L。前方加川芎 10g，当归 10g，炒白芍 10g，知母 10g，石膏 30g（先煎）。

复诊：2014 年 10 月 15 日。患者头晕、汗出好转，尿痛，无尿频尿急，纳可，口腔麻木，吃东西无味道，夜寐安，大便调。舌暗红，有裂纹，苔薄白，脉细。前方加益母草 10g，失笑散 10g（包煎）。

复诊：2014 年 11 月 14 日。患者于 11 月 13 日查血 WBC 18.28×10^9/L。现眠纳可，大便可，小便黄。舌红，苔前剥后部白，脉弦。前方改黄柏 10g，去山药，加高良姜 3g，薄荷 6g（后下），蔓荆子 10g。

复诊：2014 年 11 月 28 日。复查血 WBC 14.02×10^9/L，PLT 406×10^9/L。现头昏，舌头麻木感，眠纳可，二便调。舌红，苔薄，脉弦。前方去茯神，加石决明 10g。

复诊：2014 年 12 月 12 日。复查血 WBC 13.12×10^9/L，PLT 500×10^9/L。现头晕，下阴痛，腹胀，眠纳可。舌红，苔薄白，脉弦。予祛瘀散结、调补肝肾法主之。

处方：莱菔子 10g，夏枯草 10g，栀子 10g，佛手 10g，干姜 3g，蔓荆子 10g，炒牡丹皮 10g，薄荷 6g，石膏 30g（先煎），乌药 10g，姜半夏 5g，苍术 10g，炒薏苡仁 10g，蒲公英 10g，泽泻 10g，半枝莲 20g，茯苓 10g，炒白芍 10g，川芎 10g，桑寄生 10g，知母 10g，山茱萸 10g，失笑散 10g（包煎），高良姜 3g，石决明 20g（先煎）。

复诊：2014 年 12 月 26 日。复查血 WBC 10.93×10^9/L。小腹隐痛，时有外阴痛，两胸胁稍痛，纳可，眠差，易胸闷，头痛，怕风，二便可。舌红，苔根部白，脉弦。Karnofsky 评分为 100 分。前方去蒲公英、石膏，改炒白芍 20g，加王不留行 10g，橘络 10g，白芷 10g，豆蔻 3g。

验案 13：卵巢癌多发转移

钱某，女，56 岁。初诊日期：2013 年 11 月 5 日。

半个月前患者在无锡市妇幼保健院查 CT 示子宫左上方见囊实性占位，考虑恶性肿瘤可能；肝脏及脾脏多发低密度灶，考虑转移性病变可能；右下腹软组织结节影，考虑转移性病变可能。查 CA15-3 300U/mL，CA12-5 635.9U/mL。现乏力，小腹坠胀感，胃纳一般，二便调，夜寐安。舌淡红，边有齿印，苔薄白，脉细。

辨证：脾虚湿阻。

治法：健脾化湿，解毒散结。

处方一：生白术 10g，陈皮 5g，姜半夏 10g，谷芽 10g，麦芽 10g，干姜 6g，防己 10g，桂枝 5g，茯苓 20g，猪苓 20g，车前子 10g（包煎），泽泻 20g，乌药 10g，炒柴胡 10g，莱菔子 15g，黄芩 10g，升麻 10g，栀子 10g，三七 10g，片姜黄 10g，白芍 10g，全蝎 6g，红豆杉 5g，藤梨根 30g，半枝莲 30g，蛇六谷 20g（先煎），蒲公英 20g。

处方二：白花蛇 10g（打粉），每次 2g 加入处方一中同煎。

复诊：2013 年 12 月 25 日。患者于 2013 年 11 月 25 日行腹腔镜下检查与卵巢肿瘤细胞减量术。病理检查示左、右卵巢低分化腺癌，部分区呈乳头状腺癌形态；右输卵管表面见癌组织累及，左输卵管未见特殊，子宫两侧及左右附件区均见癌结节形成，子宫前壁肌层组织当中见癌组织；老年性子宫内膜，慢性宫颈炎。肠（直肠）系膜及肠周脂肪组织中见癌组织累及；肠管两切缘未见癌。淋巴结未见癌转移。（左盆腹膜）为纤维脂肪组织伴炎细胞浸润。基因检测：ER（+），PR 部分（+），P53 弥漫（+），P16（+），Ki-67（+，约 90%），结合组织学形态及基因检测：（双侧卵巢）较倾向为宫内膜样腺癌，Ⅲ级，部分区呈乳头状。诊断为双卵巢内膜样腺癌ⅢC 期术后。2013 年 12 月 17 日行"紫杉醇＋卡铂"化疗。现小腹坠胀感减轻，夜间潮热，汗不多，胃纳差，二便调，夜寐安。舌淡红，边有齿印，苔薄白，脉细。

处方：炒党参 10g，炒白术 10g，炒薏苡仁 30g，炒山药 10g，茯苓 10g，茯神 10g，陈皮 10g，姜半夏 10g，枇杷叶 10g，焦稻芽 10g，焦麦芽 10g，乌药 10g，干姜 3g，防风 5g，白芍 10g，半枝莲 15g，桑寄生 10g，地骨皮 10g，炙甘草 6g。

复诊：2014 年 3 月 23 日。目前化疗 3 个疗程，末次化疗时间为 2014 年 3 月 18 日。现乏力，怕冷，后背凉，胃纳差，喜食热饮，小腹坠胀感，二便调，夜寐欠安。舌淡红，边有齿印，苔薄白，脉细。拟前法进退。

处方：炒党参 10g，生黄芪 15g，炒白术 10g，防风 5g，茯苓 10g，陈皮 5g，谷芽 20g，麦芽 20g，干姜 3g，乌药 5g，白芍 10g，佛手片 10g，知母 10g，片姜黄 10g，葛根 10g，枸杞子 10g，巴戟天 10g，牛膝 10g，龙骨 30g（先煎），煅牡蛎 30g（先煎），白花蛇舌草 10g，炙甘草 6g。

复诊：2014 年 4 月 2 日。目前化疗第 4 个疗程，现乏力减轻，食欲增，胃纳可，腹胀，无腹痛，二便顺，夜寐欠安。舌淡红，边有齿印，苔薄白，脉细。前方去枸杞子，改黄芪 20g，加炒柴胡 3g，木香 5g，莱菔子 10g。

复诊：2014 年 5 月 6 日。时有牙龈浮肿，贫血貌。舌淡红，边有齿印，苔薄白，脉细。

前方加当归 10g。

复诊：2014 年 5 月 29 日。目前完成第 6 个化疗疗程，还剩 2 个疗程。现贫血貌，腹胀，出虚汗，胃纳可，二便调，夜寐欠安。舌淡红，边有齿印，苔薄白，脉细。前方加苎麻根 15g。

复诊：2014 年 8 月 16 日。患者于 2014 年 7 月 3 日行颈胸腹盆腔 CT 平扫＋增强检查，提示卵巢原位癌术后改变；盆腔小淋巴结，随访；目前胸腹部 CT 未见明显转移征象。查 CA12-5 7.66U/mL。现贫血貌，胃纳可，反酸，腹胀，出虚汗，二便调，夜寐欠安。舌淡红，边有齿印，苔薄白，脉细。Karnofsky 评分为 100 分。

处方：生黄芪 10g，炒党参 10g，炒白术 10g，茯苓 10g，陈皮 5g，谷芽 20g，麦芽 20g，吴茱萸 1.5g，柴胡 3g，干姜 3g，乌药 10g，木香 10g，白芍 10g，防风 10g，莱菔子 10g，失笑散 10g（包煎），当归 10g，巴戟天 10g，片姜黄 10g，牛膝 10g，葛根 10g，红曲米 6g，知母 10g，麻黄根 15g，龙骨 30g（先煎），煅牡蛎 30g（先煎），白花蛇舌草 10g，炙甘草 6g。

验案 14：卵巢癌术后反酸、肢体酸痛

刘某，女，67 岁。初诊日期：2011 年 11 月 1 日。

患者于 2010 年行卵巢癌手术，术后病理结果不详。现乏力纳差，时有反酸，腹部不适。舌淡红，苔薄白，脉细。

辨证：脾胃不和。

治法：健脾益气，和胃降逆。

处方：炒党参 10g，炒山药 10g，炒白术 10g，茯苓 10g，陈皮 5g，姜半夏 5g，佛手 10g，郁金 10g，片姜黄 6g，黄芩 5g，乌药 10g，煅瓦楞子 20g，海螵蛸 20g，白及 10g，生白芍 10g，龙葵 30g，蛇莓 30g，炙甘草 3g。

复诊：2011 年 12 月 23 日。患者病情好转，一般情况可，苔脉同前。前方加藤梨根 30g。

复诊：2012 年 2 月 13 日。患者复查 CEA 2.86ng/mL，CA12-5 8.15U/mL，CA19-9 43.39U/mL。前方去片姜黄、龙葵、蛇莓，加白花蛇舌草 30g，半枝莲 30g。

复诊：2012 年 4 月 19 日。复查 CEA 3.78ng/mL。现肢体酸痛，苔脉同前。前方加独活 10g，蒲公英 20g，藤梨根 30g。

复诊：2012 年 5 月 8 日。复查 CEA 4.99ng/mL。患者右侧大腿浮肿，舌暗红，苔薄白，脉细。11 月 1 日方去蛇莓、龙葵，加藤梨根 30g，蒲公英 30g，半枝莲 30g，莪术 10g。

此后多次复诊，随症加减治疗。

复诊：2013 年 4 月 1 日。复查 CEA 3.78ng/mL，CA19-9 37.93U/mL。时有牙龈出血，

舌红，苔薄，脉细。

处方：炒党参 10g，炒山药 10g，炒薏苡仁 30g，炒白术 10g，茯苓 10g，茯神 10g，陈皮 10g，姜半夏 10g，焦稻芽 10g，焦麦芽 10g，枇杷叶 10g，黄芩 10g，海螵蛸 20g，乌药 10g，生地黄 10g，玄参 10g，三七 5g，栀子 10g，茜草根 10g，白花蛇舌草 20g，半枝莲 30g，龙葵 30g，藤梨根 30g，蛇莓 20g，喜树果 10g。

复诊：2013 年 8 月 8 日。复查 CEA 9.99ng/mL。现纳可，时有咳嗽、咳痰。舌红，苔薄白，脉细。前方去炒薏苡仁、焦稻芽、枇杷叶、白花蛇舌草，加僵蚕 10g，鱼腥草 30g。

此后多次复诊，随症加减治疗。

复诊：2014 年 7 月 29 日。复查 CEA 6.74ng/mL。腰酸，汗出，纳可，夜尿每晚 3 次左右，大便调。舌红，苔薄白。前方去炒党参、炒山药、茯神、茯苓、焦麦芽，加苍术 10g，黄柏 10g，片姜黄 10g，桑寄生 10g，杜仲 10g，巴戟天 10g，升麻 10g，蒲公英 20g，夏枯草 10g，炒酸枣仁 10g，红豆杉 5g，鬼箭羽 10g。

复诊：2014 年 12 月 16 日。12 月 15 日查 CEA 2.52ng/mL。晨起吐痰带血丝，纳可，夜寐易醒，小便短赤。舌红，苔白，脉细弱。前方去炒酸枣仁，改茜草根 20g，加炒薏苡仁 10g。

验案 15：卵巢癌术后转移

邵某，女，65 岁。初诊日期：2013 年 3 月 1 日。

患者 3 年前患卵巢癌，术后化疗 6 次，去年复查发现有转移，双腹股沟肿块 3cm×3cm，又化疗 3 次。现乏力，腹部不适。舌暗紫，苔薄白，脉细。

辨证：脾气亏虚，癌毒内阻。

治法：益气健脾，解毒散结。

处方：炒党参 10g，炒薏苡仁 30g，炒山药 10g，炒白术 10g，茯苓 10g，茯神 10g，焦稻芽 10g，焦麦芽 10g，姜半夏 10g，陈皮 10g，枇杷叶 10g，蒲公英 10g，石膏 30g（先煎），柴胡 6g，黄芩 20g，栀子 10g，乌药 10g，防风 5g，郁金 10g，半枝莲 20g，藤梨根 20g，蛇六谷 20g（先煎），炙甘草 6g。

复诊：2013 年 4 月 24 日。患者服药后病情缓解，关节酸痛，苔脉同前。前方去蛇六谷，加牛膝 10g，龙葵 20g，白花蛇舌草 20g。

复诊：2013 年 5 月 30 日。下肢关节酸痛，口干，苔脉同前。3 月 1 日方去蛇六谷，加牛膝 10g，川芎 10g，山慈姑 10g，天花粉 10g。

复诊：2013 年 6 月 27 日。左腹股沟肿块已明显缩小。拟前法进退。

处方：炒党参 10g，炒白术 10g，茯苓 10g，茯神 10g，姜半夏 10g，陈皮 10g，枇杷叶 10g，炒山药 10g，天花粉 10g，蒲公英 10g，石膏 30g（先煎），柴胡 6g，黄芩 20g，栀子

10g，连翘 10g，乌药 10g，防风 5g，郁金 10g，牛膝 10g，川芎 10g，半枝莲 20g，山慈姑 10g，藤梨根 20g，炙甘草 6g。

恶性黑色素瘤

验案 1：原发性肛管直肠恶性黑色素瘤

姜某，女，68 岁。

患者于 2002 年 10 月出现大便夹少量黏液脓血，有肛门下坠感，直肠指诊发现肛管直肠后壁有一 2cm×1.5cm 肿块，指套染少量暗红色血液。直肠镜活检证实肛管直肠恶性黑色素瘤，即在连续硬膜外麻醉下行 Miles 术，术中发现病变侵及肠壁肌层，淋巴结无转移。术后以 DTIC 为主方案化疗 6 个周期。于 2004 年 2 月起患者于前胸壁及两腋下出现多发性肿块，并逐渐增大，其中最大的一个为 5cm×8cm，色青黑并可见到青丝血缕。患者时有呛咳，咳痰夹血丝，X 线胸片及胸部 CT 检查发现双肺多发性转移灶，病灶大小不一。患者现畏寒，低热，消瘦，厌食。舌淡紫，苔薄白腻，脉细。Karnofsky 评分为 60 分。

辨证：脾肾两虚，寒痰瘀结。

治疗经过：先予健脾开胃法入门，再主予阳和汤加减温肾。

健脾开胃法入门半个月后，患者食欲开、腻苔渐化，再主予阳和汤加减以温肾：制附子先煎 45 分钟，从 4g 开始逐渐增至 10g，生地黄、熟地黄均从 10g 增至 20g，鹿角霜 10g，桂枝 4g，姜炭 6g，炙麻黄 6g，白芥子 10g，青蒿 15g，姜黄 6g，三七粉 6g，山慈姑 10g，夏枯草 10g，海浮石 30g，苍术 8g，生甘草 6g。治疗过程中曾出入延胡索 30g，黄柏 10g，象贝母 10g，栀子 10g，玄参 10g，配合支持疗法。一个半月后，咳嗽、咯血止，患者胸部肿块均有不同程度缩小，主病灶缩小至 3cm×4cm，并一直稳定至今，双肺未出现新的转移灶。Karnofsky 评分为 80 分。

原发性肛管直肠恶性黑色素瘤较少见，约占所有恶性黑色素瘤的 1%，占直肠恶性肿瘤的 1.66%。对于本病的组织来源有两种意见，一种认为本病起源于直肠黏膜下，因为黑色素细胞来自胚胎时神经嵴干细胞，胃肠道黏膜、中枢及外周神经系统皆有此种细胞；另一种则认为本病起源于肛管皮肤，向上蔓延至直肠黏膜。恶性黑色素瘤组织形态复杂多样，尤其是含有色素较少时，极易与癌、肉瘤及其他黑色素性病变混淆，须注意鉴别。恶性黑色素瘤发生部位不同，预后亦有差异。一般认为发生于肢体者较好，位于直肠黏膜及发生于内脏的恶性黑色素瘤预后很差。肛管直肠恶性黑色素瘤除Ⅲ期患者之外，如有手术根治的可能，一般认为以 Miles 手术为宜。恶性黑色素瘤对放射治疗不敏感，化学药物治疗有一定疗效，免疫治疗、内分泌治疗目前皆有人在探索，但疗效尚不肯定，有待于进一步深入研究。本案患者手术后化疗 6 次，可谓积极，但肛管直肠恶性黑色素瘤高复发、高转移的特性导致广泛扩散之死候。本案在治疗时紧紧抓住脾肾两虚与寒痰瘀结，分步骤、有节奏地进行调治，温阳逐寒、化痰祛瘀而获良效。

验案 2：黑色素瘤

周某，男，76 岁。

患者于 2001 年 5 月因左足趾内侧与足底交界处出现 0.5cm×0.5cm 大小的黑痣而行切除及植皮术，活检证实为黑色素瘤。术后 2 个月局部复发，皮肤破溃，表面不热、不红，溃疡面蔓延到多个足趾间及足底大部，疮面白色脓性分泌物层出不穷，并有少量黑色分泌物，腐烂有奇臭，痒痛难忍。现患者慢性病容，形体消瘦，神疲倦怠，畏寒肢冷，四肢浮肿，下利清谷。舌体胖嫩，质有紫气，舌苔厚白腻，脉沉迟。

辨证：脾肾营血虚寒，寒凝痰滞瘀阻。

治法：内服温补脾肾，外用解毒利湿、收敛止痒。

内服处方：理中汤合阳和汤加减。党参 12g，白术 12g，干姜 10g，制附子 8g，鹿角霜 8g，生地黄 15g，熟地黄 15g，炙麻黄 6g，炮姜炭 6g，煨葛根 20g，白芥子 10g，苍术 15g，金银花 30g，木瓜 15g，玄参 10g，当归 6g，肉桂 4g，茯苓 10g，生甘草 15g。

外治浸足方：生大黄 30g，龙胆 50g，苦参 50g，黄柏 50g，五倍子 30g，枯矾 10g，冰片 10g（另冲），蛇床子 20g，土槿皮 30g。浸足，每日 2 次，每次 30 分钟。

经 1 个月的治疗，患处痛苦奇臭之症大为好转，厚腻苔渐化，全身不适也渐改善。3 个月后溃疡面逐渐收敛，但一直有滋水不断渗出。嗣后内服中药加黄芪以托毒排脓，当归、川芎、穿山甲以活血化瘀、软坚散结，皂角刺引药直达病所。浸足方则长期使用，病情基本控制。患者手术后一直单纯以中药治疗，未使用任何针对肿瘤的西药。随访生存超过 4 年，未出现任何转移灶，健康如常人。Karnofsky 评分 >90 分。

恶性黑色素瘤手术方式的正确与否直接影响患者预后，不恰当、不彻底的局部切除，局部复发率高达 27%～57%，一旦复发，再做非常彻底的广泛切除亦难奏效。对指（趾）端恶性黑色素瘤，越在远侧截指（趾），既可保留较多功能，又不影响生存和局部控制，高位截肢并不能改善预后。本案内服处方以温补脾肾为大法，治病求本；外用以生大黄、龙胆苦寒杀毒，苦参、黄柏燥湿，五倍子、枯矾收敛溃疡，蛇床子、土槿皮止痒，最大限度地发挥了中医药内外并治的特长。病情改善后在内服方中适时添入大剂黄芪扶正托毒。有研究表明，黄芪可调节机体免疫功能，提高机体杀伤肿瘤细胞的活性，能干预着床癌细胞的增殖，有利于抑制癌细胞的生长。恶性黑色素瘤局部紫黑，为瘀血之重症，加川芎、穿山甲活血化瘀，软坚散结，为治疗瘀血阻滞之要药；皂角刺能引药"直达疮所，乃诸恶疮要药也"。

验案 3：恶性黑色素瘤化疗期

支某，男，67 岁。

患者于 2004 年 6 月出现右足跟趾明显增粗，皮肤色黑，趾尖有一黄豆大小的深黑色硬结肿核，高低不平，边缘不齐，压之痛。活检证实为恶性黑色素瘤后，于 2004 年 7 月 9 日行截肢术，术后连续不断以干扰素及白介素进行免疫治疗。2004 年 11 月 22 日，患者的右股内侧上 1/3 处发现直径 2cm 的转移性结节，质硬，境界清，固定不移。患者左胸隐痛，X 线胸片、CT 检查示左第 3 肋骨转移，骨质呈虫蚀样改变，患者胃纳欠佳，体瘦，乏力。舌淡胖，边有齿印，苔薄白，脉缓。患者立即行 DVB 方案化疗 4 周期，同时配合双膦酸盐 2 个疗程，抑制破骨细胞生长。化疗后右股内侧转移灶先缩至 0.5cm，直至全部消失，左第 3 肋虫蚀样改变呈钙化灶。4 个周期化疗过程始终配合中药"三步周期疗法"，患者未出现 II 度及以上的胃肠道反应及骨髓抑制，肝肾功能均正常，能保证化疗准时顺利地进行。4 个疗程的化疗后，患者一直中药调理，初用健脾和胃、益气养血法，后坚持补肾化瘀大法配合随症施治，病情完全缓解。Karnofsky 评分为 85 分。

化疗药物为阴毒之邪，最易耗伤人体阳气。如果能防患于未然，化疗前益气培土、补阴敛阳，使藩篱致密，后天之本巩固，就能提高机体的应激能力，建立有效的免疫防御机制，避免出现过于强烈的胃肠反应（化疗中）和骨髓抑制（化疗后）。即使出现反应，在化疗期及时给予和胃降逆、醒脾调中方剂，就能使化疗引起的消化道反应控制在可耐受的 II 级之内。有研究表明，黄芪、女贞子、猪苓等能提高机体免疫功能，尤其对细胞免疫功能有作用，同时能提高胃肠道黏膜细胞的应激能力，使其有很好的修复作用，防止消化道反应的发生；此外，这些药物对骨髓造血系统和肾上腺皮质功能有一定的保护作用；补骨脂、菟丝子等又能刺激骨髓造血功能，具有直接提升血象的作用；活血化瘀药赤芍、鸡血藤与温肾药协同作用，能促进血液循环，推陈出新。中药"三步周期疗法"贯穿健脾消导于始终，药后常可使患者脾气得醒，中州得运，饮食倍增，精神改善，对化疗的耐受性提高。

恶性淋巴瘤

验案 1：恶性淋巴瘤反复化疗效微

杨某，男，82 岁。初诊日期：2017 年 3 月 25 日。

患者于 2015 年 8 月偶然发现右腹壁有一肿块，病理检查提示淋巴瘤，化疗 6 个疗程。

2016 年 1 月又发现左胁下肿块，再次化疗数程，肿块均未见明显缩小。2016 年 7 月行骨折手术，手术时发现左髋关节淋巴瘤。2016 年 11 月发现左腘窝肿块。现全身多发肿块，时有疼痛，关节酸痛，偶有咳嗽、咳痰，腰膝酸软，稍感乏力，口干，胃纳欠佳，二便尚调，夜寐欠安。舌质淡红，苔少，脉细弦。

辨证：津亏热结。

治法：清热养阴，散结消肿。

处方：玄参 10g，象贝母 10g，法半夏 10g，麦冬 10g，炒白芍 20g，地龙 10g，陈皮 5g，黄芩 10g，煅牡蛎 30g（先煎），蜈蚣 10g，防风 10g，黄柏 6g，合欢皮 10g，厚朴 10g，黄连 3g，女贞子 10g，炙甘草 6g，僵蚕 10g，牛膝 10g，片姜黄 10g，炒白术 10g，夏枯草 20g，龙骨 30g（先煎），知母 10g，柴胡 10g，射干 10g，炒酸枣仁 10g，瓜蒌皮 10g，山慈姑 5g，壁虎 5g，益智仁 10g，鬼箭羽 10g。

复诊：2017 年 4 月 24 日。患者全身多发肿块，午后嗜睡，左髋手术部位疼痛。舌苔黄腻，脉细缓无力。前方加络石藤 30g。

复诊：2017 年 5 月 27 日。患者行 B 超检查提示左乳多发结节，左髋部疼痛好转。前方去山慈姑，改鬼箭羽 20g，加肿节风 20g。

复诊：2017 年 6 月 25 日。患者口服中药及西黄丸后，左胁下肿块渐消，但左乳多发结节尚在，最大为 1.3cm×1.3cm，左胁下亦有结节约黄豆大小，左侧腘窝亦有肿块。前方去络石藤，改夏枯草 30g。

复诊：2017 年 7 月 29 日。患者左胁下肿块缩小，疼痛已不显。前方加制南星 10g。

复诊：2017 年 8 月 26 日。患者左大腿背侧肿块为 6cm×6cm，局部红肿热痛，脉实。前方去酸枣仁，加蒲公英 20g，皂角刺 10g。

复诊：2017 年 9 月 23 日。患者左侧腘窝肿块已完全消失，左胁下肿块已缩小。左乳下可及指甲大小结节。左大腿外侧腺瘤病。Karnofsky 评分为 90 分。前方去皂角刺，加羌活 15g，独活 15g，五倍子 5g。

验案 2：恶性淋巴瘤一

陈某，男，80 岁。初诊日期：2012 年 12 月 26 日。

患者近 2 个月颈部淋巴结进行性肿大，2012 年 12 月 2 日病理检查提示左颈淋巴结弥漫大 B 细胞型淋巴瘤。考虑患者高龄，未化疗。查血 WBC $1.8×10^9$/L。现颈部淋巴结肿大，自觉乏力，咳嗽，少痰，口干，纳差，寐差，力气少，走路累，小便调，大便干结。舌红，苔少，脉细弦。

辨证：肾阴亏虚，邪毒结聚。

治法：养阴清热生津，消肿散结。

处方：生地黄 10g，玄参 10g，天花粉 10g，巴戟天 10g，熟地黄 10g，贝母 10g，黄芩 15g，枳实 30g，麻子仁 10g，瓜蒌子 30g，龙骨 30g（先煎），煅牡蛎 30g（先煎），栀子 10g，陈皮 5g，半枝莲 20g，姜半夏 10g，泽泻 20g，茯苓 20g，防己 10g，炙甘草 3g，黄精 20g，桑白皮 10g，桔梗 5g，葶苈子 10g。

此后患者多次复诊，随症加减。

复诊：2013 年 3 月 29 日。患者全身淋巴结不能触及，2013 年 2 月查 B 超示淋巴结缩小。查 WBC 8×10⁹/L。患者体力增加，偶有咳嗽少痰，仍口干，二便尚调。Karnofsky 评分为 80 分。前方去茯苓、黄精，加麦冬 10g，川芎 10g，地龙 10g，北沙参 10g。

验案 3：恶性淋巴瘤二

沈某，女，62 岁。

患者于 2012 年 4 月 12 日至 2012 年 4 月 25 日因颈部肿块 1 年，乏力、盗汗 1 个月在无锡市人民医院住院。2011 年起患者左侧颌下肿块进行性增大，2012 年 3 月开始出现乏力、盗汗、消瘦，查球蛋白明显升高。病程中患者时常腹泻，每日 4～5 次，大便呈稀糊状，体重减轻约 5kg，伴失眠。查体：左侧颌下、双侧锁骨上、腹股沟可扪及多枚肿大淋巴结，黄豆至鸡蛋大小不等，质地韧，移动度可，腹部平坦，右上腹可扪及拳头大小肿块，位置较深，边界不清，固定，有压痛，肝、脾肋下未及。全身 CT 检查示颈部、纵隔、右肺门、后腹膜及两侧腋窝多发肿大淋巴结，符合淋巴瘤诊断；两侧上颌窦、筛窦炎，两肺磨玻璃样改变，肝内水囊样低密度。骨髓检查示嗜酸细胞比例增高 30%，浆细胞 6.5%，淋巴结病理检查示淋巴组织反应性增生，伴 T 区增生。结合临床，确诊为淋巴瘤、多发性骨髓瘤，未进行化疗，2012 年 6 月起，患者至门诊口服中药治疗，长期根据病情调整用药。

2019 年 1 月 15 日复诊。患者全身多发淋巴结肿大，无明显压痛，潮热盗汗，夜寐欠安，稍乏力，小便尚调，大便次数偏多，日行 3～4 次，矢气较多。舌红，苔薄白，脉细数。Karnofsky 评分为 100 分。查鳞癌抗原（SCC）16.30ng/mL。

辨证：肾阴两虚。

治法：补肾养阴，解毒抗癌。

处方：生地黄 10g，泽泻 10g，山茱萸 10g，炒牡丹皮 10g，炒山药 10g，炒薏苡仁 30g，姜半夏 5g，茯神 10g，桑寄生 10g，茯苓 10g，炒酸枣仁 10g，远志 5g，龙骨 30g（先煎），煅牡蛎 30g（先煎），栀子 10g，知母 10g，炙甘草 6g，赤芍 10g，合欢皮 10g，瓜蒌皮 10g，夏枯草 10g，鬼箭羽 10g，陈皮 15g，炒白术 10g，防风 10g，乌药 10g。

验案 4：恶性淋巴瘤三

丸某，男，39 岁。初诊日期：2014 年 2 月 22 日。

患者于 2012 年 11 月确诊为舌滤泡型恶性淋巴瘤，予 R-CHOP 方案化疗 3 周期、R-FC 方案化疗数程，化疗后出现 III 度骨髓抑制，对症处理后好转。至 2013 年 3 月舌根肿块缩小，右舌肿块大小为 5mm×6mm。现患者乏力，心烦意乱，口干，纳一般，睡眠差，二便调。舌红，边有齿印，苔薄，脉沉细弦。

辨证：肾阴亏虚。

治法：清热养阴，扶正抗癌。

处方：生地黄 10g，玄参 10g，象贝母 10g，炒山药 10g，牡丹皮 10g，薏苡仁 15g，姜半夏 5g，茯神 10g，泽泻 10g，山茱萸 10g，桑寄生 10g，茯苓 10g，夏枯草 20g，蒲公英 30g，半枝莲 20g，黄芩 10g，炒白芍 10g，龙骨 30g（先煎），炙甘草 3g，煅牡蛎 30g（先煎），炒白术 10g，陈皮 5g，红豆杉 5g，干姜 5g。

验案 5：恶性淋巴瘤四

奚某，女，38 岁。初诊日期：2012 年 7 月 7 日。

患者发现非霍奇金淋巴瘤 6 年，长期口服中药。现腹胀，皮肤瘙痒，平素压力较大，胃纳欠佳，大便次数稍多，小便调。舌淡红，苔薄白，脉细弦。

辨证：肝郁脾虚气滞。

治法：健脾益气，疏肝理气。

处方：炒柴胡 3g，黄芩 10g，炒白术 10g，茯苓 10g，防风 5g，栀子 10g，乌药 10g，姜半夏 5g，陈皮 5g，薏苡仁 20g，赤芍 10g，石榴皮 10g，煅牡蛎 30g（先煎），龙骨 10g（先煎），莱菔子 10g，炙甘草 6g，地肤子 10g，白鲜皮 20g。

复诊：2012 年 12 月 1 日。患者仍有皮肤瘙痒，胃纳有增，腹胀好转。前方加知母 10g。

复诊：2013 年 1 月 8 日。患者皮肤瘙痒好转，出虚汗，腰膝酸软。前方去白鲜皮、地肤子、柴胡，加碧桃干 30g，玄参 10g，肉桂 3g，升麻 10g，麻黄根 10g，牛膝 10g。

验案 6：颈部淋巴结肿痛

杨某，女，46 岁。初诊日期：2014 年 10 月 14 日。

患者有甲状腺结节病史，2014 年 3 月查 B 超示双侧颈部探及淋巴结，大小为 14mm×8mm。2014 年 7 月复查双侧颈部淋巴结稍肿大，最大径为 19mm×8mm，甲状腺弥漫性病变，双叶甲状腺结节。查甲状腺功能：促甲状腺素 1.62mIU/L，T_3 1.51nmol/L，

T₄ 175.64nmol/L。现头昏，颈部有压痛，大便日解 2～3 次。舌质暗红，脉沉。

辨证：气滞痰阻，瘀毒互结。

治法：理气化痰，消瘀散结。

处方：玄参 10g，象贝母 10g，煅牡蛎 30g（先煎），蒲公英 20g，僵蚕 10g，姜半夏 10g，青皮 5g，香附 10g，白芥子 10g，川芎 10g，牛膝 10g，蒺藜 10g，海藻 10g，昆布 10g，片姜黄 10g，葛根 10g，泽泻 10g，夏枯草 20g，细辛 3g。

复诊：2014 年 10 月 29 日。左颈部胀痛，纳眠可，感腰酸，头晕，左胫骨前侧胀痛数年。舌淡红中有裂，苔白腻，脉沉细。前方加生地黄 10g，炙鳖甲 20g，川牛膝 10g，改泽泻 20g。

复诊：2014 年 11 月 14 日。颈部肿胀好转，左颈部不适，纳可，夜寐尚安，二便调，口苦。舌暗红，苔薄黄腻，脉细。前方去海藻，改昆布 20g，加肿节风 20g，麻黄根 20g。

复诊：2014 年 12 月 3 日。右颈耳后酸痛，足酸，纳可，便调，眠尚可，乏力。舌红，苔白腻，脉细弦。前方去昆布、蒺藜、牛膝，加黄芩 10g，石膏 30g（先煎），巴戟天 10g，知母 10g，黄柏 10g，苍术 10g。

复诊：2014 年 12 月 24 日。服药后症状好转，无头昏，右颈部肿痛减轻，结节缩小，足痛，眠、食可，二便调。舌淡红，苔薄白，脉细。前方加石上柏 10g，泽漆 10g，拳参 10g。

验案 7：非霍奇金淋巴瘤伴肝肺转移

陈某，男，70 岁。

患者于 1995 年发现非霍奇金淋巴瘤伴肝肺转移，行维持性化疗 1 年。于 1996 年起长期坚持口服中药 15 年，肝肺转移灶消失。

2011 年 3 月 9 日复诊。自觉腹部有灼热感，小便黄，纳差，寐一般。舌红，苔黄腻，脉弦滑。Karnofsky 评分为 100 分。

辨证：痰热内蕴。

治法：清热化痰，散结消肿。

处方：桑白皮 10g，杏仁 10g，桔梗 5g，姜半夏 10g，贝母 10g，莱菔子 10g，瓜蒌皮 10g，党参 10g，黄芩 10g，石膏 30g（先煎），玄参 10g，葶苈子 10g，柴胡 6g，海浮石 30g，炙甘草 3g，瓜蒌皮 10g，泽泻 10g，栀子 10g，益智仁 10g。

验案 8：T 细胞淋巴瘤出现肛周肿块

李某，女，74 岁。初诊日期：2014 年 2 月 17 日。

患者有 T 细胞淋巴瘤病史 1 年余，未行手术及化疗。2013 年 9 月因多发皮肤肿块，行包块切除术，病理检查未明确。2014 年 1 月发现肛周肿块，行部分切除。现肛周见一枚 3cm×2.5cm

大小肿块，自感乏力，偶有咳嗽，心烦，纳可，寐一般。舌尖红，苔薄腻白，脉细。

辨证：肾阴不足。

治法：滋阴清热，消肿散结。

处方：生地黄 10g，炒山药 10g，牡丹皮 10g，薏苡仁 15g，姜半夏 5g，茯神 10g，泽泻 10g，山茱萸 10g，桑寄生 10g，茯苓 10g，夏枯草 30g，蒲公英 30g，黄芩 10g，贝母 10g，石膏 10g（先煎），王不留行 30g，红豆杉 5g，干姜 3g，陈皮 5g，半枝莲 20g，炙甘草 3g，煅牡蛎 30g（先煎）。

复诊：2014 年 3 月 15 日。患者乏力好转，肛周肿块较前缩小，无心烦咳嗽。舌淡红，苔薄白腻，脉细。前方去炒山药、山茱萸，加升麻 5g。

复诊：2014 年 3 月 29 日。患者肛门周围肿块消失，乏力不显，余无明显不适。Karnofsky 评分为 100 分。前方加皂角刺 10g。

验案 9：恶性淋巴瘤多发淋巴结肿大、肺结节

孙某，女，90 岁。初诊日期：2020 年 7 月 22 日。

患者于 2020 年 6 月诊断为眼眶小 B 细胞淋巴瘤，CT 检查示纵隔淋巴结肿大，颈部多发淋巴结肿大，腹股沟淋巴结肿大，肺结节。现全身多发淋巴结肿大，眼眶小，视力模糊，自汗盗汗，口干口苦，夜寐差。舌红，苔黄腻，脉细弦。

辨证：肾阴亏虚，虚火内扰。

治法：滋肾养阴，清虚热。

处方：生地黄 10g，泽泻 10g，山茱萸 10g，桑寄生 10g，牡丹皮 10g，姜半夏 5g，茯神 10g，茯苓 10g，夏枯草 30g，青葙子 10g，赤芍 10g，巴戟天 10g，密蒙花 10g，当归 10g，青蒿 30g，玄参 10g，威灵仙 30g，红豆杉 5g，石上柏 20g，象贝母 10g，猫爪草 20g，天葵子 15g，龙骨 30g（先煎），煅牡蛎 30g（先煎），山慈姑 15g，肿节风 10g，鬼箭羽 10g，生甘草 6g，徐长卿 20g，知母 10g，黄柏 10g，栀子 10g，碧桃干 30g，白薇 20g，银柴胡 20g，黄连 4.5g，白术 10g，陈皮 10g。

复诊：2020 年 8 月 12 日。患者服中药 15 天后腻苔已退，自汗盗汗好转，口干减轻。舌红，苔薄黄。拟前方继进。

复诊：2020 年 8 月 26 日。患者复查 CT 示颈部淋巴结缩小一半，肺部结节清除。长期以前方微调加减。

验案 10：骨关节弥漫大 B 细胞型淋巴瘤术后

吴某，男，54 岁。初诊日期：2008 年 6 月 16 日。

患者于 2008 年 5 月 20 日在外院检查发现左髋臼耻骨上弥漫大 B 细胞型淋巴瘤，已行

骨盆手术治疗，并局部放疗，拟行全身化疗。现患者术后伤口仍有隐痛，无液体流出，无脓性分泌物，时有低热，无恶心呕吐，纳一般，二便调，脉细。

辨证：脾胃气虚，邪犯少阳。

治法：健脾益气，和解少阳。

处方：炒党参 10g，炒白术 10g，茯苓 10g，姜半夏 10g，陈皮 10g，炒山药 10g，黄芪 15g，柴胡 6g，桂枝 5g，白芍 10g，枳壳 5g，黄芩 10g，片姜黄 6g，炙甘草 6g，延胡索 30g，北沙参 10g，煅牡蛎 15g（先煎），龙骨 15g（先煎）。

复诊：2008 年 8 月 25 日。患者服药后病情改善，精神可，未再发热，稍有口干，纳可，寐安。前方加麦冬 20g。

此后据症多次复诊微调。

复诊：2010 年 2 月 2 日。患者要求继续服用中药，仍时有口干。前方加芦根 10g，天冬 10g。

此后据症多次复诊微调。

复诊：2010 年 11 月 30 日。患者近 1 周面部出现部红疹，不痒。予健脾益气、祛风止痒为治。

处方：炒党参 10g，炒白术 10g，茯苓 10g，茯神 10g，姜半夏 10g，陈皮 10g，炒山药 10g，黄芩 10g，佛手片 10g，地肤子 15g，赤芍 10g，白花蛇舌草 20g，玄参 10g。

此后据症多次复诊微调。

复诊：2012 年 11 月 5 日。患者长期口服中药，现生活能自理，2 年内共化疗 15 次，并联合中药治疗，纳可，二便调。Karnofsky 评分为 100 分。前方加蜀羊泉 10g，龙葵 10g。

验案 11：恶性淋巴瘤左肺占位

吴某，女，72 岁。初诊日期：2013 年 2 月 4 日。

患者有淋巴瘤病史 14 年。于 2011 年 4 月体检发现左肺占位，PET-CT 检查示左前纵隔淋巴瘤，主动脉弓旁淋巴结肿大，行生物治疗 CIK 3 个疗程。2011 年 11 月行 CT 定位下穿刺活检示低度恶性黏膜相关性边缘区小 B 细胞淋巴瘤，予 CHOP 化疗方案 1 周期，COP 方案化疗 5 周期。现乏力明显，纳差，咳嗽，无胸闷气喘，盗汗，双足轻度麻木，夜寐欠安，二便可。舌红，苔黄腻，脉细。

辨证：脾虚湿阻，阴阳失调。

治法：健脾益气化湿，调和阴阳。

处方：炒白术 10g，半枝莲 20g，茯神 10g，鳖甲 10g（先煎），黄芩 10g，姜半夏 10g，陈皮 5g，赤芍 10g，玄参 10g，象贝母 10g，天花粉 10g，煅牡蛎 30g（先煎），龙骨 10g（先煎），巴戟天 10g，炒酸枣仁 10g，知母 10g，栀子 10g，碧桃干 20g，紫苏梗 10g，麻黄根

10g，炙甘草 6g，白花蛇舌草 20g，蒲公英 20g，连翘 20g，喜树果 10g，鬼箭羽 10g，肿节风 20g。

复诊：2013 年 3 月 4 日。患者症状如前，胃纳稍增。前方加莱菔子 15g。

复诊：2013 年 5 月 4 日。患者近来夜寐差，易惊醒，胃纳可。前方加生白芍 10g，首乌藤 10g。

复诊：2013 年 6 月 10 日。患者近来偶有头晕，腰酸，无发热汗出，无胸闷、呕吐。上周查 B 超示肾结石。

处方：瓜蒌皮 10g，瓜蒌子 10g，天麻 10g，知母 10g，半枝莲 20g，黄芩 10g，枳壳 10g，白芍 10g，赤芍 10g，夏枯草 30g，厚朴 6g，玄参 10g，决明子 20g，麦冬 10g，炙甘草 6g，茯苓 10g，陈皮 5g，姜半夏 5g，酸枣仁 10g，金钱草 30g，佛手 10g，虎杖 10g，鸡内金 10g，郁金 10g，首乌藤 10g。

复诊：2013 年 10 月 10 日。患者拒绝化疗，继续服用中药治疗，在住院期间复查 B 超示双肾未见强回声。舌红，苔光有裂纹。目前 Karnofsky 评分为 100 分。前方去厚朴续服。

验案 12：右锁骨上淋巴结小 B 细胞淋巴瘤

须某，女，60 岁。初诊日期：2015 年 12 月 16 日。

患者因右颈淋巴结肿大行病理检查，确诊为右锁骨上淋巴结小 B 细胞淋巴瘤，大小为 4.5cm×2cm×1.2cm，切面灰白质嫩，结合形态及基因检测，考虑结内边缘区 B 细胞淋巴瘤。CT 检查示右侧腋窝、上颈部及右锁骨上窝内多发结节影，考虑肿大淋巴结；两肺多个小结节，转移不除外；左乳外下象限近胸壁及右下侧胸壁占位。B 超检查示右颈部右锁骨上低回声团（考虑淋巴结肿大）；双侧颌下混合回声团（考虑淋巴结）；甲状腺未见明显占位。患者未进行其他治疗。现全身多发淋巴结肿大，出汗较多，口干，腰膝酸软，二便尚调，夜寐欠安。舌暗红，苔薄白，脉细。

辨证：肾阴亏虚，虚火上炎。

治法：补肾养阴，清热解毒。

处方：生地黄 10g，炒山药 10g，炒牡丹皮 10g，炒薏苡仁 30g，姜半夏 5g，茯神 10g，泽泻 10g，山茱萸 10g，桑寄生 10g，茯苓 10g，丹参 10g，玄参 10g，象贝母 10g，龙骨 15g（先煎），煅牡蛎 30g（先煎），夏枯草 10g，蒲公英 10g，炙甘草 6g，陈皮 10g，黄连 3g，鬼箭羽 10g，石上柏 20g，巴戟天 10g，知母 10g，石膏 30g（先煎），肉桂 3g，栀子 10g，炒酸枣仁 10g，细辛 3g，半枝莲 20g，生甘草 12g，炒白术 10g。

复诊：2015 年 12 月 30 日。患者诉口干，汗出好转，有飞蚊症，感视物模糊。前方去石上柏，加天冬 10g，三七 5g。

复诊：2016年1月13日。患者右上肢活动感酸痛。舌淡红，边有齿印，苔薄白，脉细。前方去炒薏苡仁，加葛根10g，片姜黄6g。

复诊：2016年1月27日。患者牙龈发炎肿痛，肢体酸痛、腰膝酸软好转。前方去鬼箭羽，加升麻10g。

复诊：2016年5月4日。患者牙龈发炎好转，右颈淋巴结肿大，视物模糊未改善。前方加密蒙花10g。

复诊：2016年6月1日。患者右锁骨上淋巴结肿大，查CA19-9 38.80U/mL。伴骨关节酸痛。前方改片姜黄10g，葛根20g，加天花粉10g。

此后多次复诊，随症加减。

复诊：2017年2月23日。患者出汗好转，仍觉口干。前方去夏枯草、蒲公英，加乌梅10g。

复诊：2017年5月17日。患者感胸前一股气向上涌。前方去升麻、细辛、山茱萸、天花粉，加旋覆花10g（包煎），合欢皮10g。

复诊：2017年6月30日。患者口腔溃疡，舌淡红，苔薄白，脉细。前方去茯苓，加蒲公英10g，杏仁10g，升麻10g，桔梗5g，射干10g，僵蚕10g。

复诊：2017年8月2日。右锁骨上淋巴结缩小，关节痛好转，唯感牙龈肿痛。前方加紫苏梗10g。

验案13：套细胞淋巴瘤一

姚某，男，79岁。初诊日期：2014年7月1日。

患者于2010年11月3日发现右后颌下淋巴结肿大，活检示套细胞淋巴瘤。目前给予苯丁酸氮芥口服。现患者颌下肿胀明显，全身不适，右无名指有一肿块，无明显压痛，咳嗽，无痰，纳一般，寐安。舌淡红，苔薄白，脉细弦。

辨证：痰凝气滞。

治法：理气化痰，散结消肿。

处方：柴胡6g，黄芩10g，香附10g，夏枯草20g，栀子10g，片姜黄6g，白芥子10g，蛤壳20g，莪术30g，三棱30g，当归10g，青皮5g，赤芍10g，煅牡蛎20g，蒲公英20g，地黄10g，炒白术10g，炒白芍10g，郁金10g，川芎10g，玄参10g，象贝母10g，龙骨10g，天花粉10g，钩藤20g，鳖甲20g（先煎），豆豉10g，茯苓10g。

复诊：2014年7月15日。患者服药后胀痛略减，右无名指肿块按之不动、质硬。前方去豆豉、茯苓，加鬼箭羽10g，细辛3g，石膏30g（先煎）。

复诊：2014年7月31日。患者服药后右无名指肿块消失，仍有咳嗽，胃纳一般。前方改鬼箭羽20g，加桔梗5g，黛蛤散10g（包煎），射干5g，防风5g。

验案 14：套细胞淋巴瘤二

朱某，男，54 岁。初诊日期：2016 年 9 月 16 日。

患者于 2016 年 8 月发现颈部、腋下、腹股沟多发淋巴结肿大，右腹股沟淋巴结穿刺病理检查提示套细胞淋巴瘤。查白蛋白 17.9g/L，C 反应蛋白 161mg/L，现发热，低蛋白血症，纳差乏力，二便顺，夜寐欠安。舌淡红，苔薄，脉沉细。

辨证：肾阴亏虚，阴阳失调。

治法：滋肾养阴，调和阴阳。

处方：生地黄 10g，玄参 10g，炒山药 10g，炒牡丹皮 10g，炒薏苡仁 30g，姜半夏 5g，茯神 10g，泽泻 10g，山茱萸 10g，桑寄生 10g，茯苓 10g，知母 10g，巴戟天 10g，龙骨 30g（先煎），煅牡蛎 30g（先煎），栀子 10g，夏枯草 10g，象贝母 10g，蒲公英 10g，炙甘草 6g，大枣 15g，红豆杉 5g。

复诊：2016 年 10 月 11 日。患者热退，低蛋白血症，多发肿大淋巴结，夜寐易醒。舌淡红，苔薄，脉沉细。前方加僵蚕 10g，山慈菇 10g，橘叶 10g，蝉蜕 10g，远志 5g，珍珠母 30g（先煎），肿节风 10g。

复诊：2016 年 11 月 22 日。患者多发肿大淋巴结，右侧腹股沟区不适感。舌淡红，苔薄，脉沉细。前方加木馒头 10g，漏芦 10g。

此后患者多次复诊，随症加减。

复诊：2017 年 3 月 17 日。患者查 B 超提示颈部淋巴结缩小，拟 2016 年 9 月 16 日方续进。

复诊：2017 年 4 月 25 日。患者因腹泻在我院治疗，诊断为细菌性痢疾、恶性淋巴瘤。现腹泻，每日 3～5 次，腹泻前有腹胀腹痛，泻后痛止。前方去夏枯草、红豆杉、龙骨、煅牡蛎、知母、巴戟天、象贝母，加煨诃子 30g，黄连 3g，赤石脂 10g，煨木香 10g。

复诊：2017 年 5 月 10 日。腹泻已好，现稍有腹部胀气，夜寐欠安。Karnofsky 评分为 100 分。继用 2016 年 9 月 16 日方巩固治疗。

验案 15：霍奇金淋巴瘤

殷某，男，82 岁。初诊日期：2017 年 7 月 18 日。

患者于 2017 年 6 月查 CT 示腹腔占位，大小约 7cm，穿刺检查示霍奇金淋巴瘤 Ⅲ 期，合并肠梗阻，未化疗。PET–CT 检查示纵隔淋巴结肿大，腹部软组织占位。现腹部隐痛，稍有胸闷气喘，易出虚汗，乏力明显，声音嘶哑。舌红，苔薄黄，脉细弦。

辨证：肾阴亏虚，痰凝气聚。

治法：滋肾养阴，化痰散结。

处方：生地黄 10g，炒牡丹皮 10g，炒薏苡仁 30g，姜半夏 5g，茯神 10g，昆布 10g，泽泻 10g，桑寄生 10g，茯苓 10g，半枝莲 20g，玄参 10g，象贝母 10g，龙骨 30g（先煎），煅牡蛎 30g（先煎），乌药 10g，夏枯草 10g，蒲公英 10g，山慈姑 10g，黄柏 6g，橘叶 10g，防风 10g，知母 10g，炒白芍 10g，栀子 10g，炙鳖甲 20g，红豆杉 5g，僵蚕 10g，蝉蜕 10g。

复诊：2017 年 8 月 1 日。患者腹部隐痛好转，感手冷，仍易出汗。前方去橘叶、昆布，加当归 10g，桂枝 5g。

复诊：2017 年 8 月 15 日。患者病情平稳，舌红无苔，脉细。前方加熟地黄 10g。

复诊：2017 年 8 月 29 日。患者诸症好转，二便尚调，夜寐尚安。舌面光滑，舌质红。前方去蒲公英，加连翘 10g。

复诊：2017 年 12 月 12 日。患者感胸闷气喘，为慢性支气管炎发作，皮肤瘙痒。前方去夏枯草、半枝莲，加桑白皮 10g，白芥子 10g，莱菔子 10g，苏子 10g，地肤子 10g，白鲜皮 20g。

复诊：2018 年 1 月 31 日。患者仍有胸闷咳嗽，皮肤瘙痒，腹部疼痛。前方去炒薏苡仁、山慈姑，加延胡索 20g，醋柴胡 6g，失笑散 10g（包煎）。

复诊：2018 年 4 月 17 日。患者咳嗽气喘好转，唯感饭后腹胀。前方去炙鳖甲、蝉蜕、白芥子、莱菔子、泽泻，改延胡索 15g，加佛手 10g。

复诊：2018 年 7 月 18 日。患者时有胃部不适，腹痛好转，皮肤瘙痒好转。前方去苏子、桑白皮、栀子、延胡索、黄柏、地肤子、僵蚕、白鲜皮，加黄连 3g，黄芩 10g。

复诊：2018 年 8 月 19 日。患者一般情况可，胃脘部嘈杂，二便调，夜寐尚安。前方去茯苓，改黄连 1.5g，加吴茱萸 1.5g。

此后患者多次复诊，随症加减。

复诊：2019 年 1 月 14 日。患者感口干口苦，胃脘不适。前方去桂枝，改黄连 3g，加延胡索 20g，川楝子 10g。

复诊：2019 年 2 月 26 日。患者仍感手冷，口干，出虚汗。前方去川楝子，改延胡索 15g，加桂枝 5g，巴戟天 10g，金樱子 10g，银柴胡 10g，益智仁 10g，地骨皮 10g，青蒿 10g。

此后患者多次复诊，随症加减。

复诊：2019 年 8 月 6 日。患者感腹中鸣响，出虚汗好转。前方去地骨皮、青蒿、当归，加炮姜 3g。

此后患者多次复诊，随症加减。

复诊：2020 年 1 月 2 日。患者感冒、气管炎又作。前方加炒蜂房 10g，辛夷 3g，当归 10g。

复诊：2020 年 2 月 2 日。患者感冒已好，气管炎好转，胃纳可，二便调。

处方：茯神 10g，桂枝 5g，当归 10g，姜半夏 5g，炒白芍 10g，生地黄 10g，熟地黄 10g，黄芪 20g，玄参 10g，防风 10g，牡丹皮 10g，巴戟天 10g，金樱子 10g，桑寄生 10g，延胡索 15g，黄芩 10g，黄连 3g，佛手 10g，知母 10g，乌药 10g，象贝母 10g，炮姜 3g，高良姜 3g，银柴胡 10g，橘核 10g，益智仁 10g，辛夷 3g，吴茱萸 1.5g，炒蜂房 10g，火麻仁 10g，龙骨 30g（先煎），煅牡蛎 30g（先煎），大枣 15g，红豆杉 5g，失笑散 10g（包煎）。

复诊：2020 年 3 月 5 日。患者腹腔淋巴瘤未手术，经常容易感冒。舌红有裂纹，脉细。现患者活动自如，Karnofsky 评分为 100 分。前方去佛手，改辛夷 6g。

验案 16：非霍奇金淋巴瘤

郑某，男，65 岁。初诊日期：2013 年 8 月 26 日。

患者于 2013 年 7 月确诊为非霍奇金淋巴瘤（滤泡淋巴瘤 3 级，Ⅳ A 期），MRI 检查示双侧腮腺、颌下、双颈、锁骨上、纵隔淋巴结肿大。目前口服留可然（苯丁酸氮芥片）。现全身多发淋巴结肿大，牙痛，时有胸闷，大便偏干，小便尚调，夜寐尚可。舌红，苔薄黄，脉细。

辨证：肾阴亏虚，痰凝气聚。

治法：滋肾养阴，化痰散结。

处方：生地黄 10g，玄参 10g，夏枯草 10g，蒲公英 20g，象贝母 10g，煅牡蛎 30g（先煎），龙骨 10g（先煎），藤梨根 20g，半枝莲 20g，白花蛇舌草 20g，石膏 30g（先煎），细辛 3g，柴胡 10g，黄芩 30g，姜半夏 10g，僵蚕 10g，地龙 10g，莱菔子 20g，赤芍 10g，牡丹皮 10g，全蝎 6g，三七 5g，瓜蒌皮 10g。

复诊：2013 年 9 月 3 日。患者病情较前相仿。前方加平地木 10g。

复诊：2013 年 10 月 28 日。患者颈部肿块明显缩小一半以上，易出虚汗，二便尚调。前方加麻黄根 15g，桔梗 5g。

验案 17：（十二指肠降部）滤泡性淋巴瘤

杨某，女，69 岁。初诊日期：2020 年 4 月 15 日。

患者于 2020 年 3 月因黑便在外院住院治疗，行电子胃镜示十二指肠中间见一直径约 3cm 凹陷，病理检查示（十二指肠降部）滤泡性淋巴瘤。未予手术、放疗、化疗，给予奥美拉唑口服。现患者仍有黑便，有黏液，大便不成形，时有潮热，乏力，精神较差，上腹部不适，无反酸、嗳气，纳差，寐一般，小便调。舌红，边有齿印，苔薄白，脉细。Karnofsky 评分为 70 分。

辨证：脾肾两虚，阴虚内热。

治法：健脾益肾，滋阴清热止血。

处方：炒山药 10g，炒牡丹皮 10g，炒薏苡仁 30g，姜半夏 5g，茯神 10g，泽泻 10g，山茱萸 10g，桑寄生 10g，茯苓 10g，生地黄 10g，炒酸枣仁 10g，远志 5g，防风 10g，炒白芍 10g，知母 10g，夏枯草 30g，栀子 10g，生龙骨 30g（先煎），煅牡蛎（先煎）10g，红豆杉 5g，赤芍 10g，白及 10g，茜草炭 10g，三七 10g，黄连 3g，苎麻根 20g，地榆 30g，巴戟天 10g，吴茱萸 1.5g，石见穿 20g，肿节风 20g，银柴胡 20g，山慈姑 10g，青蒿 30g，大枣 15g，炙甘草 6g。

复诊：2020 年 5 月 2 日。患者服药后大便黏液、黑便减少，上腹部不适明显减轻，纳差，寐不安，仍有乏力。前方去山药，改远志 10g，茯神 20g。

复诊：2020 年 7 月 10 日。患者服药后大便黏液已明显减少，大便稍成形，颜色较深，精神较前改善，寐安。前方加石上柏 10g。

复诊：2020 年 9 月 12 日。患者在服奥美拉唑、止血药，大便已稍成形，黑便止，乏力减轻，纳一般，晨起稍有咳嗽。前方去三七、苎麻根、地榆、肿节风，改石上柏 20g，加鱼腥草 30g，黄芪 20g。

复诊：2020 年 11 月 22 日。患者上述症状均有改善。前方继服 14 剂。

此后据症多次复诊微调。

复诊：2021 年 6 月 9 日。患者近来复查电子胃镜示十二指肠球部未见异常，降部见黏膜聚集，中间见一直径约 0.5cm 凹陷，较前明显缩小。现无明显不适，血压稍高，无头晕、头痛，纳食可，大便无黏液、稍软，小便调，寐安，精神尚可。Karnofsky 评分为 100 分。前方去茯苓，加菊花 10g。

白血病

验案 1：急性淋巴细胞性白血病

邓某，男，10 岁。初诊日期：1997 年 9 月 9 日。

患者于 1997 年 4 月出现发热、贫血，经骨髓穿刺明确诊断为急性淋巴细胞性白血病，幼稚细胞 83%。化疗 8 次。化疗后体质一直很差，时有低热，乏力，休学在家。现症见贫血貌，消瘦，纳食不香，大便时干时溏。舌淡，苔薄白腻，脉细。

辨证：正虚脾弱，无力御邪。

治法：扶正固本祛邪。

处方：女贞子 10g，黄芪 15g，潞党参 10g，麦冬 10g，茯苓 10g，茯神 10g，炒薏苡仁

10g，山药 10g，焦稻芽 15g，焦麦芽 15g，紫草 10g，青蒿 10g，枳实 10g，枳壳 10g，炙甘草 10g。

另：自制扶正和胃合剂、六味地黄丸口服。

患者服药后症状逐渐缓解，身体逐步康复，于 1998 年上学复课。1999 年参加学校运动会获奖，后已完全恢复，生活如常人。

验案 2：急性粒细胞白血病

张某，男，44 岁。初诊日期：1999 年 11 月。

患者因头痛、发热、全身紫斑 1 月余入院。血象检查：Hb 64g/L，RBC 2.15×10^{12}/L，WBC 2.7×10^9/L，N 21%，幼稚细胞 60%，PLT 33×10^9/L。骨髓检查确诊为急性粒细胞白血病。舌红绛，脉细数。

辨证：血分热毒，伤营动血。

治法：先给予清解血分，凉血止血。

处方：生地黄 10g，玄参 12g，当归 10g，牡丹皮 15g，丹参 15g，黄连 6g，赤芍 12g，龙胆 12g，羊蹄根 30g，白茅根 30g。

患者共服中药 3 个月，配合三尖杉酯碱为主的多程化疗方案。化疗期间未出现明显毒副反应。患者临床症状完全消失，复查骨髓提示白血病得到完全缓解。查外周血象：Hb 112g/L，WBC 4.2×10^9/L，N68%，嗜酸性粒细胞百分比（E）1%，幼稚细胞 0%，PLT 100×10^9/L。此后长期服用扶正和胃方扶正固本，间断服用清热解毒方剂。随访长期存活。

中枢神经系统肿瘤及其他病变

验案 1：脑癌术后

蔡某，男，82 岁。初诊日期：2014 年 6 月 10 日。

家属代诉：患者为脑癌术后，于上海某诊所服用中药数月无效。现头痛昏蒙，视力模糊，生活不能自理，纳一般，寐差。舌淡红，苔薄腻，脉弦。

辨证：痰湿互结，热毒内停。

治法：软坚散结安神，清热解毒化痰。

处方：石菖蒲 10g，柴胡 6g，川芎 10g，泽泻 10g，黄芩 10g，蒺藜 10g，沙苑子 10g，炒白术 10g，陈皮 5g，夏枯草 10g，煅牡蛎 30g（先煎），龙骨 30g（先煎），炙甘草 6g，半枝莲 20g。

复诊：2014 年 7 月 6 日。家属代诉：患者服中药后头痛减轻，能看报纸，会用筷子，能操持家事，仍感乏力，腰酸痛，夜寐欠佳。舌淡红，苔薄。前方加肉桂 3g，巴戟天 10g，黄芪 15g。

验案 2：恶性脑膜瘤术后

范某，男，68 岁。初诊日期：2013 年 12 月 7 日。

家属代诉：患者为恶性脑膜瘤术后 3 个月，无化疗，现出现乏力，头部包块约 2cm×3cm，头晕头痛，肢体麻木，纳差，夜寐一般。舌红，苔薄腻，脉细。

辨证：正气不足，肝肾亏虚，经络失养。

治法：扶正益气，滋补肝肾，祛风通络。

处方：炒党参 10g，炒白术 10g，茯苓 10g，茯神 10g，片姜黄 6g，陈皮 6g，当归 10g，川芎 10g，延胡索 20g，生白芍 10g，葛根 10g，炙甘草 3g，佩兰 10g，黄芩 10g，独活 10g，细辛 3g，山药 10g，白芷 10g，蒺藜 10g，柴胡 3g，蒲公英 10g。

复诊：2014 年 2 月 11 日。家属代诉：患者仍感乏力，肢体麻木有好转，头部包块较前增大，睡眠较差，纳差。舌红，苔薄腻。前方加酸枣仁 15g，象贝母 10g，桔梗 5g，木香 5g。

复诊：2014 年 4 月 24 日。家属代诉：患者头痛，双下肢酸痛，皮肤瘙痒，夜寐渐安，食纳一般。舌红，苔薄腻。前方改延胡索 30g，加牛膝 10g，升麻 10g。

复诊：2014 年 5 月 30 日。家属代诉：患者双下肢酸痛好转，仍有皮肤瘙痒，左上肢酸痛，夜寐渐安，食纳一般。舌红，苔薄腻。前方去蒲公英，加片姜黄 10g，白鲜皮 10g。

复诊：2014 年 7 月 20 日。家属代诉：患者皮肤瘙痒好转，头部包块缩小至 1.2cm×1.5cm，夜寐安，食纳一般。舌红，苔薄腻。前方去升麻，加葛根 10g。

验案 3：恶性胸腺瘤术后两肺多发结节

单某，男，59 岁。初诊日期：2014 年 1 月 28 日。

患者于 2013 年 12 月行胸腺肿瘤切除术，术后病理检查示前纵隔恶性胸腺瘤，大小为 8.1cm×3cm，胸腔积液。行术后辅助放疗。现胃纳极差，乏力明显，时有咳嗽、胸闷，暂拒口服中药煎剂。

处方：扶正和胃合剂 1 瓶，每次 50mL，每日 2 次口服。

复诊：2014 年 2 月 7 日。患者 B 超检查提示胸腔积液。现胃纳一般，较前稍好转，时有咳嗽、胸闷，二便顺，夜寐安。舌有紫斑，苔薄腻，脉小滑数。

辨证：脾胃气虚。

治法：健脾益气。

处方：炒党参 10g，炒白术 10g，茯苓 10g，炒山药 10g，炒薏苡仁 30g，姜半夏 10g，陈皮 10g，枇杷叶 10g，焦稻芽 10g，焦麦芽 10g，香附 10g，片姜黄 6g，牛膝 10g，葛根 10g，白芍 10g，炙甘草 6g，炒柴胡 3g，半枝莲 20g，黄芩 5g，桑椹子 10g。

复诊：2014 年 3 月 6 日。患者放疗第 15 次，时有咳嗽、胸闷、吐酸。舌红，苔少，脉细。前方去枇杷叶、炒薏苡仁，加杏仁 10g，象贝母 10g，桔梗 5g。

复诊：2014 年 4 月 5 日。患者复查 CT 示右侧胸水。现胸闷、气短，腹泻。舌红，苔少，脉细。前方去桑椹子、杏仁，加木香 10g，旋覆花 10g（包煎），石榴皮 20g，干姜 3g。

复诊：2015 年 4 月 27 日。患者复查 CT 示左肺下叶多发结节，考虑转移可能性大。现时有胸闷气短，大便成形，小便调，夜寐安。舌红，苔少，脉细。前方去山药，加蛇六谷 10g（先煎），鱼腥草 30g，蜀羊泉 10g。

复诊：2015 年 6 月 27 日。患者正在放疗中，气短，腹胀，大便成形，小便调，夜寐安。舌红，苔少，脉细。前方去蜀羊泉，加瓜蒌皮 10g，桑白皮 10g，莱菔子 10g，栀子 10g，款冬花 10g。

此后随症加减微调。

复诊：2015 年 10 月 10 日。患者复查 CT 提示左肺下叶多发结节消失。查肿瘤标志物 CY21-1 6.86ng/mL。现皮肤痒，大便成形，小便调，夜寐安。舌红，苔少，脉细。前方去桑白皮、款冬花，加地肤子 15g，牡丹皮 10g，白鲜皮 20g。

验案 4：脊索瘤腰骶痛

吴某，男，67 岁。初诊日期：2012 年 12 月 20 日。

患者于 2012 年 5 月出现脚痛，臀部亦有酸痛感，外院检查提示骶尾部占位，考虑脊索瘤，骶 3、4 椎体膨胀，骨质已破坏。家属考虑患者年事已高，未行手术治疗。口服塞来昔布胺囊镇痛。现腰骶部疼痛剧烈，大小便障碍，大便不通，纳寐一般。舌苔白腻，脉弦。

辨证：肝肾亏虚，阴寒凝滞。

治法：补益肝肾，温阳散寒，通络止痛。

处方：独活 10g，片姜黄 12g，桑寄生 10g，秦艽 10g，防风 10g，防己 10g，细辛 4g，川芎 10g，当归 10g，苍术 10g，黄芩 10g，杜仲 10g，牛膝 10g，姜半夏 10g，陈皮 5g，葛根 10g，火麻仁 10g，炒白芍 10g，炙甘草 6g，炒白术 10g，石膏 30g（先煎），炒薏苡仁 20g。

复诊：2012 年 12 月 27 日。患者服药后病情大为好转，下肢部仍感疼痛。苔白腻，脉弦。拟继续按前法进退。前方加龙葵 30g，地龙 10g，肉桂 3g，山慈姑 10g，僵蚕 10g，巴戟天 10g。

此后多次复诊，据症微调。

复诊：2013 年 3 月 5 日。患者自觉脚酸，关节疼痛，小便不畅，容易漏尿。舌淡，苔薄，脉沉细。证属肝肾不足，热毒蕴结，寒湿阻络。治以补益肝肾、清热通淋、散寒通络。

处方：升麻 15g，独活 10g，片姜黄 10g，桑寄生 10g，细辛 4g，川芎 10g，牛膝 10g，姜半夏 10g，苍术 10g，防风 10g，防己 10g，黄芩 10g，杜仲 10g，陈皮 5g，炒白芍 10g，火麻仁 10g，炙甘草 6g，炒白术 10g，石膏 30g（先煎），蒲公英 10g。

复诊：2013 年 4 月 6 日。关节酸痛稍好转，已停用塞来昔布胶囊。漏尿好转但仍存。舌淡，苔薄，脉沉细。前方去独活，加乌药 10g，煅牡蛎 30g（先煎），龙骨 10g（先煎），紫石英 10g，益智仁 10g。

复诊：2013 年 6 月 4 日。患者腰骶部剧痛已止，大便已通，余症皆可。舌淡，苔薄，脉沉细。继续予补益肝肾、通络止痛法主之。

处方：乌药 10g，煅牡蛎 30g（先煎），紫石英 15g，益智仁 10g，升麻 15g，片姜黄 10g，桑寄生 10g，细辛 4g，川芎 10g，牛膝 10g，姜半夏 10g，苍术 10g，防风 10g，防己 10g，黄芩 10g，杜仲 10g，陈皮 5g，炒白芍 10g，火麻仁 10g，炙甘草 6g，炒白术 10g，石膏 30g（先煎），蒲公英 10g。

鼻咽癌、舌咽喉癌

验案 1：舌癌术后

顾某，男，59 岁。初诊日期：2013 年 3 月 12 日。

患者于 2012 年在外院行左舌口底颌颈喉联合根治术与胸大肌皮肤转移修复术，术后放疗加化疗 30 次。现患者舌有溃疡，溃疡处红肿，颈部胀痛，纳食差，偶有恶心、嗳气，无反酸，无咯血，寐一般，大便偏软。舌红，苔少，脉细。

辨证：正虚，阴阳失调。

治法：扶正，调和阴阳。

处方：生地黄 10g，巴戟天 10g，知母 10g，炒酸枣仁 10g，甘草 10g，绞股蓝 10g，升麻 15g，黄芩 10g，栀子 10g，黄连 1.5g，煅牡蛎 20g（先煎），龙骨 20g（先煎），细辛 3g，石膏 30g（先煎），肉桂 3g，牛膝 10g，炒白术 15g，茯苓 10g，防风 10g，山药 10g。

复诊：2013 年 4 月 9 日。患者近来病情稳定，溃疡仍有，但已不痛，纳食一般，寐一般。前方去山药，改甘草 15g，加乌贼骨 20g，白及 10g。

复诊：2013 年 6 月 9 日。患者近来稍有咳嗽，大便偏硬。前方加柴胡 6g，象贝母 10g，桔梗 5g，莱菔子 10g，白前 10g，前胡 10g。

复诊：2013 年 6 月 15 日。患者咳嗽仍有，但已咳痰爽利，颈部稍有肿胀。舌红，苔少，脉细。前方去绞股蓝、细辛，加牛蒡子 10g，玄参 10g。

复诊：2013 年 7 月 18 日。患者病情平稳，颈部仍有胀感。6 月 9 日方去绞股蓝，加玄参 10g，牛蒡子 10g，金荞麦 20g。

复诊：2013 年 8 月 21 日。患者病情平稳，6 月 9 日方去绞股蓝、防风，加射干 10g，牛蒡子 10g，玄参 10g。

复诊：2013 年 10 月 16 日。患者病情尚可，颈部胀痛减轻。前方去牛蒡子，加鱼腥草 30g，玉竹 10g。

复诊：2013 年 11 月 8 日。患者复查胸部 CT 示右肺上叶小结节，结合病史考虑转移癌可能。现颈部胀痛感仍有，稍咳，舌下有隆起。舌红，苔少，脉细。前方加马勃 5g，蛇六谷 20g（先煎），旋覆花 10g（包煎）。

复诊：2014 年 1 月 7 日。患者近来易出汗，以夜间为甚，纳食可，二便调，自觉气不足，乏力。舌红，苔少，脉细。拟前法进退。

处方：炒党参 10g，炒白术 10g，茯苓 10g，茯神 10g，焦麦芽 10g，姜半夏 10g，陈皮 10g，枇杷叶 10g，炒山药 10g，知母 10g，巴戟天 10g，生地黄 10g，碧桃干 30g，麻黄根 15g，黄芩 10g，煅牡蛎 30g（先煎），龙骨 10g（先煎），炒白芍 10g，乌梅 10g，栀子 10g，麦冬 10g，枸杞子 10g，炙甘草 6g。

复诊：2014 年 2 月 26 日。患者服药后颈部胀痛减轻，但仍有汗出。前方去枸杞子、茯神，加夏枯草 10g，蒲公英 10g。

复诊：2014 年 4 月 9 日。患者近来颈部胀痛减轻，出汗减少，寐差，易醒，脚底怕冷。前方去乌梅、枸杞子，加桂枝 5g，炒酸枣仁 10g，细辛 3g。

复诊：2014 年 6 月 4 日。患者颈部胀痛减轻，睡眠仍差，近 3 日痔疮又发，大便偏硬，无便血。前方加升麻 10g，夏枯草 10g。

复诊：2014 年 7 月 4 日。患者服药后痔疮未发，颈部胀痛明显减轻，大便转软，夜尿多，睡眠时间少。前方加蜜远志 5g，沙苑子 10g。

验案 2：喉癌术后颌部多发肿块

丁某，男，78 岁。初诊日期：2013 年 10 月 7 日。

患者于 2013 年 9 月行喉癌手术，术后病理检查提示低分化鳞癌（$T_2N_1M_0$）。现患者颌部多发肿块，自感乏力，咳嗽，痰多，口干，夜间头痛，纳差。舌红，苔薄腻，脉细小。

辨证：阴虚火旺，痰凝气聚。

治法：清热养阴，化痰散结。

处方：玄参10g，黄芩30g，栀子10g，姜半夏10g，陈皮5g，夏枯草10g，蒲公英20g，皂角刺10g，象贝母10g，龙骨10g（先煎），煅牡蛎（先煎）10g，鱼腥草30g，石上柏20g，生白术10g，三七10g，川芎10g，甘草6，桔梗5g。

复诊：2013年11月5日。患者乏力好转，双下肢水肿。舌红，苔薄腻，脉细。前方加三棱10g，莪术20g，泽兰10g，泽泻10g。

复诊：2013年11月19日。水肿未消退，舌红，苔薄腻，脉细。前方改莪术30g，三棱30g，泽泻30g。

复诊：2013年12月31日。稍有腹痛，舌红，苔薄腻，脉细。前方加延胡索10g。

复诊：2014年3月25日。患者颌部多发肿块消失，右肩膀酸。Karnofsky评分为100分。前方去皂角刺，改三棱10g，莪术10g，加葛根10g，茜草根20g。

验案3：舌根、会厌部肿瘤淋巴结转移

黄某，男，81岁。初诊日期：2013年7月19日。

患者在外院诊断为舌根、会厌部肿瘤，行气管切开术。术后病理检查示会厌淋巴结增生，伴不典型增生，考虑喉部恶性肿瘤伴颈部淋巴结转移。现咽喉有痰，无咯血，无发热。舌红，苔薄白腻，脉细。既往有支气管炎病史。

辨证：火毒郁蒸，痰热内扰。

治法：清热解毒，化痰散结。

处方：黄芩10g，象贝母10g，桔梗10g，僵蚕10g，地龙10g，黛蛤散10g（包煎），射干10g，山豆根3g，金荞麦30g，鱼腥草30g，炒白术10g，茯苓10g，姜半夏10g，陈皮5g，莱菔子10g，石见穿20g，旋覆花15g（包煎），炙甘草6g，蒲公英15g，栀子10g。

复诊：2013年7月24日。患者症状如前述，咳痰稍爽，咽干，纳食可。前方去石见穿。

复诊：2013年8月20日。患者咳嗽、咳痰已好转，偶有气短，纳可，寐安。前方加马勃5g。

此后以前方随症加减治疗。

复诊：2014年1月2日。患者症状如前述，近来发现颈部颌下肿块较前增大，纳食一般，寐安。前方去马勃、地龙、金荞麦，改黄芩30g，加半枝莲20g，白花蛇舌草20g，玄参10g，夏枯草10g，石膏30g（先煎），煅牡蛎30g（先煎），龙骨10g（先煎）。

复诊：2014年2月4日。患者颌下肿块大小为5cm×5cm，服药后咳痰明显减少，纳可。前方改夏枯草20g，蒲公英20g。

复诊：2014年3月1日。患者服药后无明显不适，纳可，二便调。前方加天冬10g。

复诊：2014年3月25日。患者无明显不适，咳痰已减少。前方去山豆根、半枝莲、黛蛤散，加三棱20g，莪术20g，泽泻20g。

复诊：2014年6月4日。患者服药后颌下肿块较前缩小，纳可，二便调。前方去白花蛇舌草，加半边莲10g，瓜蒌皮10g，炙鳖甲20g（先煎），天花粉10g。

复诊：2014年7月2日。患者服药后颌下肿块较前缩小，胃纳可，二便调。舌淡红，苔少。前方加蜀羊泉20g，泽漆10g。

复诊：2014年8月5日。患者颌下肿块又较前缩小，大小为1.9cm×2.2cm，纳可。前方改茯苓20g，加白芥子10g。

验案4：鼻咽癌汗出不解

刘某，男，38岁。初诊日期：2018年3月2日。

患者于2015年因左上颌窦翼腭窝腺样癌行手术治疗，术后3年复发，侵犯眶尖及颅内，共放疗30次，口服阿帕替尼引起胃溃疡穿孔。现夜间盗汗，口干舌燥，多梦，食纳一般，二便调。舌红，少苔，脉细。

辨证：热毒内盛，阴虚火旺。

治法：清热解毒散结，滋阴泻火止汗。

处方：当归六黄汤加减。生地黄10g，知母10g，巴戟天10g，石上柏10g，石见穿20g，牡丹皮10g，泽泻10g，茯苓10g，夏枯草10g，红豆杉5g，陈皮5g，茯神10g，当归10g，龙骨30g（先煎），僵蚕10g，蝉蜕10g，甘草6g，象贝母10g，煅牡蛎30g（先煎），碧桃干30g，五味子5g，麻黄根20g，栀子10g，黄柏10g，生地黄10g，玄参10g，赤芍10g，炒白术10g，炒白芍10g，仙茅10g。

复诊：2018年4月5日。服药前三天症状明显改善，后三天基本无汗，舌溃疡，牙龈肿痛，怕风，口干舌燥，多梦，食纳一般，二便调。舌红，少苔，脉细。前方续服。

验案5：鼻咽癌放疗后遗症

王某，女，47岁。初诊日期：2014年11月27日。

患者1年前因鼻咽癌接受放、化疗，近3个月出现鼻咽部分泌物较多，下颌部水肿，伴舌、咽部疼痛，口舌生疮，进食咸味及甜味时尤甚，有低头触电感，胃纳差，二便尚调。舌尖红，无苔，脉细。

辨证：肺胃阴虚内热。

治法：养阴润肺，清热降火。

处方：淡竹叶10g，生地黄10g，赤芍10g，玄参10g，茯苓10g，茯神10g，远志5g，煅牡蛎30g（先煎），甘草3g，龙骨30g（先煎），百合10g，川芎10g，泽泻10g，泽兰10g，炒白术10g，车前草10g，麦冬20g，生甘草12g，乌梅10g，陈皮5g，石上柏10g，黄芩10g，栀子10g，牛膝10g。

复诊：2014年12月18日。患者诉低头触电感有明显好转，胃纳尚可，鼻咽部分泌物较前减少，下颌部水肿稍有好转，唯感口干，听力不好，耳鸣，胃纳差，二便尚调。舌尖红，无苔，脉细。前方去百合，加沙苑子10g，天冬10g。

复诊：2015年1月13日。患者诉听力及口干症状稍有好转，唯舌、咽部疼痛未有明显好转，夜间盗汗。舌红，少苔，脉细。辅以清热解毒利咽、收敛止汗之品。前方去淡竹叶、石上柏，加麻黄根20g，碧桃干30g，合欢皮10g，马勃3g，山豆根10g，僵蚕10g。

验案6：鼻咽癌淋巴结肿大

杨某，女，32岁。初诊日期：2014年3月4日。

患者于2013年3月发现鼻咽癌，颌下淋巴结转移，病理检查示非角化型癌（未分化）。放疗33次，化疗6个疗程，末次化疗时间为2013年10月。现胃纳可，口干，二便顺，夜寐不安。舌红，边有齿印，苔薄黄，脉细。

辨证：热毒内蕴，痰瘀互结。

治法：清热解毒，化痰散瘀。

处方：淡竹叶10g，生地黄10g，赤芍10g，玄参10g，茯苓10g，茯神10g，白茅根10g，栀子10g，龙骨30g（先煎），煅牡蛎30g（先煎），乌梅10g，炒白术10g，麦冬10g，熟地黄10g，陈皮5g，夏枯草10g，蒲公英10g，半枝莲20g，炙甘草6g。

复诊：2014年3月16日。患者服药后口干缓解，大便不通畅，2～3日一行，夜寐不安。舌红，边有齿印，苔薄黄，脉细。前方加枳壳10g，桃仁10g，瓜蒌皮10g。

复诊：2014年4月16日。患者时有头晕，无头痛，大便偏干，每日一行，夜寐尚安。舌红，边有齿印，苔薄黄，脉细。前方去淡竹叶，加莱菔子10g，白芥子10g续服。

复诊：2014年5月23日。患者自觉下肢酸软乏力，大便偏干，每日一行，小便顺。舌红，边有齿印，苔薄黄，脉细。前方去乌梅、炙甘草，改熟地黄20g，加片姜黄6g，生甘草10g，牛膝10g。

复诊：2014年6月7日。患者有口腔溃疡，疼痛明显，大便每日一行，小便顺。舌红，边有齿印，苔薄黄，脉细。前方改生甘草12g，加石膏30g（先煎），细辛3g。

复诊：2014年7月24日。服药后口腔溃疡已愈。舌红，边有齿印，苔薄黄，脉细。前方去蒲公英，加连翘15g。

复诊：2014 年 8 月 16 日。患者口腔溃疡又发，大便不爽，小便顺。舌红，边有齿印，苔薄黄，脉细。前方去白芥子续服。

复诊：2014 年 8 月 29 日。患者口腔溃疡病灶减小，大便已畅。舌淡红，苔薄黄，脉细。前方去石膏、细辛、连翘，加干姜 3g，六神曲 10g。

复诊：2014 年 9 月 27 日。现患者于午后觉一阵冷，胃纳可，二便顺，夜寐安。舌淡红，苔薄黄，脉细。前方去白茅根，加巴戟天 10g，炒柴胡 6g，知母 10g。

鸣　谢

在本书撰写与出版过程中得到了无锡市中医医院肿瘤科赵景芳老师，金春辉、张宝南、倪依群、薛青诸位主任，黄箫娜、龚时夏、张辰岑、潘棋、黄逸娇、谢楠岚、申晓月及朱峰、沈翔颖等诸多学生和出版社编辑人员的热情帮助与积极支持，并为此书的出版付出了辛勤的劳动。值本书付梓出版之际，谨表诚挚感谢，并恳切地希望医界同仁和各界读者对书中存在的不足之处提出批评与建议，以期再版时予以改正，能为更多的患者造福，在此深表谢意。

编者

2024 年 3 月